Research on Artificial Intelligence Application in Epidemiological Investigation of Entry Personnel

入境人员流行病学调查的人工智能应用研究

▶ 顾　问　高震泽

▶ 主　编　刘　丹　周　旭　张彦彬　王兆君

编委会

内容简介 Brief introduction

入境人员流行病学调查（以下简称“流调”）在保障公共卫生安全、预防疫情传播、了解疾病传播趋势和保障入境人员健康方面具有极其重要的意义和价值。本书作者通过对流行病学、国境卫生检疫和入境人员流调的起源与发展进行回顾，深入分析了入境人员流调所面临的难点和挑战，以及将人工智能应用于入境人员流调的必要性。书中结合多种人工智能技术，设计并开发了基于人工智能技术的智慧流调系统，详细阐述了智慧流调系统的总体架构、具体功能和实施路径。本书还对人工智能应用到流调中将可能面临的机遇和挑战进行了分析和讨论，提出了在流调中研究和应用人工智能的方向。

本书可作相关专业的在校师生的参考读物，可为关注卫生检疫、流行病学调查的研究者提供参考，也可供人工智能及卫生检疫领域的专业技术人员查阅借鉴。

序一 Preface

2009年甲型流感传播期间，我在原北京出入境检验检疫局科技处工作，组织加大了对更加科学高效的传染病筛查设备以及流调方法的研究，以解决口岸检疫工作人力不足、效率偏低、准确率不高等问题，在其后十年里全国疫情防控领域在此方面都取得了不小的进步。在疫情防控方面，先进的筛查技术设备和流调手段也确实都发挥了积极作用，但是“人海战术”的局面仍未彻底改观。人工智能流调系统通过与各信息平台建立数据交换通道，实现高效集成，一旦流调系统中录入病例或密接人员信息，就会触发数据响应机制，相关信息即时集成至流调系统中，大大减少了流调人员因现场询问与流调对象的接触，也减少了填写信息的工作量，提高了现场流调的效率。

本书全面介绍了流行病学调查研究的新技术：

- 通过智能搜索引擎海量抓取旅客来源地及所乘航班停靠地传染病流行状况、当地医疗技术水平、交通状况、生活风俗习惯及传染病防控等情况，结合入境人员行程情况，自动建立入境人员个性化疫情输入风险本底数据档案。
- 通过人工智能技术，借助语音识别和自然语言处理等技术模拟现场流调的真实环境，给入境人员环境沉浸感，对入境人员进行针对性提问，进而获取全面准确的染疫线索，再结合入境人员个性化疫情风险本底数据档案，智能研判入境人员个体的疫情传播风险以及个体的传染病风险种类。
- 通过知识图谱、机器学习、人工智能、数据挖掘等技术，利用计算机模拟或实现人类学习行为，将技术标准、工作规范、业务基础知识汇聚、融合，建设通用和重点领域专业业务知识库平台，并引入智能规则引擎等工具，获取新的知识或技能，重新组织已有的知识结构使之不断改善自身的性能，并根据不同时期、不同入境人员个体研判结果，不断学习提升流调水平。

- 通过智慧流调结果，准确判断入境人员个体染疫风险线索，研判入境人员可能染疫种类线索，对其进行针对性采样、实验室检测，依据检测结果给出后续处置意见，为入境人员给出综合性健康建议。
- 通过人工智能算法，基于大量的流行病学实时及历史数据，对全球流行病进行监测和分析，发现潜在的流行病风险，预测疫情的传播趋势，以便采取相应的预防措施。
- 通过建立以入境人员个体染疫风险因素智能识别为核心的入境人员智慧流调系统，避免检疫人员受感染风险，推动口岸流调的无人化和智能化。
- ……

内容不一而足，慢慢研读才能体会出基于人工智能技术的智慧流调系统的优越性。智慧流调系统能自动处理大量的疫情和风险等信息，实时进行多维度的比对和判断，并提供科学、客观、准确的线索和处置办法，从而支持检疫工作的决策和操作。智慧流调系统能够更快速、更精准地识别和判断入境人员的染疫风险因素，减少人工判断的主观性和误判的可能性，提高入境人员的健康安全保障水平。

这本书结合作者研究工作，深入浅出地介绍了基于人工智能技术的智慧流调系统的研究成果，并分别从国内外流行病学现状、入境人员流行病学调查、人工智能技术体系、人工智能应用场景、流调工作智能化技术研究、流调工作面临的机遇与挑战等六个方面进行阐述。我们能从中看到人工智能非常典型的应用场景，也能目睹流调工作依托新技术走上快车道，对于人工智能和预防医学两个领域的专业机构和专业人士都会是一个全新的启发。

夏扬　中国检验检测学会　副会长兼秘书长
中国科协第十届全国委员会委员
2023年11月于北京

序二 Preface

党的二十大报告提出推进健康中国建设。人民健康是民族昌盛和国家强盛的重要标志。把保障人民健康放在优先发展的战略位置，完善人民健康促进政策。报告中指出要提高重大疫情早发现能力，加强重大疫情防控救治体系和应急能力建设，有效遏制重大传染性疾病传播。

《"健康中国2030"规划纲要》提出要"建立全球传染病疫情信息智能监测预警、口岸精准检疫的口岸传染病预防控制体系和种类齐全的现代口岸核生化有害因子防控体系"。此外，2021年4月15日生效实施的《中华人民共和国生物安全法》将"防控重大新发突发传染病"作为首要目标，将其纳入国家安全的重要组成部分。

国门生物安全作为国家非传统安全的重要组成部分，在国家安全战略和生态文明建设中占据重要地位，随着人员跨境交流日趋频繁，各口岸入境人数持续攀升，但具备熟练卫生检疫业务能力的流调人员数量有限，因此口岸卫生检疫工作面临日益增大的压力和挑战，疫情输入风险高与口岸一线流调人员数量相对不足的矛盾愈发突出。作为卫生检疫主要监管对象的出入境人员具有流动性大、互动性强、个体主观性强等特点，且传染病种类多样、症状复杂隐匿、可能存在潜伏期，使得传染病症状评判无法精确量化，输入风险精准研判难度高，这既凸显出现场流调的重要性，又暴露出现有流调工作在人力资源或技术升级等方面存在的极大不足，在极其有限的通关时间内，难以通过准确完整的流调来判定出入境人员疫情风险。为此，卫生检疫机构迫切需要实现流调的智能化，以提高流调效率和准确性，弥补人力资源与技术升级方面的不足。

为响应国家政策与满足实际工作需求，作者对入境人员流调工作及人工智能技术进行了深入的分析和探讨，研究并设计了入境人员智慧流调系统，并在书中进行了详细的介绍。本书具有较强的专业性、实用性和示范性，具体如下：

首先是本书具有较强的专业性。例如，本书第一章介绍了流行病学的基本概念、研究方法、流行病学的相关分支学科和国境卫生检疫工作的基础知识；第二章介绍了入境人员流调的工作流程、工作内容、技术要点、国内流行病学调查信息化实践案例等。作者从大处着眼，从小处着手，从我国殷墟甲骨文中已有“蛊”字的来历到“伤寒玛丽”的故事，博古知今，学贯中西，使得全书内容丰富而详尽，体现了作者在行业知识和工作经验上的专业性。

其次是本书具有较强的实用性。作者对入境人员流行病学调查与人工智能技术的结合进行了深入研究，提出了入境人员智慧流调系统的设计方案，将微表情识别、语音识别、自然语言处理、机器学习、大数据、云计算、计算机视觉等技术与流调环节的实际工作相结合，实现了人工智能技术在流行病学调查中的落地和应用。

最后是本书具有较强的示范性。本书为人工智能技术与流调工作的结合提供了示范，为入境人员流调提供了一种全新的思路和方法，即以人工智能为基础，实现入境人员流调的智能化。这种智能化的流调系统，将大大提高我们对入境人员疫情风险评估的质量和效率，为疫情防控工作提供强有力的支持。

全书从流行病学及国境卫生检疫工作的基础知识、入境人员流行病学调查概念及工作情况、人工智能概念及技术体系、人工智能应用场景及典型案例、入境人员流行病学调查的人工智能技术研究、入境人员流行病学调查工作面临的机遇与挑战等六个方面进行了阐述，介绍了如何以人工智能技术为基础，研究并设计智能化的入境人员流调系统。

我很高兴拜读到多年一起工作的同事写出的一本水平如此高的著作，我和他们在中国电子检验检疫系统设计和研发中结下了深厚的友谊，我非常愿意将本书推荐给大家，相信该书会对同行科研和工程技术人员起到引领和借鉴作用，并致敬我们一起战斗在检验检疫战线的领导、专家和朋友们，期待您的研读！

吴铭心　中国仿真学会　副秘书长
北京航空航天大学　教授
中国电子检验检疫平台　首席专家　总架构师
金关二期工程特聘专家
2023 年 11 月于北京

前言 Foreword

在当今全球化的背景下，不同国家和地区之间的联系更为紧密，人员和物流跨境流动日趋频繁。这种趋势带来了便利的交流合作和更多的贸易机会等诸多好处，但也伴随着增加了全球公共卫生安全和疫情输入国内的风险。在这样的背景下，入境人员流调的重要性日益凸显，入境人员流调不仅是保障全球公共卫生安全的重要举措，也是提升流行病防控水平的重要手段。

人工智能技术的飞速发展，为入境人员流调提供了广阔的应用前景。通过人工智能技术的应用，卫生检疫人员的工作效率得到提高，入境人员流调的准确性和可靠性也得到提升。本书围绕这一主题展开并深入探讨人工智能在入境人员流调中的应用，以期为提高国境卫生检疫智能化水平贡献一份绵薄之力，为相关领域的专业技术人员、研究者和从业者提供有益的参考和启发。相信读者通过阅读本书，可以更深入地了解入境人员流调及相关领域的知识，并可以更好地探索和实践人工智能技术在入境人员流调中的应用。

全书共分为六章，具体内容如下：

第一章是“绪论”，由林宏达组织编写。本章首先介绍了流行病学的发展历史、应用方向、基本概念及研究方法；然后介绍了流行病学的相关分支学科，如传染病流行病学、现场流行病学；最后讲述了国境卫生检疫工作的基础知识。通过本章，读者可以初步获得入境人员流行病学调查的理论基础。

第二章是“入境人员流行病学调查”，由叶道军组织编写。本章从国境卫生检疫工作的实际出发，介绍了入境人员流调的历史发展、工作流程、工作内容、具体操作和技术要点等，并结合口岸疫情防控实际情况，阐述了卫生检疫工作为避免职业暴露采取的各项硬件配置和管理要求，总结了入境人员流调的难点。最后，介绍了国内流调信息化实践的应用案例。读者可从本章了解入境人员流调工作的现状，理解人工智能在入境人员流调中的重要性和必要性。

第三章是“人工智能概述”，由关自逸组织编写。本章对人工智能进行概要的阐述，帮助读者理解为何以及如何将人工智能技术应用到入境人员流调中。首先介绍了人工智能的概念和特征，然后回顾了人工智能的发展历程，接着探讨了人工智能当前的热点研究内容和方向，最后介绍了同人工智能相辅相成、共同发展的大数据技术。

第四章是“人工智能的应用”，由梁茵茵组织编写。本章阐述了人工智能技术是如何赋能文化、教育、金融、工业、医疗等领域的发展，并介绍了部分典型应用案例。通过了解人工智能在多个领域的应用情况，可以更好地展开入境人员流调场景下的人工智能应用研究。

第五章是“入境人员流调的人工智能技术研究”，由王兆君和关自逸组织编写。本章重点介绍了人工智能技术应用于入境人员智慧流调系统的设计与开发，是全书的技术难点，也是最为重要的章节。首先介绍了入境人员智慧流调系统的研究背景和研究意义，并对基于人工智能的流调技术原理进行了分析。在当前主流技术的基础上，提出了智慧流调系统的研发设计框架，包括总体架构、流调信息采集系统、流调应用系统、智能研判系统和决策分析系统。针对每个系统，本章进行了功能设计，并根据系统对于业务的提升价值、实施难度和前后关联关系，规划了近期、中期和远期三个阶段的建设内容。最后，介绍了部分同行业的典型应用案例。

第六章是“机遇与挑战”，由冯庆文、叶道军和梁茵茵组织编写。本章从疫情防控、技术路径、发展环境三个方面阐释了人工智能在流调应用中的机遇和挑战，科学把握面临的发展机遇和风险挑战，使人工智能成为疫情防控领域，尤其是入境人员流调工作中的利器。

本书顾问为高震泽，主编为刘丹、周旭、张彦彬、王兆君，编委由卫生检疫和科技信息化等相关领域的专家、教授以及管理和专业技术人员等成员组成。本书在编写过程中得到了各领域多位专家的鼎力相助和热心支持，感谢他们提出的宝贵意见和建议。同时，编委团队成员也得到了相关单位领导和同事的支持与帮助，在此致以感谢！

本书具有较强的科研和工程实践参考价值，适合口岸及相关部门工作人员阅读使用，也可作为相关专业师生以及关注卫生检疫、人工智能和入境人员流调等领域的研究者、专业技术人员和从业者的参考资料。

本书完成于2023年10月，书中引用的参考文献、论文和网络资料等也在此时间之前，请读者在后期阅读中留意相关文献的日期，注意查阅对照最新的文献资料。本书提供了大量的案例，但案例是为了

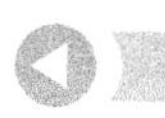

佐证人工智能在生活、工作中的实践，概不构成任何广告。本书部分借鉴了可公开查阅的文字、图片等资料，渠道来源不一，可能存在无法核实作者和出处的情况，在此一并致谢，恕不再特别注明出处，如涉及版权问题，请及时联系我们。

由于编者水平有限，加之时间仓促，书中难免出现疏漏与缺憾，恳请同行专家及读者批评指正，我们将虚心接受意见并欢迎与我们做进一步的交流。

作者

2023 年 11 月

目录 Contents

第一章
绪　论

2020 年，突如其来的新型冠状病毒感染疫情彻底改变了大家的生活，可以说大多数人第一次切身感受到重大传染病就在自己身边，也是第一次认识到传染病可以在“瞬息”之间影响全世界。从“乙类甲管”到成功转段“乙类乙管”，为防止境外疫情传入，我国在口岸对入境人员实施了科学、严格、精准的防控措施，其中，开展入境人员流调是必不可少的一环。在疫情防控方面，“流行病学调查”这个词反复出现在各种政策文件、媒体报道、科普宣传中，那么，到底什么是流行病学？流行病学是怎么应用在传染病防控里的？为什么要对入境人员做流行病学调查？调查什么内容？调查的意义何在？在本章节中，我们将为大家介绍流行病学、它的相关分支学科，以及国境口岸卫生检疫工作的基础知识，以便大家更好地理解入境人员流行病学调查的人工智能应用研究的背景和意义。

第一节　流行病学概述

流行病学是在人类与疾病斗争的过程中逐渐发展起来的一门学科，主要任务是以人群为对象，研究疾病与健康状况的关系，以及如何防治疾病和促进健康。历史上，流行病学在防治传染性疾病方面发挥了巨大的作用，它的思想萌发于2000 多年前，但学科的基本形成不过百余年。现代以来，其研究思路和方法由传染性疾病逐步扩展应用到慢性非传染性疾病。

一、流行病学的定义

流行病学的英文为 Epidemiology，最初形式是“epidemics”，源于希腊语的“epi”“demos”“logos”三个词素，其中，“epi”指的是“在……中、周围(among)”；“demos”指的是“人群(people)”；“logos”则是“学问、科学(science)”的意思。故“Epidemiology”直译过来，可理解为是一门“研究人群中发生的事情的科学”。公元前 400 年，古希腊哲学家柏拉图曾经用“epidemics”来描述“一个人在一个国家的停留或到达”，而古希腊著名医师希波克拉底(公元前 460 年至公元前 370 年)则第一次赋予了“epidemics”医学意义，翻译为“流行病”，指在一段时间内，发生在特定地点的一系列疾病症状。

人类面对的主要疾病和健康问题随着历史的发展具有时代性，流行病学的定义也因此具有鲜明的时代特点并经历了多年的演变。

(一) 国际上流行病学定义

在传染病危害较为严重的20世纪上半叶，流行病学是以研究传染病及其预防措施为主要任务的学科。1927年，苏联将流行病学定义为："流行病学是研究疾病流行的科学。它是研究疾病流行发生及发展的原因，阐明促进流行蔓延的条件，并制订以科学材料及实际材料为依据的防止流行的方法。"1931年，英国人Stallybrass将流行病学定义为："流行病学是关于传染病的发生原因、传播蔓延条件以及预防措施的学科。"1949年，苏联出版的《流行病学总论》中的定义："流行病学是研究疾病流行规律的科学。它把理论性研究及概括的材料转化为合理的，也就是有科学根据的、实用性防疫措施的形式。"1958年，苏联出版的《流行病学教程》中的定义："流行病学是一门研究以传染病在人群中发生、传播与终止为基础的客观规律以及研究预防与消灭传染病方法的科学。"

自20世纪中叶起，随着社会经济的发展和医学模式、观念的转变，人们在研究如何防治疾病的同时，也开始关注如何促进人类健康。1983年，Last主编的《流行病学辞典》中的定义："流行病学研究在人群中与健康有关状态和事件的分布及决定因素，以及应用这些研究以维持和促进健康的问题。"

(二) 我国流行病学定义

我国对流行病学定义也基本经历了以传染病为主，到传染病和慢性非传染病并重，再到关注如何促进健康的历程。我国流行病学先驱者和奠基人之一的苏德隆教授主编的《流行病学》第一版(1960)和第三版(1964)中的定义分别为："流行病学是研究传染病在人群中的传播规律以及将其彻底消灭的措施的科学。""流行病学是医学中的一门学科，它研究疾病的分布、生态学及防治对策。"钱宇平教授主编的《流行病学》第一版(1981)与第二版(1986)中的定义分别为："流行病学是医学中的一门学科，研究疾病的分布及影响分布的因素，借以探索病因，阐明流行规律，拟定防制对策并验证防制效果。""流行病学是研究人群中疾病与健康状况的分布及其决定因素和预防疾病及保健对策的科学。"

李立明教授主编的教材《流行病学》第四版至第六版(1999、2004、2007)以及詹思延教授主编的教材《流行病学》第七版(2013)、第八版(2017)中的定义均为："流行病学是研究人群中疾病与健康状况的分布及其影响因素，并研究防制疾病及促进健康的策略和措施的科学。"目前，这是我国高等教育中公共卫生与预防医学学科教材广泛使用的定义。

二、流行病学发展历史

人类在与疾病的长期斗争中，首先产生了临床医学，临床医学主要是以疾病患者个体为对象，以拯救生命、治疗病痛、诊断疾病、去除病因为目的。但是，个体之间天然存在差异，正所谓"世界上没有两片一模一样的叶子"，人群规律性问题只能在人群研究中解决。于是，流行病学家开始以人群为研究对象，探索人群疾病产生的规律、找出病因及其影响因素，研究疾病干预、健康促进的策略和措施。

流行病学专家们首先从观察疾病开始，经过不断假设、实践、归纳、总结，逐渐上升为理

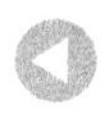

论，再通过采取特定的措施干预研究对象的某个特征，如治疗方式、饮食模式等，最终将人群研究的结论，作为普适性成果形成指南，指导临床医学应用和公共卫生政策实践。

希波克拉底孕育了流行病学思想，是历史上第一位将观察性研究引入医学的流行病学家。约公元前431年，古希腊雅典城暴发了一场可怕的瘟疫，多数病人出现呕吐、抽搐、高烧和长疮等症状，连当时的雅典将军也未能幸免于难。随着瘟疫蔓延，人人恐慌，皆求医拜神，鲜活的生命接连消失在这场瘟疫之中，城内百姓产生了前所未有的恐惧。希波克拉底得知消息后，他立即赶往疫区。他并没有急于救人，而是仔细观察人群，发现城内的铁匠没有染上瘟疫，猜测是不是不健康空气导致了疾病，铁匠们是因为火焰改变了他们周围的空气成分，才没有染病。在他的建议下，雅典城内燃起了篝火，熊熊火焰和到处弥漫的烟雾意外地让瘟疫渐渐消退，全城百姓劫后余生。他也因此在雅典城邦中声名远扬。他认为，人类赖以生存的地理环境、气候、水质与人类健康有着直接的联系，其著作《空气、水及地点》(《On Airs, Waters and Places》)是全世界最早的关于自然环境与健康和疾病关系的系统表述。

1850年，“英国伦敦流行病学学会”的成立，标志着流行病学学科的形成。从19世纪至今，流行病学学科的发展大致经历了三个时期。

第一个时期是19世纪初期的公共卫生时代，这一时期预防疾病的主要措施是开展公共卫生项目。19世纪中叶，英国伦敦流行霍乱。1854年，现代流行病学的奠基人之一的英国医师约翰·斯诺，创造性地采用标点地图描述了霍乱在特定人群中的分布，揭示了霍乱以受污染水源作为传播途径的传染性本质，其蕴含对比的研究设计勾勒出现代流行病学中病例对照研究和队列研究的雏形，成为流行病学发展的一个里程碑。直到1883年，德国微生物学家罗伯特·科赫在调查埃及霍乱疫情时，才在显微镜下发现霍乱弧菌，并得出霍乱弧菌主要通过水和食物进行传播的结论，反过来又证实了斯诺在伦敦开展的流行病学干预措施的正确性。人群比较的思想是流行病学研究方法的重要特征，同时也把医学实践划分为针对个体患者的临床医学和针对人群的公共卫生与预防医学。

第二个时期是19世纪后期至20世纪早期，随着微生物学的发展和科赫法则(Koch postulates)的建立，流行病学逐步向基于病原学单病因理论的传染病流行病学过渡，以“三环节、两因素”为内容的流行过程理论逐步完善，流行病学专家开展了一系列经典的流行病学研究。1850年，伦敦流行病学中心成立，负责霍乱流行的医学信息发布，标志着以传染病控制为主要任务的流行病学诞生了。20世纪50年代以前的流行病学，基本上是以人群中流行的传染病(疫病)为研究对象，阐明其流行状况和流行原因，以预防和控制传染病(防疫)。

第三个时期就是20世纪中期开始的现代流行病学时期。人类社会生活方式的改变、疾病谱的不断变化，促进了流行病学学科由专注于传染病防控，向慢性非传染性疾病研究并重的扩展。其中，20世纪中期Doll与Hill关于吸烟与肺癌关系的研究、1948年开始的美国Framingham心脏流行病学研究开创了流行病学发展的新纪元。病例对照研究、队列研究和随机对照实验等研究方法的出现，成为现代流行病学的开端，标志着流行病学已经发展成为以开展疾病及其病因学研究为主要内容，各种类型的流行病学研究方法为主要依托的应用性学科。

三、流行病学的用途

流行病学不仅是预防医学的骨干学科，是一门重要的医学基础学科，也是疾病预防控制、现代病因学研究、临床干预措施评估、卫生决策制定及评估的重要工具。

（一）疾病预防和健康促进

流行病学的根本任务之一就是预防疾病。预防是广义的概念，包括疾病的病前、病中、病后各个阶段采取相应的预防措施，即疾病的三级预防：在健康时预防疾病发生，在疾病发生的初期使病情得到控制或延缓疾病发展直至消除，对已明确诊断的采取有效的措施防止病情恶化、促使功能恢复、预防并发症等。这一用途在以病毒、细菌、寄生虫等为病原的传染病预防上卓有成效。比如说，通过接种乙肝疫苗来降低乙型肝炎的发病率，通过采取杀灭水田中钉螺的公共卫生措施来消灭血吸虫病。而在慢性非传染性疾病方面，对目前危害人们最严重的恶性肿瘤、心脑血管疾病和糖尿病等，也都采取了相应的预防措施来促进健康。针对吸烟是肺癌的危险因素，提倡以戒烟作为主要措施；在预防冠心病方面，采取控制高血压、戒烟、限酒、合理膳食和积极的体育锻炼等综合措施。

（二）疾病的监测

疾病的监测是贯彻以预防为主方针的一项必不可少的措施。疾病监测也称流行病学监测，是指长期、连续、系统地收集疾病及其影响因素的资料，通过分析将信息及时反馈，以便采取干预措施并评价其效果。

监测的范围可大可小，可以是一个城市、一个省份、整个国家或是某一类特定人群；监测的时限可以是持续的也可以是在特定时间段内；监测的对象可以是一种或多种；监测的目的可以是传染病，也可以是非传染性疾病或其他（如某种健康状态、生活行为、环境指标），同时可以监测已采取的措施的干预效果。疾病监测是流行病学工作中的一个动态过程，是一项人为主动的工作。在监测过程中一旦疾病暴发或存在迹象，可以及时采取行动防范或控制。

（三）疾病病因和危险因素的研究

只有充分地了解疾病发生、高发或流行的原因才能更好地防制乃至消灭某一疾病，流行病学的工作内容必定包括病因研究及疾病危险因素（或促进健康的因素）研究。

有些疾病的病因是单一的，如大部分的传染性疾病，流行性感冒是感染流感病毒引起的、登革热是登革病毒所致的，没有病原体存在，就不会发病。有些疾病却不是单一病因所致，像慢性非传染性疾病就是由多种因素综合作用的结果。如高血压、高血脂、吸烟、体重超标甚至遗传等，都是冠心病的危险因素。此外，对很多传染病来说，尽管必须有病原体侵入体内才会发病，但一些因素仍可影响病程的进展，比如自身的免疫水平。流行病学的主要用途之一，就是尽可能地探索、发现、证明这些病因或危险因素的存在。在疾病的研究过程中，时常会存在如下情况：真正的病因尚未完全被阐明，但其一些危险因素已被研究出来，消除危险因素来预防疾病亦可收到很好的效果。如癌症的发病机制尚未得到完全证实，但是

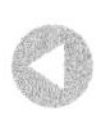

通过流行病学研究发现吸烟可导致患肺癌的风险提高，那么通过控制吸烟就可以在一定程度上有效地减少肺癌的发病风险。因此，流行病学工作不拘泥于一定要证明病因，而是要在更广泛的角度上发掘关键的危险因素，指导临床应用、改进行为方式，这也能在很大程度上解决防病的问题，是流行病学应用中的一大特点。

（四）了解疾病的自然史

通过流行病学的理论和方法研究人类疾病和健康的发展规律，有助于进一步的疾病预防和健康促进。个体的疾病都有一个自然发展过程，如生理代偿期、临床前期、临床症状期、缓解期、恢复期。在传染病中则呈现潜伏期、前驱期、发病期、恢复期。这就是个体的疾病自然史。

疾病在人群中也有其自然发生的规律，称为人群的疾病自然史。如对慢性肝炎患者或肝炎病毒携带者进行定期随访，研究其转归状况和规律，有助于采取干预措施，进一步消除病因、促进健康恢复。对儿童血压轨迹的研究，通过儿童成长至成人这段时间的血压随访，研究血压变化有无规律，以及血压的变化是否受年龄、性别和其他因素的影响。类似的工作还有许多。自然史研究既有理论意义也有实际意义。如通过自然史观察，学者们了解到乙型肝炎病毒有很大可能是通过孕妇胎盘传给婴幼儿，故采用在早期接种疫苗来实现预防，收到了良好的效果。

（五）疾病防治的效果评价

在评价人群有关疾病、健康诸问题时，个体测量是办法之一，实验室检验也是办法之一，但归根结底要看人群中的效果，只有人群中的结果才能最终说明人群中的问题。因而，只有流行病学才能承担此任务。疾病防治的效果评价指标有很多种，如可以看是否降低了人群发病率，是否提高了治愈率和增加了健康率等。在观察儿童接种某种疫苗后，是否有效阻止了相应疾病的发生，可用实验流行病学的方法比较接种儿童和对照儿童的发病情况。又如证明一种新研发药物的安全有效，要在医院临床阶段完成三期临床试验并上市后，继续在大规模的社区人群中长期观察才能得出定论，尤其对药物不良反应的观察，更需要持续监测。在社区中实行大规模公共卫生干预，如自来水中加氟以防龋齿，免费发放避孕套以降低性传播疾病的发病率，也需使用流行病学方法去评价。

四、疾病分布及流行强度

疾病在人群中不是随机分布的，而是呈现出一定的分布特征。疾病分布的定义是：疾病在不同人群、不同地区、不同时间（即通常所说的“三间分布”）的存在方式及其发生、发展规律。流行病学从疾病的分布现象入手，将分布的特点作为研究一切问题的起点和首要任务，对人群中疾病分布的差异与相关影响因素关联性的研究是流行病学预防疾病的基本思路。

不同特征的人群是指人群按一些固有特征或社会特征分组，包括年龄、性别、职业、种族和民族、婚姻与家庭、行为生活方式、宗教信仰、流动人口等；不同地区是指一定地域空间的自然环境、社会环境等，如地理、地形、地貌、气温、风力、日照、雨量、植被、物产、微量元素等自然条件，以及社会环境中的政治、经济、文化、人口密度、生活习惯、遗传特征等；

一定时间范围是指年、月、旬、周、日所呈现出的周而复始的动态变化过程，而时间的推移和变化反映了群体所处的自然环境、社会环境、生物环境等因素的改变。

(一)疾病的人群分布

人群的特征由自然特征和社会特征构成，其中自然特征是人类固有的特征，如年龄、性别、身高、体重等生理上的特征，而社会特征则受后天环境影响，如国籍、民族、职业、教育程度、宗教信仰、婚姻状况、生活方式等。

1. 年龄

年龄是人群最重要的特征之一，几乎所有疾病的发生、发展均与年龄大小有着非常密切的关联性。一般来说，慢性非传染性疾病的发病率会随着年龄增长而增加，如恶性肿瘤、高血压、冠心病、糖尿病等，而急性传染病的发病率会随着年龄增长而下降。

对传染病而言，年龄分布影响传染病的易感性尤其明显。例如，由于母亲抗体可通过胎盘传递给胎儿，起一定的保护作用而使呼吸道传染病在出生6个月内的婴儿中发病率普遍较低。但是，随着出生后抗体水平逐渐降低或消失，保护作用减弱，使传染病的易感性增加。对一些常见呼吸道传染病来说，婴儿(1岁以下)容易患百日咳，1到10岁的儿童更容易患麻疹、猩红热、流行性腮腺炎和流感，青少年的风疹发病率更高，而20岁以上的成年人则更容易患肺结核，如表1.1。

表1.1　2004—2018年全国主要呼吸道传染病不同年龄的发病情况

年龄/岁	麻疹/%	肺结核/%	百日咳/%	猩红热/%	流行性腮腺炎/%	风疹/%	流感/%
0~<1	212424(26.63)	11053(0.07)	40258(54.22)	4040(0.06)	14299(0.33)	25106(4.58)	115586(4.2)
1~<10	298609(37.43)	74399(0.50)	31760(42.77)	586334(89.46)	2575464(60.32)	174464(31.85)	1167708(42.44)
10~<20	81149(10.17)	975014(6.58)	1288(1.73)	56133(8.56)	1304089(30.54)	242408(44.25)	424461(15.43)
20~<30	101826(12.76)	2654403(17.92)	243(0.33)	5706(0.87)	163768(3.84)	75107(13.71)	235485(8.56)
30~<40	75082(9.41)	2058278(13.89)	308(0.41)	1954(0.30)	117704(2.76)	22091(4.03)	215543(7.83)
40~<50	23932(3.00)	2259586(15.25)	121(0.16)	659(0.10)	47978(1.12)	5192(0.95)	181758(6.61)
50~<60	4042(0.51)	2383800(16.09)	148(0.20)	310(0.05)	25989(0.61)	1826(0.33)	170210(6.19)
60~<70	519(0.07)	2298718(15.51)	77(0.10)	159(0.02)	13701(0.32)	951(0.17)	142286(5.17)
70~<80	176(0.02)	1647732(11.12)	35(0.05)	71(0.01)	5240(0.12)	534(0.10)	69100(2.51)
≥80	34(0.00)	452229(3.05)	9(0.01)	19(0.00)	1572(0.04)	147(0.02)	29539(1.07)
不详	40(0.00)	1117(0.00)	2(0.00)	11(0.00)	142(0.00)	12(0.00)	46(0.00)

[来源：郑泽扬，王众楷，王连珂，等. 2004—2018年中国主要呼吸道传染病的流行趋势及特征[J]. 中华疾病控制杂志，2022，26(6)：624-630.]

某些传染病的年龄流行特征会发生改变。比如计划免疫的实施导致急性传染病感染的年龄模式发生了改变。近年来流行性乙型脑炎(乙脑)中成人发病率和病死率均高于儿童，原因就在于2008年我国将乙脑疫苗加入国家免疫规划而使儿童得到较好的保护。既往麻疹是学龄前儿童的主要传染病，近年来发病高峰后移到5岁至15岁的大龄儿童甚至大学生中。

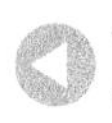

2. 性别

性别在一些疾病的发病率与死亡率中存在着明显的差异，这种疾病的性别差异可能与男、女性的遗传特征、内分泌代谢、生理解剖特点和致病因素暴露的特点有关联。上述因素影响人们对某些疾病的易感性，比如内分泌代谢方面，在相同年龄段的人群里，男性患上冠心病的概率要高于绝经前的女性，这与女性在绝经前雌激素水平较高有关。而大部分疾病的性别分布差异与人的活动、行为倾向不同，从而导致致病因素暴露与发病可能性有关，如肺恶性肿瘤，男性发病率更高可能是由于男性吸烟者所占的比例更多。

在传染病的性别差异中，男性与女性之间的区别主要因为感染机会不同。比如说，森林脑炎患者常见于以野外工作、活动为主的伐木工人、地质勘探者、狩猎者，这些人大部分以男性为主。2022 年 5 月起暴发的全球猴痘疫情，绝大部分患者为男性(如图 1.1)，其中多为男男性行为者。而女性由于生殖器官结构的不同，在淋病等性传播疾病方面较男性有更高的风险。

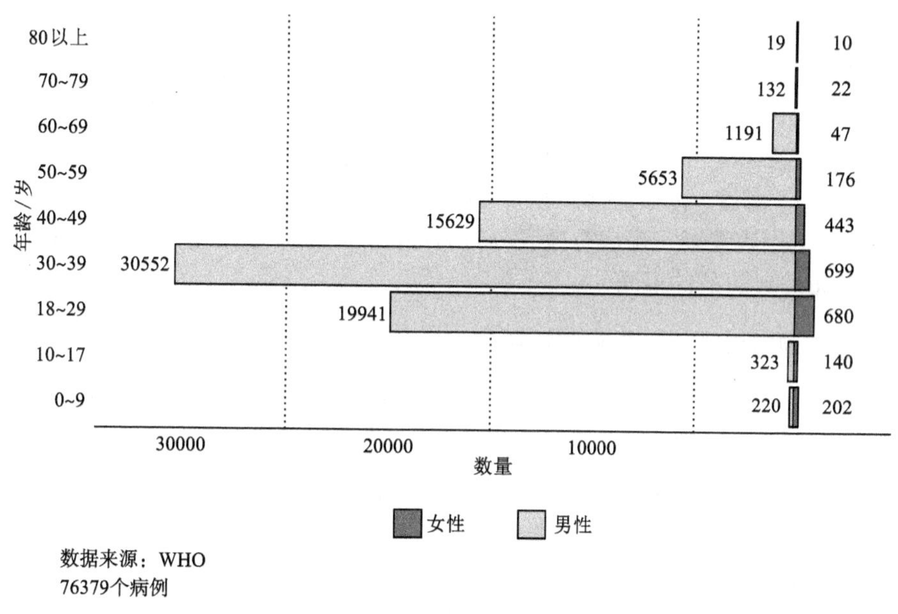

图 1.1 猴痘病例年龄-性别分布

(来源：世界卫生组织)

3. 职业

职业与某些疾病的发生密切相关，物理因素、生物因素、化学因素、社会因素以及职业本身的体力和精神强度，均可导致疾病因职业不同产生分布差异。从事矿山开采、冶炼、金属加工的工作者容易出现金属中毒。尘肺多发生在设备制造、工业原料加工等工作在有生产性粉尘的职业环境的人群中。石棉工人的肺癌、胃肠癌、间皮瘤发病率较其他职业更高。外科手术医生、护士等患血液传播传染病的危险程度高于一般人群。从事野外工作的人群更容易被蚊虫叮咬而发生蚊媒传染病。炭疽杆菌可在动物屠宰、放牧、饲养、畜产品加工等过程中通过呼吸道、消化道途径传播，我国2001年至2018年新疆炭疽流行病学特征分析结果显示，农民为主要的高危人群。

4. 跨境流动人员

随着全球化进程的发展，世界范围内跨国家、地区的人员流动往来愈发密切。由于各国经济发展水平不平衡，部分国家或地区生活和卫生防疫条件较差、人群免疫水平低、预防医疗卫生体系不成熟、缺乏医疗资源等，来自这些国家或地区的人员对传染病在全球的暴发流行起到加剧的作用，是疫区与非疫区之间传染病的传播纽带。比如我国疟疾、基孔肯雅热、登革热病例多为境外输入。我国调查研究结果显示，2017至2019年非洲来华人员共发现疟疾等蚊媒传染病81例，2017至2022年，我国源自非洲的输入性疟疾病例占比高达86%。非洲来华人员通过航空运输这一快捷的交通方式跨境流动，导致当地高发的传染病疫情直接传入我国并导致本地暴发的风险日益加大。

（二）疾病的地区分布

疾病的地区分布是指在不同地域疾病频率的变化特点及其发生发展规律。各种传染性疾病、慢性非传染性疾病和未知病因的疾病，均在一定程度上呈现出地区分布的特点，疾病在不同国家或地区分布有差异，疾病在同一国家内部分布亦有区别，这与不同地区的自然环境、社会人文等诸多因素密切相关。如自然环境中的地理位置、地形、地貌、气候、海拔高度、日照、降雨量、植被、病媒生物，社会人文因素中的政治、经济、习俗、人口密度、文化水平、交通条件、卫生政策等。疾病有地区分布的特征，其根本原因是导致疾病的危险因素在不同地区的分布和致病条件不同。

1. 疾病在不同国家或地区分布的差异

某些疾病只在世界部分地区发生，黄热病是一个比较典型的例子。黄热病是一种由受感染的蚊子叮咬人类传播的急性病毒性出血性疾病，该病在非洲、中美洲和南美洲的热带地区流行，这些地区存在适宜蚊虫生活的自然栖息地，当地蚊虫密度高，产生了黄热病在上述地区流行的有利条件。2021年我国正式通过世界卫生组织（WHO）消除疟疾认证，但2020年全球仍有非洲、东南亚、大洋洲、南美洲等的85个国家和地区存在疟疾流行。

某些疾病在全球范围内广泛流行，但不同国家间的流行强度有较大差异。传染病和慢性非传染病均可呈现国家间分布的差异。比如，艾滋病目前在全球已广泛流行，WHO数据显示，2021年全球估计有3840万艾滋病病毒感染者，但其中约三分之二的感染者集中在非洲国家。病毒性肝炎也是一种全球性的传染病，但在我国和亚裔人群中发病率较高。

慢性非传染性疾病也可呈现国家或地区分布的差异。日本的胃癌、脑血管病死亡率居世界首位，但乳腺癌、大肠癌、冠心病的死亡率则最低。亚洲、非洲为肝癌的高发地区，而乳腺癌、肠癌多见于欧洲和北美洲。

2. 疾病在同一国家内不同地区分布的差异

疾病在同一国家内不同地区的分布也存在明显差异。如广东省人群鼻咽癌高发，而河南林州市食管癌高发，江苏启东肝癌高发。2010年中国慢性病及其危险因素监测报告显示，我

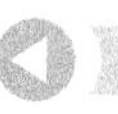

国糖尿病的地区分布呈由东向西患病率依次下降的情况，东、中、西部糖尿病患病率依次为11.0%、9.7%、7.5%。一项对糖尿病地区分布的研究结果显示，2013 年我国患病率最高的三个省(市)分别为北京、天津、吉林，而患病率最低的三个省份为西藏、青海和宁夏。其余省份中，患病率在 9.0%以上的有 16 个，9.0%以下的有 9 个。

3. 疾病的地区聚集性

疾病的地区聚集性是指某地区发病及患病等疾病频率高于周围地区，该地区疾病频率超过了随机概率的情况。假如说某疾病表现为地区聚集性，则提示该地区存在着特定的致病因素，对该地区生活的人群健康产生了影响。研究疾病的地区聚集性对探讨病因、采取相应的防制措施并评价其效果具有十分重要的意义。

1)地方性

某种疾病受自然因素或社会因素影响，经常存在于某一地区或只在特定人群中发生，而不需自外地输入时称为地方性。一般可有三种类型。

(1)统计地方性

由于生活条件、卫生状况、文化习俗、宗教信仰等社会因素，使某一地区某些疾病发病率长期显著高于其他地区，但与该地自然环境关联不大，则称为统计地方性。如肠道传染病常发生于卫生条件差、人群卫生习惯不良的地区；肝吸虫病高发于喜欢食用淡水鱼生的地区。

(2)自然地方性

某些疾病受自然环境的影响只在某一特定地区存在的情况称为自然地方性。其中一类是该地区有适合于某种病原体生长发育和传播媒介生存的自然环境，使该病只在这一地区存在，如血吸虫病。另一类是疾病与自然环境中的微量元素分布有关，如地方性甲状腺肿。

(3)自然疫源性

某些疾病的病原体在繁衍种属过程中不依赖于人，而是通过动物(野生或家畜)传播，人类只是偶然接触病原体受到感染，这种情况称为自然疫源性，这些疾病称为自然疫源性疾病，如鼠疫、肾综合征出血热和森林脑炎等。

2)输入性传染病

凡本国或本地区原本不存在或已证实被消灭的传染病，当其从国外或其他地区传入时，称为输入性传染病，如在 2021 年 WHO 宣布我国获得消除疟疾认证，近年来国内发现的疟疾病例均证实为输入性病例。

(三)疾病的时间分布

由于人群所处的自然环境、社会环境等因素的改变，导致疾病的情况会随着时间的推移呈现出动态变化。通过疾病的时间分布研究，可进一步了解疾病的流行规律，为疾病的病因研究提供重要的线索，验证可疑的致病因素与疾病发生的关系，评价干预措施实施前后的效果。疾病的时间分布特征与变化规律，根据时间长短可以分为短期波动、季节性、周期性、长期趋势。

1. 短期波动

短期波动一般是指持续几天、几周或几个月的疾病流行或疫情暴发。短期波动一般具有比较确定的原因，多数情况下是由于大量人群同时或持续暴露于某共同致病因素，致使人群中发病数量在短时间里迅速增多。自然灾害、环境污染以及社会政治、经济文化因素等也可导致疾病的短期波动。比如说核事故后短时间内出现大量放射病病例。

2. 季节性

季节性是指疾病在一定季节内呈现发病率升高的现象。疾病的季节性分布是疾病非常重要的流行病学特征。季节性有以下两种表现形式：

1)严格的季节性

在某些地区，通过虫媒传播的传染病发生有严格的季节性，发病多集中在少数几个月份，而其余月份则几乎没有病例的发生，如我国北京和辽宁流行性乙型脑炎发病季节为夏秋季，湖南发病季节往往提前，其他季节无病例出现，表现出乙脑流行严格的季节性特点。

2)季节性变化

某些疾病一年四季均有病例发生，但在某些月份发病率升高，如诺如病毒感染等肠道传染病多见于夏秋季，而流行性感冒等呼吸道传染病在冬春季高发；前述提及的流行性乙型脑炎，福建全年均有病例发生，但在夏秋季发病频率出现季节性升高。一些非传染病也呈现季节性升高的特点。如克山病在东北、西北地区多集中出现在 11 月至次年 2 月，占全年总发病人数的八、九成，而西南地区则以 6 月至 8 月为高峰，表现有明显的季节性升高。冠心病的发病和死亡也存在季节性升高的倾向，多与天气寒冷的冬春季节有关。

3. 周期性

疾病的周期性是指疾病频率按照一定的时间间隔，有规律地起伏波动，每隔若干年出现一个流行高峰的现象。

疾病周期性的变化多见于呼吸道传染病，流行性感冒、流行性脑脊髓膜炎、百日咳、水痘、白喉等均有周期性现象。主要是由于传染病病原体的变异，导致人群对新亚型没有免疫力，易感者增加形成发病率增高的现象。比如甲型流感的流行就呈现出很典型的周期性变化，每隔 2 到 4 年会出现一次小流行，每隔 10 到 15 年出现一次大流行。

而每一次大规模流行后人群中免疫人数比例升高，发病率就会降低，当易感者再次累积到一定数量时，新的发病高峰便会再次出现。通过人为干预可以改变疾病的周期性，在麻疹疫苗普遍使用以前，我国大中城市人群中每隔一年流行一次，但 1965 年大面积的麻疹疫苗接种后，其周期性的流行规律基本不存在。

4. 长期趋势

长期趋势指在一个比较长的时间内，通常为几年或几十年，疾病的临床特征、分布状态、流行强度等方面所发生的变化。有些疾病可表现出经过几年或几十年发病率持续上升或下降的趋势。

近百年来，猩红热的发病率与死亡率呈现明显下降的趋势，重症病人减少，近年来几乎未报道有死亡病例。这种变化不仅与病原体本身的菌种、毒力、致病力的变异有关，也与人类针对疾病开展的防制工作、预防措施以及应用新的诊断、治疗方法有关。近半个世纪以来，随着我国经济不断发展，我国的疾病谱发生了巨大变化，从以传染病为主到慢性非传染性疾病占据了前三位。

(四)疾病流行强度

疾病流行强度常用散发、暴发、流行及大流行表示，指在一定时期内疾病在某地区人群中发病率的变化及其病例间的联系程度。

1. 散发

散发指发病率为历年的平均水平，各病例间在发病时间和地点上无明显联系，表现为散在发生、无特殊规律发生。散发一般是对于范围较大的地区而言。当疾病预防与控制措施有效、没有大量易感人群迁入时，疾病在某地的发病情况会呈现散发，常见于以下情况：

1)因计划免疫使人群维持在一定免疫水平，或得病后可产生持久免疫力的疾病常呈散发，比如麻疹。

2)有些以隐性感染为主的疾病，通常以散发形式存在，比如脊髓灰质炎、乙型脑炎等。

3)有些传播途径不容易实现的传染病也可出现散发，比如斑疹伤寒、炭疽等。

4)有些长潜伏期传染病也以散发形式存在，比如麻风。

2. 暴发

暴发是指局部地区或集体单位，短时间内突然出现很多症状相同病人的现象。这些人多有相同的病因，大多数病人常同时出现在该病的最短和最长潜伏期之间。暴发与短期波动的区别在于，暴发常常指的是一个比较短的时间范围内。如在食堂食用海鲜后发生的副溶血性弧菌感染腹泻暴发、幼儿园手足口病暴发等。

3. 流行

流行是指在某地区某病的发病率显著超过该病历年发病率水平。相对于散发，流行出现时各病例之间呈现明显的时间和空间联系，如 2009 年甲型 H1N1 流感的流行表现出明显的人与人间的传播关系和地域间的播散特征。当某个地区出现某种疾病的流行时，提示当地可能存在某种共同的致病因素。

4. 大流行

疾病的发病蔓延迅速，涉及地域广，人口比例大，在短时间内可以越过省界、国界甚至洲界形成世界性流行，称之为大流行。世界上疾病大流行的危险始终存在，如流行性感冒、霍乱、鼠疫在历史上都有过大流行。

在 2020 年前的 100 年间，WHO 曾经宣布过四种疾病为“大流行”：1918 至 1919 年的西班牙流感、1957 至 1958 年的亚洲流感、1968 至 1969 年的香港流感和 2009 至 2010 年的甲型 H1N1 流感。2020 年的 3 月 11 日，WHO 认为新冠病毒感染疫情可被称为全球大流行。

2009 年的甲型 H1N1 流感被俗称为“猪流感”，正如它的名字一样，这种流感病毒的来源是猪。专家认为是两种猪 H1N1 病毒株(来自欧亚大陆和北美洲)偶然地同时感染了墨西哥的猪，然后交换了某些基因(如图 1.2)。这便导致一种新型的“重组”甲型 H1N1 流感病毒出现，而且对人类具有高度传染性。

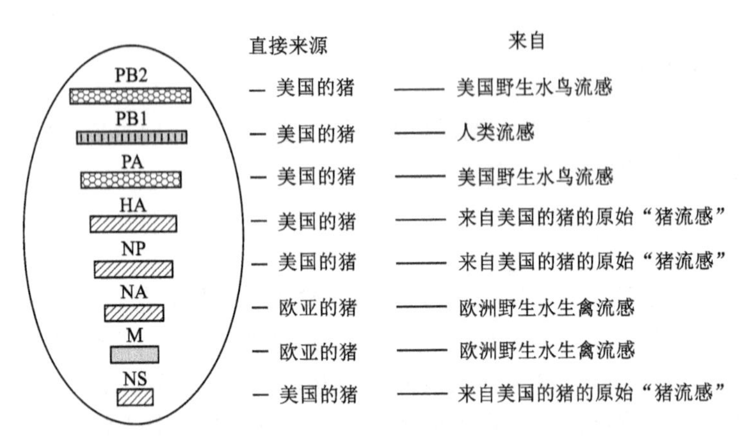

图 1.2 2009 年甲型 H1N1 流感大流行基因片段的来源

随着全球经济的快速发展，交通方式日益便捷，人员与物品流动的速度和频率更快更高，病原体和传染源随着人和物跨境往来和快速移动会使某种疾病短时间传遍全球，疾病大流行的风险始终存在。

五、流行病学的研究方法

流行病学是研究人群中的疾病和健康状态的分布规律的，因而其研究必须以人群为基础，这也决定了这项研究的复杂性。流行病学工作者首先需要到人群的现场中去观察实际现象，但不施加人为干预，观察法是流行病学的主要研究方法。与观察法相对应的是实验法，即对人群施加某种干预措施。但是，由于流行病学研究的对象是人群，所以流行病学的实验方法和一般认为的实验室研究不同，必须时刻考虑伦理道德问题。

(一)主要研究方法

按照流行病学研究方法的性质，可分为观察性研究和实验性研究(如图 1.3)。

1. 观察性研究

观察性研究包括描述性研究和分析性研究。

1)描述性研究

描述性研究是观察法中的重要方法，是流行病学研究方法中最基本的类型，是流行病学实践和研究的起点，指的是将观察、监测、调查所得的数据资料，根据“三间分布”的特征来描述人群中疾病或健康状况及其相关暴露因素的分布情况。在此基础上，提出病因假设，为进一步调查、分析、研究提供线索，可用来确定高风险人群、评价公共卫生措施的有效性。

个案调查是描述性研究的主要方法之一，常用于传染病研究。是指到事件发生的现场对

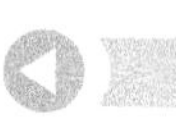

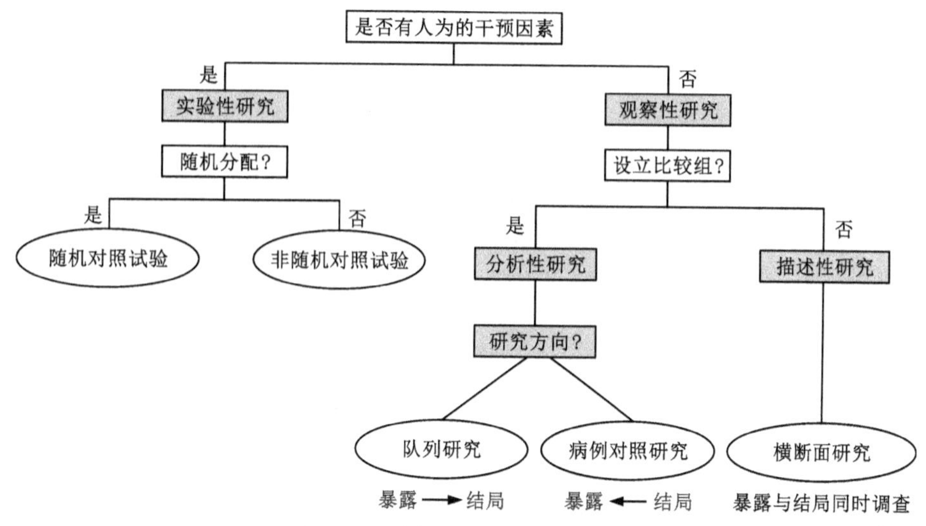

图 1.3 流行病学研究方法分类

发病病例的流行病学特征，如接触史、旅行史、饮食、活动及周围人群的发病或健康状况，并对可能与发病有关的环境因素进行调查，尽可能查明所研究病例的发病原因，实施控制措施防止疫情扩散，防止类似疾病继续发生。调查对象一般为传染病病人，但也可以是非传染病病人或病因未明的病例等。个案调查是传染病防控工作者日常处理疾病报告登记工作的组成部分，调查内容根据不同的传染病各有规定。通过报告、登记和个案调查，可以得到有关疾病发病的第一手资料，既可为病因的查找提供线索，经过信息汇总后的个案调查结果，也可以为群体防治提供思路。

2)分析性研究

分析性研究又叫分析流行病学，是对所假设的病因或流行因素在选择的人群中进一步探索疾病发生的条件、规律，验证病因假设。分析性研究主要有两种：病例对照研究、队列研究。

2. 实验性研究

实验性研究指研究者通过施加特定干预措施，从而在一定程度上掌握着实验的条件，即可以掌握事物变化的研究，是验证效果最强的研究。人群现场是流行病学主要的、最大的实验室。根据研究对象不同，实验性研究可分为临床试验、现场试验、社区干预整群随机试验、类实验等研究。

流行病学所有的研究类型均有一定的优点和缺点，选择研究方法的关键在于选择最适合研究问题的设计，比如对罕见疾病来说，由于病例非常少，那么病例对照研究就要优于队列研究。在研究过程中，要尽量规避缺点，并且最大限度地保证真实性和可靠性，细致地计划每一过程。

(二)研究的主要过程

1. 形成假设

根据掌握的专业理论知识、文献阅读积累、日常工作经验，初步形成人群病因或高危因素的假设，如吸烟可增加人群肺癌发生的风险。

2. 研究设计

根据初步假设，采用某种流行病学研究方法，确定研究资料的研究对象、收集方法、收集指标、研究目的等，制订研究框架和流程。如确诊肺癌人群的病例组吸烟程度大于无确诊肺癌人群的对照组，采用病例对照研究；有吸烟习惯人群的暴露组肺癌发病率要高于无吸烟习惯人群的对照组，采用队列研究。

3. 收集资料

根据研究设计收集满足样本量、具有可比性的人群数据。

4. 分析资料

根据研究设计采用合适的统计学方法对收集的数据进行分析。

5. 得出结论

根据资料分析结果，验证假设，综合考虑得出结论。研究结论通过进一步验证或积累，又可形成新的理论基础或新的研究假设。

第二节　传染病流行病学概述

在漫长的历史长河中，传染病一直是人类健康的主要杀手之一。它对人类造成的影响，往往比战争来得更为剧烈、持久。纵观历史，任何一次传染病的大流行都在人类文明进程中发生，而每一次大规模的传染病又对人类文明产生了极其巨大而深远的影响，历史上的鼠疫、天花、霍乱以及流感等传染病的大流行给人类带来了巨大的灾难，也改变了当时社会的模式。在人类与传染病做斗争的过程中，人们不断总结经验，逐步认识并研究传染病及其流行规律，并提出了一系列预防和控制措施。随着人类对健康需求的增长以及对传染病及其流行规律认识的加深，传染病流行病学应运而生。

一、传染病流行病学的发展历史

（一）对疾病具有传染性的认识

人们通过对历史上一系列疫情的观察，逐渐认识到传染病的传染性，如《释名》（约3到4世纪）中记载："人死，一人复得，气相灌注也。"《肘后备急方》"治尸注鬼注方"记载："其病变动……累年积月，渐就顿滞，以至于死，死后复传之旁人，乃至灭门。"宋代杨士瀛的《仁斋直指方论》指出："不可入痨瘵之门吊丧问疾，衣服器用中，皆能乘虚而染触焉。"南朝陶弘景指出"尸疰"（肺结核病）具有传染性。北宋末南宋初道士编写的道书《无上玄元三天玉堂大法・断除尸瘵品》指出，肺结核有"屋传""衣传""食传"三条传播途径（即与病人同处一室

 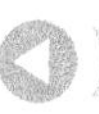

而被传染，被病人污染过的衣物、食品、餐具等传染）。意大利文艺复兴时期，医生弗兰卡斯特罗对欧洲传染病的知识和经验进行了总结，出版了《论传染、传染病及其治疗》一书，阐述了传染病的本质，并提出有关传染病的新见解：传染病是从一个人传给另一个人的疾患，只有在两个人发生完全相同的疾患时才可以说是传染；传染病是由一种能繁殖的“粒子”引起的，主要的预防措施是检疫、隔离和消毒。

（二）传染病是由病原体导致的

我国殷墟甲骨文中已有“蛊”字，意为腹中虫。后来，我国医学著作中常有把传染病的原因归之于病虫者。除上文已提及的蛊、虫等被认为是活的生物外，古代人民还以“疫气”“病气”“毒气”“邪气”“蛊毒”“风”等名称来概称致病因子。如巢元方《诸病源候论》曰：“人感乖戾之气而生病，则病气转相染易，乃至灭门，延及外人。”明代医学家吴又可进一步发展了疫气说，他在《瘟疫论》中认为疾病的原因是感染了天地间的一种“戾气”，“戾气”是通过空气或接触而传染，经口鼻侵入人体。前面提到的北宋末道书也认为肺结核是“由寄生虫或寄生菌引起的”。1876 年，德国医生科赫在牛的脾脏中发现了炭疽杆菌，并把它移种到老鼠体内，使老鼠感染了炭疽病，并在老鼠体内得到了和牛完全相同的炭疽杆菌。这是人类第一次证明特定的疾病是由特定的微生物引起的，科赫提出的关于确定病原体的原则至今仍被应用。在历史上，不少传染病传播途径的确定是在病原体被发现之前，除了霍乱弧菌的检出晚于发现霍乱的传播途径外，巴德对伤寒的传播途径的判断也是在伤寒杆菌被发现之前。

（三）传染病有特定的传播途径

在长期的医疗实践中，人们已观察到传染病是分别通过口（肠道）、鼻（呼吸道）、皮肤（接触）等不同途径而感染，因此提出了不同的预防措施。1498 年，葡萄牙航海家达·伽马将梅毒带到印度。再过十余年，葡萄牙人阿尔瓦雷斯的船队到达广东珠海，梅毒开始在中国生根。1520 年左右，广州出现梅毒，梅毒被中国人称为“广疮”。明代汪机在《外科理例》中已指出梅毒是由同床同厕传染。李时珍更加明确地指出此病是由“男女淫猥”所得。窦汉卿的《疮疡经验全书》则肯定梅毒由性交传染，并且认识到此病可由父母传给胎儿。

在对病原细菌开始进行大量研究后，许多科学家开始关注病媒生物传播的疾病。古巴的一项研究使人们从生物学和流行病学的角度对黄热病进行了阐述。1495 至 1496 年，海地岛发生了西半球第一次有记录的黄热病，许多土著人和西班牙人死亡。黄热病在很长时间内肆虐全球，但是人们却仍不了解它的传播方式。有人认为它的传播方式是直接的人传人，直到 1804 年，斯塔宾斯发现在照料和看护病人的医护人员中从未发生过二次感染的例子。于是，他进行了极具牺牲精神的一系列自身实验，以证明人传人模式是错误的。他口服并且注射了黄热病病人的呕吐物、排泄物及病死者的血液，但并没有感染黄热病，由此得出一个结论，即黄热病不能直接在人与人之间传播。在 19 世纪早期，许多医生提出黄热病可能由蚊子传播。美西战争爆发后，美军占领了古巴，在古巴的美军特德上校和卡罗尔医生发表了一篇科学报告，指出黄热病这种可怕的热带病是由蚊子传播的。这篇报告还说，这种由蚊子带入血液的不可思议的病原体能穿过细瓷过滤器，比人们知道的任何细菌都小，普通显微镜根本观察不到，后来证实这种病原微生物是病毒。同样，他们的研究也显示黄热病有一个昆虫媒介作为中间宿主，而不是直接的人间传播。

（四）动物与传染病

人们很早就认识到动物疾病与人类疾病之间的关系。远在2500多年前就已经认识到发狂的狗咬人，人会发病而死。据《左传》记载：“十一月甲午，国人逐瘈狗，瘈狗入于华臣氏，国人从之。”唐代孙思邈在《千金方》中指出：“凡春末夏初，犬多发狂，必诫小弱，持杖以预防之。”印度的书籍中曾记载道：“当鼠自屋顶下坠，沿地板颠跳如醉而死，至此则鼠疫大致临近矣。”宋代张杲的《医说》认为“鼠泪坠器中食之得黄疾”。明代李时珍进一步指出，鼠涎、鼠类可以引起黄疸。

（五）传染病的自然和社会因素

从人类有文字记载的历史中随处可见传染病流行的记录。我国传统医学很早就认识并总结出“天人一体”“脏腑学说”等方面的理论，认为人体疾病的形成，与外界因素（自然界和社会条件）和内在因素（脏腑机能、精神状态等）密切相关。东晋的葛洪在他的医学著作中对致病的内因、外因及其相互作用作过进一步的阐述。南朝陶弘景则将先秦道家关于精气一元论的思想用以解释人的生理和病理现象。总之，葛洪、陶弘景提及的致病因素大体可分为自然、生物、物理、化学和精神等方面。唐代孙思邈在全面分析致病的主观和客观因素后，又进一步提出“形体有可愈之疾，天地有可消之灾”的积极思想。随着人们对疾病自然史和流行因素认识的不断深入，这些记录才逐渐上升到理论高度。

（六）统计分析应用于传染病研究

传染病流行病学的发展得益于吸收了统计学分析方法。从18世纪中期开始到整个19世纪，人们对各种统计数据发生兴趣并愈来愈重视，加强了生命统计中对患病率和病死率的计算。格朗特是早期使用统计方法帮助人们了解传染病产生及流行特征的领军人物之一。他于1662年出版了著名的《关于死亡公报的自然和政治观察》，应用其分析技巧，将一些庞杂、纷乱的数据归结、简化为几个翔实、明了的统计表格。18世纪末，路易斯将父母有结核病与父母无结核病两组人群的死亡率进行对比，和他的学生法尔（时任英国统计总监）都强调充分利用“数字的方法”来研究医学。因为“以按年的死亡数来表示疾病流行的严重程度，远比一般描述要明确得多”。法尔使统计总监的年报形成一个传统，应用生命统计来研究各种公共卫生问题。

约翰·斯诺在1848到1854年对霍乱的调查研究，特别是关于霍乱在宽街地段的调查、伦敦超过30万人口地区的霍乱流行与自来水供给网络情况的调查等，阐明了当年霍乱的传播途径，还展示了如何从疾病的分布入手，运用求同法、求异法的对比分析找出线索，形成病因假设，并通过大量实际资料来检验假设，从而更有力地论证宽街霍乱流行与水井的病因关系。同时，以实际资料推断伦敦大面积霍乱流行与两个自来水供水公司之间的关系。他的工作给后来的流行病学工作者带来了深刻的启迪，也促进了传染病流行病学研究方法向纵深发展。

（七）传染病的预防控制

由于认识到疾病的传染性与流行性，人们就采取了隔离、检疫措施，以预防传染病的蔓延。《晋书》中记载：“永和末(356年)，多疾疫，旧制，朝臣家有时疾，染易三人以上者，身虽无疾，百日不得入宫。”唐代对于麻风病人设的“疠人坊”，“收养疠疾，男女别坊，四时供承，务令周给”。即将麻风病人移居深山密林进行隔离。《圣经》中记载：如果发现麻风病人就被宣布为不洁净的，穿上特殊的衣服被隔离起来。

二、我国近代传染病流行病学发展史

近代以来，我国的传染病流行病学研究比较落后，工作不具规模，也不够系统，但也有一些工作是很卓越的，如伍连德博士领导开展的1910年和1920年的东北两次鼠疫流行的流行病学调查工作。作为一位流行病学家、微生物学家和病理学家，伍连德的专著《鼠疫概论》和《霍乱概论》，成为被世界同行广泛引用的经典。中华人民共和国成立前，我国寄生虫病(日本血吸虫病、丝虫病、钩虫病、疟疾、黑热病)流行猖獗，烈性传染病(天花、霍乱、鼠疫)经常发生，许多传染病广泛流行，严重威胁着广大劳动人民的健康。但当时专业防疫机构残缺不全、寥寥无几、经费短缺。在这种极端困难的情况下，一些学者在多种寄生虫病、烈性传染病等疾病的流行病学研究领域取得了很大成绩，包括钩虫病(张奎等)、血吸虫病(毛守白等)、疟疾和丝虫病(冯兰洲等)、黑热病(王兆俊等)。解放战争时期，我国在若干部队中贯彻了“预防为主”的方针，执行了一套有效的防疫措施，避免了在行军战斗中传染病的流行。

中华人民共和国成立之后，国家制定了“预防为主”的卫生工作方针，先后成立了各级卫生防疫、寄生虫病防制、地方病防制等机构；整顿发展了生物制品研究机构，大范围使用多种疫苗；颁布了《传染病管理办法》；在医学院校设立了卫生系，还在全国建立了多个流行病学研究机构，大力培养各级流行病学专业人才。经过短短几年的努力，就在全国基本上消灭和控制了血吸虫病等五大寄生虫病；随后又消灭了天花和古典型霍乱；控制了人间鼠疫；还曾以防制与取缔娼妓相结合的措施一度在全国范围内基本消灭了性病；大力提倡新法接生，显著降低了新生儿破伤风的发病率。之后的二三十年间，防疫战线在防制麻疹、脊髓灰质炎、白喉、百日咳、流行性脑脊髓膜炎、乙型脑炎、病毒性肝炎、肾综合征出血热等方面也取得了令人瞩目的成绩。这些都是新老专家和广大防疫人员长期辛勤努力和砥砺奋进的结果。

三、传染病的流行过程

(一)传染病的定义

传染病是指由病原体引起的，能在人与人、动物与动物以及人与动物之间相互传播的疾病。传染病病原体主要包括细菌、病毒、立克次氏体、螺旋体、寄生虫等。这些病原体一般通过感染的人、动物或储存宿主直接或间接地引起传播，感染易感者。

病原体是指能够引起宿主致病的各类生物，包括病毒、细菌、立克次氏体、支原体、衣原体、螺旋体、真菌、朊病毒等各种微生物，以及寄生虫等。

流行过程是指病原体从传染源排出，经过一定的传播途径，侵入易感者机体而形成新的感染，并不断发生、发展的过程。与传染过程的个体现象不同，流行过程是在人群中发生的群体现象。流行过程必须具备传染源、传播途径和易感人群三个基本环节，这三个环节相互依存，协同作用，共同影响传染病的流行。缺少其中任何一个环节，传染病就不能在人群中传播和流行。

此外，传染病的流行强度还受到自然因素和社会因素的制约。

（二）基本环节

传染病流行是指在一定时空范围内，传染病的病原体不断更换宿主的现象，即在一定时空范围内，不断出现原发病例或继发病例的现象。

传染病在人群中的流行规律是：病原体从已受感染者机体排出，经过一定的传播途径，侵入易感者机体，形成新的感染，并不断地发生、发展。

1. 传染源

传染源是指体内有病原体生长、繁殖，并能排出病原体的人和动物。包括传染病病人、病原携带者和受感染的动物。

1）病人。病人体内存在大量病原体，又具有某些有利于病原体排出的临床症状，如呼吸道传染病病人的咳嗽，肠道传染病病人的腹泻等，均可排出大量病原体，增加了易感者受感染的机会，因此，病人是重要的传染源。病人排出病原体的整个时期称为传染期。传染期的长短可影响疾病的流行特征，传染期短的疾病，续发病例常成组成簇出现；而传染期长的疾病，续发病例陆续出现，持续时间可能较长。传染期是决定传染病病人隔离期限的重要依据。宿主感染病原体之后，并不是立即具有传染性，而需经过一定的时间。

（1）潜伏期：是指从病原体侵入机体到最早临床症状或体征出现的这段时间。不同传染病的潜伏期长短不等，短的话只有几个小时，如细菌性痢疾；长者可达数年甚至数十年，如艾滋病。同一种传染病一般有固定的潜伏期。通常所说的潜伏期是指平均（或常见）潜伏期，如流行性感冒，最短潜伏期为 1 天，最长为 4 天，平均潜伏期为 2 天。潜伏期的长短主要与进入机体的病原体数量、毒力、繁殖能力、侵入途径和机体抵抗力有关。有些病原携带者在潜伏期末即可排出病原体，即具有传染性。

潜伏期的流行病学意义及用途为：①根据潜伏期的长短判断病人受感染的时间，用于追溯传染源和确定传播途径。②根据潜伏期的长短确定接触者的留验、检疫和医学观察期限，一般为平均潜伏期加 1~2 天，危害严重的传染病可按该病的最长潜伏期予以留验和检疫。③根据潜伏期的长短确定免疫接种的时间。④根据潜伏期来评价防制措施的效果。采取一项预防措施之后，如果发病数量经过一个潜伏期明显下降，则可认为该措施可能有效。⑤潜伏期的长短会影响疾病的流行特征。

一般潜伏期短的传染病常以暴发形式出现，潜伏期长的传染病流行持续时间较长。

（2）临床症状期：指病人出现特异性临床症状和体征的时期。此时病人体内有大量病原体生长繁殖，又有许多利于病原体排出的临床症状，这是传染性最强的时期，具有重要的流行病学意义。

（3）恢复期：此时病人的临床症状已消失，机体处于逐渐恢复的时期。此期病人开始产生免疫力，清除体内病原体，一般不再具有传染性，如麻疹、水痘等。但有些传染病（如乙型肝炎、痢疾等）病人在恢复期仍可排出病原体；少数传染病病人排出病原体的时间可很长，甚

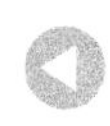

至维持终身，如伤寒。

在评价病人作为传染源的流行病学意义时，除了考虑病人的病程(如潜伏期、临床症状期和恢复期)、病情以及类型之外，还应考虑防控措施及病人的职业、行为特征等。严格的隔离措施能限制病原体的传播，但重症病人即使住院隔离治疗，也难以杜绝向外传播疾病的可能性；轻型或非典型病人通常不加隔离，可以自由活动，其活动范围和排出病原体范围较广泛，是不容忽视的重要传染源。

个别轻型病人由于在餐饮或托幼机构工作，可能引起传染病在单位暴发或流行。

2)病原携带者。是指感染病原体无临床症状但能排出病原体的人，包括带菌者、带毒者和带虫者。病原携带者按其携带状态和临床分期可分为三类：

(1)潜伏期病原携带者：指潜伏期内携带并可向体外排出病原体的人。少数传染病存在潜伏期病原携带者，如白喉、麻疹、痢疾、霍乱等。这类携带者一般在潜伏期末就可以排出病原体。

(2)恢复期病原携带者：指临床症状消失后仍能在一定时间内向外排出病原体的人，如乙型肝炎、伤寒、霍乱等。一般来说，恢复期病原携带状态持续时间较短，但少数携带者持续时间较长，甚至终身。临床症状消失后三个月内仍能排出病原体的人称为暂时性病原携带者；超过三个月者称为慢性病原携带者。慢性病原携带者常出现间歇性排出病原体的现象，因此，一般连续三次检查结果为阴性时，才能确定病原携带状态解除。

(3)健康病原携带者：指从未患过传染病，但能排出病原体的人。这种携带者只有通过实验室检查才能证实。此类携带者排出病原体的数量较少，时间较短，因而其作为传染源的流行病学意义较小。但是，有些传染病的健康病原携带者为数众多，如乙型肝炎、流行性脑脊髓膜炎等，也可成为重要的传染源。

病原携带者作为传染源的意义取决于携带者的类型、排出病原体的数量及持续时间、携带者的职业、行为习惯、生活环境、活动范围和卫生防疫措施等。在饮食服务行业、供水企业、托幼机构等单位工作的病原携带者对人群健康的威胁非常严重，“伤寒玛丽”(伤寒)就是著名的事例。“伤寒玛丽”，本名叫玛丽·梅伦(1869年9月23日至1938年11月11日)，生于爱尔兰，15岁时移民美国。起初，她给人当女佣。后来，她发现自己很有烹调才能，于是转行当了厨师，每月能赚到比做女佣高出很多的薪水。玛丽虽然身体一直健康，却携带伤寒杆菌。后来玛丽相继传染多人，最终被隔离在纽约附近的北兄弟岛上的传染病房。玛丽·梅伦一生中直接传播了52例伤寒，其中7例死亡，间接被传染者不计其数。

3)受感染的动物。脊椎动物与人类之间可以自然传播的疾病和感染称为人畜共患疾病，如鼠疫、狂犬病、血吸虫病等。人畜共患疾病可分为以下四类：

(1)以动物为主的人畜共患疾病：这类疾病的病原体主要在动物间传播并延续，在一定条件下可以传给人，但人与人之间一般不传播，如狂犬病、森林脑炎、钩端螺旋体病等。

(2)以人为主的人畜共患疾病：疾病一般在人群中传播，偶然感染动物，如人型结核、阿米巴痢疾等。

(3)人畜并重的人畜共患疾病：人和动物均可作为传染源，并可互为传染源，如血吸虫病。

(4)真性人畜共患疾病：病原体必须以人和动物分别作为终宿主和中间宿主，即病原体的生活史必须在人和动物体内协同完成，缺一不可，如牛绦虫病、猪绦虫病等。

动物作为传染源的流行病学意义，主要取决于人与受感染动物的接触机会和密切程度、受感染动物的种类和密度，以及环境中是否有适宜该疾病传播的条件等。

动物源性传染病的流行病学特征为：①在人群中多呈散发性，但也有些传染病传到人群后，原有的传播方式发生改变，造成人传人的流行。②多数动物源性传染病有较明显的地区分布，此类传染病在人间流行之前通常先有动物间的流行。③有些动物源性传染病有严格的季节性。

2. 传播途径

传播途径是指病原体从传染源排出后，侵入新的易感宿主前，在外环境中所经历的全过程。传染病可通过一种或多种途径传播。在外界的病原体必须借助一定的媒介物，又叫传播因素（如水、空气、食物、土壤等无生命物质）或者传播媒介（如虫媒等活的生物）才能进入易感宿主体内。传染病的传播主要有两种方式，即水平传播和垂直传播。水平传播是指病原体在外环境中借助传播因素实现人与人之间的传播。垂直传播是指病原体通过母体直接传给子代。

1）经空气传播。经空气传播是呼吸道传染病的主要传播方式，包括经飞沫、飞沫核和尘埃传播。

（1）经飞沫传播：含有大量病原体的飞沫在传染源呼气、打喷嚏、咳嗽时经口鼻排入环境，易感者直接吸入飞沫后引起感染。由于大的飞沫迅速降落地面，小的飞沫在空气中短暂停留，局限于传染源周围，因此飞沫传播主要累及传染源周围的密切接触者。这种传播在一些拥挤而且通风较差的公共场所如车站、公共交通工具、电梯、临时工棚等较易发生，是对环境抵抗力较弱的流感病毒、百日咳杆菌和脑膜炎双球菌常见的传播方式。

（2）经飞沫核传播：飞沫核由飞沫在空气中失去水分而剩下的蛋白质和病原体所组成。飞沫核可以气溶胶的形式在空气中漂流，存留时间较长。一些耐干燥的病原体如结核杆菌等可以这种方式传播。

（3）经尘埃传播：含有病原体的较大的飞沫或分泌物落在地面，干燥后随尘埃悬浮于空气中，易感者吸入后可感染。对外界抵抗力较强的病原体如结核杆菌和炭疽杆菌芽孢可通过此方式传播。

经空气传播的传染病流行特征为：①传播途径容易实现，传播广泛，发病率高；②有明显的季节性，冬春季高发；③在没有免疫预防人群中，发病呈周期性；④居住拥挤和人口密度大的地区高发。

2）经水传播。经水传播包括经饮用水传播和经疫水接触传播，一般肠道传染病和某些寄生虫病通过此途径传播。

（1）经饮用水传播：主要是水源被污染，如自来水管网破损导致污水渗入、粪便或污物污染水源等。城市高层住宅蓄水池的二次污染是目前值得关注的问题。

经饮用水传播所致传染病的流行强度取决于水源污染的程度和频度、水源的类型、供水范围、居民的卫生习惯以及病原体在水中存活时间等。其流行特征为：a. 病例分布与供水范围一致，有饮用同一水源史；b. 除哺乳婴儿外，发病无年龄、性别、职业差别；c. 如果水源经常受到污染，则病例终年不断；d. 停用污染水源或采取消毒、净化措施后，暴发或流行即可平息。

(2)经疫水接触传播：通常是由于人们接触疫水(被污染而具有传染性的水体)时，病原体经过皮肤、黏膜侵入机体。如血吸虫病、钩端螺旋体病等。其流行特征为：a. 病人有接触疫水史；b. 发病有地区、季节和职业分布差异；c. 大量易感者进入疫区，可引起暴发或流行；d. 加强个人防护和对疫水采取措施对控制疾病传播有效。

3)经食物传播。经食物传播是肠道传染病、某些寄生虫病和少数呼吸道传染病的传播方式。

作为媒介物的食物可分为两类，即本身含有病原体的食物及被病原体污染的食物。当人们食用了这两类食物，可引起传染病的传播。

经食物传播的传染病的流行病学特征为：①病人有进食相同食物史，不食者不发病；②病人的潜伏期短，一次大量污染可引起暴发；③停止供应污染食物后，暴发或流行即可平息；④如果食物被多次污染，暴发或流行可持续较长的时间。

4)经接触传播。通常分为直接接触传播和间接接触传播两种。

(1)直接接触传播：是指在没有外界因素参与下，易感者与传染源直接接触而导致的疾病传播，如埃博拉病毒病、性传播疾病、狂犬病等。

(2)间接接触传播：是指易感者接触了被病原体污染的物品所造成的传播。污染物品是指被传染源的排泄物或分泌物污染的日常生活用品，如毛巾、餐具、门把手、玩具等，因此，这种传播方式又称为日常生活接触传播。手的污染在此类传播中起重要作用。许多肠道传染病、体表传染病及某些人畜共患病均可通过间接接触传播。间接接触传播传染病的流行特征为：a. 病例多呈散发，但可在家庭或同住者之间传播而呈现家庭和同住者中病例聚集的现象；b. 卫生条件差、卫生习惯不良的人群中病例较多。

5)经节肢动物传播。经节肢动物传播又称虫媒传播、医学媒介生物传播，指经节肢动物机械携带和吸血叮咬来传播疾病。传播媒介是蚊、蝇、蜱、螨、跳蚤等节肢动物(如图 1.4)。

(1)机械携带：肠道传染病(如伤寒、痢疾等)的病原体可以在苍蝇、蟑螂等非吸血节肢动物的体表和体内存活数天，但不在其体内发育。节肢动物通过接触、反吐和粪便将病原体排出体外，污染食物或餐具等，感染接触者。

(2)生物学传播：吸血节肢动物因叮咬血液中带有病原体的感染者，将病原体吸入体内，通过再叮咬易感者传播疾病，如登革热、疟疾等。病原体在节肢动物体内发育、繁殖，经过一段时间的增殖或完成其生活周期中的某阶段后，节肢动物才具有传染性。从节肢动物吸入病原体到具有传染性的这段时间，称为“外潜伏期”。

经节肢动物传播的传染病的流行特征为：a. 有一定的地区性，病例与传播媒介的分布一致。b. 有明显的季节性，病例消长与传播媒介的活动季节一致。c. 某些传染病具有职业分布特征，如森林脑炎常见于伐木工人和野外作业者。d. 有一定的年龄差异，老疫区儿童病例较多；新疫区病例的年龄差异不明显。

6)经土壤传播。经土壤传播是指易感者通过接触被病原体污染的土壤所致的传播。含有病原体的传染源的排泄物、分泌物，死于传染病的病人或动物的尸体可直接或间接污染土壤。经土壤传播的疾病主要是肠道寄生虫病(如蛔虫病、钩虫病、鞭虫病等)以及能形成芽孢的细菌性疾病(如炭疽、破伤风等)。经土壤传播传染病的流行病学意义取决于病原体在土壤中的存活时间、人与土壤的接触机会、个人卫生习惯和劳动条件等。

7)医源性传播。医源性传播是指在医疗或预防工作中，由于未能严格执行规章制度和操

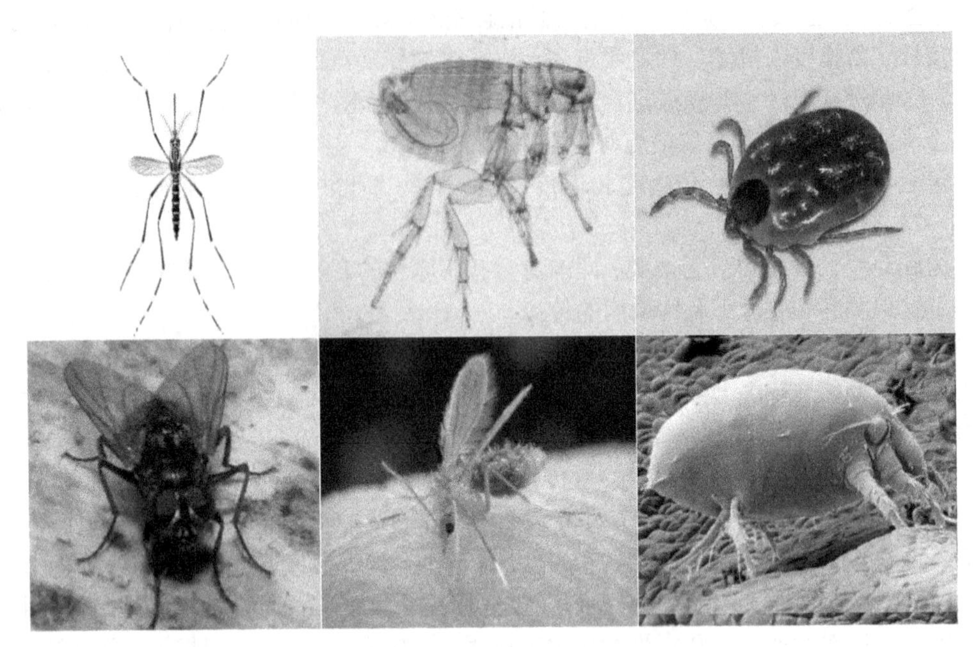

图 1.4　常见的媒介生物

作规程，人为地造成某些传染病的传播。可分为两类：①易感者在接受治疗或检查时由污染的医疗器械导致的疾病传播；②输血、药品或生物制剂被污染而导致的传播，如病人由于输血而罹患乙型肝炎、艾滋病等。

8）垂直传播。垂直传播与上述七种病原体在人与人之间的水平传播不同，垂直传播是指在怀孕期间和分娩过程中，病原体通过母体直接传给子代。包括经胎盘传播、上行性传播和分娩时传播。

（1）经胎盘传播：有些病原体可通过胎盘屏障，受感染的孕妇经胎盘血液将病原体传给胎儿引起宫内感染。如风疹病毒、艾滋病病毒和乙型肝炎病毒等。

（2）上行性传播：病原体经过孕妇阴道到达绒毛膜或胎盘引起胎儿宫内感染，如单纯疱疹病毒、白色念珠菌等。

（3）分娩时传播：分娩过程中胎儿在通过母亲严重感染的产道时受到感染。如淋球菌、疱疹病毒等。

许多传染病可以通过多种途径传播，以哪种途径传播取决于病原体自身的特征及所处的环境。例如艾滋病可以通过性接触传播，也可以通过血液/血制品传播和母婴传播。

3. 易感人群

人群作为一个整体对传染病的易感程度称为人群易感性。人群易感性的高低取决于该人群中易感者所占的比例大小。人群中易感者比例越大，则人群易感性越高。与之相反的是人群免疫力，即人群对于传染病病原体的侵入和传播的抵抗力，可以用人群中免感人口所占比例来衡量。易感人群是影响传染病流行的一个重要因素。一般来说，在引起传染病流行的其他条件不变的情况下，人群易感性高则传染病易于发生和传播；当人群免疫力足够高时，免疫人口不仅自身不发病，而且能够在人群中形成免疫屏障，阻断或终止传染病的流行。

引起人群易感性升高的主要因素包括：(1)新生儿增加：出生后6个月以上的婴儿，其源自母体的抗体逐渐消失，获得性免疫尚未形成，因此对许多传染病易感。(2)易感人口迁入流行区的居民因患病或隐性感染获得了特异性免疫力。当缺乏相应免疫力的非流行区居民迁入时，会导致流行区的人群易感性增高。(3)免疫人口减少：人群免疫力自然消退和免疫人口死亡。当人群的病后免疫(包括隐性感染)或人工免疫水平随时间逐渐消退、免疫人口死亡时，人群易感性升高。(4)新型病原体出现或病原体变异：当新型病原体出现或某些病原体发生变异之后，由于人群普遍缺乏免疫力，会引起人群易感性增高。

导致人群易感性降低的主要因素包括：(1)预防接种：这是降低人群对传染病易感性的最主要因素。根据疫情监测和人群免疫状况，按照规定的免疫程序对人群进行预防接种，可有效提高人群的特异性免疫力，降低人群易感性。(2)传染病流行：一次传染病流行之后，有相当数量的易感者因患病或隐性感染而获得免疫力，使人群在传染病流行后的一段时间内对该病的易感性降低。传染病的病后或隐性感染后免疫力的强弱及持续时间因病种而异。

(三)疫源地与流行过程

1. 疫源地

疫源地是指传染源及其排出的病原体向周围播散所能波及的范围。疫源地是构成传染病流行过程的基本单位。每个传染源可单独构成一个疫源地，但在一个疫源地内也可同时存在一个以上的传染源。通常将范围较小的疫源地或单个传染源所构成的疫源地称为疫点，范围较大的疫源地或若干疫源地连成片时称为疫区，如一个或几个村、居委会或街道。

1)疫源地形成的条件。形成疫源地需要有传染源和病原体能够持续传播的条件。疫源地的范围大小与传染病的病种有关，主要取决于三个因素，即传染源的存在时间和活动范围、传播途径的特点及周围人群的免疫状况。卧床的病人与可以自由活动的病原携带者、携带病原时间长与时间短的传染源所形成的疫源地范围完全不同。不同的传播途径对疫源地有较大的影响。经飞沫传播的传染病所形成的疫源地范围较小，仅限于密切接触者，但这些接触者感染后可继续传播病原体，所以疫源地的范围会不断扩大，而且扩大的速度也比其他传播途径快。通过蚊媒传播的传染病，疫源地的范围取决于蚊虫的活动半径或飞程。传染源周围接触者的免疫状况直接影响到疫源地的范围，如果周围易感者比例较高，则疫源地的范围较大。

2)疫源地消灭的条件。

疫源地的消灭必须具备下列条件：

(1)传染源被移走(住院、死亡或移至他处)或不再排出病原体(治愈)；

(2)通过各种措施消灭了传染源排到外环境的病原体；

(3)传染源周围的所有易感的接触者经过该病最长潜伏期没有出现新病例或新感染者。

当同时具备这三个条件时，针对疫源地的各种防疫措施可以结束。

2. 流行过程

一系列相互联系、相继发生的疫源地构成了传染病的流行过程。传染病的流行过程取决于传染源、传播途径和易感人群三个环节相互作用后产生的总体效应。当总体效应有利于形成新的疫源地时，过程才能延续。每个疫源地都是由前一个疫源地引起的，它本身又是形成新的疫源地的基础。疫源地是构成流行过程的基本单位，一旦疫源地被消灭，流行过程即宣告结束。

(四)影响因素

传染病在人群中流行必须具备传染源、传播途径和易感人群三个环节，任何一个环节的变化都可能影响传染病的流行和消长。而这三个环节均受到自然因素和社会因素的影响和制约。

1. 自然因素

自然因素包括气候、地理、土壤和动植物等，以气候和地理因素的影响较为显著。

许多传染病，特别是自然疫源性疾病呈现出地方性和季节性特点，主要与气候、地理因素对动物传染源的影响有关。例如，布鲁菌病的发病率以牧区和春季为高，因为春季是动物(羊、牛等)产仔和流产高峰期及哺乳期，受感染动物的分泌物、排泄物、流产物及乳汁含有大量布鲁氏菌，人因为密切接触病畜或进食未严格消毒的乳制品及未煮熟的畜肉而发病。

虫媒传染病受自然因素影响最为明显。媒介生物的地理分布、季节消长、活动能力以及病原体在媒介生物体内的发育、繁殖等均受自然因素的制约，从而影响到传染病的流行特征，如登革热在夏秋季高发与传播媒介伊蚊滋生有关。随着全球气候变暖，蚊子活动季节延长，活动区域扩大；病毒在蚊子体内增殖活跃，登革病毒的致病力和毒力增强，登革热的流行范围从热带、亚热带向温带地区扩展，流行强度增大。雨量可影响病原体的传播，如洪灾过后容易引起肠道传染病、钩端螺旋体病等流行。

自然因素可以通过影响人类的生活习性和机体抵抗力等而改变传染病的流行特征。如夏季天气炎热，人们喜食生冷食品，增加了肠道传染病发生的机会；冬季气候寒冷，人们在室内活动的时间增多，导致呼吸道传染病发病率升高。

2. 社会因素

社会因素是指社会的各项构成要素，如生产和生活条件、卫生习惯、医疗卫生条件、居住环境、人口流动、生活方式、风俗习惯、宗教信仰、社会动荡和社会制度等。与自然因素相比，社会因素对传染病流行过程的影响更大。近年来新发、再发传染病的流行，很大程度上是受到了社会因素的影响。生产和生活条件对传染病有明显的影响。如赤脚下水田劳动或捕鱼捉虾的人容易得血吸虫病；给患布鲁菌病的母羊接产的牧民易患布鲁菌病；我国南方冬季兴修水利，民工在野外简易工棚中起居容易发生肾综合征出血热等。居住拥挤、室内卫生条件不佳均可导致呼吸道及肠道传染病的传播。营养不良与许多传染病的发生有关。

生活方式、风俗习惯、宗教信仰等因素也可影响流行过程。例如，我国有些地区居民喜欢吃生的或半生的水产食品，如鱼、虾、蟹、肉、毛蚶等，而引起肺吸虫病、华支睾吸虫病、绦虫病、甲型肝炎等病的发生。吸毒、卖淫嫖娼、男男同性性行为等导致性传播疾病发病率升高。

医疗卫生条件对传染病有着重要作用。例如，在免疫规划实施较好的地区，脊髓灰质炎、麻疹、结核病、百日咳、白喉及破伤风的发病率和死亡率明显下降。

人口流动加速了传染病的传播。随着我国对外开放，国际/国内交流和旅游增加，有助于传染病在全球范围内加速传播。

经济危机、战争或动乱、难民潮等因素促进了传染病的传播和蔓延。如苏联解体和东欧的动荡局势使得苏联和东欧地区20世纪90年代白喉严重流行。

抗生素和杀虫剂的滥用使病原体和传播媒介耐药性日益增强。

政府对传染病预防与控制的重视程度直接影响传染病的流行与蔓延。例如对传染源进行严格的管理，可以有效控制疾病的扩散。传染源的管理包括阻止传染源从境外输入、隔离、治疗等措施。我国非常重视对传染源的管理，先后颁布了《中华人民共和国国境卫生检疫条例》和《中华人民共和国国境卫生检疫法》(以下简称《国境卫生检疫法》)以防止检疫传染病从国外输入；颁布了《中华人民共和国传染病防治法》，对传染病采取积极的治疗，对危害较大的传染源实行严格的隔离制度，以防止传染病的蔓延。这些对我国传染病的控制都起到了非常重要的作用。

(五)传染病的特点

与其他疾病相比，传染病具有以下特征。

1. 有特异的病原体

每一种传染病都是由特异的病原体(包括微生物与寄生虫)所引起的。历史上很多传染病都是先认识其临床和流行病学特征，然后认识其病原体的。

2. 有传染性

病原体从宿主体内排出体外，通过一定方式到达新的易感染者体内，呈现出一定的传染性，其传染强度与病原体种类、数量、毒力、易感者的免疫状态等有关。传染性是传染病与其他感染性疾病的根本区别。例如，耳源性脑膜炎和流行性脑脊髓膜炎在临床上都表现为化脓性脑膜炎，但前者无传染性，无须隔离，后者则有传染性，必须隔离。

3. 有流行病学特征

传染病具有流行性、地方性和季节性的特点。流行性是指传染病的流行强度，包括散发、流行、大流行、暴发。传染病的地方性是指传染病常在某一地区呈现发病率增高或只在某一地区发生的现象，如虫媒传染病、自然疫源性疾病等具有地方性的特点。而季节性是指传染病的发病率在年度内有季节性升高的现象，这与不同季节温度、湿度的变化有关。

4. 有感染后免疫的特征

人体感染病原体后，无论是显性还是隐性感染，都能产生针对病原体及其产物(如毒素)的特异性免疫力。感染后免疫的持续时间在不同传染病中有很大差异。一般来说，病毒性传染病(如麻疹、脊髓灰质炎、乙型脑炎等)感染后免疫的持续时间最长，往往保持终身，但有例外，如流感。细菌、螺旋体、原虫性传染病(如细菌性痢疾、阿米巴病、钩端螺旋体病等)感染后免疫的持续时间通常较短，仅为数月至数年，也有例外，如伤寒。然而也有传染病不具有感染后免疫的特征。例如，患蠕虫病(如血吸虫病、钩虫病、蛔虫病等)后通常不产生保护性免疫力，因而往往会重复感染。

四、传染病流行病学的定义和特点

（一）定义

传染病流行病学是研究传染病在人群中的发生、流行过程及影响流行过程的因素，并制定预防、控制和消灭传染病的对策与措施的科学。即对传染病采用流行病学的研究方法进行分析探讨，以认识传染病的流行特征，最终目的是制定有效的预防措施和控制传染病。

（二）特点

传染病流行病学的基本原理、研究方法及其应用与非传染病流行病学类似。但由于传染病具有上述基本特征，因而传染病与非传染病的流行病学意义不同，主要表现在如下几个方面。

1. 传染病病例也可能是一个危险因素

在非传染病流行病学中，危险因素和病例的区分鲜明。例如，吸烟是冠心病的一个危险因素，高血压是脑卒中的一个危险因素，甲醛超标是白血病的一个危险因素，酗酒是肝硬化的一个危险因素，通过控制这些危险因素可降低相关疾病在人群中的发病率。非传染性疾病的发生不受任何其他同类疾病患者的影响（即不传染）。例如，某人有发生高血压的危险并不受其邻居患高血压的影响；又如，在医院里对糖尿病患者加强治疗并不能减少其在整个人群中新病例的发生。然而，对于诸如霍乱等传染病而言，一个人患霍乱的风险很大程度上取决于其周围霍乱患者的人数，及时发现并治愈霍乱患者，将会降低整个人群霍乱的发病率；同样，对于流行性感冒（流感）患者的治疗将大大降低其家庭成员及与其密切接触者的感染风险。

上述事例说明，对于未患传染病的人而言，传染病病例也是一个危险因素，这使得流行病学经常描述的病例与危险因素的区别变得模糊。一个传染病病例或病原携带者可作为传染源，因此在流行病学研究中必须考虑与其接触的人数、接触方式与频率，同时还要考虑周围人群对该传染病的免疫水平、防护措施等因素。病原携带者是指没有任何临床症状但能排出病原体的人，既有可能是发病源又有可能是易感者。病原携带者在许多传染病的流行过程中起重要作用，如果忽略他们的存在，可能会导致疾病的暴发和广泛传播。

2. 传染病患者感染后可产生免疫力

感染过天花的人可获得终身免疫力而不会再患天花。虽然不同传染病感染后的免疫水平和持续时间有很大差异，但其免疫保护力是传染病流行病学研究中必须考虑的一个重要因素。另外，病原体侵入人体后，发病与否不仅取决于病原体的毒力和感染剂量，更重要的是取决于机体的抵抗力（包括非特异性免疫力和特异性免疫力，以及易感性）。而其他非传染性疾病，如由化学因素和物理因素（如毒物、辐射等）引起的疾病，只要机体的暴露水平达到一定剂量或强度，就会发病并且不产生免疫力。

 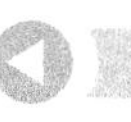

3. 流行动力学存在差异

与非传染病的传播速度相比，传染病的传播速度要快得多。传染病在非免疫人群中传播时，发病常常按几何级数甚至指数曲线增长，传播迅速；而非传染病的发病一般呈算术级数缓慢增长。因此，传染病流行病学所研究的事件多需要紧急处理，决定采取某种预防控制措施的时限非常短暂，研究时间也非常短促，往往只有几天甚至更短的时间。非传染病作为复杂疾病，通常由环境因素、行为危险因素以及遗传因素共同作用所致。因此，非传染病流行病学研究通常是纳入大规模、长期调查的公共卫生项目，一般需要花数年时间才能完成。

4. 控制传染病与非传染病的效果不同

传染病的控制效果往往显得快而明显。对传染病采取特异性预防控制措施通常能很快发挥作用，效果明显。即便对某些新发传染病暂时尚无明确的针对性措施，但只要采取了控制传染源、切断传播途径、保护易感人群等措施，就能取得显而易见的效果。非传染病的防控效果则不能与之相比。例如，对于胆固醇是否增加心血管疾病风险的问题已经争论了数十年，虽然目前认为胆固醇作为心血管疾病的危险因素已经非常明确，但通过降低胆固醇来预防这些疾病的效果并不明显。因此，传染病流行病学已经不仅仅限于一般的回顾性调查，而是应该更多地关注预防和控制对策；而非传染性疾病流行病学却须着力于进一步明确新的危险因素。

五、预防措施

（一）针对传染源的措施

针对传染源采取措施主要是为了消除或减少其传播病原体的作用，有效遏制传染病流行。

1. 对病人的措施

对病人的措施主要是早发现、早诊断、早报告、早隔离、早治疗。早期发现和诊断有利于病人及时接受治疗，有效控制传染源，阻断疾病的传播；及时准确地报告传染病能为正确研判疫情趋势，为制定传染病防控策略与措施提供科学依据；隔离病人是将其与周围易感者分隔开来，传染病病人或疑似病人一经发现要立即实行分级管理，减少或消除病原体扩散；治疗病人有助于减弱其作为传染源的作用，防止传染病在人群中的传播蔓延。

甲类传染病病人、甲类管理的乙类传染病（传染性非典型肺炎和炭疽中的肺炭疽）病人必须予以隔离治疗，隔离期根据医学检查结果确定；疑似病人确诊前必须在指定场所单独隔离治疗。乙类或丙类传染病病人应根据病情采取必要的隔离和治疗，隔离可在医院或家中，一般隔离至病人没有传染性为止；疑似病人应根据病情采取必要的治疗或控制传播措施。对流行性出血热、钩端螺旋体病和布鲁菌病等的病人，由于其作为传染源的作用不大，可不必隔离。

拒绝隔离治疗或者隔离期未满擅自脱离隔离治疗的甲类传染病病人和甲类管理的乙类传

染病病人、疑似病人和病原携带者，可由公安机关协助医疗机构依法采取强制隔离治疗措施。

2. 对病原携带者的措施

甲类传染病及甲类管理的乙类传染病的病原携带者予以隔离治疗。

有些传染病病原携带者的职业和行为会受到一定的限制。例如，久治不愈的伤寒或病毒性肝炎病原携带者不得从事饮食行业；艾滋病和乙型病毒性肝炎病原携带者严禁献血。

3. 对接触者的措施

凡与传染源(病人、病原携带者、疑似病人)有过密切接触并可能受感染者应在指定场所进行留验、医学观察和采取其他必要的预防措施。

- 留验(即隔离观察)：对甲类传染病的密切接触者应进行留验，即限制其活动范围，并要求在指定场所进行诊察、检验和治疗。
- 医学观察：对乙类和丙类传染病密切接触者应实施医学观察，即在正常工作、学习的情况下，接受体格检查、病原学检查和必要的卫生处理。
- 应急接种和药物预防：对危害较严重且潜伏期较长的传染病的密切接触者可采取应急预防接种或药物预防。例如，被狗咬伤或抓伤的人应及时接种狂犬病疫苗。医务人员发生艾滋病病毒职业暴露后，采取暴露后预防性用药可明显降低感染艾滋病病毒的危险性。

4. 对动物传染源的措施

根据感染动物对人类的危害程度和经济价值，采取隔离治疗、捕杀、焚烧、深埋等措施。此外，还要做好家畜和宠物的预防接种和检疫。

(二)针对传播途径的措施

对传播途径的措施主要是针对传染源污染的环境采取有效措施消除或杀灭病原体。不同传播途径的传染病要采用不同的措施。如肠道传染病主要通过粪口传播，应对病人排泄物、污水、垃圾、被污染的物品和周围环境等进行消毒处理；呼吸道传染病主要通过空气传播，可采取通风、空气消毒和个人防护(如戴口罩)等措施；艾滋病可通过性传播和血液传播，应采取安全性行为(如使用安全套)，杜绝吸毒和共用注射器，加强血液及其制品安全；虫媒传染病则主要采取杀虫来控制。

1. 消毒

消毒是采用化学、物理、生物等方法消除或杀灭外界环境中病原体的一种措施，可分为预防性消毒和疫源地消毒。

1)预防性消毒：在没有发现明确传染源的情况下，对可能被传染病病原体污染的场所和物品进行消毒。如乳制品消毒、饮用水消毒、餐具消毒等。

2)疫源地消毒：对现有或曾经有传染源存在的场所进行消毒。其目的是消灭传染源排出的病原体。疫源地消毒可分为随时消毒和终末消毒。随时消毒是指当传染源还在疫源地时，对其排泄物、分泌物、被污染的物品及场所进行的及时消毒；终末消毒是当传染源痊愈、死

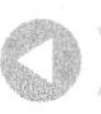

亡或离开后对疫源地进行的彻底消毒，从而清除传染源所播散在外界环境中的病原体。对外界抵抗力较强的病原体引起的传染病才需要进行终末消毒，如鼠疫、霍乱、病毒性肝炎、结核、伤寒、炭疽、白喉等，而流感、水痘、麻疹等疾病一般不需要进行终末消毒。

2. 杀虫

杀虫指使用物理、化学、生物等方法杀灭有害昆虫，尤其是传播病原体的媒介节肢动物，如蚊子、苍蝇、跳蚤等。杀虫也可分为预防性杀虫和疫源地杀虫，后者又分为随时杀虫和终末杀虫。

（三）针对易感人群的措施

1. 预防接种

在传染病流行之前，通过预防接种提高机体免疫力，降低人群易感性，从而有效地预防相应传染病。这是人类控制和消灭传染病的重要措施，包括主动免疫和被动免疫。

2. 药物预防

对某些有特效防治药物的传染病，在传染病流行时对易感人群采取药物预防可作为一种应急预防措施。如疟疾流行时给易感者服用抗疟药。但药物预防作用时间短、效果不巩固，易产生耐药性。

3. 个人防护

在传染病流行时，易感者的个人防护措施对预防感染有着重要作用。例如呼吸道传染病流行的季节，人们应尽量避免到人群密集的场所，保持工作场所和居住场所通风良好，与病人接触时戴口罩等。对蚊媒传染病，可使用蚊帐、驱蚊剂等。使用安全套可以有效地预防性传播疾病和艾滋病的传播。接触传染病的医务人员和实验室工作人员应严格遵守操作规程，配置和使用必要的个人防护用品（如口罩、手套等）。

第三节 现场流行病学概述

近些年来，各种新发、再发传染病的暴发、流行屡有发生，对人民健康、社会政治经济的危害十分严重，对应急反应速度和处置有效性提出了极高要求，从而也提高了人们对现场流行病学工作的重视程度。流行病学最初用于疫情发生现场的疾病防制，并在现场工作的应用和方法研究中拓展用途和提高科学性，不断适应疾病防制和突发公共卫生事件应急处置的需要。

一、现场流行病学产生背景

1854 年，英国流行病学家约翰·斯诺对英国伦敦宽街的霍乱暴发进行了开创性的流行病学研究，催生了现场流行病学，在病因不明的情况下通过现场调查，分析并成功施加干预，控制了疫情进一步扩散。以此为开头，此后的流行病学现场调查一直在解决公共卫生问题中发挥重要作用。如 Jenner 发明牛痘接种方法，Gajdusek 发现 Kuru 病患者与食用人肉的葬礼仪式有关，1976 年美国在对宾夕法尼亚州费城退伍军人医院的疫情调查中，应用现场流行病学证实该病暴发是由嗜肺军团菌引起，并进一步研究传播模式、疾病自然史，提出综合预防控制措施。我国专家何观清对热带病传播途径进行了科学的论证，王逸民等证实三带喙库蚊为日本乙型脑炎的主要传播媒介，上海市卫生防疫站等单位证实生食毛蚶等为导致甲型肝炎暴发流行的原因。历史上流行病学工作者所经历的各种各样的公共卫生问题，通过现场认真观察，提出科学结论，构成了现场流行病学定义的原型。

我国的现场流行病学起源可以追溯到 1946 年，各解放区、各战区成立管理卫生防疫工作的机构，组建专业防疫队伍。1949 年 10 月，中华人民共和国组建中央防疫总队，先后赴原察哈尔北部 6 个旗县防治鼠疫，明确机动防疫队的职能为调查和掌握疫情，查清传染源和传染途径，经过分析判断，向有关部门报告，并根据疫情发展实施防疫措施。

二、现场流行病学的定义

现场流行病学至今尚无明确的定义。

美国疾病预防控制中心的 Michael B. Gregg 在他主编的《现场流行病学》第三版中认为，现场流行病学的基本目标是尽可能地对突发问题做出反应，采取控制措施，减少和预防突发问题所导致的发病和死亡，并且提出现场流行病学就是流行病学在下列情况的应用：问题发生的时限难以预料；必须立即对该问题做出反应；流行病学工作者必须亲赴现场解决该问题；由于必须采取及时的控制措施，研究设计和方法受到紧急情况的制约，调查深度可能受到限制。

John M. Last 编写的《流行病学词典》中认为，现场流行病学是流行病学在公共卫生服务和社区人群等现场工作中的实践，主要解决疾病流行和暴发调查，以及如何采取干预措施保护或促进公众健康问题。面对应急性问题必须立即做出反应，还要结合应急性问题的解决对公共卫生措施做出评价。

我国曾光教授定义为："现场流行病学是用于调查解决现场实际发生的各种公共卫生问题的方法学。"从方法学、系统、培训、产出的多角度认为现场流行病学强调学科组合、公共卫生大团队、在工作中学习、疾病控制的效果和提出对策。

张顺祥教授提出：现场流行病学主要以突发公共卫生事件的解决为目的，采用现代流行病学和相关学科的理论和方法，及时做出调查结论，并采取有效的控制措施；现场流行病学是现代流行病学应用于应急性疾病预防和控制实践，同时汲取传播学、实验科学、法律学、突发公共卫生事件及其危机管理等相关学科理论和方法而逐渐形成和发展起来的流行病学分支学科。

三、传染病现场流行病学的应用

现场流行病学作为流行病学分支，其研究范围也包括所有健康问题，而不仅是人类疾

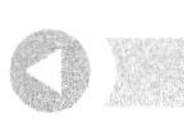

病。而传染病现场流行病学研究的应用，就是通过现场的调查，及时找到可能的原因，形成假设并采取有效的措施，防止传染病的传播、扩散和进一步发展成流行。具体体现在以下几个方面。

（一）流行病学调查

流行病学调查就是通过现场调查，查明所在地区或发生事件的疾病相关分布情况，疾病发生和健康的影响因素以及现场卫生控制措施条件，对可能存在或即将发生的风险进行评估、分析、判断，提出干预对策和控制措施。

（二）防制传染病扩散

一边进行调查，一边采取措施，不断根据调查结果优化措施是现场流行病学的特点之一。对于突发的传染病疫情处置，现场流行病学从调查开始就要决定是否采取措施，这些措施多是一般性或非特异性的，如边调查的同时边采集相关样品或控制人群聚集。在现场控制和预防疾病的进一步扩散是现场流行病学的根本目的。

（三）查明病因

探索传染病的病因，研究某一传染病事件的传染源、传播途径和高危人群，才能更好地采取措施来防制疾病。采用描述性流行病学方法，通过现场调查、实验室检测得出疾病的分布特点和筛选危险因素，形成假设。接着利用分析性流行病学研究病因，采取更有针对性的措施，汲取经验用于防止类似事件的重复发生。

（四）疾病监测或公共卫生监测

现场流行病学利用疾病监测系统来进行调查研究，在此过程中不断提出完善系统的建议，加强疾病监测或公共卫生监测的针对性和有效性，提高对传染病疫情的监测和应急响应、处置能力。

四、现场流行病学调查

现场流行病学调查主要是针对疾病（一般为传染病）的暴发、流行等突发性的公共卫生相关事件而开展的调查。以下以口岸卫生检疫的现场流行病学调查为例进行简述。

我国对外开放口岸众多，随着中国开放的大门越来越大，愈演愈烈的境外传染病疫情形势不断对口岸公共卫生提出挑战。现场流行病学能力关系到公共卫生事件处理的效率和质量，在国境卫生检疫实践工作中，应用现场流行病学调查可进一步提高口岸传染病防制能力，达到快速调查、尽早采取干预措施、阻断或减少传染病输入的风险，保护人民健康。

（一）口岸现场流行病学调查的特征

口岸的现场流行病学调查具有鲜明的特征。

1. 时效性强

口岸入境通关时间短，对发生的传染病案例、突发公共卫生事件必须在较短时间内快速回应和解决。

2. 情况复杂

面对的情况往往以原因不明的面貌出现，并且涉及行政执法、责任追究、跨部门联防联控、外交影响等问题。

3. 干预要快

调查的同时就要及时采取干预，以防传染病传播扩散甚至造成输入。

4. 应对社会舆情

面对社会公众、媒体报道要慎重妥当地给予解答。

5. 必须合法

调查工作应按照法律赋予的权力和职责进行，严格按流程执行。

6. 强调证据链

调查的过程要注重现场证据的收集和保存，并且要充分依靠实验室检测提供支持。

（二）调查步骤

1. 调查的准备

口岸卫生检疫人员应认真学习、掌握各类传染病应对的法律法规、技术方案、操作指引、口岸公共卫生事件的应急预案，要注重“平战结合”，在日常监测中组建常态监测队伍，在突发事件发生前就成立应急调查组，包括流行病学、实验室和临床医学等专业人员，并有专人负责协调现场的调查工作。监测、调查人员应准备好必需的资料和用具，包括相关调查表（必要时可在现场根据初步调查结果现场设计）、调查用具、现场预防控制器材、采样工具和试剂（如快速检测试剂盒）、电脑或平板电脑、个人防护用品和摄像记录设备等。

2. 现场调查

尽快开展现场调查，收集疑似病例的情况，如年龄、性别、旅行史、接触史、既往病史、症状、体征、发病日期、职业、地址以及实验室资料。结合现场初步调查的结果，确定问题是否存在，根据规定的病例定义进行综合判断，评估可能发生的风险。

如果疾病病因是未知的或不能做出适当的定义，则应询问有关疾病传播以及危险因素等问题。在口岸卫生检疫的实践中，现场调查早期应使用较敏感的病例定义，以便发现尽可能多的病例；调查中期应使用较特异的病例定义，以便进行病因的研究；调查后期或调查结束后，应建立监测用的病例定义，以便进行进一步监测，评估公共卫生事件控制措施的效果。

 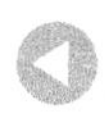

对不明原因的公共卫生事件，建立一种不确定的、分层次的病例定义(如确诊病例、可能病例、临床诊断病例、疑似病例)，可避免武断的病例定义，有利于数据分析并尽可能找出疾病的危险因素。

现场调查需尽快提出假设及相应的预防控制措施，在调查过程中应根据已收集到的资料及时进行分析。

3. 资料的描述和分析

资料描述应回答三个主要问题：多少人发病？什么时候、什么地方被感染？主要累及哪些人群？第一个问题通常采用频数或频率来描述，其他的则描述事件的时间、地点和人群分布。资料的描述和分析为探索公共卫生事件提供了系统的方法，利于阐明事件的基本要素和详细特征，明确事件危害的人群，还利于提出有关病因、传播方式及对卫生事件其他方面可供检验的假设。

1)时间分布。资料分析必须始终考虑到时间要素，明确有关的时段，弄清暴露和公共卫生事件之间的时间关系。在分析时间分布时，先要列出时间分布的表格，算出各时间单位(时、天)的发病数，画出流行曲线，描述暴发可能的传播途径、流行的大致时间，还可以预测发生多少病例。

2)地点分布。明确公共卫生事件的地区范围有助于建立有关暴露地点的假设。地区资料包括居住地、工作地点、旅行地点或其他有关资料。同时还要收集一些更深入描述在这些地区活动的特殊资料，并需了解有关人员在这些地方停留的时间。有时疾病发生在一个独特的地方，对病原体和暴露特性可获得大量的线索和证据。把病例按地理特征描绘成图，有助于说明其潜在暴露因素的来源和途径，还有助于鉴定传播媒介或途径。

3)人群分布。描述病例人群特征以发现病例与普通人群的不同，有助于提出与危险因素有关的宿主特征、其他潜在危险因素以及传染源、传播方式和传播速度的假设。分析患者的特征(如年龄、性别、种族、职业或其他任何有用的特征)，如果发现特别的特征，会为查找危险人群提供线索，甚至找出特异的暴露因素。

现场调查的目的是确定原因、危险因素、来源、媒介和传播途径，或确定是否有其他危险因素。调查资料的分析步骤主要包括：一般假设；确定评价假设所需要的资料；设计资料整理表以便取得所需要的数据；收集资料；数据管理：录入和整理；描述性统计：统计数字、频数分布，构成比、率；关联的测定：简单交叉表、显著性检验和可信区间；分层分析：评价混杂和效应修饰；必要时作多因素分析；必要时进一步分析；合理解释结果；评价因果关系。

假设是通过获得的信息推测暴发或流行的来源。通过调查分析建立假设必须仔细审核资料，综合分析临床、实验室及流行病学特征，假设可能暴露因子。如果病人和非病人既往暴露史无明显差异，则要建立另一种新的假设。有时要反复调查多次后才能得到比较准确的结论。假设应该具备合理性，可以包括的因素有危险因素来源、传播的方式和载体、引起疾病的特殊暴露因素、高危人群。在多因素分析和进一步分析过程中，可根据数据集自身的特点使用数据挖掘技术，选择合适的模型对数据进行分析，使分析的结果更加准确可靠。

4. 现场控制阶段

口岸公共卫生事件预防控制的主要措施包括消除危害来源、减少与暴露因素的接触、防止进一步暴露和保护易感/高危人群，最终达到控制、终止暴发或流行的目的。现场调查过程中调查和控制处理应同时进行，即现场调查开始不仅要收集和分析资料，寻求科学的调查结果，而且应当采取必要的公共卫生控制措施，尤其在现场调查初期可以根据经验或常规知识先提出简单的控制和预防措施。在提出、选择、实施现场干预并评价其效果时，应遵循一些重要原则：

1）应急性公共卫生问题一经确定，对现场负责人来说，采取干预措施以便尽快减少可以预防的发病和死亡，是他们的公共卫生职责和社会的期望。

2）应该根据已有的事实和数据、当前的调查结果、既往调查和研究获得的知识等，科学地推进公共卫生干预。

3）就一种公共卫生问题而言，现场干预措施的种类和数量总是根据应急性问题的性质，如原因、扩散模式以及其他情况的不同而变化。

4）所采用的现场干预措施的种类和数量，与现场调查中得到的信息成增量函数关系。

5）许多公共卫生干预措施需要向社会公开，要在公众和相关的政府机构之间开展双向交流。在现场得到有效控制后应在第一时间写出本次现场调查的流行病学总结报告，包括公共卫生事件的总体情况描述，引起暴发或流行的主要原因，采取的控制措施及效果评价、应吸取的经验教训和对今后工作的建议。

第四节　国境卫生检疫概述

卫生检疫属于公共卫生与预防医学学科的范畴，同样以人群为研究对象，研究疾病与健康的影响因素，制定公共卫生策略和干预措施，达到预防控制疾病、促进人类健康的目的。在实际工作中，卫生检疫可以根据对象的不同分为国境卫生检疫和国内卫生检疫。本节主要介绍的是国境卫生检疫。

国境卫生检疫是一个国家的卫生主权象征，伴随国际贸易、经济全球化、人员跨境往来，在人类与传染病斗争过程中不断发展。具体是指国家国境卫生检疫机关为了防止传染病由国外传入或者由国内传出，通过国家设在国境口岸的卫生检疫机关，依照国境卫生检疫的法律、法规，在国境口岸、关口对出入境人员、交通工具、运输设备以及可能传播传染病的行李、货物、邮包等物品实施卫生检疫查检、疾病监测、卫生监督和卫生处理的卫生行政执法行为。

一、国境卫生检疫的起源

（一）世界卫生检疫的起源

检疫的英文为“quarantine”，来自意大利语“quaranta”，这个词本意为“隔离 40 天”。1926 年 6 月 21 日在巴黎召开的第十三次国际卫生会议规定鼠疫、霍乱、黄热病、天花、斑疹伤寒为检疫传染病，并认为应由“国境卫生检疫”代替“检疫”一词，明确了检疫的目的是防止传染病在国境口岸间传播；再者，依据《国际卫生条例（1969）》，“在隔离中（in quarantine）”是指由卫生当局为防止疫病、疫病储存宿主、传病媒介由检疫对象向外扩散传播，而对船舶、飞机、火车、公路车辆、其他交通工具或集装箱采取各种措施期间的状态和状况，并指出国际卫生条例的目的是以最大的限度防止疾病的国际间传播，保障安全，同时又尽可能小地干扰世界交通运输；按照《国际卫生条例(2005)》的解释，“检疫”是指限制无症状的受染嫌疑人的活动和(或)将无症状的受染嫌疑人及有受染嫌疑的行李、集装箱、交通工具或物品与其他人或物体分开，以防止感染或污染的可能播散，比《国际卫生条例(1969)》只针对交通工具或集装箱采取的检疫措施更进一步，增加了对受染嫌疑人的措施。按照《大英百科全书》的解释，“检疫”是指对可能接触传染性疾病的人或者其他动物留验或限制，直到确认他们已经免受感染。

关于检疫措施最早实施的事例于《旧约全书》中有记载。在《利未记》第13章中描述到，早在公元前1513年即有规定，只要有人患上麻风，即为不洁净，必须住在远离他人的营地外。6世纪至7世纪时麻风流行于中欧诸国，13世纪时达到顶峰。为了防止麻风病的传染扩散，12世纪至13世纪建立了数百个麻风病收容所，麻风病人被隔离在麻风病收容所里，或迁移至远离居民区处，居住在白十字标记的麻风茅屋里，患者的衣物被烧毁。隔离措施的出现，促进了隔离病院的兴起，控制了麻风病的流行。

14世纪，鼠疫肆虐整个欧洲时，麻风病院首先被征用为鼠疫医院。鼠疫，即“黑死病”，现存最早的证据显示，黑死病于1333年发生于亚洲内地，1346年末1347年初蔓延到中亚、埃及和欧洲南部；另一说法称1346年起源于里海北部和西部地区；也有历史学家认为这次流行起源于蒙古东部加法或云南或西藏地区，1346年冬从克里米亚传播到君士坦丁堡，之后便沿着两条路线传播，一条穿过地中海东部和中东地区，于1347年秋到达埃及，第二条向西北席卷地中海西部和欧洲大部分地区，使2500万人丧命，几乎占了欧洲人口的1/3(如图1.5)。

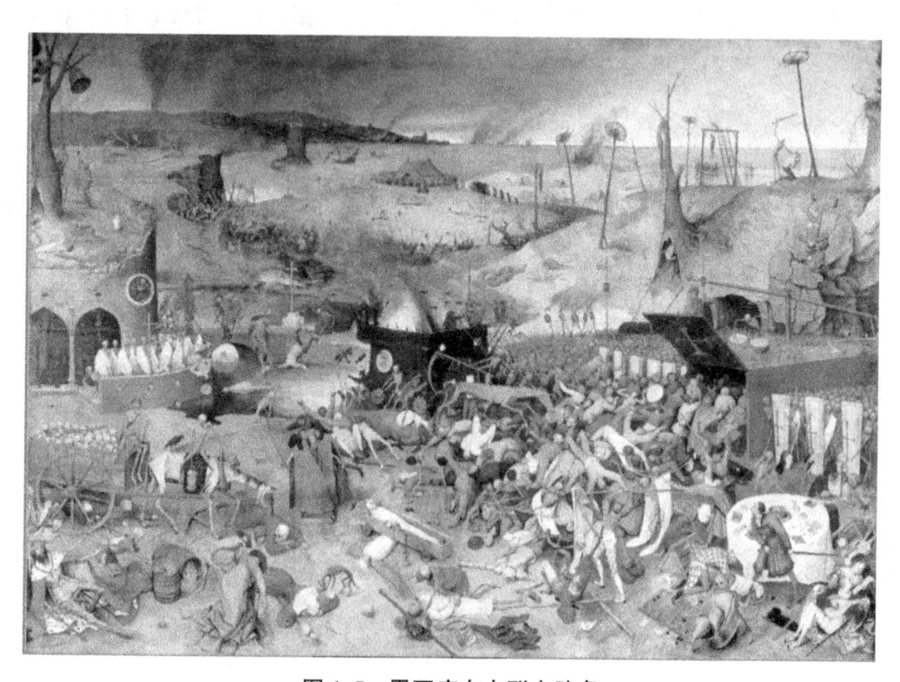

图1.5 黑死病在人群中肆虐

(来源：英国人加斯凯著的《黑死病：大灾难、大死亡与大萧条(1348—1349)》)

1348 年，在意大利的威尼斯和米兰港就设"卫生监督员"检查来往可疑有鼠疫的船只，并进行简单的消毒处理。1374 年，为防止亚洲鼠疫传入，意大利威尼斯当局规定：彻底取缔患者入境；对来自疫区及疑似患者，在设立登陆处(远离港口的地方)隔离 30 日；对患者的用品采用冰冻、火烧，钱币用醋浸泡等方法处理。这一规定在一定程度上阻止了鼠疫疫情的传入，更重要的是催生了国际卫生检疫的萌芽，被许多学者认为是历史上第一次为抵御传染病的蔓延而颁布的防御法规。这一事实说明，传染病控制促成了卫生检疫，卫生检疫以执行法规为起点。

卫生检疫法规是世界各国在共同抵制传染病蔓延的实践斗争中产生的，因而具有国际性的共同约束力特征，并对各国的卫生立法产生了深远影响。19 世纪中叶，巴黎第一次国际卫生会议制定了世界上第一部包含卫生检疫性质的国际法规，即《国际卫生公约》。

1948 年，世界卫生组织(WHO)正式成立，由 WHO 制定的《国际卫生条例》和《国际疾病分类法》成为指导各国卫生立法的权威性文件。《国际卫生条例》的宗旨是：最大限度地防止疾病在国际间传播，保障安全，同时又尽可能小地干扰世界交通运输。它较好地调整了国际贸易与公共健康的关系。2005 年 5 月 23 日第 58 届世界卫生大会通过了新修订的《国际卫生条例(2005)》(如图 1.6)，以适应世界各国共同应对重大传染病等突发公共卫生事件的迫切需要。

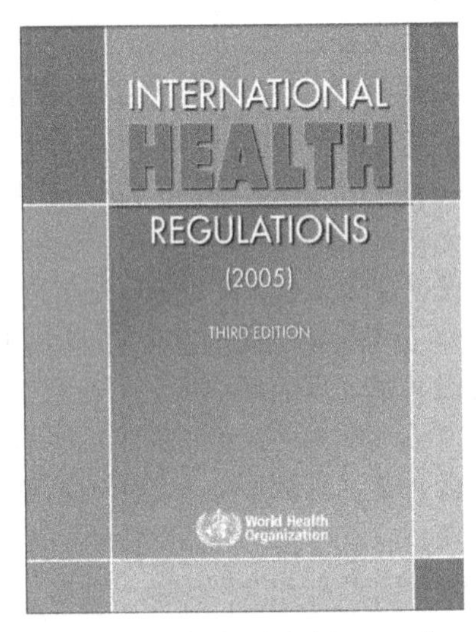

图 1.6 《国际卫生条例(2005)》

(二)1949 年以前的国境卫生检疫事业

中国卫生检疫始于 1873 年，以海港检疫为先导，1949 年以前我国卫生检疫事业大致分为四个时期。

1. 1873 年至 1930 年

卫生检疫机构隶属海关，主要是海港检疫。当时制订的规章制度，需经各国领事同意，由海关公布实施。检疫医官多为驻华领事推荐。1873 年海关先在上海、厦门成立卫生检疫机构，后来，在汕头、宁波、牛庄、汉口、天津、广州、安东(丹东)、烟台等港口相继成立了卫生检疫所。

2. 1930 年至 1937 年

该时期为中华民国卫生署海港管理处接管时期。1930 年在上海成立了海港检疫管理处，由伍连德任处长，并兼上海卫生检疫所所长。检疫主权收回后，中国卫生工作人员，工作积极热情，为卫生检疫做了很多工作。

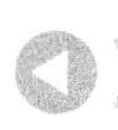

3. 1937 年至 1945 年

抗日战争时期，国民党政府仅在重庆、蒙自、腾冲、畹町等地设置检疫所。

4. 1945 年至 1949 年

该时期为国民党政府卫生署接管时期。1945 年抗战胜利，检疫所由卫生署接管，并增设了青岛、海口、福州、台湾等检疫所。

（三）1949 年以来卫生检疫事业发展

中华人民共和国成立后，党和政府十分重视国境卫生检疫事业。卫生检疫机关是国家设在国境口岸的职能部门，执行国家卫生法规，行使卫生监督和管理权。

1. 卫生检疫组织机构的建立健全

1949 年以来，除海港卫生检疫外，我国陆续开展了陆地边境和航空卫生检疫。新中国的中央人民政府卫生部防疫处设立防疫科，接管了原有的 17 个海陆空检疫所并更名为“交通检疫所”。除天津、塘沽、秦皇岛检疫所由卫生部直接领导外，其他各所分别划归东北、华北和中南大行政区军政委员会卫生部领导。此后，我国相继在烟台、丹东、集安、图们、山海关、葫芦岛等地建立了卫生检疫所。

1950 年 2 月，卫生部召开新中国成立后第一次全国卫生检疫会议。1953 年 1 月，卫生部通知将各地交通检疫所移交有关省、市、自治区卫生厅直接领导，但北京、天津、秦皇岛检疫所仍由卫生部直接领导。

1980 年 6 月 1 日，卫生部决定在大连、天津、秦皇岛、青岛、上海和广州黄埔等港，对国际航行船舶试行电讯检疫，但由于种种原因，直到 1995 年才正式开展起来。本着联检要缩短时间、减少登轮人员的原则，从 1985 年起，除对来自疫区的船舶由检疫所 2 人登轮检疫外，对来自非疫区船舶一律由检疫所 1 人登轮检疫并简化手续，由船方填报健康申明书，检查船舶卫生后，即签发入港许可证，不再对船员和旅客逐个视诊。

随着国际交往的增多和经济活动规模的不断加大，卫生检疫工作遇到一系列新的问题。20 世纪 80 年代以后，拆船业兴起，进口废旧服装等废旧物品重新加工后在市场经销，艾滋病也于 1985 年传入中国，这些成为国家卫生安全的重大课题。大连卫生检疫所积极探索对废钢船、废旧服装和集装箱的检疫管理，开展传染病监测体检，为制定《国境卫生检疫法》提供了十分有价值的依据。

为适应国境卫生检疫工作发展的需要，1988 年 5 月 4 日，中华人民共和国卫生检疫总所成立，同年 6 月 26 日，卫生部发文确定第一批 15 个省、市、自治区卫生检疫机构上划卫生部直接领导。1992 年各地卫生检疫所更名为“中华人民共和国×××卫生检疫局”，1995 年中华人民共和国卫生检疫总所更名为“中华人民共和国卫生检疫局”。

党的十一届三中全会以来，中国出入境检验检疫得到了长足、全面和迅速的发展。卫生检疫在机构建设、队伍建设、法规建设、设施装备等各个方面不断发展壮大。为了更好地适应中国对外开放和发展外向型经济的需要，1998 年 3 月，中国商品检验局、中国动植物检疫局和中华人民共和国卫生检疫局合并组建国家出入境检验检疫局。

2001 年 4 月，在我国即将加入世界贸易组织的大背景下，国务院将国家质量技术监督局与国家出入境检验检疫局合并，组建国家质量监督检验检疫总局(国家质检总局)。

2018 年 4 月，根据国家机构改革方案，国家质检总局的出入境检验检疫职能和队伍整体划入海关总署，自此卫生检疫职能回归中国海关。

2. 国家颁布各种卫生检疫法规

1950 年 10 月，中央人民政府政务院发布《关于发动秋季种痘运动的指示》，决定先在全国各地推行普遍种痘一次；同年 10 月 12 日，卫生部发布《种痘暂行办法》，规定婴儿种痘方法。1950 年 12 月，卫生部公布《交通检疫暂行办法》，将鼠疫、霍乱、天花、黄热病、斑疹伤寒、流行性乙型脑炎、鹦鹉热、雅司病、炭疽和麻风等 10 种病列为检疫传染病。

1951 年卫生部公布《民用航空检疫暂行办法》，同时公布《交通检疫标志旗帜及服装暂行规定》；1957 年 12 月 28 日，经第一届全国人民代表大会常务委员会第 88 次会议通过，由国家主席毛泽东命令公布了《中华人民共和国国境卫生检疫条例》(以下简称《卫生检疫条例》)，《卫生检疫条例》将鼠疫、霍乱、黄热病、天花、斑疹伤寒和回归热列为检疫传染病。这是中华人民共和国成立以来颁布的第一部卫生检疫法规，从此卫生检疫工作有了全国统一的行政执法依据。1958 年，卫生部根据《卫生检疫条例》的授权，公布了《中华人民共和国国境卫生检疫条例实施细则》。

《卫生检疫条例》及其实施细则，对海陆空港卫生检疫工作做了比较全面的规定，它是在总结中国卫生检疫 80 多年立法经验的基础上制定的，符合中国当时的卫生检疫的国情，科学性、实践性都比较强。

《卫生检疫条例》实施后，中国国境卫生检疫人员依照法律规定，认真履行职责，在国境口岸开展卓有成效的传染病控制工作，在国境口岸坚持种痘 30 余年，为世界消灭天花做出贡献；防止了霍乱、鼠疫等检疫传染病传入传出，保障了国境口岸安全。

党的十一届三中全会以来，党和政府非常重视卫生检疫工作，卫生部先后发布《国境口岸传染病监测试行办法》《国境口岸卫生监督办法》《实施卫生监督办法若干规定》等。这些规章补充了原来法规的不足，使卫生检疫改变了以前守关把口的传统模式，将检疫查验、疫病检测、卫生监督三者有机地结合起来，从而改善了国境口岸卫生检疫工作的面貌，扩大了卫生检疫在国内外的影响。

1980 年 6 月，卫生部发布《国境口岸传染病监测试行办法》，疾病监测网点有较大扩展，疫情信息来源也随之扩大。根据中华人民共和国国境卫生检疫的有关规定，对出入境中国籍的交通员工及定居中国 1 年以上的外籍人员，实施健康检查。次年发布《中华人民共和国国境口岸卫生监督办法》。

随着中国改革开放的持续深入，经济迅速发展，出入境的人员和货物数量也日益增加，卫生检疫任务十分繁重。为了适应新形势，1986 年 12 月 2 日，经第六届全国人大常委会第十八次会议审议通过，颁布了《国境卫生检疫法》。随后，卫生部根据《国境卫生检疫法》的授权，于 1989 年 2 月 10 日发布了《中华人民共和国国境卫生检疫法实施细则》(以下简称《国境卫生检疫法实施细则》)。《国境卫生检疫法》及其实施细则以法律法规的形式规定了新形势下卫生检疫机构的职责、检疫对象、主要工作内容、疫情通报、发生疫情时的应急措施以及处理程序，为卫生检疫行政管理和业务建设提供了法律依据。

 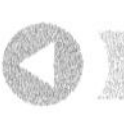

3. 卫生检疫工作的主要成就

几十年来，卫生检疫有效防止了各种烈性传染病的传入，为我国消灭天花、消除本土疟疾，抵御非典型肺炎、甲型H1N1流感、埃博拉病毒病、寨卡病毒病、新型冠状病毒感染等传染病做出了重大贡献。

在国际合作和技术交流方面，1972年WHO恢复了我国的合法席位后，我国派出考察组考察，参加有关专业会议，举办业务讲习班等。通过这些活动，了解了情况，交流了经验，开阔了眼界，增进了友谊。在考察期间，也介绍了新中国成立以来的卫生检疫概况和所取得的成绩。自此之后又组织多次参观考察，均收到了良好效果。

随后，《国际卫生公约》继续发展，逐渐形成《国际卫生条例》。1944年修订的《国际卫生公约》，提出货物、行李检查和移民与边境检疫等事项；1946年60多个国家代表在纽约签署了《世界卫生组织宪章》；1948年第1届世界卫生大会起草了《国际公共卫生条例》；1951年第4届世界卫生大会通过了《国际公共卫生条例》，确立《国际公共卫生条例》的目的是以最大限度防止疾病在国际间的传播，同时又尽可能小地干扰世界交通运输；1969年第22届世界卫生大会对《国际公共卫生条例》进行了修改、充实，并改称为《国际卫生条例》；1973年和1981年先后对条例进行修改、补充，修改后的条例，强调了流行病学监测和传染病控制，旨在加强流行病学的监测手段在国际间的运用，以尽早发现或扑灭传染源，改善港口、机场及其周围的环境卫生，防止媒介扩散，并且鼓励各国卫生当局重视流行病学调查，减少疾病入侵的危险。

二、国境卫生检疫的特点

（一）涉外执法

国境卫生检疫代表国家在对外开放的口岸行使卫生主权，是根据《国境卫生检疫法》《中华人民共和国生物安全法》等法律开展的一种涉外行政执法行为，是国家涉外工作的一部分，这是国境卫生检疫区别于其他公共卫生与预防医学学科最鲜明的特点之一。此外，我国是WHO成员国，是国际卫生法《国际卫生条例（2005）》的缔约国，在开展国境卫生检疫工作时既要有主权意识，又要充分考虑采取的措施是否具有国际普适性，是否遵循国际惯例，在防控公共卫生风险的同时也要避免对国际交通和贸易造成不必要的干扰。

（二）强制执法

卫生检疫工作与国家安全直接相关。《国境卫生检疫法》第一章第四条规定：入境、出境的人员、交通工具、运输设备以及可能传播检疫传染病的行李、货物、邮包等物品，都应当接受检疫，经国境卫生检疫机关许可，方准入境或者出境。这充分体现了卫生检疫工作的强制性，由于卫生检疫是一种国家行为，必须通过国家强制力来保证实施。

（三）科学执法

卫生检疫执法工作必须基于科学技术，采取科学手段，并且随着科学的发展不断更新。

卫生检疫工作者对出入境人员、交通工具、货物、行李、快件等实施检疫，必须具备流行病学、卫生统计学、临床医学、微生物学、病原生物学、消毒学等多种学科知识和实操能力，按照各种技术规范、标准去执行，才能保证任务的圆满完成。

（四）依法执法

卫生检疫作为一种执法行为，最基本的要求就是依法行政。无论是对出入境人员的流行病学调查、医学排查、采样检测，还是对交通工具、货物等实施卫生处理，都要有法定的工作范围、工作内容、工作依据、工作标准和工作流程，不能随意执法、越权执法。

（五）效率执法

卫生检疫工作在防范公共卫生风险的同时，也要重点考虑通关效率。我国是对外进出口贸易大国，通关效率要求高，口岸作为人员、交通工具、货物等的临时停留场所，必须迅速通过。这就对卫生检疫的时效性提出了极高的要求，应该在风险把控和科学效率之间达到一种平衡。

（六）预防为主

预防医学的理念之一就是预防为主，卫生检疫亦应坚持这一理念。主动对境外公共卫生风险、口岸公共卫生隐患等进行监测、评估、研判，提前谋划处置措施，将疫情应对思路前置，从口岸防控外延至境外预警，将疫情输入扩散风险控制在较低水平，预防传染病等有害因子的跨境传播。

三、国境卫生检疫的任务

（一）传染病预防控制

当前，重大新发突发传染病是世界范围内面临的主要公共卫生安全威胁之一。《中华人民共和国生物安全法》指出：重大新发突发传染病是指我国境内首次出现或者已经宣布消灭再次发生，或者突然发生，造成或者可能造成公众健康和生命安全严重损害，引起社会恐慌，影响社会稳定的传染病。近20年来，新发、再发传染病层出不穷。2002年的严重急性呼吸综合征（SARS）疫情、2009年的甲型H1N1流行性感冒疫情、2012年沙特阿拉伯首次发现中东呼吸综合征、2014年非洲埃博拉病毒病暴发、2015年巴西寨卡病毒病暴发以及新型冠状病毒感染在全球大流行等，对人类社会安全造成严重威胁，对政治、经济、贸易、人员往来等产生了重大影响。

《国境卫生检疫法》第三章第十五条规定：国境卫生检疫机关对入境、出境的人员实施传染病监测，并且采取必要的预防、控制措施。国境卫生检疫的最核心的任务，就是防止传染病通过我国国境传入传出。为此，除了在口岸通关环节严格执行人员检疫措施以外，必须重视境外疫情风险的分析研判，强化大数据背景下对入境人员，尤其是对高风险人群的流行病学调查。坚持将口岸公共卫生安全纳入国家安全战略，构建实质性的全球公共卫生安全合作机制，完善境内外的重大传染病疫情风险监测、预警、评估，构建“境外、口岸、境内”一体的

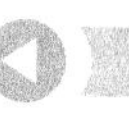

生物安全监测预警网络体系。流行病学调查是卫生检疫的基础性工作、技术性工作，在输入性传染病防控初期是主要甚至唯一的技术手段。借助流行病学调查、分析，完善风险研判、评估、决策机制，确保流行病学调查专业意见的正确传递，坚决做好传染病预防控制。

（二）口岸突发公共卫生事件应急处置

我国于2003年制定了第一部《突发公共卫生事件应急条例》，其中对突发公共卫生事件的定义是：突然发生，造成或可能造成社会公众健康严重损害的重大传染病疫情、群体不明原因疾病、重大食物和职业中毒以及因自然灾害、事故灾难或其他原因引起的严重公众身心健康的事件。其特点包括突然发生、起因多样、危害严重、影响广泛、处置复杂等。及时、准确、科学、高效应对口岸突发公共卫生事件是国境卫生检疫的重要任务。

一些突发公共卫生事件，影响常常超越国界，而随着人员流动和频繁贸易又容易产生更大的破坏力，波及更广的范围。2003年的SARS疫情是21世纪第一次全球性的突发公共卫生事件。各国在这次事件中意识到，当前人员流动速度快、数量大，今天聚在一起的一群人，明天就可以分布到世界各地。公共卫生安全不再是一个国家或地区自己的事情，已经成为需要全球协作解决的问题。为有效应对类似事件，《国际卫生条例(2005)》定义了“国际关注的突发公共卫生事件”，指通过疾病的国际传播构成对其他国家的公共卫生风险，并可能需要采取协调一致的国际应对措施的不同寻常的事件。同时提出了针对人员、行李、货物、集装箱、交通工具、物品和邮包等一系列建议。这也是卫生检疫工作的重点之一。

（三）媒介生物监测与控制

媒介生物传染病是由蚊、蚤、蜱、鼠等媒介生物传播的一类具有传染性的细菌、病毒或寄生虫病。根据WHO“全球病媒控制对策2017—2030”，全球80%的人口处于一种或多种媒介生物传染病的风险中，17%的全球传染病是由媒介生物传染病造成的，每年有超过70万人死于媒介生物传染病。这些媒介生物携带病原体，通过飞机、船舶、列车等交通工具，集装箱、货物等载体全球流动，鼠疫、疟疾、登革热、基孔肯雅热等疾病在全球传播范围越来越大，与媒介生物的跨境流动、定殖直接相关。卫生检疫对于媒介生物的控制，主要任务有两个：一个是对口岸区域内的媒介生物进行监测和控制；另一个是对以交通工具、集装箱等为载体输入的媒介生物进行查验和控制。通过有效监测、精准查验、及时控制，截获或发现具有流行病学意义的媒介生物，防止外来媒介生物入侵造成传染病传播。

（四）口岸卫生监督

《国境卫生检疫法》对口岸卫生监督工作做了明确要求，其第四章第十八条规定，国境卫生检疫机关根据国家规定的卫生标准，对国境口岸的卫生状况和停留在国境口岸的入境、出境的交通工具的卫生状况实施卫生监督：(1)监督和指导有关人员对啮齿动物、病媒昆虫的防除；(2)检查和检验食品、饮用水及其储存、供应、运输设施；(3)监督从事食品、饮用水供应的从业人员的健康状况，检查其健康证明书；(4)监督和检查垃圾、废物、污水、粪便、压舱水的处理。

国境卫生检疫机关应维护健康安全的口岸环境，为国际旅行人员提供安全的食品和饮用水，改善国境口岸和交通工具的卫生面貌，控制和消灭传染源，切断传染病传播途径，保障人民身体健康。

(五)国际旅行医学

在过去的十余年中，全球旅游业飞速发展，国际旅游的重心已逐步由欧美向亚太地区转移。据世界旅游组织统计，2015 年全球国际旅游人数达到 11.84 亿人次，而且以 4.04%的年增长率迅速发展。与此同时，2015 年我国出入境人数达 5.23 亿人次，其中跨境旅游需求的人数达 2.53 亿人次，成为全球第一大出境旅游国。国际旅行的形式多样，包括观光旅游、商务出行、建设、出国留学、学术交流、探险、探亲、朝觐等，旅行者的目的地各有不同，遇到的传染病风险变幻不定，有些旅行目的地越来越安全，而有些旅行目的地却时有新发疾病出现，有些地区的疾病还可能死灰复燃。

对国际旅行者面临的和可能引发的公共卫生问题的研究，催生了一门新兴学科——国际旅行医学。国际旅行卫生保健是卫生检疫的另一项重要工作内容，卫生检疫在服务区域上逐步从国境口岸向境内境外延伸、在服务模式上逐步从口岸现场疾病防控向事先预防转变；在服务对象上从更多关注国内人员向全球人员共同关注转变。包括研究国际旅行健康的影响因素；对跨境旅行人员进行健康指导和传染病监测；对传染病进行免疫接种和疫苗研发；如何有效预防医学媒介生物；针对不同人群给予特色的国际旅行健康干预；根据目的地的疫情监测情况实施不同的传染病预防措施等。

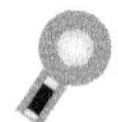

本章小结

本章主要介绍流行病学的发展历史、应用方向、基本概念及研究方法，并针对国境卫生检疫工作的特点，对传染病防控相关的流行病学分支学科做了一些基础知识的铺垫，主要是传染病流行病学如何研究、阐述、分析传染病发生发展的来龙去脉，以及在现场防控环节如何应用现场流行病学的理论开展工作，最后介绍国境卫生检疫工作的起源、特点和任务。通过对本章节的阅读，读者可以初步了解什么是流行病学，为什么流行病学可以应用在传染病防控的实际工作中，以及国境卫生检疫为什么需要、需要什么流行病学的方法作为技术支撑，为更好地理解后面章节对入境人员实施流行病学调查提供理论基础。

第二章

入境人员流行病学调查

入境人员流行病学调查和传统的现场流行病学调查、流行病学调查既有明显差异，又有紧密联系，它根植于入境通关现场实际，是各种流行病学调查技术和手段在口岸现场的综合应用。本章从国境卫生检疫工作实际出发，力求全面、翔实展现口岸流行病学调查工作，按照入境人员从申报通关到放行或转诊或留验的卫生检疫流程，逐一介绍了入境人员流行病学调查工作各环节及其历史发展现状、工作内容、具体操作和技术要点等，并结合口岸新冠疫情防控实际情况，阐述了卫生检疫工作为避免职业暴露所采取的各项硬件配置和管理要求，还总结了口岸入境人员流行病学调查的难点，最后介绍了新冠疫情期间流行病学调查利用信息化手段的两个实践案例，分别是口岸远程流行病学调查和深圳市流行病学调查系统。

第一节　入境人员流行病学调查概述

一、发展历史

入境人员流行病学调查随检疫方法不断变革而来。众所周知，检疫最早起源于公元14世纪的海港，当时正处于文艺复兴初期的意大利因其独特的地理位置，成为欧洲乃至东西方交汇的贸易中心之一，经济空前繁荣，航海贸易蓬勃发展。恰在此时，黑死病(当时称之为瘟疫，后研究证实为鼠疫)暴发，1348年3—7月，意大利佛罗伦萨因鼠疫死亡10万人，1348年1月，鼠疫传播至法国，5月传至西班牙，8月传至英国，最终导致当时欧洲8000万人口中的2500万人死于非命。为避免瘟疫传播，1347年底，热那亚港市民不许载有瘟疫的船只靠岸，当时不需要界定疫区，无须经过检查，仅凭检疫当局认为有传入鼠疫的危险，就将来船隔离在港外40天甚至80天(隔绝法)，具体检疫的方法由检疫医官登轮巡视，使用铁钳、食醋作为医疗器械和消毒药物，打开货舱或货柜暴晒货物，禁闭船员和旅客，甚至命令船员顶着棉花包在烈日下暴晒。此时自然无流行病学调查一说。

100多年后，经过多次国际会议协调，检疫方法由早期的隔绝法改进为沙滤法，对来自不同传染病疫区的不同船舶分情况区别对待，在我国开始海港检疫时，已经过了最初使用隔绝法的检疫时期，采用的是沙滤法。以上海海港检疫为例，执行检疫业务的具体过程是由检疫医官(后改成港口卫生官员)带领1名港警、1名助手,在疫区来船抵达吴淞检疫锚地后乘检疫交通艇登船,令船长集合全体船员和旅客于甲板上,由检疫医官逐个审视或询问每人的健康状况,疑有发热或行走不便者请助手测体温或进行健康检查,同时向船长了解航行途中和当前的人员健康状况,若发现有传染病病人时,在查清与其接触者后将病人和接触者移走。其中外国人送公共租界传染病医院,中国人送检疫医院。移走病人和接触者后,对船舶进行彻底消毒。船上的饮用水和用过的食物必须消毒或毁弃,洗舱水、人的粪便和污水,不经检疫医官同意,不得倾倒于港内。此时已经有了流行病学调查的雏形。

随着20世纪飞机这一交通工具的出现,航空运输逐渐普及,由于机舱空间限制和旅客众多、航班按规定时刻起飞降落的运输特点,航空旅客检疫再也无法像船舶那样,进行耗时费力的大规模过滤检疫。筛选法逐渐成为现行的检疫方式,筛选法就是筛选出可疑病例进行重点排查检疫,以取得防止传染病传播的最大效果和对人员交通限制最小的平衡,入境人员流行病学调查成为筛选法检疫方式的必备环节。

二、定义和内容

(一)定义

入境人员流行病学调查属于流行病学个案调查的范畴。与流行病学调查中的暴发调查不同,个案调查(case investigation)也称个例调查,是指对个别发生的病例、病例的家庭及周围环境进行的流行病学调查。病例一般为传染病病人,但也可以是非传染病病人或病因未明的病例等,例如院内感染时无菌手术切口感染就需要进行个案调查。对于传染病而言,个案调查不仅是收集资料,也是采取有效防控措施的依据。个案调查是流行病学调查获取资料最常用的方法。入境人员流行病学调查是指对特定入境人员个体在入境时开展的流行病学个案调查,国境卫生检疫机关通过开展入境人员流行病学调查,可以掌握入境人员传染病信息,评估传染病输入风险,进而采取有效的检疫手段,防止传染病传入境内。

入境人员流行病学调查也不同于现场流行病学调查。一是调查对象不同,入境人员流行病学调查对象是筛选出的高风险入境人员,现场流行病学调查对象是与疾病暴发或流行有关联的所有线索。二是调查范围不同,入境人员流行病学调查的范围仅限于高风险入境人员个体及其密切接触者以及污染区域,现场流行病学调查的范围涵盖人员、环境、物品、空间等所有与疾病暴发或流行有关因素。三是调查目的不同,入境人员流行病学调查的目的是确定高风险入境人员可能罹患的传染病及其密切接触者,对高风险人员给予合理处置,切断传播途径。现场流行病学调查的目的是查明病因,寻找密切接触者,阻断传播、控制疾病暴发或流行。四是调查内容不同,入境人员流行病学调查内容是入境人员个人基本信息、交通工具信息、健康信息、4周内到过的国家及时间、病人或病(死)动物接触情况、蚊虫叮咬情况、预防接种情况等。现场流行病学调查的内容是确定流行(或暴发)的存在;确定诊断标准和病例定义;核实病例数;描述“三间分布”;确定高危人群;建立并检验假设;用事实验证假设;采取控制和预防措施。

（二）内容

入境人员流行病学调查的工作内容包括：

（1）核实个人信息，包括姓名、性别、国籍、年龄、职业、住址、联系方式等。

（2）调查流行病学信息，包括发病前接触史、4周之内到达的国家和地区，可能感染日期和地点，可能传染源、传播途径，预防接种史、既往病史、家族史等，对国际旅行者要特别关注有无传染病患者、继发传染病患者接触史；有无野生动物、禽鸟类接触史；有无蚊虫叮咬史等。

（3）核实健康信息，如发病日期、症状、体征，已经采取的检查、治疗情况等。

（4）根据实际情况，决定是否开展医学检查。

（5）评估风险，根据医学检查情况、流行病学史、既往病史等，综合评估输入风险。

（6）给出处置建议，根据风险评估情况给出相应的处置建议。

（三）方法

（1）查阅资料。查阅健康申报信息、身份证件、车票或船票、健康证明书、实验室检测报告等。

（2）资料验证。对查阅发现的可疑资料进行其他途径验证，如在本人同意情况下，查询个人行程、通话记录、聊天信息、日程表等。

（3）面谈问询。复核并确认姓名、性别、年龄、住址、联系方式等信息，对在查阅资料中发现的疑问进行详细询问，对错漏信息进行更正或补充细化等。

（4）病史调查。详细询问并记录临床表现、发病就诊经过。调查并记录发病前接触史、4周之内到达的国家和地区，可能感染日期和地点，可能传染源、传播途径，预防接种史、既往病史、家族史等，对国际旅行者要特别关注有无传染病患者、继发传染病患者接触史；有无野生动物、禽鸟类接触史；有无蚊虫叮咬史等。

（5）医学检查。根据已有信息进行医学检查，选择适合的即时检测方法，进行有关传染病的快速检测。

（6）密切接触者判定。对行程中尤其是入境交通工具中的活动情况和人群接触情况进行追踪和排查，判定密切接触者，查询并登记密切接触者信息。

第二节 入境人员流行病学调查工作流程

国境卫生检疫是一个国家的卫生主权象征，根据《国境卫生检疫法》的规定，其目的是在国际通航的港口、机场以及陆地边境和国界江河的口岸，为了防止传染病由国外传入或者由国内传出。随着2007年6月15日《国际卫生条例（2005）》的实施，国境卫生检疫的目的和范围扩大到“以针对公共卫生危害、同时又避免对国际交通和贸易造成不必要干扰的适当方式预防、抵御和控制疾病的国际传播，并提供公共卫生应对措施”。纵览传染病防控史，传染病病例一直是最主要的传染源，作为筛选法检疫方式的主要环节，在保持阻止传染病跨境传播和避免对国际交往造成不必要干扰的平衡方面，入境人员流行病学调查是迄今最有效、最主要的手段，已成为国境卫生检疫的必备环节，主要的工作方法和环节有：

1. 境外传染病监测

熟悉境外传染病流行情况，尤其是本口岸通航国家或地区的传染病流行底数。鉴于境外传染病流行底数庞大、情况复杂且变化迅速，国境卫生检疫机关应具备可实时查询境外传染病流行底数及最新疫情信息的途径和能力。

2. 高风险人员甄别

接受并核验所有出入境人员的健康申报，对所有出入境人员开展体温监测、医学巡查等；接受并核实包括通报、口岸单位报告、其他任何方式获悉的传染病信息。接受有发热或其他身体不适者的主动健康申报；检查来自黄热病流行国家(地区)人员的预防接种证书；检查属《国境卫生检疫法实施细则》第一百零二条所列情形的人员的健康证明。对发现的高风险人员，应进行后续的传染病排查处置工作。

3. 体温复测

使用水银体温计或其他更精准体温设备对甄别出的高风险人员进行体温复核检测。

4. 询问调查

复核健康申报信息；开展各项健康问询，掌握但不限于个人基本信息、乘坐的交通工具信息、健康信息、4 周内到过的国家及时间、病人或病(死)动物接触情况、蚊虫叮咬情况、预防接种情况等。

5. 医学检查

高风险人员应配合卫生检疫人员做好心率、血压、咽喉、心肺等内科检查，皮肤、淋巴、关节等外科检查；根据实际情况开展血常规、影像学等检查。

6. 即时检测

根据高风险人员健康状况和实际情况选择适宜的即时检测试剂进行检测。

7. 风险研判

根据掌握的各项信息研判高风险人员的健康风险和传染病输入风险，根据不同的风险研判情况给出相应的处置方案。

8. 样本采集

对不能排除传染病嫌疑的高风险人员，在填写《采样知情同意书》基础上，采集血液、咽拭子、肛拭子等生物样本进行传染病的实验室检测。

9. 其他处置

(1)判定为患禁止进境疾病的外国人，应按照《国境卫生检疫法》实施细则第九十九条规定，终止进境旅程，做好返回途中个人防护。(2)判定为检疫传染病疑似病例的，转诊指定传染病医院做进一步诊治。(3)判定为口岸重点关注传染病疑似病例的，应转诊指定传染病医院做进一步诊治。如拒不接受转诊的，应签署承诺书，在其做好个人防护、在入境后立即就医，并承担因拒不配合卫生检疫可能导致传染病传播的一切法律责任的承诺后放行。(4)判定为口岸关注传染病或一般传染病的，发放就诊方便卡，做好个人防护，入境后立即就医，并于医院出具诊断结果后，立即向卫生检疫人员报告。(5)判定为暂时排除传染病的，发放就诊方便卡，告知其入境后出现发热或其他身体不适，应立即就医，并主动出示就诊方便卡，如诊断为传染病的，应立即向卫生检疫人员报告。

10. 后续报告

入境人员入境后如发现身体不适，就医后诊断为输入性传染病的，应立即报告卫生检疫人员。

一、境外传染病监测

(一)传染病监测简述

传染病监测是对特定环境、人群进行流行病学、血清学、病原学、临床症状以及其他有关影响人体健康因素的调查研究，预测有关传染病的发生、发展和流行规律，并采取必要的预防控制。

从监测对象来看，针对特定环境的传染病监测内容广泛，要素众多，一般作为针对特定种类特定时期特定区域的监测，目标具体明确，多作为传染病防控的早期预警手段。针对人群的传染病监测发展更为迅速完备，也是传染病监测的主要工作内容。

从监测方式来看，传染病监测分为传统监测和非传统监测。传统监测由于历史沿革原因主要采取病例监测方式，随着微生物学和检验检测技术的发展，基于病原体实验室检测的确诊信息实施的传染病监测随之得到飞速发展，成为当前主要的监测手段，这种监测基于病例临床或实验室确诊信息，其应用较早、覆盖广泛、技术成熟，多依赖医疗卫生机构被动报告，并由法律明确予以规制，主要包括法定传染病报告体系和病原体实验室监测体系，效果比较突出。如我国的传染病信息报告管理系统(National Notifiable Diseases Reporting System，NNDRS)，美国的国家法定疾病监测系统(National Notifiable Diseases Surveillance System，NNDSS)。与传统监测不同的是，非传统监测是基于非特异临床症状和传染病相关现象的监测手段，更加注重早期多源数据的使用，属于主动监测范畴，主要包括症状监测、事件舆情监测以及药物销售、学校缺课等多源数据监测。其中，症状监测应用最多，如我国在北京奥运会、上海世博会等大型人群聚集性活动中，对发热、腹泻、皮疹等重点症状进行监测，新冠疫情期间我国开展急诊发热监测等，欧洲针对流感样病例和急性呼吸道感染病例开发Influenzanet系统，实现在公众中开展症状监测。各国也在陆续开发传染病相关多源数据的监测系统，如美国社区疫情早期监测报告系统(Electronic Surveillance System for the Early Notification of Community-Based Epidemics，ESSENCE)，对急诊患者主诉、药物销售、学校缺课记录、卫生热线记录等医疗相关数据进行监测。欧洲地区开发了威胁追踪工具(Threat

Tracking Tool，TTT），对媒体、学术网站、各国政府或卫生机构传染病公告等途径发布的威胁事件开展持续监测追踪等。

从监测层级来看，传染病监测分为国际组织监测、国家监测以及其他监测。国际组织监测包括 WHO 以及其他国际组织开展的监测，其中最主要的是 WHO 创设的全球流感监测和反应系统（GISRS），该系统是全球流感预警系统的支柱，主要组织建立全球季节性流感、大流行性流感和人畜共患流感的监测、防范和应对机制，是监测流感流行病学和疾病的全球平台。截至 2022 年 1 月，GISRS 已发展到包括 148 个国家流感中心（NIC）、7 个 WHO 合作中心（CC）、4 个基本监管实验室和 13 个 H5 参考实验室。国家监测是指由各个国家层面开展的传染病监测，如各国的法定传染病报告系统。其他监测包括除国际组织监测、国家监测之外的其他单位和组织，如研究机构、非政府组织（NGO）组织开展的监测。

（二）境外传染病监测工作

1. 法律规定

传染病监测工作是国境卫生检疫机关的法定职责，《国境卫生检疫法实施细则》对此有专章规定，如第九章第九十七条、第九十八条、第九十九条、第一百条、第一百零一条、第一百零二条、第一百零三条。国务院《国境口岸传染病监测试行办法》规定，卫生检疫机关监测的传染病是指流行性感冒、疟疾、脊髓灰质炎、登革热、斑疹伤寒和回归热（以下简称“监测传染病”），或卫生部指定的其他病种。监测对象是进出我国国境的人员（包括过境人员）和交通工具；港口、机场、车站和关口内的人群和能传播监测传染病的病媒昆虫、动物、食品、饮水；在对交通工具和出入境人员的查验中，应当加强监测传染病的流行病学询问；在实施卫生监督和巡诊中，应当注意发现监测传染病、疑似监测传染病患者；对患有监测传染病、疑似监测传染病者，应当进行病原学检验、个案调查，追踪传染源；认为必要的时候，可以要求入境人员填写健康申明卡等。

国境卫生检疫法及其实施细则和《国境口岸传染病监测试行办法》颁布实施后，一直没有进行较大的立法修订，随着 40 年来全球传染病形势的变化以及全球公共卫生治理的不断提升，传染病监测的内涵和外延已有所扩大，监测疾病已不限于检疫传染病和监测传染病，监测范围也不再局限于国境口岸。

2. 监测内容

境外传染病监测是指按照《国境卫生检疫法实施细则》和《国境口岸传染病监测试行办法》的规定，国境卫生检疫机关了解、分析传染病的国外疫情，熟悉其疫区和流行动态，防止境外传染病传入境内，监测方法主要是发病学监测，了解所监测的传染病在人群中和动物间人、地、时“三间分布”及变化趋势，也包括非特异临床症状和传染病相关现象等非传统监测。

监测信息类型可分为：（1）传染病年报、月报、周报或日报等有固定通报周期的疫情信息；（2）WHO 通报的传染病暴发事件的疫情信息；（3）单独事件信息：WHO 通报之外的传染病单次暴发、零星报告等无固定通报周期的疫情信息；（4）舆情信息如传染病疫情相关的网络舆情信息，包括疫情动态、防控措施、国际舆论、公众关注、专家论点、网民声音、谣言应对等信息；(5)根据情况选择的特定信息。

3. 监测途径

1)国际通报

国际通报是境外传染病监测的重要途径，其信息权威性高，数据可信，已成为国际公共卫生治理体系的重要成就和组成部分，对于境外传染病监测而言，这是一种被动监测。《国际卫生条例(2005)》规定了会员国国际通报的义务。如第六条：“①每个缔约国应当利用附件2的决策文件评估本国领土内发生的事件。每个缔约国应当以现有最有效的通讯方式通过《国际卫生条例(2005)》国家归口单位在评估公共卫生信息后24小时内向WHO通报在本国领土内发生并按决策文件有可能构成国际关注的突发公共卫生情况的所有事件，以及为应对这些事件所采取的任何卫生措施。如果WHO接到的通报涉及国际原子能机构的权限，WHO应立刻通报国际原子能机构。②通报后，缔约国应当继续及时向WHO报告它得到的关于所通报事件的确切和充分详细的公共卫生信息，在可能时其中包括病例定义、实验室检测结果、危险的来源和类型、病例数和死亡数、影响疾病传播的情况及所采取的卫生措施；必要时，应当报告在应对国际关注的潜在突发公共卫生事件时面临的困难和需要的支持”。疫情信息国际通报至今已有百年，是当代国际公共卫生治理的巨大成就。最早可追溯到1880年5月14日，时任美国总统拉瑟福德·海斯批准了参众两院联合决议，授权在华盛顿特区召开一次国际卫生会议，拟邀请对可能感染黄热病或霍乱的港口具有管辖权的大国参会，针对可能被疫病感染的港口和当地的实际卫生状况，以及航行船舶的卫生条件实行国际通报制度。当时美国政府以为，通过建立国际通报制度，可以更有效地监测或预防疫病的传播，在很大程度上减轻因不必要的隔离给国际贸易造成巨大不便和经济损失。1881年1月5日，第5届国际卫生大会在华盛顿特区开幕，由于当时会议焦点是霍乱，所以美国的倡议最终未获通过。但国际疫情通报制度开始受到越来越多国家的关注。1893年在德国德累斯顿举行的第8届国际卫生大会上，针对霍乱病例和各国应对政策的通报制度，第一次被正式写入《国际卫生公约》。1907年国际卫生大会批准在巴黎组建国际公共卫生办公室(IOHP)，这是世界上“第一个非区域性的国际卫生组织”，主要负责国际卫生公约的执行，采用流行病学监测、疾病报告等措施，向会员国通报霍乱和鼠疫流行病学信息。1911—1912年的第11届国际卫生大会商定将黄热病列为重点关注的疫病，至此当时传染性流行病中的“三巨头”相继被纳入国际疫情的监测和通报范围。但随着第一次世界大战的暴发，以及国际疫情的变化、国际联盟的成立、通信技术落后等原因，国际疫情通报在实践中进展缓慢，一定程度上甚至成为帝国主义对外施加影响的工具。1926年5月23日召开的第13届国际卫生大会通过新的《国际卫生公约》，并对国际疫情通报工作的对象、范围和机制进行了调整。公约开篇就明确规定：各国政府在其领土和受影响地区之外发现第一例确诊的鼠疫、霍乱、黄热病病例以及斑疹伤寒、天花的流行时，应立即通知他国政府和国际公共卫生办公室；同时要求每项报告均附有详细信息，包括疾病已出现的地方，日期、来源和类型，确诊病例数和死亡人数，受影响的地区范围以及采取的措施等；国际公共卫生组织在收到信息之后会立即通过享有优先权的电报通知各国政府或卫生部门。可以发现，新公约把斑疹伤寒和天花增列为通报范围，通报的方式更加注重新技术的应用。此后国际公共卫生办公室逐渐成为作为全球流行病信息交换和发布的中心，并于1926年4月1日正式创刊发行法英双语的《流行病学周报》并一直延续至今。

1948 年 9 月 1 日，WHO 正式接管包括国际疫情通报在内的全球卫生防疫工作。纵观当时国际卫生大会通过的《国际卫生公约》还是现行的《国际卫生条例(2005)》，国际疫情通报制度在其实质性目标及各国用于实现这些目标的框架方面几乎没有改变，国际卫生大会创设的国际疫情通报制度是现行的全球疫病通报制度的原点。

国际通报存在以下局限：

一是易受政治操弄，疫情信息并非绝对透明真实。如新冠疫情期间，美国疫情信息受政治撕裂、党争影响，疫情数据真实性存疑，路透社 2020 年 5 月 18 日指出，在美国疾控中心近期的一份报告里，全美在押囚犯中只记录了不到 5000 例新冠确诊病例，但是之后有一项对地方、州和联邦监狱的小规模调查显示，确诊病例数是美国疾控中心公布的 3 倍多，大约为 17300 例。

二是互联网时代疫情信息可信度偏差，容易引发社会舆论关注。新冠疫情暴发以来，传统媒体、新媒体、融媒体等纷纷对疫情进行多方位报道，信息爆炸无时不在，公众面对复杂、未知、变化的疫情信息，倾向于通过多种渠道对信息进行验证和比较，进而判断信息的可信度。在信息爆炸和不确定性语境下，公众显著提升了验证和比较的层级，即官方渠道成为用户判断可验证性和一致性的首选，但官方渠道疫情信息由于其高准确性、高权威性，信息需复核确认，因此无法像各种媒体那样秒速出现，公众需要先入为主了解信息后再进行研判可信度，首因效应无法杜绝，尤其是对于国际通报的信息而言，其源于国外，在历经源头—国家—WHO—国家归口单位—社会公众的链条，其抵达时点远远滞后于互联网媒体，极易引起社会公众的认知混乱和舆论撕裂。

三是信息质量与当事国公共治理水平密切相关，良莠不齐。国际通报的准确性取决于传染病源头信息的收集、核实、总结等，而这又取决于当地国家的公共卫生治理水平。如新冠疫情期间，全球各国主要形成四种主要疫情防控模式，其反映不同的公共卫生治理机制。如以生命健康至上的中国模式，属于生命健康导向的联防联控型积极防控机制；以韩国为代表的有限防控模式，属于多方利益平衡导向的应激型被动防控机制；以美国为代表的经济优先模式，属于特定阶层利益导向的多方博弈型消极防控机制；以英国为代表的自由放任模式，属于经济利益导向的政府无为型消极防控机制。四种模式下各国疫情信息质量良莠不齐，如美国，在自身疫情数据统计报告混乱、政府管理缺位而依靠大学和新闻媒体发布疫情数据的情况下，却意图通过质疑他国疫情数据真实性来转移视线、混淆事实、愚弄民众。

四是通报内容单一，以传统病例监测为主。传统病例监测基于病例临床或实验室确诊信息，其应用较早、覆盖广泛、技术成熟，数据权威性高，虽为国际通报的首选，但由于病例确诊需要时间，早期监测预警窗口短暂，留给各方应对的时间会相应缩短，不利于疫情防控，而非传统监测由于多处于研究发展阶段，数据的可验证性还有待提升，目前在国际通报中罕见采用。

2)非国际通报

国际通报固然权威可信，但由于其历经多个通报链条，信息较疫情初发有所延迟，在当前全球最长直达航班只有 19 小时的情况下，病毒在疫源地与目的地之间只有一个航班的距离，单单依靠国际通报将难以阻止病毒输入境内，因此应尽最大可能通过非国际通报途径来收集境外传染病信息，以达到最大限度、最快速度掌握境外传染病信息。对于境外传染病监测而言，这是一种主动监测。

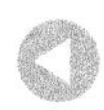

WHO和世界各国十分认可非国际通报途径。为弥补国际通报途径单一、信息受限这一不足，WHO将非传统监测纳入疫情报告内容范畴，并规定了不同情况下的应对：其一是当WHO获知非通报途径信息时应通报当事国核实，如《世界卫生条例(2005)》第九条第一项的规定；其二是会员国通过非通报途径获知他国疫情信息处置应及时通报WHO，如《世界卫生条例(2005)》第九条第二项的规定。

非国际通报信息成为疫情评估的重要参考。2020年印度新冠病毒德尔塔变异毒株疫情期间，印度官方通报疫情数据严重失真，华盛顿智库"全球发展中心"研究称，印度疫情期间的实际死亡人数可能是官方死亡人数的10倍，并指出2020年1月至2021年6月期间，印度的新冠死亡病例估计在340万至490万，而印度卫生部报告的死亡人数约为40万人。WHO在2022年5月认为，2020年1月1日至2021年12月31日期间，全球与新冠疫情直接或间接相关的全部死亡人数(被称为"超额死亡人数")约为1490万人，而印度有470万人超额死亡。正是因为国际通报途径容易受到各国政治干扰而容易导致数据真实性存疑，非国际通报途径渐渐成为境外传染病监测的重要途径，越来越受到人们的重视。在新冠疫情期间通过症状学及传染病相关事件等非传统监测方式进行新冠疫情预测得到很大发展，如新冠疫情暴发后，研究人员发现网络搜索的趋势与疫情的传播趋势之间存在关联性，并致力于寻找搜索词与疫情发展的规律，并利用Google Trends(谷歌公司基于搜索数据的分析工具)、百度指数(网民在百度的搜索量加权指数)、微指数(微博提及量、阅读量、互动量加权得出的综合指数)等来预测和监测疫情有关信息，与其他疫情预测方法形成互补，提高了疫情预测和监测的准确性。

3)发展历史

国境卫生检疫的境外传染病监测，其历史发展大致历经三个时期：

一是监测传染病时期。1969年，第22届世界卫生大会制定《国际卫生条例(1969)》，规定鼠疫、霍乱、天花、黄热病为国际检疫传染病，流行性感冒、疟疾、脊髓灰质炎、斑疹伤寒和回归热为国际监测传染病。自1972年第25届世界卫生大会恢复中国合法席位后，我国一直根据条约开展上述疾病的监测。由于客观条件和通信技术的限制，当时的境外传染病监测主要是对入境人员的病例监测，监测的疾病包括检疫传染病、监测传染病、禁止入境的传染病、不得从事交通工具和口岸饮食业的传染病以及新出现和原因不明的传染病。监测方法主要是口岸确诊报告。

二是重点防控传染病时期。随着前期监测经验的不断积累，以及互联网的普及和信息化的飞速发展，境外疫情监测范围不断扩大，2013年国家卫生检疫机关扩大监测范围，将监测的疫情信息扩大至与传染病相关的人员信息、医学媒介生物或病原体信息等，监测传染病包括国境口岸重点防控的传染病、国境卫生检疫机关发布的公告中所列传染病、《中华人民共和国传染病防治法》规定管理的其他传染病；新出现的、原因不明的及其他需要报告的传染病。监测途径包括官方通报如国际组织、驻外使领馆通报的疫情信息；国家卫生部门或其他部门通报的疫情信息；有关国家/地区政府部门通报的疫情信息；口岸发现的疫情信息；网络或其他媒体上报道的疫情信息。

三是全面监测时期。2018年，国境卫生检疫机关对全球传染病疫情进行监测，并将监测信息对外发布，监测的疫情信息针对性更强，既包括人员信息、医学媒介生物或病原体信息，也包括事件信息等，监测疾病范围扩大至所有传染病信息，包含国境卫生检疫机关发布的疫情公告有效期内的全球传染病疫情信息，或新发、突发、高发及社会关注度高的全球传染病疫情信息，境外国家其他传染病疫情信息，中国(包括中国香港、澳门、台湾)传染病疫情信息。通过网站监测实现疫情更新，并通过新媒体如微信公众号通报疫情信息。

4)现状及展望

除传统途径和方式在实施境外传染病疫情监测工作外，国境卫生检疫机关还积极拓展其他有效方式：一是境外哨点监测。通过在境外重点地区设立监测点、派驻监测人员实现对当地疫情的监测。最早的尝试是在2016年，通过与驻外中资机构合作，承担国家卫生检疫职责的原国家质检总局在中铁四局驻安哥拉医院建立了首个境外传染病监测哨点，由首批赴安哥拉传染病监测哨点工作小组携带先进检测仪器设备、试剂和疫苗，开展境外传染病防控、当地传染病疫情监测、疫苗效果评价、病原体检测等工作，广泛收集并及时报送当地传染病疫情，并通报国内通航口岸及时采取有效防控措施。二是信息化监测。利用大数据、智能搜索、网络爬虫等信息化技术，实现对全球疫情的适时在线自动监测，境外疫情信息得以秒速收集，实现口岸防控的快速反应。

当前境外疫情信息监测，既通过运用“互联网+”、网络爬虫、大数据统计分析等信息化手段，实时全面、及时、准确收集全球各个国家(地区)重点关注传染病疫情发生、发展和转归情况，并能结合疫情发生国家(地区)与我国人员和经贸往来情况，分析疫情输入风险，提出针对性防控措施，达到精准检疫的目的。也可通过组建专业监测队伍实施，制定专门的传染病疫情监测工作方案，成立疫情监测工作组，组织专业人员组成监测人员队伍，形成定期的疫情信息收集和汇总及编辑等各项机制，发布每日疫情速报(日报)。

展望未来，境外传染病监测需在以下方面发力：一是从传染病防控成效来看，需要构建从环境到个体、从个体到人群的监测思路，实现传染病信息早期监测到疫情预警的扩展延伸。二是从传染病本身规律来看，需要加强对人畜共患病的监测。人畜共患病正引发全球重大的公共卫生风险，20世纪70年代以来，全球范围新发传染病和再发传染病达到60多种，其中半数以上是人畜共患病，需要加以重视。三是从传染病信息特点来看，需要打破国际、国家、社会、组织等多元主体之间的传染病有关数据壁垒，实现多元数据共享，从而避免各自为政的疫情信息藩篱导致信息割裂、信息失真。四是从信息化要求来看，需要加大人工智能技术在境外疫情信息监测的应用，充分利用大数据技术，提高疫情信息的精准性和及时性，减少人力资源投入，提高监测效率和研判水平。

(三)境外传染病流行情况

1.总体流行状况

19世纪以来，人类对传染病的认识逐渐深入，并采取了有效的防控措施(如入境检疫、疫苗、卫生治理、卫生处理等)，使得历史上许多曾经猖獗一时的传染病得到了有效的控制。1980年，人类成功消灭天花；1988年，全球启动消灭脊髓灰质炎行动，全球范围内的脊髓灰质炎病例减少了99.9%，目前大多数国家实现了无脊髓灰质炎目标；2021年6月30日上午8时，WHO总干事谭德塞正式宣布，中国已经消除了疟疾。然而，传染病仍然是危害人类健康的重要原因，尤其在发展中国家。全球每年死于传染病的人数约占总死亡人数的25%，主要发生在非洲等地区的国家，并且呈现出新的特点：

1）新发传染病不断出现。新发传染病（Emerging Infectious Disease，EID）是指由新种或新型病原体引发的传染病，近年来，禽流感、传染性非典型肺炎（SARS）的流行得到了人们前所未有的关注。20 世纪 70 年代以来新发现的病原体与传染病如表 2.1 所示。按照新发传染病在人间存在的历史及被发现的特点可将其分为三类：一是疾病以往在人间可能不存在，确实是新出现在人类的传染病，如艾滋病、禽流感、SARS（非典）、新型霍乱等；二是疾病在人间早已存在或可能早已存在，近二十年来才被发现和认识，如莱姆病、戊型肝炎、丙型肝炎等；三是一些过去认为是非传染病和慢性病的疾病现在找出了病原体，并确认这些疾病也具有传染性，如幽门螺旋杆菌引起的胃溃疡和萎缩性胃炎；乙肝病毒、丙肝病毒引起的肝癌。

表 2.1　20 世纪 70 年代以来新发现的病原体与传染病

年代	病原体	传染病
1972	萼状病毒（Calicivirus）	腹泻
1973	轮状病毒（Rotavirus）	婴儿腹泻
1975	甲型肝炎病毒（Hepatitis A Virus）	甲型肝炎
1975	星状病毒（Astrovirus）	腹泻
1975	细小病毒 B19（Parvovirus B19）	慢性溶血性贫血，传染性红斑
1976	埃博拉病毒（Ebola Virus）	埃博拉病毒病
1976	微小隐孢子虫（Cryptosporidium Parvum）	急性腹泻，慢性腹泻
1977	汉坦病毒（Hantaviruses）	肾综合征出血热
1977	丁型肝炎病毒（Hepatitis D Virus）	丁型肝炎
1977	嗜肺军团菌（Legionella Peumophila）	军团病
1977	空肠弯曲菌（Campylobacter Jejuni）	肠炎
1980	人嗜 T 淋巴细胞病毒Ⅰ型（Human T Lymphotropic Virus Type Ⅰ）	成人 T 细胞淋巴瘤
1981	产肠毒素金黄色葡萄球菌（Toxin Producing Strains of Staphylococcus Aureus）	中毒性休克综合征
1982	人嗜 T 淋巴细胞病毒Ⅱ型（Human T Lymphotropic Virus Type Ⅱ）	毛状 T 细胞白血病
1982	肠出血性大肠杆菌 O157：H7（Escherichia coli O157：H7）	出血性结肠炎
1982	伯氏疏螺旋体（Borrelia Burgdorferi）	莱姆病
1983	幽门螺杆菌（Helicobacter Pylori）	消化道溃疡，胃癌
1983	人免疫缺陷病毒（Human Immunodeficiency Virus，HIV）	艾滋病
1985	比氏肠细胞内原虫（Enterocytozoon Bieneusi）	顽固性腹泻
1986	人疱疹病毒-6 型（Human Herpesvirus 6，HHV-6）	婴儿玫瑰疹
1986	卡晏环孢子球虫（Cyclospora Cayetanensis）	持续性腹泻

续表2.1

年代	病原体	传染病
1986	埃利希体(Ehrlichia Spp.)	人埃利希体病
1989	丙型肝炎病毒(Hepatitis C Virus)	丙型肝炎
1989	戊型肝炎病毒(Hepatitis E Virus)	戊型肝炎
1990	人疱疹病毒-7型(Human Herpesvirus 7)	发热，皮疹，CNS 感染
1991	瓜纳里托病毒(Guanarito Virus)	委内瑞拉出血热
1991	脑细胞内原虫(Encephalitozoon hellem)	弥漫性疾病
1992	霍乱弧菌 O139(Vibrio Cholerae O139)	新型霍乱
1992	巴尔通体(Bartonella Henselae)	猫抓病，细菌性血管瘤病
1993	巴贝虫新体(Babesian. sp)	非典型巴贝虫病
1993	创伤弧菌(Vibrio Vulnificus)	食源性败血症
1993	大肠杆菌 O12：K1：H7(Escherichia Coli O12：K1：H7)	泌尿道感染，流产，败血，脑膜炎
1993	辛诺柏病毒(Sin Nombre Virus)	肺综合征出血热
1994	马麻疹病毒(Equine Morbillivirus)	间质性肺炎，无菌性脑膜炎
1994	萨比亚病毒(Sabia Virus)	巴西出血热
1995	人疱疹病毒-8型(Human Herpes Virus 8)	卡波济氏肉瘤
1995	庚型肝炎病毒(Hepatitis G Virus)	庚型肝炎
1996	朊毒体(Prion)	新型克-雅氏病
1997	莫哥洛脱盟立克次体(R. mongolotimonae)	蜱传淋巴结病
1998	尼帕病毒(Nipah Virus)	脑膜炎
2003	SARS 冠状病毒(SARS-asociated coronavius, SARS-CoV)	SARS(非典)
2006	禽流感病毒(H5N1)[Avian Influenza A(H5N1) Virus]	人禽流感
2008	嗜吞噬细胞无形体(Human Granuloeytic Anaplasmosis)	人粒细胞无形体病
2009	甲型流感病毒[Influenza A(H1N1) Virus]	甲型流感
2013	中东呼吸综合征冠状病毒(Midle East Respiratory Syndrome Coronavirus, MERS-CoV)	中东呼吸综合征(MERS)
2015	寨卡病毒(Zika Virus, ZIKV)	寨卡病毒病
2017	阿龙山病毒(Alongshan Virus, ALSV)	阿龙山蜱传热
2019	新型冠状病毒(SARS-CoV-2)	新型冠状病毒感染(COVID-19)

新发传染病的特点有：发生和出现不确定性，可呈大流行、点状暴发或散发，大流行时来势汹、传播快，易造成跨国界、跨洲界甚至全球性传播；病原体种类及其宿主种类多样，病原体具有较强的变异性，传播途径复杂；人体除了天然屏障外，缺乏特异性免疫力；常呈现人畜共患性，新发传染病中超过半数是人畜共患病；早期发现及诊断较为困难，缺乏特效治

疗方法，发生疫情时针对性防治措施亦有限；急性新发传染病病死率较高，不仅严重危及健康与生命安全，还严重影响经济发展，甚至威胁社会稳定。

2）再发传染病不断反复。再发传染病是指那些早就为人们所知，并已得到良好控制，发病率已降到极低水平，但现在又重新流行，再度威胁人类健康的传染病，如结核病、性传播疾病、疟疾、狂犬病等，多重耐药病原微生物感染也是一类重要的再发传染病。特别是近几十年来，一些被认为早已得到控制的传染病卷土重来，如结核病、鼠疫、登革热、性病、流行性脑脊髓膜炎、血吸虫病及疟疾等。尤其是最近几年出现了原有传染病疫情得到较好控制，但现在出现了与以前完全不同的新的流行动向的情况。如循环疫苗衍生的脊髓灰质炎病毒（cVDPV）疫情，在2015—2019年间，Ⅰ型和Ⅲ型病毒导致的cVDPV波澜不惊，但Ⅱ型病毒导致的cVDPV2呈现喷涌之势，2019年，全球由cVDPV2导致的肢体麻痹病例有241人，比2018年的71人猛增了2.4倍，涉及的国家也从5个变成了15个。同时，在健康人以及环境样本中分离到的cVDPV2也呈现2倍以上的增长。

还有猴痘（Mpox）疫情。猴痘病毒是一种正痘病毒，引起的猴痘症状与天花症状相似，但没有天花那么严重。天花在1980年被消灭，但非洲中部和西部国家继续发生Mpox感染。以动物传染人为主要传播途径，而“人传人”偶有发生，猴痘非流行国家只是偶尔出现极少量的病例。但自2022年5月以来，非洲区域以外以前没有Mpox传播记录的国家也报告了病例。迄今已确定两个不同的猴痘病毒分支：分支I（以前被称为刚果盆地分支，又叫中非分支）和分支II（以前被称为西非分支）。且目前的证据表明，此次猴痘疫情出现了“人传人”，以与有症状猴痘患者进行身体密切接触的人群风险最大。WHO总干事谭德塞博士于2022年7月23日宣布，猴痘多国疫情是一起国际关注的突发公共卫生事件。这说明全球猴痘疫情达到《国际卫生条例（2005）》规定的最高级别全球公共卫生警报，需要加强协调、合作和全球团结。截至2023年3月21日，全球报告猴痘病例86646例，死亡112例，110个国家存在疫情。

3）全球传染病相关“国际关注的突发公共卫生事件”愈发频密。《国际卫生条例（2005）》规定，“国际关注的突发公共卫生事件”（Public Health Emergency of International Concern，PHEIC），是指“通过疾病的国际传播构成对其他国家的公共卫生风险，并有可能需要采取协调一致的国际应对措施的不同寻常的事件”。PHEIC判定的标准是：①事件的公共卫生影响是否严重？②事件是否不寻常或意外？③是否有国际传播的严重危险？④是否有限制国际旅行或贸易的严重危险？自该条例2007年生效以来，WHO宣布了七起PHEIC，分别是：

（1）2009年的甲型H1N1流感。2009年甲型H1N1流感是一次由流感病毒新型变体所引发的全球性流行病疫情。2009年3月底，该流感开始在墨西哥和美国加利福尼亚州、得克萨斯州暴发，并迅速蔓延至中国乃至全球。2009年4月25日，时任WHO总干事陈冯富珍宣布把这次疫情定位为“国际关注的突发公共卫生事件”，其原因是对于病例的临床、流行病学及病毒学报告缺乏认识。2009年5月底，该流感在墨西哥死亡率达2%，但在墨西哥以外死亡率仅0.1%。最终持续了一年多的疫情造成约1.85万人死亡，出现疫情的国家和地区达到了214个。

（2）2014年的脊髓灰质炎疫情。从2013年开始，全球多地发生野生型脊髓灰质炎病毒（WPV）疫情，WPV感染蔓延至5个之前已宣布根除脊髓灰质炎的国家，全球8个国家共报告了416例病例。在原本野生型脊髓灰质炎近乎根除的大背景下，该次野生流行脊髓灰质炎疫情的再次出现，被视为“非同寻常的事件”。鉴于有大量无脊髓灰质炎病例流行但饱受冲突折磨和卫生体系脆弱的国家，这些国家常规免疫接种服务被严重破坏，并有再次感染的高风险，进一步国际传播的后果尤为严重，因此 WHO 将该疫情列为 PHEIC。

（3）2014 年西非的埃博拉病毒病疫情。2014 年，埃博拉病毒病从非洲国家几内亚境内暴发，然后越过陆地边界到达塞拉利昂和利比里亚，随后传播至包括美国在内的世界多个国家，最终导致全球出现埃博拉确诊、疑似和可能感染病例 17290 例，其中 6128 人死亡，是有史以来规模最大、最复杂的埃博拉疫情，这次疫情导致的病例和死亡人数分别超过了历次埃博拉疫情病例和死亡人数的总和。2014 年 5 月 5 日，WHO 将本次疫情列为 PHEIC。

（4）2015—2016 年的寨卡病毒病疫情。2016 年，全球多地暴发寨卡病毒疫情，南美国家巴西是寨卡病毒疫情最严重的地区，从 2015 年 5 月首例确诊病例后，到 2016 年 1 月，超过 150 万人感染了该病毒。2016 年 2 月，WHO 将本次疫情列入 PHEIC。

（5）2018 年开始的刚果（金）埃博拉病毒病疫情。2018 年 8 月 5 日，非洲中部国家刚果（金）再次暴发埃博拉病毒疫情，至 8 月 24 日，已经报告了超过 100 例死亡病例，在经过多次紧急磋商之后，最终，WHO 再次将该疫情宣布为 PHEIC。

（6）2020 年开始的新冠疫情。2020 年 1 月 30 日，包括中国在内的 19 个国家发现有病例，在中国以外的 4 个国家（德国、日本、美国和越南）有证据（8 例）表明出现了人际传播。最终，WHO 宣布新型冠状病毒疫情为 PHEIC。

（7）2022 年开始的猴痘疫情。2003 年，非洲以外的第一次猴痘疫情发生在美国，与接触受感染的宠物草原犬有关联，这次疫情导致美国出现 70 多例猴痘病例。本次疫情始于从尼日利亚出发、2018 年 9 月前往以色列的旅行者，以及 2018 年 9 月、2019 年 12 月、2021 年 5 月和 2022 年 5 月前往英国的旅行者，2019 年 5 月前往新加坡的旅行者，以及 2021 年 7 月和 11 月前往美国的旅行者，上述国家分别先后报告出现猴痘疫情。2022 年 7 月 23 日，WHO 宣布将猴痘疫情列为 PHEIC。

2. 境外主要传染病流行情况

（1）黄热病：在 47 个（包括非洲 34 个以及中美洲和南美洲 13 个）国家的全国范围或部分地区流行，非洲有贝宁、乍得、几内亚、赤道几内亚、埃塞俄比亚、加纳、象牙海岸、尼日利亚、塞拉利昂、苏丹、乌干达、扎伊尔、佛得角、布隆迪、厄立特里亚、冈比亚、几内亚比绍、卢旺达、圣多美和普林比西、索马里、坦桑尼亚、喀麦隆、肯尼亚、利比里亚、马里、安哥拉、布基纳法索、加蓬、毛里塔尼亚、塞内加尔、多哥、中非共和国等，南美洲有巴西、玻利维亚、圭亚那、哥伦比亚、厄瓜多尔、巴拿马、秘鲁、苏里南、巴拉圭和委内瑞拉等。根据非洲数据来源进行的一项模拟研究估计，2013 年期间黄热病负担为 8.4~17 万起严重病例和 2.9 万~6 万例死亡。最近的一次爆发是肯尼亚，2022 年 3 月 5 日，肯尼亚卫生部宣布该国于 1 月 12 日发现第一例病例，伊西奥洛县报告有 15 名患者，已造成 3 人死亡。

（2）鼠疫：鼠疫是一种自然疫源性疾病，凡是在鼠疫自然疫源地（细菌、动物宿主和媒介）与人类共存的地方都有人类鼠疫风险，除大洋洲以外，所有大陆都存在该疾病。非洲、亚洲和南美洲都发生过鼠疫流行，但自 20 世纪 90 年代以来，大多数人类病例发生在非洲，主要流行于非洲的中部、东部和南部，南美洲、北美西部和亚洲的大部分地区。流行最广的 3 个国家是刚果民主共和国、马达加斯加和秘鲁。在马达加斯加，几乎每年流行季节（9 月至次年 4 月)都有腺鼠疫的病例报道。

(3)霍乱：全球呈地方性或流行病流行。霍乱呈地方性流行的地区是指在过去 3 年中曾发现过霍乱确诊病例，并存在本地传播证据(意味着不是从别处输入的病例)的地区。霍乱疫情流行既可以发生在霍乱流行国家，也可以发生在霍乱不常发生的国家。在霍乱流行国，疫情可能是季节性的或是零星发生的，病例数量比预期多。在不经常发生霍乱的国家，疫情被定义为在一个通常没有霍乱的地区出现至少一例霍乱确诊病例，并存在本地传播证据。2020 年，24 个国家通报了 323369 例病例，857 例死亡。

(4)登革热：该病在非洲、美洲、东地中海、东南亚和西太平洋区域的 100 多个国家呈地方性流行，美洲、东南亚和西太平洋区域受影响最为严重，其中亚洲约占全球疾病负担的 70%。在 1970 年之前，全球只有 9 个国家发生过重症登革热流行，而随着疾病蔓延到包括欧洲在内的其他新地区，不仅病例数量不断上升，而且还存在疫情暴发。自 2010 年起，欧洲不断面临登革热疫情的威胁：2010 年，法国和克罗地亚首次报告出现本土传播的登革热病例；2012 年，葡萄牙马德拉群岛暴发登革热疫情，造成 2000 多人患病，而葡萄牙内陆与欧洲的其他 10 个国家也发现输入性病例；目前少量欧洲国家每年都能监测到登革热的本土病例。2019 年是全球范围内报告登革热病例最多的一年，WHO 所有区域均受影响，其中仅美洲区域就报告了 310 万例病例，超过 2. 5 万例为重症，此外，亚洲的孟加拉国(10. 1 万例)、马来西亚(13. 1 万例)、菲律宾(42 万例)、越南(32 万例)也报告了数量较多的病例。2020 年，登革热仍然影响一些国家，孟加拉国、巴西、库克群岛、厄瓜多尔、印度、印度尼西亚、马尔代夫、毛里塔尼亚、尼泊尔、新加坡、斯里兰卡、苏丹、泰国、东帝汶和也门的报告病例数有所增加。2021 年，巴西、印度、越南、菲律宾、库克群岛、哥伦比亚、斐济、肯尼亚、巴拉圭、秘鲁等国家受登革热疫情影响较严重。

(5)寨卡：寨卡病毒是一种蚊媒病毒，1947 年在乌干达的恒河猴中首次发现，1950 年在其他非洲国家发现了人类感染和患病的证据。从 1960 年到 1980 年，非洲和亚洲都发现过零星的人类感染。自 2007 年以来，非洲、美洲、亚洲和太平洋地区都有寨卡病毒病疫情记录。在近年的历次疫情中，发现寨卡病毒感染与格兰-巴利综合征发病率增加有关。2015 年，寨卡病毒在美洲出现，在巴西发生大规模流行。当时首次描述了寨卡病毒感染与小头畸形(小于正常头部尺寸)之间存在关联；在回顾性审查中，法属波利尼西亚也有类似的发现。2016 年 2 月至 11 月，WHO 宣布小头症、其他神经系统障碍和寨卡病毒为国际关注的突发公共卫生事件，寨卡病毒与先天性畸形之间的因果关系很快得到证实。在美洲大部分地区和其他区域均发现埃及伊蚊传播寨卡病毒病疫情。在来自活跃传播地区的旅行者中发现了感染，性传播被确认为寨卡病毒感染的替代途径。全球寨卡病毒病例从 2017 年起有所下降；不过，寨卡病毒仍在美洲几个国家和其他地方性流行区域保持低水平流行。此外，2019 年欧洲报告了首例本地蚊子传播的寨卡病毒病例，2021 年在印度发现了与寨卡病毒有关的暴发活动。迄今为止，共有 89 个国家和地区报告过蚊虫传播寨卡病毒感染的证据。

(6)基孔肯雅热：1952 年在坦桑尼亚联合共和国被首先发现，随后在非洲和亚洲的其他国家也有发现。1967 年在泰国以及 1970 年在印度首次记录了城市中的疾病暴发。自 2004 年以来，基孔肯雅热的暴发变得更加频繁和广泛，部分原因是病毒适应使得病毒更容易通过白纹伊蚊传播。基孔肯雅热现已在亚洲、非洲、欧洲和美洲的 110 多个国家被发现。在高比例人口被感染后免疫的岛屿上，传播已被阻断；然而，在大部分人口尚未被感染的国家，传播往往持续存在。所有存在埃及伊蚊或白纹伊蚊种群的区域现在都经历了当地的蚊媒传播。

(7)艾滋病毒：据WHO估计已造成近4010万(3360万~4860万)人死亡。2021年，有约65万(51万~86万)人死于艾滋病毒相关原因，约150万(110万~200万)人感染艾滋病毒。截至2021年底，估计有3840万(3390万~4380万)艾滋病毒感染者，其中三分之二(2560万)在WHO非洲区域。

(8)季节性流感：季节性流感病毒在全球范围内传播，可感染任何年龄组的人群。在温带地区，季节性流感主要发生在冬季。在热带地区，流感的季节性不明显，全年均可发生流行。潜伏期大约2天，但可在1天到4天之间。WHO估计，全球范围内每年流感季节性流行可导致65万例死亡，全球每年成人的流感罹患率可达5%~10%，儿童更高达20%左右。近年来，中国的流感发病率和死亡率总体呈陡峭上升趋势。中国疾控中心数据显示，仅2019年前5个月，流感上报发病病例已达177万，超过了过去四年的流感上报人数总和。

(9)埃博拉：主要在非洲的乌干达、加蓬、苏丹、科特迪瓦、利比里亚、南非等国家流行。最近的一次爆发发生在乌干达(2022年9—12月)，造成142例感染，56例死亡。

二、高风险人员甄别

高风险人员是指罹患或可能患有传染病，并可将传染病传播给他人的人员。包括染疫人、染疫嫌疑人、可疑病例、疑似病例、传染病潜伏期患者、无症状感染者、病毒携带者以及其他具有传染病传播风险的人员(如密切接触者)等。

(1)染疫人是指正在患检疫传染病的人，或者经卫生检疫机关初步诊断，认为已经感染检疫传染病或者已经处于检疫传染病潜伏期的人。

(2)染疫嫌疑人是指接触过检疫传染病的感染环境，并且可能传播检疫传染病的人。

(3)可疑病例是指具有下列一种或多种症状和/或体征的人员，包括发热、畏寒、呼吸困难、咳嗽、咯血、胸痛、盗汗、恶心、呕吐、腹泻(24小时内腹泻3次或3次以上，或大便性状发生改变)、呕血、便血、头痛、肌肉痛、关节痛等；皮疹、黄疸(自然光线下皮肤和巩膜的黄染)、黏膜出血、不正常的潮红(颜面、颈部、胸部)、出血点或面色苍白、淋巴结(腺)肿大、颈项强直、无辅助设备状态下无力行走等。

(4)疑似病例是指检疫人员对口岸发现的可疑病例进行流行病学调查、医学检查、现场快速检测等医学排查措施后，判定为疑似患有某种传染病、需要进一步排查诊治的人员，不同的传染病有各自的疑似病例标准。

(5)传染病潜伏期患者是指处于潜伏期的病人，经过潜伏期则会转化为感染者。

(6)无症状感染者是指患有某种传染病，但不具备症状/或体征，只能通过核酸等实验室检查手段发现的人员。

(7)病毒携带者是指本身不出现症状，但是体内能够检测到病毒的人群。如乙肝病毒携带者(AsC)就是指感染了乙肝病毒(HBV)，没有肝炎症状和体征，肝功能等各项检查正常，1年内连续随访3次以上，血清ALT和AST均在正常范围，肝组织学检查一般无明显异常的群体。也被称为带菌者或带毒者。

(8)密切接触者是指和传染病病例等近距离接触，但是没有采取有效防护措施的人员。

 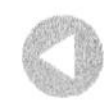

（一）个人健康申报/报告

申报是指向上级或有关部门提出书面报告，强调书面程序，较为正式，而报告则比较宽泛，既包括书面也包括口头或其他形式，一般多用于非正式途径。个人健康申报是指出入境人员在出境前或入境时按照规定时限和要求填写健康申明卡申明自身健康状况以及其他关联信息。个人健康报告是指入境人员向国境卫生检疫机关报告自身健康状况以及自己知悉的不局限本人的任何感染线索。在实践中，根据法规要求、场景等的不同，健康申报和健康报告经常协调配合使用。按照申报主体的不同，可以分为个人申报、船舶健康申报、航空器健康申报、其他交通工具健康申报等。例如出入境人员、航空器、船舶，分别使用"出/入境健康申明卡""航空总申报单卫生部分""航海健康申报书"进行健康申报。

健康申报/报告是法定义务。《国境卫生检疫法》第十六条规定，国境卫生检疫机关有权要求入境、出境的人员填写健康申明卡，出示某种传染病的预防接种证书、健康证明或者其他有关证件。《国境卫生检疫法实施细则》第一百零二条规定，凡在境外居住一年以上的中国籍人员，入境时必须向卫生检疫机关申报健康情况，并在入境后一个月内到就近的卫生检疫机关或者县级以上的医院进行健康检查。

健康申报最初源于船舶卫生证书的报告。1851 年在巴黎召开的第一次国际卫生会议，制定了第一个有 137 条内容的地区性《国际卫生公约》。其中规定，船舶在出发时实施检疫，颁发船舶卫生证书；船舶在抵达港口时无疫病发生，并就船舶在航行中的卫生情况对港口进行报告，则允许自由交通，这是申报制度的由来。在随后的《国际卫生公约》《国际卫生条例（1969）》中，均要求交通工具负责人主动到目的港进行卫生状况的申报，由于申报制度是建立在充分信任的基础之上，随后也衍生了一系列相应的奖惩措施。后来在国际航行飞行器中也得到了应用，并很快扩展到普通旅行者。目前许多国家的卫生检疫相关法律都规定，旅行者、交通工具运营者需在入境时填写相应的申报书，主动申报检疫关注的风险。

中国的出入境人员个人健康申报发展可分为三个时期：

1）探索落地（1982—2002 年）。改革开放以来，人员出入境交流日趋频繁，为应对日益增长的境外传染病传入风险，20 世纪 80 年代初，各地国境卫生检疫机关陆续开始利用填写方式来进行健康申报，目前文献可查的健康申明卡最早雏形始于 1982 年，这一年，满洲里卫生检疫局开始对乘国际列车入境的朝鲜籍旅客采取书面申报方式进行流行病学调查，到 1984 年，该局将填报适用人员范围扩大到自苏联返华的华侨、苏籍华人以及赴苏探亲返回的中国人，经过数年的实践探索，健康申明卡制度得以固化在 1987 年颁布实施的《国境卫生检疫法》中，此后各地开始使用"入境检疫健康申明卡"来进行健康申报，对出境人员不做填报要求。当时的申明卡，其版面文字为中文下标注英文，内容包括申报人基本资料，并着重采集"过去 14 天内到过的国家"，及 5 种当时国家禁止入境的传染病（艾滋病、性病、麻风病、精神病、开放性肺结核）信息。

2）制度发展（2003—2019 年）。2003 年暴发的非典疫情以及 2009 年暴发的甲型 H1N1 疫情，其与 5 种国家禁止入境的传染病最大的不同是，发病快，传染性强，随着人员跨境流动快速传播。非典疫情时中国全面展示大国责任担当，在确立健康申明法律地位的基础上，要求出境人员实行健康申报，后实行出入境人群健康申报全覆盖，随着疫情逐步得到控制，党和国家为统筹疫情防控和社会经济发展，将填报内容从通用转变为特定传染病，将日常填报转变为简化手续下的应急填报。

(1)填报人员全覆盖。非典疫情暴发后，为避免疫情向境外扩散，在入境健康填报基础上，2003年4月，原国家质检总局发出紧急通知，要求所有入境人员都要填写“健康申明卡”。其中出境申明卡项目增加非典的相关内容，项目多、字号小，填报繁琐；而入境健康申明卡版本则删除了旧版中与旅行史无关的内容，增加了症状申报要求，双面分别印制中、英文，较出境版本有所简化。2004年7月，随着国内非典疫情得到控制，原国家质检总局取消填报“出境健康申明卡的要求”。

(2)填报内容针对特定疾病。2003年非典疫情时期，入境“健康申明卡”列明填报非典的相关内容(症状申报要求、旅客体温等)，删除了艾滋病、性病、麻风病、精神病、开放性肺结核5种国家禁止入境的疾病申报。2005年7月起，在航空口岸将现行“入境健康检疫申明卡”中行李物品的申报内容调整到“中华人民共和国海关出入境旅客行李物品申报单”，此后“健康申明卡”内容主要包括个人信息、暴露史、症状和体征等。2009年甲型H1N1疫情暴发后，“健康申明卡”不再区分入境、出境版本，统一为“出/入境健康申明卡”，列明填报甲型H1N1的主要症状，并增加了入境人员入境中国后7天内的行程和详细居住地址、联系电话、继续旅行方式和航班(车、船次)号等项目。

(3)填报机制转为应急填报。2004年7月，随着国内非典疫情的有效控制，出境健康申报停止，入境健康申报则成为日常填报。2008年1月，为统筹社会经济发展和对外开放需要，避免日常填报影响口岸通关速度，便利出入境人员通关，在航空口岸试行简化出入境人员健康申报手续：一是常态管理下，出入境人员免于填报“出入境检疫健康申明卡”；有发热、呕吐等症状、患有传染性疾病或精神病，携带微生物、人体组织、生物制品、血液及其制品、动植物及其产品等物品的出入境人员须主动、口头向旅检通道检疫官员申报。二是应急管理下，出入境人员必须逐人如实填报“出入境检疫健康申明卡”。从2010年4月起，全国口岸入境人员健康申报实施常态管理。

3)信息化(2020年至今)。2020年1月25日，为应对新冠疫情传播风险，海关总署在全国口岸重新启动出入境人员填写“健康申明卡”进行健康申报。随着移动通信的广泛使用和互联网网络的全面覆盖普及，健康申报进入信息化时代，该时期有两个重大变化：一是电子申报广泛应用，入境人员可以在乘坐跨境交通工具前后，例如等候航班(次)、到达第一入境地后通过“中国海关旅客指尖服务”微信小程序和App，或者通过互联网网页进行线上健康申报；同时可以进行纸质申报，入境人员仍可在机上或旅检通道领取纸质健康申明卡进行填报。二是申报时间大幅提前，不同于既往在落地后放行前的纸质申报，可以在入境前24小时内向海关申报，过关时向海关出示即可。由于电子申报时间自由、填写方便、通关便捷，受到入境人员的普遍欢迎，逐渐成为入境健康申报的主要方式。

根据疫情不同，入境人员健康申报实行区别管理。常态下，当国内外未发生重大传染病疫情时，出入境人员免于填报“出入境检疫健康申明卡”。但有发热、呕吐等症状，患有传染性疾病或精神病，携带微生物、人体组织、生物制品、血液及其制品、动植物及其产品等物品的出入境人员须主动口头向检疫人员申报，并接受检验检疫。国境卫生检疫机关也充分利用科技手段，通过加强对出入境人员的医学巡查、体温监测，加强对出入境人员携带特殊物品的检查、X光机抽查，严防疫病传入传出。应急管理下，国内外发生重大传染病疫情时，发布对航空器和出入境人员及其携带物采取临时性检验检疫强制措施的公告，来自疫区的航空

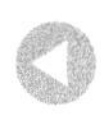

器必须在指定的远机位停靠，出入境人员必须逐人如实填报“出入境检疫健康申明卡”，并由检验检疫专用通道通行；出入境人员携带物必须逐件通过 X 光机透视检查，对疑似染疫人员、患有传染性疾病或精神病的人员，实行体温复查、医学检查等措施；对可能传播传染病的出入境人员携带物，将采取相应的处理措施，防止疫病疫情传播。

入境健康申报的填报方式有两种：一种是电子申报，入境人员可以在值机时、登机前、落地后等时段通过“中国海关旅客指尖服务”微信小程序和 App 进行线上健康申报；另一种是纸质申报，入境人员可以在机上或旅检通道领取纸质健康申明卡进行填报。健康报告则可在入境前后随时随地向国境卫生检疫机关报告。

健康申报的优点与不足：

优点在于：一是效率高。鉴于大部分旅行者、交通工具未携带检疫关注的风险，因此每个旅行者、交通工具负责人在抵达口岸之前，均可以对需要申报的内容进行提前准备，主动申报可以将携带风险与不携带风险目标对象快速区分开来，与被动对每个检疫对象进行筛查的方式相比，大大提高了效率。二是针对性强。对于申报人而言，由于申报内容是固定范式，全面而又有针对性，若非故意则无须担心漏报或错报。对于国境卫生检疫人员而言，申报内容为提前确定的某一种或某一类检疫关注的风险点，很容易确定具体检疫检测目标。三是有利于提高入境人员健康申报主动意识，便于传染病防控。

不足主要在于差错率较高，健康申明卡中包括空格填写和勾选两部分，对于空格填写部分，填报质量与申报人个人的知识水平、责任心密切相关，实践中瞒报、漏报、错报、不规范填报等现象屡见不鲜，导致差错率较高。随着经济的发展，跨国家、跨地区的人员和货物流动非常频繁，每天出入境的人员、交通工具数量庞大，一旦差错太多，国境卫生检疫机关核验任务繁重，会严重影响通关时间。因此健康申报虽然是成本最低、效益最高的风险甄别方式，但也需要积极加以研究改进。

（二）提前通报

通报一般适用于表彰先进、批评错误、传达重要精神或情况，通报具有内容真实、目的明确的特点，属于一般都要求受文单位了解、协助、执行和办理的知照性公文。因此通报的传染病信息一般均已经过主管部门或者有关单位核实，境内官方机构如卫生健康委、外交、移民等部门，境外官方机构如通航口岸卫生部门、国际组织等获得高风险人员入境线索，可以实时通报卫生检疫机关，卫生检疫机关获得信息后，若信息周全则可以提前定位高风险人员，做好针对性准备，若获得的信息不全，则可以开展进一步调查收集核实，并根据收集的信息情况采取相应的措施，必要时可以要求通报单位补充有关信息，同时指导通报单位提前开展适当性处置，将传播风险降到最低。

（三）体温监测

体温监测是指利用一定的技术手段，主动对目标人群进行体温测量，以发现有发热症状人员。这是传染病症状监测的一种传统方法，大部分传染病的首发症状是发热，且发热持续时间较长。因此利用发热这一症状，就可以将可疑的传染病患者与一般人群快速区别开来。

人体体温一般是指中心体温，但中心体温是无法直接测量的，实际工作中是采用一些有代表性，又容易测量的部位温度来代表体温，例如额头温度、口腔温度、直肠温度、腋窝温度和内耳温度。体温测量一般采用体温计进行测量，体温计的测量范围一般是35~42℃，测量精度一般要求±0.1℃。常见的体温计有水银体温计、电子体温计、红外体温计等。水银体温计准确、经济，但由于存在汞污染的问题，已经被很多国家禁用。

测量方式上有接触式和非接触式。

接触式体温测量：传统上以水银体温计和电子体温计为主，一般通过腋下、口腔等方式测量，使用条件有一定限制，测量时间一般在5分钟以上，是目前最为准确的测量手段，在医学诊断治疗中广泛运用。目前已实现通过智能穿戴设备如手环等进行体温测量，具有长期佩戴和与人体紧密接触两个特点，虽然目前手臂或腕部的皮肤温度还没有严格准确的模型和算法换算到中心温度，但通过对皮肤温度的长期监测，可以提供相对精确的温度变化，尤其是对于需要持续观察体温的特殊人群，通过该方式可以方便地实现实时体温监测、异常报警等功能。

非接触式体温测量：红外线是一种辐射，只要物体温度高于绝对零度物体就会辐射出红外线，温度越高，红外测辐射能量也就越强，红外测温的原理就是根据接收的红外辐射强度计算出所对应的温度。红外测温具有测量速度快、操作方便、无须频繁清洁消毒的优点，但测量易受环境影响，精度有限。根据测量设备与人体之间的距离，测量设备分为便携式和热成像测量设备，便携式测量设备有耳温枪、额温枪、通道式额温监测仪等，大部分便携式体温检测设备需要手持操作，一对一进行测量，较接触式体温测量效率高，但易受环境温度、测量对象状态、测量部位、操作技术等影响，误差较大。热成像测量设备是利用热成像摄像机来进行红外线辐射的捕获，利用热成像摄像头将被测物发射的红外线转换成不同灰度显示出来，灰度的不同代表温度不同，不同的灰度图像就对应着不同的温度，从而达到测试温度的目的。由于热成像摄像机工作时易受到内部及外部的环境影响，如空调、人流、环境的温度扰动，所以实际测量中存在比较大的误差，即使在稳定的环境也难以做到跟水银体温计一样的精度。因此在设计中引入一个基准，就是“黑体”，黑体就是一个恒温目标，用于热成像摄像机的矫正。热成像设备目前在口岸广泛使用，其优点在于：一是测量是非接触式的，可以避免交叉感染；二是测量时间短，一般数秒即可，甚至可以瞬间测量；三是可以直接显示温度，没有读数误差；四是效率高，可以实现同时测量大量的流动人群，并能够自动报警。其缺点一是精确度差，红外额温测量的误差一般为±0.2℃甚至更高；二是测量误差大，受外界环境影响较大，不能准确代表体温；三是需要及时校准，因此对于红外体温监测发现的可疑发热人员，需要采用其他体温计进行精确复核；四是误报率高，对目标区域所有热源均会显示报警，若人群内存在较多热源或者从温度较高区域进入测温区域，则会出现大范围报警。

随着技术的发展，一种集测温、报警、拦截等多项功能为一体的自动闸机在口岸通道得到广泛应用，该机在红外测温基础上，可实现对体温异常的人员的自动拦截和体温正常人员的自动放行。在新冠疫情期间，入境人员只需在核验系统上自助刷健康申报二维码或护照，系统自动对入境人员申报信息进行智能判断，快速完成健康申报核查、测温，设备还可根据工作需要，设定资料保存期限。该设备极大地提高了口岸排查效率和通关速度，受到出入境人员的普遍欢迎。

口岸体温监测一直是卫生检疫重要的技术手段，其在口岸的应用可以分为三个阶段：

一是个人检测时期。2003非典疫情前，卫生检疫机关通过健康申报、个人报告、各级通报、医学巡查等方式对口岸发现的可疑病例使用水银体温计进行体温测量，此时体温检测只是医学排查的一个技术手段，尚未开展对大规模人群的应用。

二是个体普检时期。2003年非典疫情时期，出于疫情防控的需要以及红外额温检测设备、手持式红外检测设备如额温枪、耳温枪等的出现，卫生检疫机关对出入境人员逐一按序实施无差别体温检测，对报警者再使用水银体温计进行腋下体温复测。由于红外体温检测技术刚刚出现，逐一检测出现大量人员体温异常，且逐一按序检测耗时较长严重影响通关速度。

三是人群筛查时期。2009年甲流疫情暴发以来，随着红外体温检测成像技术的进步，口岸普遍配置了热成像测量设备，可以对人群进行大范围筛查，并可以对成像进行在线保存、对温度值进行联网监测，体温监测逐渐成为口岸检疫的重要手段。

展望未来，随着人工智能等信息技术的飞速发展，体温监测将更加准确，能实现对异常人员的自动定位追踪、轨迹分析，并可以结合其他技术实现对出入境人员的健康状况和输入风险的自动识别和判定。

使用便携式测温计或热成像仪进行体温监测时，需要注意以下要点：

便携式测温计：体温计要按照仪器说明书要求正确设置，注意要设在体温模式；保证体温计的光学系统部分清洁，无灰尘、水汽等影响，被测人额头和耳道无汗水、毛发、灰尘、帽子等杂物遮挡；温度要相对稳定，且在高于16.0℃以上的场所进行测量，一般测量前将体温计放置在测量环境中5分钟以上，使其自身温度与环境温度一致；红外体温计使用时对外部环境温度有要求，应按其说明书中规定的环境温度范围使用，超出该范围会产生误差甚至不能使用，以额温计为例，不同厂家对环境温度要求不尽相同，有的为10~40℃，有的为16~35℃，使用前应阅读说明书；测量额头温度时，应垂直于额头中心，其距离应符合说明书规定要求，不同厂家要求不尽相同，有的为2~5 cm，有的为5~15 cm，距离不符合要求会产生误差；测量耳温时要注意做好消毒，并带好耳温套，做到一人一换；尽量保持环境温度稳定，等候测温时，建议应至少提前5~10分钟进入环境，确保人体与外界环境温度保持热平衡后再测量为佳；如被测人员由于长期佩戴过于严密的口罩，呼吸不畅，面部红胀，此时测量数据也会存在一定误差，请稍微平复再测；如被测对象的情绪过于悲伤、兴奋等，会导致测量数据出现误差，所以应保持平静、淡定；红外体温计用于初步筛选，一旦发现体温偏高，还应使用水银体温计进行确认。

热成像仪：确保测温探头正面朝向客流，正面测量入境人员头面部温度，全覆盖测量入境人员体温；规范测试维保仪器，确保仪器状态良好，运行正常；定期进行计量、校准和维护工作；对存在仪器乱报警、长时间不报警、大部分人员测温温度值低于36℃等情况，要立即排查；测温时应根据人员流量及测温环境的变化，通过动态设置及调整蛇形通道等方式使人员尽量停留在探头覆盖区域；测温系统报警温度阈值设定不可过低，以免出现异常报警，一般设置为下限37℃、上限42℃。

体温异常处置要点：使用手持测温枪测温，当气温较低，额头测温值普遍低于36℃时，可测量颈部或手腕，以温度数值最高者为准；对测量值≥37℃的，要进行体温复核；测温系统发出超温报警的，需要查看成像视频，确认是否为异常报警(非头面部及颈部热源或固定热源报警等)，若为异常报警，应排除异常情况后再行测温，根据视频定位并拦截超温报警人员，进行体温复测。

体温复测：使用水银体温计或镓铟合金液态金属体温计复测体温。水银体温计是膨胀式体温计的一种，水银的凝固点是-39℃，沸点是356.7℃，测量温度范围是-39℃～357℃，1714年由意大利人华伦海特(Daniel Gabriel Fahrenheit)发明，水银体温计结构简单，操作方便，由于其中没有其他转换电子介质和电源，因此测量数值不会受体温计内本身因素的影响出现偏差，这种体温计一旦封装出厂，在生命周期内一般不用调校，可以做到“终身精准”，被临床医生认为是体温测量的金标准，是广大医生和家用保健测量体温的首选工具。由于其填充物是金属汞，汞可以在常温常压下蒸发成汞蒸气，温度越高，蒸发越快，汞蒸气和汞的化合物对所有生物都有很强的毒性，一旦通过呼吸、误食或其他方式进入人体，都会对人体的健康造成极大的危害。2002年12月，联合国环境署在《全球汞评估报告》指出“环境中的汞具有持久性、迁移性、高毒性和生物蓄积性”，2017年8月16日联合国《关于汞的水俣公约》生效，目前共有128个国家签署了《关于汞的水俣公约》，其中有包含中国在内的74个国家已经批准，中国决定自2026年1月1日起，将全面禁止生产含汞体温计和含汞血压计产品。经过研究，现在已有镓铟合金液态金属体温计可替代水银体温计，它在1993年由德国格拉特姆(Geratherm)公司发明，得到了市场广泛认可。2016年中国也对该款镓铟合金液态金属体温计核发医疗器械注册证准予销售。

使用水银体温计(或镓铟合金液态金属体温计)复测体温时应注意：测量温度之前，要用75%医用酒精擦拭体温计并擦干；观察体温计水银柱是否在35℃以下；如果水银柱不在35℃以下，要先将水银柱调整至35℃以下后再进行使用；确定水银柱在35℃以下后，将体温计金属头一侧夹到腋下进行体温测量；5～10分钟之后，将体温计取出查看温度，注意手不要碰到金属头；读数时将水银体温计置于适中亮度的环境中，找一处纯白背景，手不要碰到金属头，否则会使误差变大，将水银体温计慢慢旋转至数值与刻度之间的那一条边棱处，缓缓转动体温计，会看到灰色的一条水银柱，稳定后读数；水银体温计最高温度值是42℃，在保管或清洁时温度不可超过42℃，不可将体温计放入热水中清洗或用于测量水等其他物体的温度；水银体温计易破碎，存在水银(汞)污染的可能，因此必须妥善保管，注意轻拿轻放，避免剧烈震动，避免滚动滑落。

体温复测结束后，应准确记录，对所有报警图片进行分类归档。一般红外报警截图保存时间不少于2年，红外测温视频(含可见光视频和红外视频)及手持测温枪测温监控视频保存不少于3个月。

(四)医学巡查

医学巡查是指采用以查看、听闻为主的方式，对特定的一般是活动的人群进行巡查，主要是为了发现一些传染病的症状和体征，以及发现旅行者携带的其他检疫关注的风险因子。医学巡查是一种粗略的检查方法，是体温监测的有效补充，发现的问题可以通过医学检查和现场查验等方法进行进一步确认。

医学巡查的特点：一是方便快捷。与医学检查相比，医学巡查主要采用视诊，耗时更短，可以大面积筛查，并不影响人员日常通过。可以同时发现多个传染病症状和体征，有些传染病不发热但却有很多体征，比单纯的发热更为有效，例如皮疹或无力、喘息等，医学巡查是发现这些体征的有效手段，借此可以发现更多的传染病感染的征兆，为一步的医学检查提供依据。二是依赖巡查者的工作经验，这些为其大规模运用带来难题。三是准确率和发现率

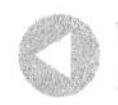

不高。

巡查要求：专人医学巡查，巡查时应携带便携式体温计；巡查时应做好防护；巡查时发现异常状况应及时处置，寻求帮助；巡查时应携带手套、口罩等防护用品，发现异常人员应指导协助其戴好防护用品；发现异常人员引导至流行病学信息调查环节。

巡查技术要点：面部潮红，口唇干燥或有疱疹，大汗淋漓，多见于发热性疾病，如登革热、流感、黄热病等；面容枯槁、苍白或灰暗，眼窝凹陷、目光暗淡、表情抑郁、头发干枯无光泽，多见于肺结核、慢性肝病、艾滋病等；发冷、寒战，着衣过多常见于发热性疾病的体温骤升期，如疟疾发冷期；眼窝深陷、口唇干裂、皮肤皱缩，湿冷且弹性消失，指纹皱瘪，酷似"洗衣手"等脱水症状可见于霍乱；紫绀可见于哮喘、心肌梗死等；黄染可见于急性肝炎、黄热病等；皮疹可见于伤寒、斑疹伤寒、猩红热、猴痘等；全身弥漫性充血性点状皮疹和退疹后明显的脱屑常见于猩红热；颜面、颈部、上胸部弥漫性潮红(即三红征)常见于登革热、流行性出血热等；黑色、紫红色或深蓝色的皮肤斑块或溃疡常见于晚期艾滋病；眉毛稀疏、脱落、"鹰爪"、"狮面"常见于麻风病。有呼吸道传染病症状的出入境人员，如咳嗽、咳痰、咯血、气急、喘息、呼吸困难可见于肺部感染、肺结核、新冠感染等。有消化道传染病症状的入境人员，如呕吐、腹痛、腹泻可见于霍乱、痢疾等肠道疾病。晕厥可见于心脏病、低血糖、脑血管疾病等；极度营养不良(消瘦)可见于肺结核、艾滋病等；有行为及反应异常，如做怪相、扮鬼脸、躁动多语、刻板动作等可能是精神病患者。

巡查技巧：勤看善问，发现精神萎靡、走路不稳、手捂腹部、皮肤有皮疹等异常表现的人员，主动拦截，用手持式测温枪测量体温，询问有无身体不适，近期去过哪些国家，有没有接触过病人等；对有发烧、身体不适或怀疑有高风险人员引入医学排查室排查；在护照通道抽查持护照人员健康证和预防接种证；抽查来自黄热病流行的南美和非洲相关国家的入境人员；解答入境人员提出的健康咨询。

(五)证书核查

健康证书核查是指对入境人员健康有关的证件、证明、记录等材料进行检查，查找检疫关注的风险因子存在的证据，既包括对旅行者个人有关资料的检查，也包括对交通工具、货物、行李、邮包有关记录和证明材料的检查。

理论上讲，凡是与传染病传播风险相关的文书，都应该检查。检查的内容包括：主动申报的文书、证明材料、客观的记录等。针对入境人员，除检查健康申报信息外，还可以根据具体情况检查其身份证明材料、有关旅行史材料、健康证明、预防接种证明、诊断和治疗记录等；针对交通工具，除了检查其健康申报书外，还需要关注其员工名单、乘员名单、航程中的医学日志(包括是否有传染病病例、航程中出现的病例及其处置、是否有未能明确诊断的可疑病例、是否有群体性症状出现)、交通工具的卫生相关证明材料(卫生控制/免予卫生控制证书、卫生处理记录、健康证明书)、行程证明材料(出发地、途经地和目的地)、载货清单、其他日志材料等。

证书核查重点关注的问题包括：申报的内容是否准确完整；文书材料是否能够明确证明其旅行史，包括出发地、途经地、目的地等，判断是否途经疫区；检查相关的记录材料中，是否有与检疫关注的风险相关的事件，如有无不明原因的病例发生，有无群体性症状出现，是否发现了医学媒介生物；不同材料互相印证和核实，查找是否有刻意漏报、瞒报、错报等问题。

（六）精准检疫

精准检疫是指国境卫生检疫机关通过加强疫情信息收集和风险分析布控，对高风险人员实现入境前锁定、入境时快速精准识别、针对性采取措施。国境卫生检疫机关开展精准检疫探索已有多年。《“健康中国2030”规划纲要》中提出：建立全球传染病疫情信息智能监测预警、口岸精准检疫的口岸传染病预防控制体系和种类齐全的现代口岸核生化有害因子防控体系，建立基于源头防控、境内外联防联控的口岸突发公共卫生事件应对机制，健全口岸病媒生物及各类重大传染病监测控制机制，主动预防、控制和应对境外突发公共卫生事件。“十三五”卫生与健康科技创新专项规划中也提出，推进“互联网+卫生检疫”，建立全球传染病疫情信息智能监测预警、精准检疫的口岸传染病预防控制体系，建立分布合理、地域覆盖全面的现场、区域和重点实验室，建设生物安全防护级别高的口岸智能监测平台，切实防止国际重大烈性传染病传入我国。

（七）疫情报告

疫情报告是法定义务。《国境卫生检疫法实施细则》第十五条规定，在国境口岸以及停留在国境口岸的交通工具上，发现检疫传染病、疑似检疫传染病，或者有人非因意外伤害而死亡并死因不明时，国境口岸有关单位以及交通工具的负责人，应当立即向卫生检疫机关报告。根据情况，疫情报告可以分为交通工具运营者报告和口岸区域内所有单位及个人的报告。其中交通工具运营者的报告应以书面报告为主，在航海健康申报单、航空器总申报单健康部分、列车健康申报单中体现，也可以在入境后靠泊期间随时报告。“交通工具运营者”系指负责管理交通工具的自然人或法人，或其代理。由交通工具负责人集体申报交通员工和入境人员健康状况，对患病人员注明姓名、发病日及主要症状。此外申报内容还包括在交通工具上是否有人死于非意外事故，在国际航行中是否有人员曾被怀疑为患有传染性疾病的患者，交通工具上是否存在可导致感染或疾病传播的情况，是否采取过卫生措施，是否有患病的动物或宠物等。口岸区域内单位及个人的报告形式多样，需要将有关线索告知卫生检疫机关并配合做好调查和处置。

三、信息补充核实

在掌握境外疫情底数的基础上，将疫情分布情况和高风险人员行程对碰，就可以发现可靠的染疫线索，进而对甄别出的高风险人员开展进一步的检疫排查。

（一）行程核实

行程轨迹，一类是被动记录的轨迹数据，如电信运营商的服务器都会记录手机所在的位置，船舶自动识别系统（AIS）数据；另一类是主动记录的轨迹数据，如个人标记的位置信息，留存的导航轨迹信息等。按照健康申报规定，入境人员需申报航班号、座位号以及14天内旅行史、居住史等，这些轨迹信息既有主动记录也有被动记录的，均需要入境人员主动报告，但由于记忆偏倚、回忆偏差、刻意隐瞒、填写误差等原因，主动报告的个人境外14天轨迹并非可以全部直接采信，需要加以补充核实，补充核实的目的是：一是查看是否遗漏，主要看14天内行程是否连续无中断，若有中断，需要补充完整。二是查看是否能逻辑自洽。填写的时间线和行程是否超出常识认知，是否明显异常。三是查看是否有填写错误，如填写的地域范围是否符合规定范式。四是查看是否有虚假填报，如填写的地名不存在或航班号、座位号错误等。五是查看入境人员经过的高风险疫情地区，以便预判可能感染何种传染病。六是必要时可以进一步了解行程中的交通方式，有助于判断染疫风险。

行程轨迹核实的方法既可以采取面对面询问方式，也可以通过查阅留存票证、入境人员个人标记的位置信息、导航信息等核实。

（二）健康问询

个人信息复核：健康申报信息包括五大方面的信息，一是个人信息和联系方式；二是居住和旅行信息；三是接触人员情况；四是个人身体状况；五是根据需要要求申报的其他信息。流行病学调查人员应当逐一复核各项健康申报信息，并根据行程轨迹进一步深入了解各项申报信息，并根据掌握的情况扩展补充了解其他信息。

个人信息和联系方式应当准确无误，姓名、性别、国籍、出生日期等内容与护照等其他证件完全一致，并拍照留存身份证件备查，检查健康证书的个人信息与身份信息是否一致。居住和旅行信息应当精确。

健康信息核实：个人身体状况是健康问询的重点，尤其是症状和现病史，要通过问询了解入境人员症状的真实性和准确性。症状是指疾病过程中病人主观上的异常感觉或某些客观病态改变，症状表现有多种形式，有的只有主观才能感觉到的，如疼痛、眩晕等；有些不仅能主观感觉到，而且客观检查也能发现，如发热、黄疸、呼吸困难等；也有主观无异常感觉，是通过客观检查才发现的，如黏膜出血、腹部包块等；还有些生命现象发生了质量变化（不足或超过），如肥胖、消瘦、多尿、少尿等，需通过客观评定才能确定。由于大部分症状是主观感知，不一定准确，需要进一步详细了解具体状况才能判定为是否为传染病症状。

医学上经常谈及的症状及其定义为：

（1）发热是指机体在致热原作用下或各种原因引起体温调节中枢的功能障碍时，体温升高超出正常范围。临床上常把体温升高超过正常值0.5℃，称为发热。

（2）皮肤黏膜出血是由于机体止血或凝血功能障碍所引起，通常以全身性或局部性皮肤黏膜自发性出血或损伤后难以止血为临床特征。

（3）水肿是指人体组织间隙有过多的液体积聚使组织肿胀。咯血是指喉及喉部以下呼吸道及肺的任何部位的出血，经口腔咯出。

（4）心悸是自觉心脏跳动的不适感或心慌感。

（5）呕血是上消化道疾病或全身性疾病所致上消化道出血，经口腔呕出。

（6）腹泻是指每日排便超过3次、排粪量超过200克/天，粪便质地稀薄，含水量>85%。需要指出的是，大便失禁也常伴有大便不成形，但不定义为腹泻。便秘是指每周排便少于3次、粪便干硬、排便困难。

（7）黄疸指血清中胆红素升高使皮肤、黏膜、巩膜发黄。正常血清总胆红素为1.7~17.1 μmol/L。胆红素在17.1~34.2 μmol/L，为隐性黄疸临床不易察觉，超过34.2 μmol/L时临床肉眼可见黄疸。

(8)无尿少尿多尿：尿量<100 mL/24 h 为无尿，<400 mL/24 h 或<17 mL/h 为少尿，>2500 mL/24 h 为多尿。

(9)肥胖是体内脂肪积聚过多的状态。

(10)消瘦是体重低于正常的状态。

(11)头痛指眉弓、耳郭上部、枕外隆突连线以上部位的疼痛。

(12)晕厥是指一过性广泛脑供血不足所致短暂的意识丧失状态。

(13)抽搐是指全身或局部成群骨骼肌非自主抽动或强烈收缩，常引起关节运动和强直。

不同的症状对应不同的传染病，以发热为例：

(1)以发热为首发症状，体温高于38℃；可伴有头痛、关节酸痛、肌肉酸痛、乏力、腹泻；无上呼吸道卡他症状；可有咳嗽，为干咳、少痰，偶有血丝痰；可有胸闷，严重者出现呼吸加速，气促，或明显呼吸窘迫，肺部体征不明显时，应高度怀疑其为非典型肺炎疑似病例。

(2)体温持续在39℃以上，可伴有流涕、鼻塞、咳嗽、咽痛、头痛、肌肉酸痛和全身不适。可有恶心、腹痛、腹泻、稀水样便等消化道症状，有临床表现明显的肺炎或肺实变体征时，应高度怀疑其为人感染 H7N9 禽流感疑似病例。

(3)高热寒战，体温达到39℃至40℃，剧烈头痛，恶心呕吐伴有烦躁不安，意识模糊，心律不齐，血压下降，呼吸急促，皮肤黏膜有出血斑及伴有黑便，血尿，咳痰，咳血，呼吸困难，四肢及全身发绀。肺部体征与临床表现不符时，应高度怀疑其为肺鼠疫疑似病例。

(4)寒战、高热、气急、呼吸困难、喉喘鸣、紫绀、血样痰、胸痛。有时在颈下、胸部出现皮下水肿。肺部仅闻及散在的细湿啰音。常并发败血症和感染性休克时，应高度怀疑其为肺炭疽疑似病例。

(5)午后低热、乏力、食欲不振、体重减轻、盗汗等；有干咳或只有少量黏液痰，有不同程度咯血；胸部有刺痛，一般并不剧烈，随呼吸和咳嗽而加重，可有渐进性或急骤出现的呼吸困难，甚至紫绀时，应高度怀疑其为肺结核疑似病例。

(6)急性发热、剧烈头痛、恶心、呕吐、颈强直、畏光、皮肤瘀斑等时，应高度怀疑其为流行性脑脊髓膜炎疑似病例。

(7)突发高热，可达40℃以上，可伴畏寒或寒战、头痛、背痛、腿痛、眼部充血、鼻衄、恶心呕吐、黄疸。病情严重时患者心率减慢，血压降低，黄疸加重，频繁呕吐，上腹痛明显，出现各种出血症状，如牙龈出血，鼻衄，皮肤瘀斑，呕血，黑粪，血尿，子宫出血等，应高度怀疑其为黄热病疑似病例。

(8)突发高热39℃~40℃，伴有较剧烈的三痛：头痛、肌肉痛、关节痛；三红：面、颈、胸部潮红。分布于四肢躯干或头面部的多样性皮疹，多有痒感，不脱屑。四肢、腋窝、黏膜及面部可见散在出血点，迅即融合成瘀斑。病情进展中可有鼻腔、牙龈、消化道、泌尿道或子宫等任何一个以上器官的较大量出血。突然加重时，可出现皮肤湿冷、脉弱、烦躁或昏迷，血压下降甚至出现休克，应高度怀疑其为登革热重症疑似病例。

(9)周期性和间歇性发热，典型发作时有3个阶段：①发冷期：有寒战、面色苍白；②发热期：寒战停止后继以高热和面色潮红，体温可达39℃~41℃；③出汗期：高热后病人突发全身大汗，体温骤然下降。可见脾脏明显肿大，压痛，应高度怀疑其为疟疾疑似病例。

(10)体温持续高至39℃，常伴有头痛、颈项强直、恶心、呕吐。可出现意识障碍、抽搐、呼吸衰竭、剧烈头痛、呕吐、血压升高、脉搏变慢，应高度怀疑其为流行性乙型脑炎(日本脑

炎)疑似病例。

(11)突然发热、头痛、皮疹、背痛、肌肉痛，发烧可表现为双波热，皮疹可为玫瑰样疹或斑丘疹，部位主要在颈背和上肢，应高度怀疑其为西尼罗热疑似病例。

(12)发热、急性关节痛/关节炎及皮疹典型的三联征。肌肉酸痛，尤其是脚部疼痛明显。病人常突然起病，寒战、发热(双峰热)，体温可达39℃，伴有头痛、恶心、呕吐、淋巴结肿大，患者全身的多个关节和脊椎出现十分剧烈的疼痛，数小时内关节不能活动。在躯干、四肢的伸展侧、手掌和足底出现红色斑丘疹或猩红热样皮疹，有瘙痒感，应高度怀疑其为基孔肯雅热疑似病例。

(三)流行病学信息调查

流行病学信息调查的目的是详细全面复原高风险人员的行程史、现病史、既往史、接触史等，从中发现染疫线索，确定密切接触者。

不同的传染病有不同的流行病学信息调查重点，各种传染病流行病学调查要点有：

呼吸道传染病：4周之内停留或到过的国家和地区，应详细到州或市，每个国家或地区单列；有无进出医院、诊所，是否去过公共场所或参加公众聚会等，身边朋友及家人有无患呼吸道疾病；有无野生动物、禽鸟类接触史，如有无登山、进入森林、进入山洞等野外活动史，有无接触野生动物；有无进出禽鸟市场，有无购买或宰杀鸡、鸭、鹅、鸟等，有无接触骆驼、蝙蝠等；既往病史、预防接种史及就诊史、药物过敏史等，有无流感、麻疹、水痘等的预防接种史；是否有发热、咳嗽、咽痛、干咳、胸痛、气促、呼吸困难、肺部啰音等呼吸道症状或体征，症状出现的时间及持续时间。

消化道传染病：4周之内停留或到过的国家和地区，应详细到州或市，每个国家或地区单列；职业及主要从事的工作活动，注意特殊的职业，如家禽售卖者、相关动物产业从业者、厨师等；是否在外用餐，是否有参加公共聚餐，餐厅的卫生条件，食用的主要食物，生食或熟食，冷食或热食，食用的时间、频次、数量，共餐人员是否出现传染病症状等，注意是否有食用海产品、生水、生食、冷饮等情况；是否有发热、恶心、呕吐、腹痛、腹泻等消化道症状或体征，腹痛的部位，呕吐的方式，腹泻的每日次数，粪便的性状和颜色，有无脱水症状等，症状出现的时间及持续时间。

虫媒传染病：4周之内停留或到过的国家和地区，应详细到州或市，每个国家或地区单列；询问所在地是城市还是农村，是否有蚊、蝇等，卫生条件情况，停留期间主要是室内活动还是室外活动，如有室外活动，具体活动的区域是什么，如山林、山洞、草坪、户外河流、海洋等，所在地的气候温度，是穿长袖还是短袖；有无蚊虫叮咬史；是否具有特殊行为及危险暴露史，如野外旅行史、登山、探险、户外游泳、森林伐木、捕捉野生动物等；询问有无黄热病接种史；是否有发热、皮疹、头痛、肌痛、骨关节痛、出血征、精神症状等症状或体征，症状出现的时间及持续的时间。

接触传播传染病：4周之内停留或到过的国家和地区，应详细到州或市，每个国家或地区单列；是否有接触过患者及其血液、体液、分泌物、排泄物或尸体等，或接触过被感染的动物如猴子等灵长类动物、老鼠等小型啮齿动物；职业暴露史、既往病史、预防接种史及就诊史、药物过敏史等，服药或正在进行治疗的情况，是否有流行性出血热疫苗接种史；是否有严重头痛、肌肉痛、呕吐、腹泻、腹痛、乏力、寒战等全身中毒性症状及皮下出血等出血性症状。

鼠疫：1 周内是否到过鼠疫受染国家或地区；是否接触过老鼠或其他啮齿动物或野生动物，是否被鼠蚤叮咬过，是否处理过被感染的动物组织（职业是否为猎人、野生动物工作者），是否吸入过感染鼠疫的猫或狗的飞沫，是否与肺鼠疫患者接触过；是否有骤然发热、淋巴结疼痛、肿胀或咳嗽、咳痰、咳血、寒战、出血表现等。

霍乱：1 周内是否到过霍乱受染国家或地区；是否接触过霍乱病例，或饮用了含有霍乱弧菌或被感染患者粪便污染的水，或食用了受污染的鱼和贝类等海产品；是否为医护人员或照顾过霍乱患者；是否有急性、大量水样泻、米泔水样便（24 小时内超过 3 次），同时频繁恶心和呕吐，伴有口唇干燥、皮肤弹性差、眼窝下陷等脱水症状，小腿肌肉痉挛等。

黄热病：2 周内是否到过黄热病受染国家或地区；是否有被蚊虫叮咬，停留期间当地的气候、温度，是否为雨季，环境中是否可见蚊虫滋生，是否着长衣裤，是否有山林、田野旅行史，是否有在野外露营等；是否有接种黄热病疫苗；是否有发热、寒战、头痛、背痛、肌肉酸痛、虚弱、恶心和呕吐等症状或体征，以及难以用其他原因解释的黄疸、肝肾功能损害或出血等。

传染性非典型肺炎：发病前 2 周内是否途经或居住于报告有传染性非典型肺炎病人并出现继发感染疫情的区域；是否与发病者有密切接触史，是否是受传染的群体发病者之一，是否有明确传染他人的证据；是否为接触 SARS 病毒的实验室工作者；是否接触过蝙蝠等野生动物，是否有野外探险、登山等经历；是否有发热、头痛、关节酸痛、腹泻（可有咳嗽，多为干咳、少痰，偶有血丝痰，可有胸闷，严重者出现呼吸加速，气促，或明显呼吸窘迫）。

高致病性禽流感（H5N1）：1 周内是否来自或途经高致病性禽流感受染国家或地区；是否为家禽养殖业者或宰杀售卖者，是否为接触禽流感病毒感染材料的实验室工作人员，是否到过家禽饲养、销售及宰杀等场所，有无购买或宰杀鸡、鸭、鹅、鸟等，是否接触过死禽，是否接触过禽类的分泌物、排泄物等，是否接触过禽流感患者或其分泌物、排泄物等；是否有发热、流涕、鼻塞、咳嗽、咽痛、头痛、肌肉酸痛和全身不适等呼吸道症状或体征。（部分患者可有恶心、腹痛、腹泻、稀水样便等消化道症状）

人感染 H7N9 禽流感：1 周内是否来自或途经高致病性禽流感受染国家或地区；是否为家禽养殖业者或宰杀售卖者，是否为接触禽流感病毒感染材料的实验室工作人员，是否到过家禽饲养、销售及宰杀等场所，有无购买或宰杀鸡、鸭、鹅、鸟等，是否接触过死禽，是否接触过禽类的分泌物、排泄物等，是否接触过禽流感患者或其分泌物、排泄物等，是否有野外探险，是否接触过野生禽鸟；是否有发热、咳嗽、咳痰，是否有头痛、肌肉酸痛、腹泻或呕吐等症状。（体温大多持续在 39℃以上，出现呼吸困难，可伴有咯血痰）

肺炭疽：14 天内是否来自或途经炭疽受染国家或地区；是否为从事与毛皮等畜产品密切接触的职业，是否为接触炭疽杆菌感染材料的实验室工作人员，是否接触过可疑的病、死动物或其残骸，是否食用过可疑的病、死动物肉类或其制品，是否饮用过不明来源的生水；是否有在受染区从事耕耘或挖掘等操作；是否有感冒样症状，继发寒战、高热、气急、呼吸困难、喘鸣、紫绀、血样痰、胸痛（有时颈下、胸部出现皮下水肿）。

中东呼吸综合征（MERS）：2 周内是否来自或途经 MERS 受染国家或地区；是否有接触骆驼，是否喝过生的骆驼奶或骆驼尿，是否吃过生的骆驼肉或其他未煮熟的肉类，是否有接触去过 MERS 受染国家或地区旅行且有发烧和急性呼吸道疾病的病人，是否去过当地的医疗机

构或诊所，是否为医护人员等；是否有发热、咳嗽、气短、发冷、咽喉疼痛等呼吸道症状及体征，以及肌肉痛、关节痛、腹泻、呕吐等。

肺结核：是否来自或途经肺结核受染国家或地区；是否为接触结核杆菌感染材料的实验室工作人员或从事结核病防治的医护工作者，是否接触过疑似肺结核病人，是否有患过肺结核病，是否有服药或治疗；是否有午后低热、乏力、食欲不振、体重减轻、盗汗、咳痰、咯血、胸痛或淋巴结肿大等表现。

流行性脑脊髓膜炎：10 天内是否来自或途经流行性脑脊髓膜炎受染国家或地区；是否为接触脑膜炎奈瑟菌感染材料的实验室工作人员或从事结核病防治的医护工作者，是否接触过疑似流行性脑脊髓膜炎的病人，是否已接种流行性脑脊髓膜炎疫苗；是否有脑膜炎，急性发热、剧烈头痛、恶心、呕吐、颈强直、畏光、皮肤瘀斑等。

肠出血性大肠杆菌 O157：H7 感染性腹泻：10 天内是否到过肠出血性大肠杆菌 O157：H7 感染性腹泻受染国家或地区；是否食用过生或半生肉类，或饮用了未经高温处理过的生乳，或食用了受污染的食物，是否为医护人员或照顾过肠出血性大肠杆菌 O157：H7 感染性腹泻患者；是否有鲜血样便、腹部痉挛性疼痛、低烧或不发烧等症状。

西尼罗热：4 周内是否途经或来自西尼罗热流行区；是否有蚊虫叮咬史等，是否接触过鸟类及其排泄物或分泌物，询问停留期间主要是室内活动还是室外活动，如有室外活动，有无在山林、山洞、草坪等区域的活动（注意特殊的职业，是否为伐木工人、猎人、野外探险家等），是否穿着长袖长裤，是否有野外露营；是否有发热、头痛、背痛、肌肉痛、皮疹（玫瑰样疹或斑丘疹，部位主要在颈背和上肢）。

寨卡病毒病：4 周内是否来自或途经寨卡病毒病受染国家或地区；4 周内是否接触过寨卡病毒病患者或非人灵长类动物，是否有蚊虫叮咬史，是否接触过血液制品（包括输血），询问停留期间主要是室内活动还是室外活动，如有室外活动，有无山林、山洞、草坪等区域的活动（注意特殊的职业，是否为伐木工人、猎人、野外探险家等），是否穿着长袖长裤，是否有野外露营；是否有发热、皮疹（斑丘疹）、结膜炎、关节痛及肌肉痛等，是否出现神经系统和自身免疫系统并发症。

裂谷热：1 周内是否来自或途经裂谷热受染国家或地区；是否接触过绵羊、牛、骆驼和山羊等家畜及其排泄物或分泌物，或食用未煮熟的肉、奶；是否有伊蚊、库蚊、按蚊等蚊虫叮咬史，询问停留期间主要为室内活动还是室外活动，如有室外活动，有无山林、山洞、草坪等区域的活动（注意特殊的职业，是否为伐木工人、猎人、野外探险家等），是否穿着长袖长裤，是否有野外露营；是否有发热、寒战、头痛、乏力、肌肉关节痛；发热是否持续数天。

埃博拉病毒病：21 天内是否有埃博拉病毒病受染国家或地区的旅行史；是否接触过来自或曾到过埃博拉病毒病受染国家的发热者，是否接触过埃博拉病毒病患者及其血液、体液、分泌物、排泄物或尸体等，是否接触过猴子等野生动物，是否为医护人员或照顾过患者，是否为尸体搬运者或参加过葬礼等；是否有发热、严重头痛、肌肉痛、呕吐、腹泻、腹痛、不明原因出血等。

马尔堡出血热：3 周内是否去过马尔堡出血热受染国家或地区；是否接触过新输入的非洲非人灵长类动物；是否接触过来自或曾到过马尔堡出血热受染国家的发热者，是否接触过马尔堡出血热患者及其血液、体液、分泌物、排泄物或尸体等，是否接触过猴子等野生动物，是否为医护人员或照顾过患者，是否为尸体搬运者或参加过葬礼等；是否有急骤起病，发热，有全身肌肉疼痛、头痛、乏力等全身中毒症状及出血症状。

拉沙热：3 周内是否来自或途经拉沙热受染国家或地区；是否有直接或间接接触老鼠或其排泄物，是否有接触拉沙热患者，或接触拉沙热患者的血液、尿液、粪便或其他身体分泌物，是否为医护人员或照顾过患者；是否有发热、寒战、呕吐、腹泻、咽炎、全身不适、虚弱、头痛、咽痛、咳嗽、弥漫性肌痛等症状。

流行性出血热：3 周内是否来自或途经流行性出血热受染国家或地区；是否有直接或间接接触老鼠或其排泄物，是否有接触流行性出血热患者，或接触流行性出血热患者的血液、尿液、粪便或其他身体分泌物，是否为医护人员或照顾过患者；是否有突然畏寒发热，体温在 1 天至 2 天内可达 39℃~40℃，高度乏力，全身酸痛，头痛和剧烈腰痛、眼眶痛“三痛”症状等全身中毒症状。

尼帕病毒病：2 周内是否来自或途经尼帕病毒病受染国家或地区；是否有接触果蝠、猪及其排泄物或分泌物，是否接触尼帕病毒病患者及其排泄物或分泌物（如鼻腔或呼吸道液滴、尿液或血液），是否有食用果蝠肉或病猪肉，是否有饮用生椰枣汁（一种亚洲部分地区的饮料），是否为猎人、捕蝠者；是否有发烧、头痛、恶心、呕吐、气促等症状或体征，并可能进一步恶化至包括嗜睡、意识模糊和昏迷的症状。

麻疹：4 周内是否来自或途经麻疹疫情受染国家或地区；是否有接触麻疹患者及其分泌物或排泄物，是否与有咳嗽、喷嚏等呼吸道症状的患者接触，是否接触被病毒污染的物品，是否去过人多拥挤或空气流通欠佳的公共场所，是否有接种麻疹疫苗；是否有发烧、咳嗽、流鼻水、眼红及口腔内白点、皮肤红疹等症状或体征。

细菌性痢疾（菌痢）：1 周内是否到过细菌性痢疾（菌痢）受染国家或地区；是否接触过细菌性痢疾（菌痢）患者或带菌者粪便，是否饮用了含有痢疾杆菌或感染患者或带菌者粪便污染的水，是否食用了受细菌污染的食物或食用了被苍蝇、蟑螂等污染的食物，是否为医护人员或照顾过细菌性痢疾（菌痢）患者；是否有发热、腹痛、腹泻（大便每日≥3 次）、脓血黏液便、里急后重、左下腹压痛等症状。

诺如病毒感染：1 周内是否到过诺如病毒感染受染国家或地区（诺如病毒感染主要发生在托儿所、家庭、舰艇、疗养院以及护理室等场所，多见于秋季 9 月至第二年春季 4 月）；是否接触过诺如病毒感染病例及其排泄物、呕吐物，是否饮用了被感染患者粪便污染的水，是否食用了受污染的食物；是否为医护人员或照顾过诺如病毒感染患者；是否有发热、腹痛、腹泻、恶心、呕吐等症状。

副溶血弧菌感染：1 周内是否到过副溶血弧菌感染受染国家或地区（副溶血弧菌感染主要发生在 5 月~11 月，7 月~9 月为高峰期）；是否接触或吞咽过被副溶血弧菌污染的海水，或食用未经烹调的海鱼、凉菜或烹调加热不足被污染的食品；是否有激烈腹痛或腹部阵发绞痛、腹泻（大便每日≥3 次，粪便的性状异常者）、恶心、呕吐等症状。

登革热（又叫骨痛热）：4 周内是否来自或途经登革热流行区；是否有蚊虫叮咬史；询问所到的国家和地区应详细到州或市，明确所在区域是农村还是城市，询问停留期间主要是室内活动还是室外活动，如有室外活动，有无山林、山洞、草坪等区域的活动等（注意特殊的职业，是否为伐木工人、猎人、野外探险家等），是否穿着长袖长裤，是否有野外露营；是否有服药及治疗；是否有发烧、较剧烈的三痛（头痛、肌肉、关节痛）、三红（面、颈、胸部潮红）、皮疹，甚至昏迷、血压下降、休克等症状或体征（病情进展中可有鼻腔、牙龈、消化道、泌尿

道或子宫等任何一个以上器官的较大量出血)。

疟疾:4周内是否来自或途经疟疾流行国家或地区;是否有蚊虫叮咬史;询问所到的国家和地区应详细到州或市,明确所在区域是农村还是城市;询问停留期间主要是室内活动还是室外活动,如有室外活动,有无山林、山洞、草坪等区域的活动等(注意特殊的职业,是否为伐木工人、猎人、野外探险家等),是否穿着长袖长裤,是否有野外露营;是否曾经患过疟疾,是否有输血史等;是否有服药及治疗;是否有周期性和间歇性发热,是否有寒战、面色苍白(发冷期);是否有寒战停止后继以高热和面色潮红,体温可达39℃~41℃(发热期);是否有高热后突发全身大汗,体温骤然下降(出汗期);体格检查是否可见脾脏明显肿大,压痛。

基孔肯雅热:4周内是否去过或来自基孔肯雅热流行区;是否接触过绿猴、黑猩猩、牛、马、猪、兔等动物及其排泄物或分泌物,发病前是否曾有蚊虫叮咬史;询问停留期间主要是室内活动还是室外活动,如有室外活动,有无山林、山洞、草坪等区域的活动等(注意特殊的职业,是否为伐木工人、猎人、野外探险家等),是否穿着长袖长裤,是否有野外露营;是否有寒战、发热(双峰热)、头痛、恶心、呕吐;在躯干、四肢的伸展侧、手掌和足底是否出现了红色斑丘疹或猩红热样皮疹,是否有瘙痒感,是否出现全身多个关节和脊椎剧烈疼痛。

流行性乙型脑炎(日本脑炎):4周内是否来自或途经流行性乙型脑炎流行国家或地区;询问停留期间主要是室内活动还是室外活动,如有室外活动,有无山林、山洞、草坪等区域的活动等(注意特殊的职业,是否为伐木工人、猎人、野外探险家等),是否穿着长袖长裤,是否有野外露营;是否有接触猪及其排泄物或分泌物,是否有食用病猪肉;是否有发热、头痛、颈项强直、恶心、呕吐甚至出现意识障碍、抽搐、呼吸衰竭、剧烈头痛、呕吐、血压升高、脉搏变慢等症状或体征。

脊髓灰质炎:4周内是否来自或途经脊髓灰质炎受染国家或地区(注意年龄,脊髓灰质炎病毒导致的小儿麻痹症通常影响幼童);是否有脊髓灰质炎疫苗接种史;是否与患者有共同居住、共餐等密切接触史,是否有处理儿童的尿片或粪便,是否有进食未煮熟的食物,如厕后是否有洗手,进食和烹调食物前是否有洗手等;是否有发烧、头痛、呕吐、腹部不适、肌肉剧痛、颈背僵硬及麻痹等症状或体征。

水痘:4周内是否来自或途经水痘疫情受染国家或地区(注意年龄,水痘多发生在儿童,学龄前和学龄儿童中发病率最高;注意季节,水痘在晚冬到早春最为流行,水痘传染性强,可透过飞沫或空气传播);是否有接触水痘患者及其分泌物或排泄物,是否与有皮疹的患者接触,是否接触被病毒污染的物品,是否去过人多拥挤或空气流通欠佳的公共场所,是否有接种水痘疫苗;是否有发烧,是否有斑点、丘疹、囊泡样的瘙痒皮疹(红疹先是扁平,后形成突起的豆状小水疱,小水疱维持3~4天,然后变干、结痂),身躯、面部、四肢等处是否有皮疹。

手足口病:1周内是否来自或途经手足口疫情受染国家或地区(手足口病分布极广泛,无严格地区性;在手足口病流行季节,需注意临近的地区如中国香港、澳门等输入性手足口病例;注意年龄,手足口病多发生在儿童,主要为学龄前儿童;注意季节,手足口病四季均可发病,以夏秋季多见,冬季的发病较为少见;手足口病传染性强,主要是通过人群间的密切接触进行传播的,可通过空气飞沫、日常接触、口传播);是否有口腔溃疡,是否有流口水、拒绝饮食;是否有接触手足口病患者及其分泌物或排泄物,是否与有疱疹的患者接触,是否接触被唾液、疱疹液、粪便污染的手、毛巾、手绢、牙杯、玩具、食具、奶具以及床上用品、内衣等，是否有接触被病毒污染的水源，是否有饮用过生水，是否去过医院或诊所接受诊疗；是否有发热、不适，咽痛，口腔黏膜是否有水泡，手掌、脚掌是否出现皮疹(皮疹为水泡)。参照以下手足口病特征性症状和体征鉴别：手足口病主要侵犯手、足、口、臀四个部位；因为疹子不像蚊虫咬、不像药物疹、不像口唇牙龈疱疹、不像水痘所以又称四不像，而且临床上更有不痛、不痒、不结痂、不结疤的四不特征。部分患者初期有轻度上感症状，如咳嗽、流涕、恶心、呕吐等。由于口腔溃疡疼痛，患儿流涎拒食。

流行性感冒：1周内是否来自或途经流感受染国家或地区(流感传播呈地域性。旅行期间暴露于流感的风险取决于旅行季节及旅行目的地。温带地区，流感多在春冬季流行；热带或亚热带地区，呈全年流行，在雨季或旱季呈现高峰。应密切关注每日全球疫情中全球流感的发生国家及地区)；是否有接触流感患者及其分泌物或排泄物，是否与有咳嗽、喷嚏、流涕等呼吸道症状的患者接触，是否接触被病毒污染的物品，是否有去过人多拥挤或空气不流通的公共场所，是否去过医院或诊所，是否有服药，是否有接种流感疫苗；是否有发热、乏力、头痛、全身酸痛等全身中毒症状，是否有流涕、咳嗽等症状，体格检查是否有非渗出性咽炎，胸部听诊是否闻及啰音。

在流行病学信息调查时，问询时要查问传染病受染国家或地区旅行史，而非疫情暴发国家或地区旅行史，原因在于传染病在不同季节和年份有流行强弱之分，而收集的疫情信息多为疫情暴发信息，对于地方性流行病而言，一般都是持续处于低强度流行状态。

四、医学检查

医学检查(medical examination)是指对初步怀疑患有传染病或限制入境疾病人员，借助必要的医疗器械，采用视诊、触诊、叩诊、听诊等医学检查方法以及体格检查、影像学检查、即时检测等检查手段进行初步评估，以确定其健康状况和对他人的潜在公共卫生危害。影像学检查一般是为了发现呼吸道传染病，如针对肺结核等的检查。一般检查以非创伤性检查为主，主要包括对耳、鼻、口进行医学检查，使用耳内、口腔或皮肤体温计评估体温，开展医学检查，体外触诊，体外采集尿液、粪便或唾液样本，体外测量血压等。采集样本及对皮肤刺伤或切开，或者将器具或异物插入身体或体腔等创伤性检查，必须征得本人知情同意并签字确认。

(一)体格检查

体格检查是指对人体形态结构和机能发展水平进行检测和计量。主要是检查体征，体征是指只能用体格检查的方法检出异常变化引起的身体变化。

入境人员体格检查判断要点：

按照医学操作规范要求开展详细的体格检查，并根据获得的健康信息进行重点和目标检查：

发现面部潮红的，应重点检查颈部、胸部是否也有潮红症状，检查四肢、躯干是否有皮疹，是否有骨关节疼痛，是否有淋巴结肿大，是否高热、是否有寒战、是否有出血症状等。

发现皮肤有皮疹的，应重点检查皮疹的性状，皮疹表面是否有凹陷或突出，是否有液体渗出，是否有皮屑，是否有头面部、颈部、胸部的潮红症状，是否有肌肉疼痛、骨关节疼痛，

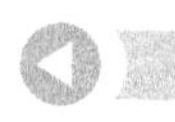

是否有淋巴结肿大，是否有咳嗽、流涕、呼吸困难等症状或体征。

发现有寒战的，应仔细观察是否有面色苍白，寒战停止后是否有高热（体温可达 39℃～41℃）和面色潮红，高热后是否突发全身大汗，体温骤然下降。可进行腹部触诊，有压痛可进一步做肝脏、脾脏的触诊和叩诊，检查肝脏、脾脏是否有肿大和压痛。

发现有咳嗽的，应重点检查咽喉部是否有红肿，检查肺部呼吸音，检查有无咳嗽、咽痛、干咳、胸痛、气促、呼吸困难、肺部啰音等症状或体征；同时要注意观察有无恶心、腹痛、腹泻、肠鸣音亢进等消化道症状。

发现有腹泻的，应重点检查腹部，进行腹部触诊、听诊、叩诊，检查腹部腹肌紧张度、抵抗感，是否有腹部压痛、反跳痛，腹部是否胀气，听肠鸣音是否亢进或减弱，听腹部清音、鼓音、浊音区；同时要注意观察有无恶心、呕吐等，检查有无脱水征（口唇干燥、眼窝深陷、皮肤皱缩）、有无脑水肿表现（烦躁不安、惊厥等）等。

发现有呕吐的，要注意观察有无腹痛、腹泻等。要重点检查腹部，进行腹部触诊、听诊、叩诊，检查腹部腹肌紧张度、抵抗感，是否有腹部压痛、反跳痛，腹部是否胀气，听肠鸣音是否亢进或减弱，听腹部清音、鼓音、浊音区。检查有无脱水征（口唇干燥、眼窝深陷、皮肤皱缩）、有无脑水肿表现（烦躁不安、惊厥等）等；

发现有腹痛的，要重点检查腹部，进行腹部触诊、听诊、叩诊，检查腹部腹肌紧张度、抵抗感，检查腹痛部位（满腹、右上腹、左上腹、右下腹、左下腹、脐周），腹痛性质（痉挛性痛、绞痛、钝痛、压痛、反跳痛），腹部是否胀气，听肠鸣音是否亢进或减弱，听腹部清音、鼓音、浊音区。

（二）影像等辅助检查

根据健康信息、体格检查情况以及口岸检查设备状态决定是否采取进一步的影像等常规检查。如新冠疫情期间，部分口岸配置有数字影像设备（数字 X 线摄影 DR）和血常规检查仪器，并在实践中得到运用。

数字影像设备一般用于肺部检查，用于发现呼吸道传染病所致的肺部影像学改变，肺部影像学改变一般有：（1）渗出性病变与实变，多为云絮状/片絮状/絮状影、灶，大片实变灶，多见于肺炎、浸润型肺结核、肺水肿等。（2）纤维化病变，多描述为索条状、网状影或斑片状影、灶，多见于陈旧性肺结核、纤维空洞型肺结核、间质性肺炎、肺间质纤维化、尘肺、放射性肺炎等。（3）粟粒/结节/团块阴影，直径<2 mm 为粟粒，直径 3 mm～30 mm 为结节影，病灶直径>30 mm 为团块，>50 mm 为巨大团块，多见于急性血行播散型肺结核、肺转移瘤、浸润性肺癌、肺泡微石症等。结节影，多见于结核球、肉芽肿类病变、肿瘤等；团块影，多见于肿瘤等。（4）空洞性病变，分为厚度<3 mm 的薄壁空洞、厚度>3 mm 的厚壁空洞，无壁空洞，多见于肺脓肿、肺结核、肺癌、转移瘤、肉芽肿性血管炎（韦格纳肉芽肿）、干酪性肺结核。

影像学检查应注意：（1）女性要询问是否妊娠，如果正处于妊娠期，可以根据实际情况判断是否需要进行胸片检查，如果有必要，一定要做好防护。（2）检查时要取下金属饰品、膏药、纽扣，以避免导致重影。（3）保护非检查部位的性腺、甲状腺、乳腺等器官。特别是儿童、怀孕妇女，以及 22 岁以下的年轻人，在接受射线检查时一定要做好防护措施。

目前在 AI 加持下的医学影像辅助诊断系统已研制成功并广泛得到应用，新冠疫情期间，中国科学院与科大讯飞公司开展科技攻关，完成新冠肺炎影像辅助诊断平台建设，该系统提供的四维（4D）对比分析功能，可以实现多期影像中的病灶数量、病灶体积变化、病灶密度变化等量化对比分析功能，可在 3 s 内完成一例新冠感染病例辅助诊断。

血常规检查主要是通过不同类型的病原体引起的血细胞的数量变化及形态分布（又叫血象）改变来大致判断感染的病原体类型，病毒感染引起的血象变化为：血常规完全正常，可见于大多数的病毒感染，血常规基本没有变化；白细胞总数正常，淋巴细胞的计数下降，可见于新型冠状病毒、流感病毒的感染；白细胞总数升高，中性粒细胞升高，可见于乙型脑炎病毒的感染，尤其在感染的早期，常常表现为中性粒细胞计数升高，但随着病情的进展，在后期可以出现淋巴比例的下降，或者淋巴比例的上升；白细胞总数升高，淋巴细胞比例增加，出现异型淋巴细胞，可见于急性的 EB 病毒、巨细胞病毒、汉坦病毒感染，另外，汉坦病毒感染还可以出现血小板下降；血色素下降，可见于细小病毒的感染，尤其本身有血液系统基础疾病的患者，感染了细小病毒之后，可以出现血色素的断崖式下降；细菌感染引起的血象变化一般为白细胞计数增高、中性粒细胞比例增高、淋巴细胞比值下降、血红蛋白浓度升高；立克次体感染引起的血象一般为白细胞计数多正常，嗜酸细胞减少或消失，血小板减少；螺旋体感染引起的血象变化一般为白细胞正常或轻度升高。

血常规需要采取末梢血，末梢血（指尖血）的采血步骤有：

1. 准备

取合适试管，加适量稀释液。取微量吸管和乳胶吸头相连，检查连接处是否漏气，或取一次性微量吸管（虹吸原理）、采血针、75%的乙醇或碘伏、棉签等备用。

2. 按摩

轻轻按摩左手无名指指端尺侧肌肉较多的中心部位，使局部组织自然充血，避免使用手指侧面或指尖。

3. 消毒

用 75%乙醇或碘伏棉签擦拭采血部位，待其自然干燥。

4. 针刺

用左手拇指、食指和中指固定采血部位使皮肤和皮下组织绷紧，右手持一次性消毒采血针自指端腹侧刺入，深度 2~3 mm，立即出针。

5. 拭血

待血液自然流出后，用无菌棉球（棉签）擦去第一滴血。

6. 吸血

用一次性微量细血管吸血，然后用无菌干棉球（棉签）压住伤口上止血，如流血不畅，可用左手自采血部位远端向指端稍施压使血液流出。

7. 稀释

用无菌干棉球（棉签）擦净微量吸管外部，将吸管伸入装有稀释液的试管底部，慢慢排除

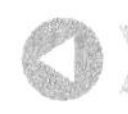

吸管内的血液，并用上清液冲洗管内余血 2~3 次，最后轻轻将试管内的液体混匀，切勿用力震荡，既易破坏细胞形态，还容易产生大量气泡，造成检测不便。

8. 标识

立即做好信息标识，避免混淆。

末梢血采血注意事项：

(1)末梢血采集主要有耳垂取血和指尖取血两种方法，新生儿可在脚后跟取血。

(2)在冬季从寒冷的室外进到室内后不要立即取血，应使身体暖和后，特别应使采血部位暖和起来。在采集指血前不要用热水烫手，保持手指干燥，如手出汗较多，采血前将汗液清洗干净。

(3)指尖采血一般用无名指，如指尖有伤口、甲沟炎、红肿或皮肤病应避开使用此手指。

(4)采耳垂血时应将耳垂上的耳环等挂饰物取下，采血后不要立即挂上。

(5)根据患者的皮肤厚薄及弹性情况选择适宜的采血方式，激光采血出血较慢，对于皮肤较厚和手指末梢血充盈较差者采血效果较差。

(6)采血后应用消毒棉块或其他消毒止血物品压紧针刺破处，不要触及脏物，不要立即浸水洗手。

(三)即时检测

即时检测 POCT(Point-of-Care Testing)又称床旁检测或现场快速检测，是利用便携式分析仪器及配套试剂快速得到检测结果的一种检测方式。即时检测技术快速发展，在医学检验中所占比重越来越大。

POCT 最早仅应用在血糖、血气分析等少数项目，目前已拓宽至更广泛的领域。主要的几条技术路线有：

干化学分析技术：干化学分析技术是相对传统的湿化学分析技术而言的，是以被测样本中的液体作为反应介质，被测成分直接与固化于载体上的干试剂进行反应，用眼观定性或仪器检测(半定量)，以进行化学分析。其中分为单层试纸技术与多层涂膜技术。适用于全血、血清、血浆、尿液等检测样本。

免疫层析技术：将特异性的抗体固定于硝酸纤维素膜某区带，当干燥的硝酸纤维素膜一端浸入样本后，在毛细管作用下样本沿该膜前移，移动至固定有抗原的区域时，样本中相应的抗原即与该抗体发生特异性结合，若用免疫胶体金或免疫酶着色可使该区域显示一定颜色，从而进行特异性免疫诊断。可用于检测心肌标志物、激素和各种蛋白质等。

化学发光技术：化学发光免疫分析法是将具有高灵敏度的化学发光测定技术与高特异性的免疫反应相结合，用于各种抗原、半抗原、抗体、激素、酶、脂肪酸、维生素和药物等的检测分析技术。常见的化学发光标记物有吖啶酯类化学反光剂，可用于检测和鉴定未知的抗原，检测心肌标志物、肿瘤标志物、激素和各种蛋白质等。

生物传感器技术：生物传感器是利用蛋白质、酶、核酸等活性物质之间的分子识别功能，把被检测物质的构象变化、浓度变化等的微观过程转变为可量化或可视的电信号、荧光信号等物理化学信号，从而达到检测蛋白质、核酸等分子的目的。一般由生化识别元件与信号转换器组成。多用于检测葡萄糖、激素、药物、难于培养的细菌(如结核分枝杆菌)、病毒(如人类免疫缺陷病毒)、衣原体等。

生物芯片技术：生物芯片技术指将大量的探针分子固定于支持物上后与带荧光标记的DNA或其他样本分子进行杂交，通过检测每个探针分子的杂交信号强度进而获取样本分子的数量和序列信息。常使用玻片/硅片作为固相支持物，且制备过程类似计算机芯片制备技术，故称之为生物芯片技术。用于血细胞分析、酶联免疫吸附试验、血液气体和电解质分析等。

微流控技术：微流控技术以在微纳米尺度空间中对流体进行操控为主要特征的科学技术，把医学分析过程的样本制备、反应、分离、检测等基本操作单元集成到一个几平方厘米的芯片上，自动完成分析全过程，对样本和试剂的数量和流速精确控制，其基本特征和最大优势是多种单元技术在整体可控的微小平台上灵活组合、规模集成。目前较为广泛的实现方式有气压推动式与离心推动式，与生物传感器结合，用于检测核酸、蛋白质等生物分子和细菌检测。

直接PCR技术：PCR一般指聚合酶链式反应。PCR是一种用于放大扩增特定的DNA片段的分子生物学技术，它可看作是生物体外的特殊DNA复制，PCR的最大特点是能将微量的DNA大幅增加，是分子生物学基石的里程碑。其发明人凯利·穆利斯(Kary B. Mullis)因此而获得诺贝尔奖，现在广泛应用于基础研究、疾病诊断、农业检测和法医调查等领域。按照技术发展路径分类，PCR可分为第一代传统PCR技术、第二代定量PCR技术(实时荧光定量PCR，又名RT-PCR)、第三代数字PCR技术。目前应用最广泛的是RT-PCR技术。PCR检测需要历经提取和扩增，检测分析，耗时较多，但高灵敏性、高特异性和精确性、安全、无污染、结果观测重复性好。直接PCR技术是一种可以不经核酸提取而直接使用动物或植物组织等直接进行扩增的反应，最早应用的领域是动植物领域，动植物样本目标基因的含量比较高，核酸提取麻烦，直接PCR技术能够节省时间，对结果的影响很小，同时也能节省成本，近几年开始研究用于病原体检测，可以将PCR检测时间缩减至30~60分钟。

POCT的优点在于：相较于传统检测，操作简单，无需专业人员，稍加培训或直接进行使用；检验过程环节少，检验结果迅速；检验个性化，可以选择针对性的检验项目，减少浪费；便于携带，POCT设备常为小型化设备，便于移动，对操作环境无特殊要求。POCT的缺点在于：一是准确性不如传统检测高，出现假阳性或假阴性的概率高；二是受样本基质的影响、操作人员的专业水平以及分析能力的差异，POCT测得的结果与实验室测量值有时相差较大，一般多用于初筛或辅助性参考。在新冠期间新冠病毒抗原检测试剂得到了广泛运用，截至2022年12月，有50个新冠病毒(2019-nCoV)抗原检测试剂产品获得注册，全国日产能接近1亿人份。

以上几种POCT检测技术中，目前免疫层析技术(如胶体金法)在口岸国境卫生检疫应用较多，如登革热病毒IgG/IgM快速检测试剂盒、甲/乙型流感病毒抗原检测试剂盒、诺如病毒快速检测试剂盒、新冠病毒(2019-nCoV)抗原检测试剂盒等。

口岸常用即时检测试剂：

登革热：一是登革热抗原检测。基于我国登革热流行的特点，我国《登革热诊疗指南》(2014年第2版)将样本中检出NS1抗原作为确诊病毒感染依据，可用于早期诊断。阴性结果不能排除登革热诊断，需采集第二份样本(发病5天后)开展血清学检测，进行确诊。NS1抗原检测可采用酶联免疫吸附测定(ELISA)方法或快速检测试剂，可在几十分钟到数小时完成检测，适于现场使用，是登革热急性期诊断的重要手段，在发病后1天即可检出，也

有报道在发病后 18 天仍可在血液样本中检出。但该方法尚不能分型。由于 NS1 抗原检测方法的特异性，也可用于黄病毒感染的鉴别诊断。二是 IgM 抗体检测。用于 IgM 抗体检测的单克隆抗体捕获 ELISA 法(MAC-ELISA)是最常用的检测方法，也有其他多种商业化快检试剂可用于 IgM 抗体检测，但均不能用于血清分型检测，这主要是检测病毒包膜蛋白特异性抗体，因此与其他黄病毒存在交叉反应，样本中 IgM 抗体阳性，提示患者可能新近感染登革病毒，适用于登革热早期诊断，但单份样本不能确诊，精确性较差。

甲/乙型流感：主要应用胶体金法免疫层析技术，定性检测人鼻咽拭子和口咽拭子样本中的甲型和乙型流感病毒抗原，适用于甲型和乙型流感病毒感染的辅助诊断。流感病毒抗原检测操作简单、特异性好、无需仪器、检测速度较快、可随时随地检测，但有可能出现漏诊，对阴性结果应进一步甄别。目前已有新型冠状病毒和甲/乙型流感病毒抗原检测试剂盒(胶体金法)三联试剂在运用。

诺如病毒：一是抗原检测。主要应用免疫层析法或胶体金法等检测人粪便中诺如病毒的 GⅠ和 GⅡ型抗原。操作简便，只需 5~15 分钟，就可快速检测出是否感染诺如病毒。二是抗体检测，血清学检查可以检测出患者体内是否有诺如病毒抗体，多用于辅助诊断或治疗效果评价。三是核酸检测，通过检测患者血液或粪便中的病毒核酸来诊断，粪便样本在 30 分钟内完成检测，且不需要复杂的仪器设备，在 2022 年北京冬奥会上得到了广泛使用。

新冠病毒：通过采用胶体金法、荧光免疫层析法、乳胶法等检测口咽拭子、鼻咽拭子样本中的新冠病毒抗原成分，一般以检测 N 蛋白为主，新冠病毒抗原检测试剂盒使用方便，个人在家仅需数步即可完成检测，最快 10 分钟可出结果。2022 年 3 月 11 日，国务院决定在核酸检测基础上，增加抗原检测作为补充，因其方法学局限性，新冠病毒抗原检测结果不能替代核酸结果，核酸检测仍是新冠病毒感染的确诊依据，2023 年 4 月 29 日起，所有来华人员可以登机前 48 小时内抗原检测代替核酸检测用于健康申报。

五、个体风险评估

风险评估是指对事件的影响和损失的可能性进行评估。一个完整的风险评估过程应包括风险要素识别、风险分析和风险评价。风险识别是发现、承认和描述、记录风险要素的过程。风险分析是理解风险性质和确定风险等级的过程。风险评价是把风险分析的结果与预先设定的风险准则相比较，或在各种风险的分析结果之间进行对比，以确定风险的重要性等级。

国境卫生检疫甄别出高风险入境人员后，对其进行风险识别和分析，然后确定风险等级，根据等级采取不同的处置措施，从而达到防止传染病输入的目的。根据国境卫生检疫工作的特点，对高风险入境人员的个体风险评估包括即时健康风险评估、简易精神状态评估和传染病输入风险评估。

(一)即时健康风险评估

健康风险评估是指用于描述和评估某一个体未来发生某种特定疾病或因为某种特定疾病导致死亡的可能性。这种分析的目的在于估计特定时间发生的可能性，而不在于做出明确的诊断。即时健康风险评估是对人员健康出现重大变化或危急状况时进行的评估，由于航空交通的方便快捷，高龄老人或身体欠佳人员相较以往有更多机会出行，且由于部分境外航班长达十几个小时，长时间坐姿也极易导致健康风险，口岸范围内人流众多，空间得到高度利用，入境通道无专业医疗救护人员，一旦出现突发危急状态合并传染病传播状况，现场处置难免顾此失彼，极易导致致死致残、传染病播散、社会舆情等严重后果。国境卫生检疫在入境环节对甄别出的高风险人员进行即时健康风险评估的目的，就在于避免出现突发危急状况。

医学健康风险评估在临床中和人寿保险行业得到广泛运用，尤其对潜在危重病人员的健康风险评估越来越受到重视。潜在危重病表面上看没有特定某一器官衰竭的明显依据，若不及时进行有效干预处理，患者有可能在数小时或数天后病情快速发展，成为危重患者，危及生命。

目前临床上使用较多的危重健康评估系统有英国的早期预警评分(MEWS)系统，该系统最早出现于20世纪90年代，是对患者心率、收缩压、呼吸频率、体温和意识进行评分，该系统简便易行，2001年对其进行了改良(如表2.2)，MEWS由体温、收缩压、心率、呼吸频率及意识5项指标构成，每项参数的范围均为0~3分。通过对相关的每一项生理参数进行观察并赋值，给予一个分数，并将所有参数评分相加得到一个总的评分，分数越高，病情越危重，预后越差。MEWS评分适用于大于14岁的成年人，应用领域有院前急救、急诊分诊、院内转运、专科病房、重症加强护理病房(Intensive Care Unit，ICU)等。实践表明，MEWS预警评分系统主要用于日常对高危个案的临床评估及管理，不会取代日常临床评估，且评分带来的益处大于造成的负担。

表2.2 改良的早期预警评分(MEWS)

项目	评分						
	3	2	1	0	1	2	3
心率/(次·min^{-1})	≤40	41~50	51~100	101~110	111~129	≥130	
收缩压/mmHg	≤70	71~80	81~100	101~199		≥200	
呼吸频率/(次·min^{-1})		<9		9~14	15~20	21~29	≥30
体温/℃		<35.0		35.0~38.4		≥38.5	
意识				清楚	对声音有反应	对疼痛有反应	无反应

还有急性生理学及慢性健康状况评分系统(APACHE)，该系统是1978年由美国华盛顿大学医疗中心的Knaus医生主持，经过三年对2000份病例的研究，于1981年正式推出，1985年再次推出APACHE II评分系统，1989年提出APACHE III评分系统。APACHE是临床上重症监护病房应用最广泛、最具权威的评分系统，由急性生理状况评分(APS)、年龄评分、慢性健康状况评分(CHS)3部分组成。APS要求在患者入ICU后的前24小时，检查并记录其11项生理学参数，选择这些参数的最差值进行评分，每项参数的分值0~4分，各项分值之和加上格拉斯哥(Glasgow)昏迷评分即为急性生理状况评分(APS)，最低0分，最高60分；慢性健康状况评分(CHS)则是指患者进入ICU前3~6个月的健康状况，最低0分，最高5分；年龄评分最低0分，最高6分。总分值范围为0~71分，分值越高病情越重。最后得分

为三者之和，理论最高分 71 分，分值越高病情越重。其中 APS 包含 12 项生理参数，并提出了计算死亡危险度(R)的公式，每位患者 R 值相加除以患者总数即可得出该群体患者的预计病死率，目前是 ICU 入住患者的主要评估标准。

(二)简易精神状态评估

患有严重精神病的外国人禁止入境，同时高风险人员若精神状态异常如躁狂等，一是会导致问询复核和医学检查的难度增加；二是在检疫处置上可能会引起精神异常发作，危及人身安全；三是若合并感染传染病，会导致传染病播散。同时传染病本身也可以加重或导致精神异常。因此有必要在入境时对高风险人员进行简易精神状态评估，对于明显存在躁狂或抑郁状态的，鉴于严重躁狂发作时，情绪处于兴奋、易激惹等极端化的状态，容易做出不正确的偏激的行为和决定，甚至攻击他人，还容易导致本身基础疾病加重，出现危急状态，严重抑郁时，出现烦躁不安、焦虑、抑郁，甚至恐慌，有自杀倾向，因此需要及时采取针对性措施，且在处置时注意方式方法，避免激化、诱发精神异常发作。

躁狂的外在表现有：一是情感高涨。表现为得意扬扬，笑逐颜开，自我评价过高，高傲自大，目空一切，自命不凡，有的尽管情感高涨，但情绪不稳、变幻莫测，时而欢乐愉悦，时而激动暴怒。还有部分人员动辄暴跳如雷、怒不可遏，甚至出现破坏及攻击行为，但常常很快转怒为喜或赔礼道歉。二是思维奔逸。表现为联想过程明显加快，思维非常敏捷，言语增多、滔滔不绝、手舞足蹈、眉飞色舞，即使口干舌燥、声音嘶哑，仍要讲个不停。但讲话的内容较肤浅，且凌乱不切实际，常给人以信口开河之感。讲话的内容常从一个主题很快转到另一个主题，即表现为意念飘忽，有的患者可出现音联和意联。三是活动增多。表现精力旺盛，动作快速敏捷，活动明显增多，随心所欲，不考虑后果，如任意挥霍钱财，十分慷慨，随意将礼物赠送同事或路人。自觉精力充沛，有使不完的劲，不知疲倦，睡眠亦明显减少，举止粗鲁，甚至有冲动毁物行为。四是躯体症状。表现为面色红润，两眼有神，体格检查可发现瞳孔轻度扩大，心率加快，且有交感神经亢进的症状如便秘。因极度兴奋，体力过度消耗，容易引起失水，体重减轻等。五是其他症状。表现注意力不能持久，易为周围事物所吸引。对记忆的时间常失去正确的分界，以致与过去的记忆混为一谈而无连贯。在发作极为严重时，患者呈极度的兴奋躁动状态，可有短暂、片段的幻听，行为紊乱而毫无目的指向，伴有冲动行为；也可出现意识障碍，有错觉、幻觉及思维不连贯等症状。

抑郁的外在表现有：一是躯体表现，患者常反复或持续地出现头痛、头晕、胸闷、气短、全身无力、心悸、食欲不振、体重减轻等躯体化症状。二是心理失稳，会出现烦躁不安、焦虑、抑郁，甚至恐慌，患者不能客观地看待问题，往往悲观地理解每天的人和事，并且反复思索，钻牛角尖。三是社交障碍，重度抑郁症的患者往往思维联想缓慢、语速慢、语音低、语量少、应答迟钝，使患者的人际交往困难重重；另一方面，重度抑郁症的患者可以行动迟缓，甚至卧床不动，呈现抑郁性木僵状态，几乎完全剥夺了患者的自理能力。四是厌世倾向，严重抑郁症的患者有自杀倾向，少数还会付诸行动。

(三)个体传染病输入风险评估

传染病输入风险评估概述：风险评估是对事件信息进行收集、评估、记录并确定事件风险等级的系统过程，为减少不良后果提供行动依据。评估和预警紧密联系，常在一起使用。

风险评估的方法很多，有专家会商法、德尔菲法、风险矩阵法、决策流程图法等，其中德尔菲法是应用最广泛的基础方法之一，德尔菲法是按照既定程序，采用背对背通信征询的方式收集专家们的意见，经过多轮征询、修改和归纳，最后形成最有广泛代表性和可靠性的结果。其优点在于可以充分发挥专家作用，集思广益，准确性高，又能避免专家现场会议法存在的权威人士影响、专家碍于情面、个人自尊心导致不愿意修改自己原来不全面的意见等缺点。缺点在于缺少思想沟通交流，可能存在主观片面性；易忽视少数人的意见，可能导致预测的结果偏离实际；存在组织者主观影响，德尔菲法作为一种主观、定性的方法，广泛应用于各种评价指标体系的建立和具体指标的确定过程。而专家会商法是指通过专家集体讨论的形式进行评估。该评估方法依据风险评估的基本理论和常用步骤，主要由参与会商的专家根据评估的内容及相关信息，结合自身的知识和经验进行充分讨论，提出风险评估的相关意见和建议，专家会商法常用于日常风险评估，当风险评估中有较多的不确定因素或受时间限制时，专家会商法也是突发公共卫生事件风险评估的首选方法，WHO 也利用该办法评估“国际关注的突发公共卫生事件”。

当前传染病是各种突发公共卫生事件的主要原因，为此 WHO 制定《突发公共卫生事件快速风险评估》指南，WHO 在指南中指出公共卫生事件风险评估包括三个部分：危害评估、暴露评估和背景评估。危害评估是指识别导致事件发生的（一种或一系列）危害及其相关的不良健康后果。当事件发生的原因可根据实验室、临床结果或流行病学特征确定时，危害识别相对容易。暴露评估是指对个体或群体暴露于可能危害的评估，主要解决以下问题：已暴露或可能暴露于危害的个人或群体数量；暴露个体或群体中易感者的数量（例如因未接受免疫接种而可能染病）。进行暴露评估时，需要收集的信息有：传播模式（如通过飞沫或直接接触的人—人传播、动物—人传播）；剂量—反应关系（某些特定病原体、毒素或化学性物质）；潜伏期（已知或估计）；病死率（CFR）；传播能力的估计（如 R0，即再生数）；暴露人群的免疫接种情况等。背景评估是指对事件发生的环境所进行的评估，包括对自然环境（如气候、植被、土地使用情况、水源和水利系统）、人群健康状况（如营养状况、疾病负担和既往疫情暴发情况）、基础设施（如交通枢纽、卫生保健、公共卫生设施等）、文化和信仰等各种因素的评估。

国境卫生检疫传染病输入风险评估从日常风险评估和专题风险评估两方面开展，对其中高风险事件予以预警。

日常评估预警：根据国境卫生检疫工作特点，选择定量预警和百分位数法预警两种方法进行日常评估、预警。定量预警是操作性最强、最简单方便的预警方法，其原理是当监测对象的频次达到某一数值（阈值）时，评估模型即发出预警信息。定量预警分析主要用于口岸检出的重大公共卫生事件，包括检疫传染病；甲类管理传染病、国际关注传染病；核生化有害因子；其他重大风险事件。对于不同风险对象定量预警设定阈值和预警级别，可采用德尔菲专家咨询法，综合大量专家意见予以确定。百分位数法预警是通过计算当前观察值在若干历史数据的百分位数，对高于预警百分位数的情况予以警示。在实际应用案例中，多采用中位数（第 50 百分位数）作为预警百分位数，即对大于中位数的情况发出预警。百分位数法主要用于有一定历史数据的公共卫生风险信息的预警，可根据数据特性，设定不同的观察周期和预警频率，如运用百分位数法对流感病例异常增多情况进行风险评估、预警。

专题评估预警：对一些复杂风险事件发生发展情况的分析，日常预警方法无法满足，需

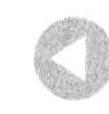

选择适宜的其他方法进行专题评估预警。主要的方法有：(1)风险矩阵法。风险矩阵法主要用于对事件发生、发展风险的分析，它运用矩阵对风险发生概率和发生后危害两个维度进行综合分析来评估风险，以提高风险分析的全面性。风险矩阵法在国境卫生检疫领域研究和运用较多，主要通过分析某种传染病在全球的媒介生物分布、流行季节、传播途径等因素，研究其通过入境人员、交通工具、货物、集装箱等途径传入我国的可能性，以及综合传染性、病死率、国际关注程度，对社会稳定和国家声誉等因素做出该传染病的危害严重程度分析，识别和评估其传入风险。以境外暴发某虫媒传染病疫情为例，其传入风险的分析过程如下：①确定风险因子：使用德尔菲法评估、确定两个维度的风险因子：一是影响传染病传入可能性的风险因子(如全球感染病例分布情况、全球媒介分布情况、与我国往来航班密度情况等)；二是影响传入后危害的风险因子(如传染性、死亡率、有效疫苗或预防药物等)。选择风险因子要有针对性地选择主要影响因素，因子要相对稳定，易于收集、量化和评价，并且因子间要避免交叉，保证相对独立。②计算因子权重系数：采用层次分析法和两两比较，分别计算传染病传入可能性和传入后危害两个维度所有风险因子的权重系数，每个维度所有风险因子权重系数的总和为1。③确定风险度表：对风险因子的各种不同风险程度进行量化评分，形成风险度表。如对“死亡率”这个风险因子，<1%、1%~2%、3%~5%、6%~10%、>10%，对应的评分分别为0.2、0.4、0.6、0.8、1。④计算两个维度的风险系数：对照步骤③已设定的风险度表，首先对传入可能性的每个因子进行评分，乘以各自权重系数后累加得到传入可能性的总加权评分，即传入可能性的风险系数；然后对影响传入后危害的每个因子进行评分，乘以各自权重系数后累加得到传入后危害程度的风险系数。⑤评定维度级别：建立风险系数评级表，风险系数为0~20%、21%~40%、41%~60%、61%~80%、81%~100%，分别对应的传入可能性描述为罕见、不太可能、可能、很可能、几乎确定，对应传入后危害描述为可忽略、较小、中等、较大、灾难性。将步骤④中计算得出的该虫媒传染病的传入可能性传入危害的风险系数分别代入风险系数评级表，确定两者的风险级别。⑥建立风险矩阵等级表：为综合评价传入可能性和传入后危害的总体风险，根据“波达计数法”(Borda count)排序法，对两个维度不同等级的组合进行排序，建立风险矩阵等级表。⑦判断风险等级：将⑤中得到的传入可能性、传入危害的分级输入风险矩阵等级表，得出最终对应的风险水平分级。(2)生态位模型。生态位模型在国境卫生检疫领域的应用主要包括：评估境外虫媒传染病传入危害；分析境外有害动植物传入我国的风险；研究某种疾病传播扩散的趋势、范围及影响程度。生态位模型的建立主要有三个方法：规则集遗传算法(GARP)、最大熵(Maximum Entropy，MaxEnt)和回归树。其中最大熵模型是应用最广的一种，该理论认为，在已知条件下，熵最大的事物最接近它的真实状态，因而预测失败的风险最小，最大熵建模的原理是从有限的已知信息中计算出熵最大的生态位模型，进而推测出生物在新的地理环境中的适生性。有多种计算机软件可协助用户建立最大熵模型，其中用途最广泛的是MAXENT软件，用于评估物种分布及适生情况。以“评估境外虫媒传染病传入危害”为例，分析过程如下：①收集该媒介生物在境外流行区域多个监测点的地理信息数据和生态环境数据，如海拔、温度、湿度、日照、降雨、植被等；②将上述数据导入MAXENT，建立影响该媒介生物生存的生态环境要素的计算公式，即最大熵模型；③计算该媒介生物在目标地区的适生性。将目标区域相应的生态环境要素数据代入最大熵模型计算公式，计算该物种在目标区域的适生性，也就是该物种传播入侵的潜在风险。

近年来，境外疫情输入风险持续高企，国内风险评估开展较多。如利用德尔菲法构建传染病境外输入风险评估指标体系，最终形成包含 3 个目标层(疫情发生可能性、预防控制能力、可能造成的影响)、5 个准入层(病原体及疾病特性、自然因素、社会因素、预防控制能力和对社会及国家经济贸易的影响)、25 个指标和 102 个具体指标内涵评分项。如利用风险矩阵法建立国境口岸传染病流行风险评估体系，先利用德尔菲法确定目标层、准则层和指标层共 24 个风险评估指标，然后采用风险矩阵法确定风险等级，并对 MERS、人感染 H7N9 禽流感、埃博拉病毒病、甲型 H1N1 流感四类传染病进行了回顾验证研究。如利用最大熵法对新冠疫情输入风险进行评估，从疫情流行情况和国家防控程度两个维度、从目标国家本身的疫情传播风险角度进行评价，通过优劣解距离法(TOPSIS)最终确定了 15 个国家的输入风险等级。

个体传染病输入风险评估流程：个体传染病输入风险评估是指对高风险人员导致传染病传入境内的可能性评估，与国内传染病暴发风险评估不同，该项评估体现出国境卫生检疫的独特性。国境口岸传染病防控与国内传染病防治最大的不同在于，国内防控时可以暂时控制、隔离患者并进行确诊，理论上此时个人传播他人的风险是确定的；但入境人员在口岸入境通关时，囿于时间短暂和硬件限制，无法在口岸即时确诊，国境卫生检疫工作人员只能尽最大可能对高风险人员进行初步判断，个体是否患病并传播他人只是概然而非必然，因此个体输入风险评估就尤为必要。个体传染病输入风险评估与境外传染病输入风险评估的区别在于，个体传染病输入风险评估侧重于评估高风险人员在入境当时或入境后引起传染病传播的可能性，其主要决定因素是个人所罹患传染病种类，侧重于点；而境外传染病输入风险评估则是评估境外疫情在当前或未来一段时间内通过人员、物品、交通工具等一切方式传入境内的可能性，评估对象可以是总体传染病输入风险，也可以是单一传染病输入风险，侧重于面；由于传染病的输入风险取决传染源、传播途径、易感人群三个要素，因此对高风险人员进行健康风险和精神状态评估，排除危急和精神异常状况后，需要进一步开展对高风险人员的传染病输入风险的评估，这是国境卫生检疫个体传染病输入风险评估的重点和难点。

1. 个体传染病评估

个体罹患传染病病种评估主要通过流行病学史、健康信息、各项检测结果等进行综合研判。

个体罹患传染病病种评估本质上是一种医学诊断，但与医疗机构医学诊断的不同在于，医疗机构医学诊断有足够的时间和资源明确诊断，即使病情疑难无法诊断清楚，但不妨碍对其进行试验性治疗；个体罹患传染病评估由于时间短暂、资源局限，无法对其进行明确诊断，只能给予最大限度的可能性诊断，是一种疑问诊断，该诊断的目的并非为救治，而是为切断传染性，以后检测中或被证实，或被完全推翻，但不妨碍前期处置的有效性。

医学诊断经过三个阶段：调查研究，搜集临床资料；提出初步诊断；临床验证，确定最后诊断。搜集、整理、验证这三个阶段相辅相成，构成完整的搜集—整理—验证的循环过程。个体罹患传染病评估的过程与医学诊断相似，都是先收集资料、给出初步诊断、再收集信息进行验证、强化诊断或变更诊断、再收集信息进行验证直至得到最后诊断。

个体罹患传染病病种评估流程(如图 2.1)。其中，获取信息环节可收集的资料：健康申报资料、流行病学信息，包括症状和体征、即时检测结果等。

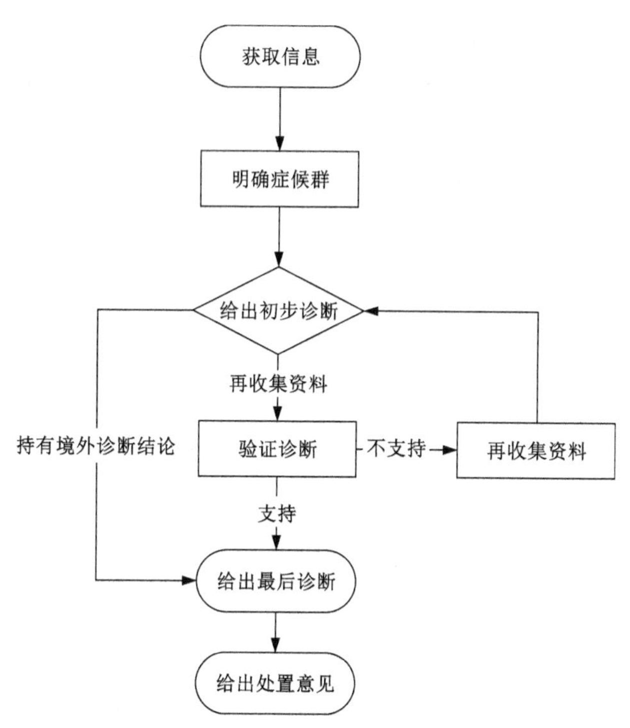

图 2.1 个体罹患传染病病种评估流程

重点传染病风险评估要点如下：

猴痘：(1)症状、体征：发热、寒战、头痛、背部疼痛和肌痛等，颈部、腋窝、腹股沟浅表淋巴结肿大，面部和身体大范围皮疹，晚期斑疹、疱疹、脓疱、痂皮等不同阶段皮疹可同时存在。(2)高风险因素：接触感染动物，与病例密切接触(如性接触)或长时间近距离接触，接触病毒污染的物品。(3)重点地区：此前主要分布在非洲中、西部热带雨林地带，2022 年以来也有美国、法国、西班牙、英国等欧美多国。(4)重点人群：有男男密切接触、性接触的人以及其家庭成员；有欧美旅居史，参加过群聚、派对等聚集性活动，有皮疹患者接触史的人群。

疟疾：(1)症状、体征：周期性和间歇性发热，寒战、面色苍白(发冷期)；寒战停止后继以高热和面色潮红，体温可达 39~41℃(发热期)；高热后突发全身大汗，体温骤然下降(出汗期)。体格检查可见脾脏明显肿大，压痛。(2)高风险因素：蚊虫叮咬、输血等。(3)重点地区：主要在非洲，重点国家有几内亚、刚果(金)、尼日利亚、马达加斯加、索马里、洪都拉斯、南苏丹等。亚洲热带地区的泰国、缅甸、尼泊尔等国也有报告。(4)重点人群：从事建筑、矿产等的劳务人员，以及野外探险、登山、露营爱好者。

黄热病：(1)症状、体征：发热、寒战、黄疸、头疼、背痛、肌肉酸疼、虚弱、恶心、呕吐等。(2)高风险因素：蚊虫叮咬、野外旅行、野外露营等。(3)重点地区：在非洲区域传播风险高，在西非和中非地区持续流行，包括加纳、肯尼亚、科特迪瓦、乍得、中非共和国、喀麦隆、乌干达、刚果(金)、加蓬等。(4)重点人群：从事建筑、矿产等的劳务人员，以及野外探险、登山、露营爱好者。

埃博拉病毒病：(1)症状、体征：发热、严重头痛、肌肉痛、呕吐、腹痛、不明原因出血等。(2)高风险因素：接触埃博拉病毒病患者及其血液、体液、分泌物、排泄物或尸体等，接触受染的动物等。(3)重点地区：刚果(金)、几内亚。既往报告病例的加蓬、苏丹、乌干达、刚果(布)、利比里亚。(4)重点人群：接触、护理过病患的医护人员，参加当地人葬礼、可能有疑似病例接触史的人员。

鼠疫：(1)症状、体征：骤然发热，淋巴结疼痛、肿胀，或咳嗽、咳痰、咳血、寒战、出血表现等。(2)高风险因素：接触老鼠或其他啮齿动物或野生动物，被鼠蚤叮咬，处理被感染的动物组织，与肺鼠疫患者接触等。(3)重点地区：非洲中部和南部农村地区(特别是刚果(金)东部、乌干达西北部和马达加斯加)，亚洲中部和印度大陆，南美洲东北部以及美国西南部的部分地区。(4)重点人群：牧民、猎人、兽医、野生动物相关从业者，食用、接触生肉的人群，护理过疑似病例的医护人员。

霍乱：(1)症状、体征：急性大量水样便、米泔水样便(24 小时内超过 3 次)，频繁恶心和呕吐，伴有口唇干燥、皮肤弹性差、眼窝下陷等脱水症状，小腿肌肉痉挛等。(2)高风险因素：接触过霍乱病例，饮用患者粪便污染的水，食用了受污染的鱼和贝类等海产品。(3)重点地区：非洲多国，包括刚果(金)、喀麦隆、索马里、尼日利亚、贝宁、莫桑比克、埃塞俄比亚、马拉维、坦桑尼亚、津巴布韦。(4)重点人群：照顾过疑似病例的医护人员，有过不洁饮食、明显有脱水和虚弱症状的人员。

中东呼吸综合征：(1)症状、体征：发热、咳嗽、气短、发冷、咽喉疼痛等呼吸道症状及体征，以及肌肉痛、关节痛、腹泻、呕吐等。(2)高风险因素：接触被感染的骆驼，喝过生的骆驼奶或骆驼尿，吃过生的骆驼肉或其他未煮熟的肉类，接触相关病例。(3)重点地区：主要在中东地区，以沙特阿拉伯为主。(4)重点人群：接触、骑过骆驼以及食用骆驼肉、奶的游客，曾在当地医院就诊过的游客，接触过病患的医护人员；户外导游、骆驼养殖者。

寨卡病毒病：(1)症状、体征：发热、皮疹(斑丘疹)、结膜炎、关节痛及肌肉痛等，甚至可出现神经系统和自身免疫系统并发症。(2)高风险因素：蚊虫叮咬、输血等。(3)重点地区：主要在美洲，尤其是南美洲，曾暴发大规模的寨卡病毒病疫情的巴西。(4)重点人群：从事建筑、矿产等的劳务人员，在疫情流行地区有过输血史的人员，野外探险、登山、露营爱好者。

基孔肯雅热：(1)症状、体征：寒战、发热(双峰热)、头痛、恶心、呕吐，在躯干、四肢的伸展侧、手掌和足底出现红色斑丘疹或猩红热样皮疹，有瘙痒感，可出现全身多个关节和脊椎剧烈疼痛。(2)高风险因素：蚊虫叮咬、野外旅行、野外露营等。(3)重点地区：主要在东南亚和南美洲，巴西是疫情最严重的地区。(4)重点人群：从事建筑、矿产等的劳务人员，野外探险、登山、露营爱好者。

登革热：(1)症状、体征：起病急，发热，较剧烈的三痛(头痛、肌肉、关节痛)，三红(面、颈、胸部潮红)以及皮疹，严重者有血压下降、休克等。(2)高风险因素：蚊虫叮咬、野外旅行、野外露营等。(3)重点地区：主要是中美、南美洲以及南亚、东南亚、西地中海，还有非洲的热带和亚热带地区。(4)重点人群：从事建筑、矿产等的劳务人员，野外探险、登山、露营爱好者。

裂谷热：(1)症状、体征：起病急，发热，伴有畏寒、寒战、头痛、乏力、肌肉关节疼痛；发热可持续数天，常为双相热。病程 4~7 天后体温恢复正常，症状改善，常在 2 周内完全恢

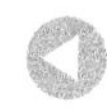

复。部分病例可表现为视网膜炎、出血综合征、脑膜脑炎等。(2)高风险因素：直接接触受染动物组织、体液或食用未煮熟的肉、奶等，蚊虫叮咬(伊蚊为主，伊蚊、库蚊、按蚊和其他很多蚊种均可传播)。(3)重点地区：主要分布于非洲东部和南部，主要流行国家为肯尼亚、津巴布韦、赞比亚、纳米比亚、索马里、坦桑尼亚、莫桑比克、马达加斯加、南非、苏丹、毛里塔尼亚、埃及等，中东的沙特阿拉伯、也门。(4)重点人群：野外探险、登山、露营爱好者，喜爱食用未煮熟食物者。

尼帕病毒病：(1)症状、体征：发烧、头痛、恶心、呕吐、气促等症状或体征，并可能进一步恶化至包括嗜睡、意识模糊和昏迷的症状。(2)高风险因素：接触果蝠、猪及其排泄物或分泌物，接触尼帕病毒病患者及其排泄物或分泌物(如鼻腔或呼吸道液滴、尿液或血液)，食用果蝠肉或病猪肉，饮用生椰枣汁(一种亚洲部分地区的饮料)。(3)重点地区：主要有印度、孟加拉国以及东南亚等。(4)重点人群：猎人、捕蝠者等。

2. 传播途径风险评估

按照传播方式的不同，传染病的传播途径有：

空气传播：也叫呼吸道传播，根据空气中携带病原体的颗粒物大小的不同，可以分为飞沫传播、气溶胶传播和尘埃传播。飞沫传播是指病原体通过 5 μm 的颗粒物传播。气溶胶传播是指病原体通过≤5 μm 的颗粒物传播。尘埃传播是指含有病原体的较大的飞沫或分泌物落在地面，干燥后形成尘埃，易感者吸入后形成的传染病传播，凡对外界抵抗力较强的病原体，如结核杆菌和炭疽杆菌芽孢，均可以此种方式传播。研究表明当咳嗽或者打喷嚏时，飞沫的传播距离在 2 m 左右，而气溶胶可超过 6 m，空气传播中病原体存在于空气的飞沫或气溶胶中，易感者吸入获得感染，如麻疹、白喉、结核病、禽流感等。

消化道传播：病原体污染食物、水源、食具，易感者进食时可获得感染，如伤寒、细菌性痢疾、霍乱等。

直接接触传播：易感者与被病原体污染的水或土壤接触时获得感染，如钩端螺旋体病、血吸虫病和钩虫病等。伤口被污染可能患破伤风，日常生活的密切接触也有可能获得感染，如麻疹、白喉、流行性感冒等。不洁的性接触，包括同性恋、多个性伴侣的异性恋及商业性行为，则可传播艾滋病、乙型肝炎、丙型肝炎、梅毒、淋病等。

虫媒传播：被病原体感染的吸血的节肢动物，如按蚊、人虱、鼠蚤、白蛉、硬蜱、恙螨等，在叮咬时可将病原体传染给易感者，可分别引起疟疾、流行性斑疹伤寒、地方性斑疹伤寒、黑热病、莱姆病、恙虫病等；虫媒传播与媒介密切相关，如果没有媒介存在，虫媒传播则不可能进行；若存在广泛虫媒，即使没有传染病病例，也会有虫—人的传播。

血液体液传播：病原体存在于携带者或患者的血液或体液中，通过应用血制品或性接触等传播，如疟疾、乙肝、丙肝和艾滋病等。

垂直传播：又称为母婴传播，指病原体通过母体传给子代，如梅毒、弓形虫等。

性接触传播：是指主要通过性接触传播的一组传染性疾病，简称性病。目前性病已达20余种，我国重点监测的性病有艾滋病、梅毒、淋病、生殖道沙眼衣原体感染、尖锐湿疣和生殖器疱疹，其中艾滋病、梅毒、淋病属于乙类传染病。

不同种类的传染病可以有多个传播途径，如：

新冠，可以通过呼吸道、直接接触传播，存在气溶胶传播可能。

鼠疫，可以通过虫媒、直接接触、飞沫传播。

霍乱，可以通过消化道、直接接触传播。

艾滋病，可以通过血液体液、性接触传播。

登革热，通过虫媒传播。

经评估某入境人员患有某种传染病，但入境时、入境后不存在可能的传播途径，传播链条自然中断，传染病输入没有引起本土传播风险，反之，传染病输入极易引起本土传播风险。

3. 易感人群评估

易感人群，又被称为易感者，是指对某种传染病缺乏特异性免疫力的人。易感者在某一特定人群中的比例，决定了该人群的易感性。群体免疫（又称“社区免疫”）是指在社区中有很高比例的人对某一种疾病产生免疫反应（通过接种疫苗或患病），使得这种疾病难以在人与人之间传播。通过接种疫苗获得群体免疫是降低人群易感性的主要方式，也是具有最高成效比的方式。

从 1978 年起，中国建立了计划免疫体系，即四苗六病，卡介苗、脊灰疫苗、百白破疫苗和麻疹疫苗四种疫苗被纳入国家免疫规划。到 2007 年，我国已有 14 种国家免疫规划疫苗，被用来预防 15 种疾病。国家免疫规划疫苗接种率持续保持在 90%以上。我国的疫苗分为一类苗和二类苗。一类苗纳入国家免疫规划，实施全免费接种。二类苗由居民自费接种。第二类疫苗的总体接种率远低于一类苗，以 b 型流感嗜血杆菌疫苗、口服轮状病毒减毒活疫苗、七价肺炎球菌结合疫苗、水痘减毒活疫苗和脊髓灰质炎灭活疫苗五种接种剂次相对较大、社会关注度高的二类疫苗为例，其估算接种率为 4.74%～46.72%。2020—2021 年流感流行季，我国流感疫苗接种率为 3.34%。综合看来，我国除新冠和规划免疫的乙型肝炎、结核病、脊髓灰质炎、百日咳、白喉、破伤风、麻疹、甲型肝炎、流行性脑脊髓膜炎、流行性乙型脑炎、风疹、流行性腮腺炎、流行性出血热、炭疽和钩端螺旋体病等 15 种传染病外，其他传染病均未达到群体免疫，人群普遍易感。

而境外流行的传染病绝大多数未曾在我国流行或暴发，人群更是普遍没有免疫力，国内均为易感人群。

六、后续处置

经过甄别、信息补充核实、健康问询、医学调查、个体风险评估后，可以根据评估情况实施不同的处置措施，处置措施可以联合采用，也可以单独使用。

（一）紧急处理

对于发现存在健康危急状况的高风险人员，应紧急联系医护人员到场处理，对于突发的心跳呼吸骤停，应立即开展心肺复苏（CPR）。如在 4 min 内实施 CPR，死而复生的可能性最大，因此时间就是生命，速度是关键。CPR 按 ABC 步骤进行：开放气道，口对口人工呼吸，人工循环。(1)开放气道，确认人员意识丧失后，立即使患者水平仰卧，解开颈部纽扣，注意清除口腔异物，使患者仰头抬颏，用耳贴近口鼻，如未感到有气流或胸部无起伏，则表示已无呼吸；(2)口对口人工呼吸，保持患者仰头抬颏前提下，施救者用一手捏闭鼻孔，然后深吸

 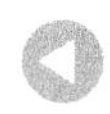

一大口气，迅速用力向患者口内吹气，每次吹气间隔 1.5 s，照此每 5 s 反复一次，直到恢复自主呼吸；(3)人工循环，检查心脏是否跳动，最简易、最可靠的是检查颈动脉。抢救者用 2~3 个手指放在患者气管与颈部肌肉间轻轻按压，时间不少于 10 s，如患者停止心跳，抢救者应握紧拳头，拳眼向上，快速有力猛击患者胸骨正中下段一次。此举有可能使患者心脏复跳，如心脏不能复跳，立即开展胸外按压，急救者两臂位于病人胸骨的正上方，双肘关节伸直，利用上身重量垂直下压，对中等体重的成人下压深度为 3~4 cm，而后迅速放松，解除压力，让胸廓自行复位。如此有节奏地反复进行，按压与放松时间大致相等，频率为每分钟 80~100 次，每做 30 次胸心脏按压，交替行 2 次人工呼吸。

对于发现存在严重躁狂或抑郁迹象的高风险人员，应立即言语安抚，并根据现场情况联系相应部门协助处置。

(二)禁止入境

禁止入境在国际条约及国内法律上都有明确规定。《国际卫生条例(2005)》第三十一条"与旅行者入境有关的卫生措施"中规定，如果缔约国按本条第 1 款要求旅行者接受医学检查、疫苗接种或其他预防措施，而旅行者本人不同意采取任何此类措施或拒绝提供第二十三条第(1)款提及的信息或文件，则有关缔约国可根据第三十二、四十二和四十五条拒绝该旅行者入境。若有证据表明存在危急的公共卫生危害，则缔约国根据其国家法规并出于控制此危害的必要，可强迫旅行者接受或根据第二十三条第 3 款建议旅行者接受：(1)创伤性和干扰性最小、但可达到公共卫生目的的医学检查；(2)疫苗接种或其他预防措施；或(3)预防或控制疾病传播的其他常用的卫生措施，包括隔离、检疫或让旅行者接受公共卫生观察。《国境卫生检疫法实施细则》第九十九条规定："卫生检疫机关应当阻止患有严重精神病、传染性肺结核病或者有可能对公共卫生造成重大危害的其他传染病的外国人入境。"

禁止入境分为两种情形：

情形 1：本身患有禁止入境疾病。如严重精神病、传染性肺结核病或者有可能对公共卫生造成重大危害的其他传染病的外国人。严重精神障碍，包含精神分裂症、分裂情感性障碍、偏执性精神病、双相(情感)障碍、癫痫所致精神障碍、精神发育迟滞伴发精神障碍等六种精神疾病，以及符合《中华人民共和国精神卫生法》第三十条第二项情形并经诊断、病情评估为严重精神障碍的患者，不限于上述六种疾病。《中华人民共和国精神卫生法》第三十条第二款规定：诊断结论、病情评估表明，就诊者为严重精神障碍患者并有下列情形之一的，应当对其实施住院治疗：(一)已经发生伤害自身的行为，或者有伤害自身的危险的；(二)已经发生危害他人安全的行为，或者有危害他人安全的危险的。实践中根据危险性的评估，精神障碍可以分为六级，0 级是没有任何违反正常的表现。1 级是指病人有胡言乱语、威胁别人、大喊大叫，但是仅仅是口头上的，没有行为上的。2 级是病人随意砸毁物品，但是仅是在自己家里，而且在家人的劝说下是可以停下来的。3 级是病人在家里和公开场合，会存在打砸财物的巨大危害，而且不受其他人的控制。4 级是指病人在家里和公共场合，都有连续性的伤害人、毁物的行为并且不听劝说。5 级是指病人持刀、枪械等管制性的危险武器，对人实施暴力行为或者纵火、爆炸等行为。如果是存在 3 级以上的精神病，需要向公安机关报备，可以更好地进行管控。传染性肺结核病，是指可经过呼吸道传播给他人的肺结核病。结核病是由结核分枝杆菌引起的慢性传染性疾病，可累及全身各个器官，其中尤以肺结核最为多见。痰中排菌的肺结核病人属传染性肺结核病患，是造成社会结核病传播和流行的传染源，为首要控制对象。临床上以两次痰样本涂片镜检抗酸杆菌阳性或分离培养分枝杆菌阳性判别是否属于传染性肺结核病。

由于境外疫情形势多变，随时可能有严重危害的传染病传入，因此禁止有可能对公共卫生造成重大危害的其他传染病的外国人入境作为兜底条款，非常有必要。

情形 2：本身健康已知或未知但在入境时拒绝接受医学检查、疫苗接种或其他预防措施，且拒绝提供有关信息或文件的外国人。

（三）隔离

经评估为染疫人，应当立即进行隔离。“隔离”指将染疫人收留在指定的处所，限制其活动并进行治疗，直到消除传染病传播的危险。《国境卫生检疫法实施细则》第五条规定：卫生检疫机关发现染疫人时，应当立即将其隔离，防止任何人遭受感染，并按照本细则第八章的规定处理。隔离时间的长短应根据该种传染病的最长传染期而定。

由于口岸条件限制，对于发现的染疫人，应当在口岸区域或者交通工具上进行临时隔离，临时隔离应做好个人防护，并随即转送指定医疗机构进行隔离诊治。

隔离是一种强制措施，本质上是一种对特定人员人身自由进行限制的措施，拒绝隔离应当承担法律责任，实践中根据隔离场所的不同，存在自我居家隔离、医疗机构隔离、指定场所隔离三种形态等，常态下在国境卫生检疫工作中运用较多的是医疗机构隔离，而在新冠疫情防控等应急状态中，自我居家隔离和指定场所隔离两种隔离形态得到了充分的运用。

（四）转诊就医

经评估具备以下情形的，需要转诊就医：

情形 1：经评估为染疫人或染疫嫌疑人，转交指定的医疗卫生机构进一步诊治。

情形 2：经评估为《国境口岸重点关注传染病名单》中除检疫传染病以外的传染病病例或疑似病例，告知其引发传染病传播风险，说服其入院诊治，视情况转诊。

情形 3：经评估为其他传染病病例、疑似病例、病原携带者，需要隔离治疗的。《传染病防治法实施办法》第十八条规定：对患有下列传染病的病人或者病原携带者予以必要的隔离治疗，直到医疗保健机构证明其不具有传染性时，方可恢复工作：（一）鼠疫、霍乱；（二）艾滋病、病毒性肝炎、细菌性和阿米巴痢疾、伤寒和副伤寒、炭疽、斑疹伤寒、麻疹、百日咳、白喉、脊髓灰质炎、流行性脑脊髓膜炎、猩红热、流行性出血热、登革热、淋病、梅毒；（三）肺结核、麻风病、流行性腮腺炎、风疹、急性出血性结膜炎。上述传染病病例、疑似病例、病原携带者应当转诊就医。

情形 4：入境人员症状较重有就医需求的，可协助安排转诊。

转诊就医时，需严格遵循交接程序，协助办理行李和人员入境事宜。

（五）留验

“留验”指将染疫嫌疑人收留在指定的处所进行诊察和检验。《国境卫生检疫法实施细则》第五条规定：卫生检疫机关发现染疫嫌疑人时，应当按照本细则第八章的规定处理。但对第八章规定以外的其他病种染疫嫌疑人，可以从该人员离开感染环境的时候算起，实施不超过该传染病最长潜伏期的就地诊验或者留验以及其他的卫生处理。第九十五条规定：受留验的人员必须在卫生检疫机关指定的场所接受留验；但是有下列情形之一的，经卫生检疫机关同意，可以在船上留验：(一)船长请求船员在船上留验的；(二)旅客请求在船上留验，经船长同意，并且船上有船医和医疗、消毒设备的。第九十六条 受留验的人员在留验期间如果出现检疫传染病的症状，卫生检疫机关应当立即对该人员实施隔离，对与其接触的其他受留验的人员，应当实施必要的卫生处理，并且从卫生处理完毕时算起，重新计算留验时间。

卫生检疫机关可根据实际情况，可以选择在口岸、医疗机构、交通工具(如船舶)、家庭或其他指定地点进行留验，留验时间从离开感染环境的时候算起，不超过该传染病最长潜伏期。

(六)就地诊验

"就地诊验"指一个人在卫生检疫机关指定的期间，到就近的卫生检疫机关或者其他医疗卫生单位去接受诊察和检验；或者卫生检疫机关、其他医疗卫生单位到该人员的居留地，对其进行诊察和检验。《国境卫生检疫法实施细则》第九十三条规定：卫生检疫机关对受就地诊验的人员，应当发给就地诊验记录簿，必要的时候，可以在该人员出具履行就地诊验的保证书以后，再发给其就地诊验记录簿。受就地诊验的人员应当携带就地诊验记录簿，按照卫生检疫机关指定的期间、地点，接受医学检查；如果就地诊验的结果没有染疫，就地诊验期满的时候，受就地诊验的人员应当将就地诊验记录簿退还卫生检疫机关。第九十四条 卫生检疫机关应当将受就地诊验人员的情况，用最快的方法通知受就地诊验人员的旅行停留地的卫生检疫机关或者其他医疗卫生单位。卫生检疫机关、医疗卫生单位遇有受就地诊验的人员请求医学检查时，应当视同急诊给予医学检查，并将检查结果在就地诊验记录簿上签注；如果发现其患检疫传染病或者监测传染病、疑似检疫传染病或者疑似监测传染病时，应当立即采取必要的卫生措施，将其就地诊验记录簿收回存查，并且报告当地卫生防疫机构和签发就地诊验记录簿的卫生检疫机关。

就地诊验和留验的区别在于，一是侧重点不同，就地诊验强调就地开展诊察和检验，需要入境人员尽快到最近的医疗机构进行诊治，而留验强调留在指定处所接受诊察和检验；二是解除的方式不同，就地诊验需要接受医学检查排除染疫后解除措施，而留验是留验期满没有出现症状即可解除措施。

(七)医学观察

依据《中华人民共和国传染病防治法》，对传染病病人、病原携带者、疑似病人的密切接触者要在指定场所进行医学观察或采取其他预防措施。密切接触者的主要管理措施包括：登记并进行不超过传染病潜伏期的医学观察；尽量减少外出活动；对密切接触者进行随访，每日测量体温和健康询问，做好登记，医学观察开始前，专业人员应口头或书面告知被观察对象相关传染病的临床特点、传播途径等相关防治知识，负责医学观察的单位联系人、联系方式等。

(八)样本采集

样本采集是指在体温监测、流行病学调查、医学检查的基础上，对不能排除患有传染病的入境人员采集其血液、排泄物、分泌物等样本，开展实验室检测，以便结合临床症状和流行病学调查结果进行疾病诊断。在采样过程中，要尊重其尊严、人权和基本自由，并尽量减少因此类措施而引起的任何不适或痛苦，采样时需征求本人或其监护人的同意，签署采样知情同意书。

采样要求：

对有境外旅行史的发热病人，原则上都要采样送实验室检测。

样本类型及送检的项目要与流行病学调查和医学检查所发现的阳性指征相吻合，即发现什么、怀疑什么就检测什么。

怀疑为重大传染病，但医疗机构拒绝转诊，经评估需要检测的，应送实验室采样。

采样要根据临床主要症状、流行病学调查信息，以及疾病发展的病程，确定采样的种类、方法、部位和检测项目。

所有样本应尽量在采集当日送实验室检测，对于重点传染病疑似病例，必要时应采集后就立即送实验室做紧急检测。

不同传染病的口岸采样类型为：

鼠疫：采集血液。肺鼠疫主要采集痰液，且同时还应作血液培养，败血性鼠疫主要采集静脉血，皮肤鼠疫主要采集脓疱（或疱疹）液；

霍乱：采集呕吐物、粪便、肛拭子；

黄热病：采集血液，可采集尿液；

传染性非典型肺炎（非典）：采集鼻咽分泌物、粪便、血液；

高致病性禽流感（H5N1）：采集口咽拭子、鼻咽拭子，以及上、下呼吸道样本（尤其是下呼吸道样本）和发病 7 天内急性期血清；

人感染 H7N9 禽流感：采集上、下呼吸道样本（尤其是下呼吸道样本）和发病 7 天内急性期血清；

肺炭疽：采集血液、痰液；

中东呼吸综合征（MERS）：采集口咽拭子、鼻咽拭子、痰液，血液；

肺结核：采集深呼吸后咳出的痰液；

流行性脑脊髓膜炎：采集口咽拭子、鼻咽拭子、血液；

肠出血性大肠杆菌 O157：H7 感染性腹泻：采集肛拭子、粪便；

西尼罗热：采集血液、尿液；

寨卡病毒病：采集血液、尿液、唾液；

裂谷热：采集血液，可采集尿液；

新型肺炎：采集口咽拭子、鼻咽拭子；

猴痘：采集痘疱液、皮疹和痘痂和/或病灶的拭子、口咽拭子、全血、血清；

埃博拉病毒病：采集血液；

马尔堡出血热：采集血液；

拉沙热：采集血液；

流行性出血热：采集血液；

尼帕病毒病：采集血液；

麻疹：采集口咽拭子、血液，可采集鼻咽拭子、唾液、尿液；

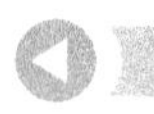

风疹：采集口咽拭子、血液，可采鼻咽拭子；
细菌性痢疾（菌痢）：采集肛拭子、粪便；
诺如病毒感染：采集呕吐物、肛拭子、粪便，采集食物及饮用水样本（如有）。
副溶血弧菌感染：采集呕吐物、肛拭子、粪便，采集食物及饮用水样本（如有）；
大肠杆菌感染：采集粪便、肛拭子及呕吐物（如有）；
阿米巴感染：采集粪便、肛拭子及呕吐物（如有）；
轮状病毒感染：采集呕吐物、肛拭子、粪便，采集食物及饮用水样本（如有）；
登革热：采集血液，可采集尿液；
疟疾：采集血液；
基孔肯雅热：采集血液，可采集尿液；
流行性乙型脑炎（日本脑炎）：采集血液，可采集尿液；
脊髓灰质炎：采集粪便、肛拭子、血液，可采集唾液、口咽拭子；
猩红热：采集口咽拭子、鼻咽拭子，可采集血液，痰液；
艾滋病：采集血液；
狂犬病：采集血液，可采集口咽拭子、鼻咽拭子、唾液；
百日咳：采集口咽拭子、鼻咽拭子、痰液；
白喉：采集口咽拭子；
伤寒和副伤寒：采集粪便、肛拭子、血液（紫管）；
血吸虫病：采集肛拭子、粪便；
钩端螺旋体病：采集血液、尿液；
病毒性肝炎：采集血液；
新生儿破伤风：采集血液；
布鲁氏菌病：采集血液、尿液；
淋病：采集血液；
梅毒：采集血液，若有皮损，还需采集皮损内分泌物；
流行性感冒：采集口咽拭子、鼻咽拭子；
流行性腮腺炎：采集血液、尿液，可采唾液；
急性出血性结膜炎：采集眼拭子；
麻风病：采集口咽拭子、鼻咽拭子及血液；
流行性和地方性斑疹伤寒：采集血液；
黑热病：采集血液；
包虫病：采集血液；
丝虫病：采集血液；
除霍乱、细菌性和阿米巴性痢疾、伤寒和副伤寒以外的感染性腹泻病：采集粪便、肛拭子；
水痘：采集口咽拭子、疱疹液、血液，可采集鼻咽拭子、唾液；
手足口病：采集粪便、肛拭子、血液。

对于无法怀疑或确定具体传染病采样类型时，可以按照传染病症候群进行采样：有发热、咳嗽等呼吸道症状的疑似病例，以采集口咽拭子和血液为主，鼻咽拭子、痰液、咽漱液为辅；有呕吐、腹泻等消化道症状的疑似病例，严格落实“逢泻必检”，必须采集粪便和呕吐物(如没有，采肛拭子)；4 周内有被蚊虫叮咬过或来自东南亚、非洲、美洲等虫媒传染病流行国家或地区的虫媒传染病疑似病例，以采血为主，尿液、体液为辅；对皮疹、出血点等多系统出血性症状的，以采血为主，尿液、体液、呕吐物等为辅；对泌尿生殖部位出现皮疹、脓疮症状的，采集渗出液、脓疮液、血液等。

采样技术要点：

鼻咽拭子：嘱患者坐下，头后倾。从无菌包装中取出拭子(采用塑料杆的涤纶或人造棉拭子，不能采用藻酸钙拭子或木杆拭子，不能用脱脂棉拭子)，轻柔地以平行于上腭的方向插入鼻孔，至鼻腭处，然后边擦拭边旋转慢慢取出。双侧鼻孔用同一根拭子进行采集。将拭子头浸入含有 3 mL 病毒保存液的病毒采样管中，尾部弃去，采集 2 支。

口咽拭子：嘱患者坐下，头后倾，张大嘴，发“啊”声，用压舌板固定舌前 2/3。拭子越过舌根到咽后壁及扁桃体隐窝、侧壁等处，反复擦拭 3~5 次，收集黏膜细胞，避免触及舌、口腔黏膜和唾液。将拭子头浸入含有 3 mL 病毒保存液的病毒采样管中，尾部弃去，采集 2 支。

咽漱液：用 10 mL 不含抗生素的采样液(如生理盐水)漱口取样，漱时让患者头部微后仰，发“噢”声，让生理盐水在咽部转动。将漱口液吐入 50 mL 带垫圈的螺口塑料离心管中，旋紧管盖。

血液样本：采集双份静脉血，操作步骤为：(1)通常采血部位为肘静脉，将止血带扎在静脉取血部位的上方，采血部位的局部皮肤用消毒液由采血部位向外周严格消毒，消毒后不可接触采血部位，待消毒液挥发后，进行取血操作。(2)采用商品化的真空采血管采血。(3)拿下止血带，用无菌棉压迫止血。(4)用过的采血针不要回盖针帽，直接将其放在锐器垃圾桶内。

唾液样本：先用清水漱口，静息 5~10 min，弃去最初分泌物的唾液，将继续分泌的唾液收集于基因检测采样盒的洁净的容器内，至少 3 mL。若液量不足，可嘱其做口舌运动，促进分泌。也可于舌下放一小块洗净、灭菌、干燥的脱脂纱布以吸收唾液，10 min 后取出，挤出唾液备用。

痰液：患者先用蒸馏水漱口数次，以除去口腔内大部分杂菌，深呼吸用力咳出气管深处的呼吸道分泌物留作样本，而不是口水，不可含有唾液及鼻咽部分泌物。咳嗽时用纸巾遮盖住嘴巴。收集痰液使用螺口杯，打开痰杯盖，将痰吐到痰杯里，盖上盖子，痰液量为 3~5 mL。小儿痰液收集困难时，可用棉拭子刮取样本。所采集生物样本于 4℃暂存，尽快(12 h 内)送达实验室。

疱疹液：使用病毒管(含培养液)收集疱疹液。先用 75%的酒精对疱疹周围的皮肤进行消毒，然后用消毒针将疱疹挑破用棉签蘸取疱疹液，每个病毒管的培养液要提前倒剩 1 毫升，迅速将棉签放入病毒管中，在靠近顶端处折断棉签杆，旋紧管盖并密封。所采集生物样本于 4℃暂存，尽快(12 h 内)送达实验室。

呕吐物样本：用无菌压舌板或棉拭子挑取少量呕吐物(3~5 g)放入灭菌螺口塑料管中，密封。

粪便生物样本：采集可疑病例新鲜粪便的脓血部分、黏液部分、水样便或稀便。不同的病原体采样方式不同，用于病毒检测的生物样本采集：采集粪便 5 g(5 mL)，置于无菌粪便采样杯(不加任何试剂)；用于寄生虫检测的生物样本采集：采集粪便 5 g(5 mL)，置于无菌粪

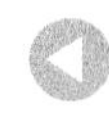

便采样杯(不加任何试剂)；用于细菌检测的生物样本采集：用5支无菌棉拭子多点采集粪便生物样本(如有脓血或黏液应挑取脓血、黏液部分，液体粪便应取絮状物，使棉拭子表面布满粪便)，插入Cary-Blair运送培养基(50 mL旋盖密封的离心管中，装盛15 mL或20 mL Cary-Blair运送培养基)，粪便采集量大于5 g(5 mL)。

尿液样本：采集中段尿液样本10 mL，置于无菌50 mL塑料尖底离心管中。

肛拭子：将拭子前端用生理盐水湿润，插入肛门3~5 cm(幼儿2~3 cm)处，轻轻旋转，取直肠表面粪便/黏液后取出，确保退出的棉拭子上有可见的粪便，把棉拭子放入含有3 mL病毒保存液的病毒采样管中，尾部弃去，采集2支。粪便生物样本宜在发病早期，服用抗菌药物之前采集。

眼拭子：采样前先用无菌盐水润湿拭子，再轻绕结膜取样，两眼各采2支拭子，其中1支用于涂片。将左右眼拭子头分别浸入含有3 mL病毒保存液的病毒采样管中，尾部弃去。采集时，须小心避免感染延至眼部邻近区域。样本应标明左眼、右眼样本。

被污染物体表面生物样本：用灭菌棉拭子涂抹可疑部位，所采生物样本的传递保存方式宜根据运送时间选择最适宜的传递保存方式。如运送时间大于8 h，将生物样本放入Cary-Blair运送培养基中传递，带有生物样本的棉拭子宜完全地插入Cary-Blair运送培养基底部。

样本保存和运输：

样本保存：除有特殊要求外，样本采集后一般应在4℃条件下保存，对不能在24 h内运送的，应置-70℃以下保存，尽快运送。不能在24 h内运送的血液样本(红管)，应先分离血清(2000 rpm离心10 min，如果没有离心机，血液样本应静置，直到血清析出)。血清应保存于带螺旋盖、内有垫圈的冻存管内，标记清楚后，再置-70℃以下保存。全血冰冻溶解后产生溶血，未分离血清的样本应避免冰冻保存。呕吐物、粪便、肛拭子样本采集后30 min内立即将样本放置在-20℃冰箱中，如有特殊情况未能及时放入-20℃的冰箱，样本可暂时在4℃短期储存，不能超过2天，保存期内避免样本发生反复冻融。

用于病毒分离和核酸检测的标本应尽快进行送样检测，可在24 h内检测的标本可置于4℃保存；24 h内无法检测的标本则应置于-70℃或以下保存(如无-70℃保存条件，则于-20℃冰箱暂存)。样本运送期间应避免反复冻融。

对于虫媒传染病病人，若采集到虫媒生物，还应进行虫媒种类鉴定和携带病原体检测。

样本运输：应放入与其生物安全等级相适应的冷链运输箱中，尽快送往符合相关要求的实验室进行检测。疑似含有高致病性禽流感等高致病性病原微生物相关感染性样本的运输应按照《病原微生物实验室生物安全管理条例》和《人间传染的病原微生物名录》等相关规定，采取A类包装，符合UN2814标准的要求。按照三重包装系统包装：第一层包装为自封袋或50 mL离心管；第二层包装为防水、防漏的安全壳容器；第三层为运输包装。样本应用吸水纸等包裹，固定在防漏自封袋或离心管内；然后放置在坚固、防水、防漏的第二层安全壳容器中，用吸水纸等填充物将内有样本的自封袋或离心管固定好；然后装入第三层包装。根据《可感染人类的高致病性病原微生物菌(毒)种或样本运输管理规定》，运输《人间传染的病原微生物名录》中第三类病原微生物运输包装分类为A类的病原微生物菌(毒)种或样本，以及疑似高致病性病原微生物菌(毒)种或样本，应经省级卫生行政部门批准获得可感染人类的高致病性病原微生物菌(毒)种或样本准运证书。

（九）闭环管控

经评估有较高传播风险的人员，应进行闭环管控。

（十）判定密切接触者

密切接触者指的是和疑似病例、确诊病例、无症状感染者等近距离接触，但是没有采取有效防护措施的人员。比如，在同一房间共同生活的家庭成员，直接照顾病例的人员，或者在电梯、活动室等同一场所内有近距离接触的人员，以及共同就餐、共同娱乐的人员。密切接触者与传染病病例有高风险接触，是潜在的传染病病例。根据传染病种类、传染途径及接触场景的不同，密切接触者的界定范围也不同，而且随着对病毒研究的不断深入，密切接触者的范围还会进一步缩小或增大，甚至密切接触者的密切接触者也要界定的情形。一般接触者是指与疑似病例、确诊病例、无症状感染者等在乘坐飞机、火车和轮船等同一交通工具，共同生活、学习、工作以及诊疗过程中有过接触，以及共同暴露于商场、农贸（集贸）市场、公交车站、地铁内等公共场所的人员，但不符合密切接触者判定原则的人员。

几种传染病的密切接触者及一般接触者的判定范围为：

埃博拉病毒病密切接触者判定：(1)在飞机上照料护理过病人的人员；(2)该病人的同行人员（家人、同事、朋友等）；(3)在机上与病人同排左右邻座各一人（含通道另一侧）及前后座位各一人；(4)经调查评估后发现有可能接触病人血液、体液、分泌物和排泄物的其他乘客和空乘人员。(5)在其他入境交通工具上发现可疑病人时密切接触者参照上述原则进行判断。一般接触者判定标准：与疑似病例、确诊病例在乘坐飞机、火车和轮船等同一交通工具，共同生活、学习、工作以及诊疗过程中有过接触，但不符合密切接触者判定原则的人员。

黄热病密切接触者判定：曾与确诊病例或疑似病例自其出现症状前 4 周内，有过较长时间近距离接触和/或有共同暴露史的人员。

诺如病毒感染密切接触者判定：在日常生活、学习、工作中和交通工具运行途中，曾与确诊病例或疑似病例自其出现症状前 3 天起，有过较长时间近距离接触的下列人员：(1)共餐的人员；(2)共同居住的人员；(3)未采取有效防护措施，接触过确诊病例或疑似病例的医护人员；(4)其他已知与确诊病例或疑似病例有密切接触的人员。如接触期间，接触其排泄物（呕吐物、粪便等），不论时间长短，均应作为密切接触者。一般接触者判定标准：(1)交通工具内除了密切接触者之外的其他人员。(2)日常生活、学习、工作中，除了密切接触者之外，其他曾与消化道传染病确诊病例或疑似病例短暂接触的人员。

鼠疫密切接触者包括：(1)与出现症状后的肺鼠疫疑似病例或确诊病例共同生活、居住和陪同的人员；(2)在没有实施规范防护措施的条件下，参与鼠疫病例诊疗和检查的医护人员；(3)在没有实施规范防护措施的条件下，对被确诊病例呼吸道分泌物或排泄物污染过的物品进行采样、处理、检测等实验室操作及流行病学调查人员；(4)与病例在同一诊室或病房接受治疗的其他病例及其陪同人员；(5)参与病例护理（护工）或打扫过病例病房或病室的保洁人员及送餐人员；(6)到患者病房探望过确诊病例的相关人员；(7)同乘交通工具且与病例有过 1.8 m 范围内接触的相关人员，考虑患者和人员走动等因素；(8)有过 1.8 m 范围内接触已确认染疫动物或动物制品的相关人员；(9)在活跃的鼠疫疫源地有蚤叮咬史；(10)现场流行病学调查人员根据调查情况确定的其他密切接触者。一般接触者包括：除密切接触者

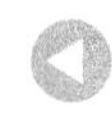

外，与患者在同一封闭区域内（如门、急诊大厅、餐厅、公共交通工具等）有接触可能的人员；现场流行病学调查人员根据调查情况确定的不符合密切接触者判定标准，但仍不能排除与病例有接触可能的其他人员。

甲型H1N1流感病例密切接触者判定：在未采取有效防护情况下接触传染期甲型H1N1流感病例而存在感染可能的人群，具体包括以下任一情况者：（1）诊断、治疗或护理、探视甲型H1N1流感病例的人员；（2）与病例共同生活、工作或有过近距离（一般指2 m范围内）接触的人员；（3）直接接触过病例的呼吸道分泌物、体液的人员。

（十一）发放就诊方便卡

发放就诊方便卡是便于患有监测传染病的人、来自国外监测传染病流行区的人或者与监测传染病人密切接触的人就医，以便于尽快发现和诊治。《国境卫生检疫法》第十七条规定：对患有监测传染病的人、来自国外监测传染病流行区的人或者与监测传染病人密切接触的人，国境卫生检疫机关应当区别情况，发给就诊方便卡，实施留验或者采取其他预防、控制措施，并及时通知当地卫生行政部门。各地医疗单位对持有就诊方便卡的人员，应当优先诊治。

当前国境卫生检疫机关对申报或检疫查验发现有发热、咳嗽、呼吸困难、呕吐、腹泻、头痛、急性皮疹、黄疸、淋巴结肿等症状的人员进行排查，对可疑病例送至指定医疗机构排查。对其密切接触者、对在口岸排查后暂不考虑为可疑急性传染病人的入境人员、对在境外与急性传染病人有过接触的人员和来自有急性传染病流行疫区的人员发放就诊方便卡，方便卡上需详细注明国境卫生检疫机关名称、联系人和电话，并详细记录入境人员有效联系方式，各级医疗机构对持有就诊方便卡的患者要优先诊疗，在诊断过程中重点询问病人的流行病学史，并将确诊结果及时反馈给国境卫生检疫机关，以便国境卫生检疫机关在口岸采取相应的预防控制措施。

（十二）放行

对于排除传染病的入境人员，直接放行。

对于经评估需采取其他处置措施的，除禁止入境的情况外，在完成其他处置措施后放行。

（十三）健康检查

《国境卫生检疫法实施细则》第一百零二条第二款、第三款规定：凡在境外居住1年以上的中国籍人员，入境时必须向卫生检疫机关申报健康情况，并在入境后1个月内到就近的卫生检疫机关或者县级以上的医院进行健康检查。国际通行交通工具上的中国籍员工，应当持有卫生检疫机关或者县级以上医院出具的健康证明。

健康检查与就地诊验、留验不同，其检查对象属于特定人群，凡属于健康对象人员，无论是否属于染疫人或染疫嫌疑人等，均应在入境后1个月内进行健康检查，国境卫生检疫机关在入境时予以提醒。

第三节 入境流行病学调查安全防护

为避免职业暴露，检疫人员的安全防护尤为必要，检疫人员的安全防护应从防护设施设备等硬件和健康管理等软件各方面多措并举。

一、防护设施设备

(一)社交距离或隔断

社交距离是一种公共卫生实践，旨在防止患病的人与健康的人密切接触，以减少疾病传播的机会。

新冠疫情期间，WHO 建议人们彼此保持至少 1 m(约 3 英尺)的距离，以减少被冠状病毒感染的机会。WHO 研究数据发现暴露距离与感染风险有密切关联，与他人保持 1 m 以上感染风险更低，与感染者>1 m，被传染概率为 2.6%，1 m 内则可能高达 12.8%。2 m 距离可能更安全，模型预测表明，在 3 m 内，距离每增加 1 m，传染风险还会继续减半。实践中部分国家建议更远的距离，如德国建议保持 1.5 m 的距离；在美国的规定是 6 英尺，约 1.8 m；英国规定 2 m 为适当的社交距离。

国境卫生检疫工作中，健康申报核验、流行病学调查、采样、后续处置等环节都需要与传染病近距离接触，感染风险极高，保持社交距离尤其必要，为取得防护的最大效果，国境卫生检疫机关在健康申报核验、流行病学调查等环节加装透明隔断，最大限度减少传染病传播。

(二)负压装置

采样是高风险操作，为采样操作提供良好的生物安全环境，可以最大限度减少感染风险。国境卫生检疫机关在口岸检疫工作中使用采样方舱、负压隔离设施等硬件保障生物安全。

鼻咽拭子核酸采样方舱：功能齐全，人性化设计，内设话筒、监控、空调、紫外线消杀灯等设备，两侧隐藏垃圾桶和试管存放区，操作空间舒适，既可以设计为直接在方舱中采样，也可以设计成在外部垂直分布的两个检测口采样，并配有长臂胶手套，采样人员居里、被采样人员在外进行采样。其特性在于一是安全性：正压系统，+15 Pa 气压保证气流流向安全，配有压差表；送风系统做 99.99%级通风过滤；采样工作完成后做紫外光线定时消毒；手套为化工专业防护手套，避免直接接触。二是舒适性：舱内做空气温度处理，保证恒温状态；舱内做采样凳方便休息；采样口位置合理，确保采样人员及被采样人员舒适。三是便捷性：箱体采用整体结构；底部做万向轮，并配有刹车系统；底部钢梁可满足叉车装载，方便运输；外部做纸箱或木箱、泡沫包装。

负压隔离设施：根据空间和设计的不同，可以分为负压隔离室和负压隔离舱。

负压隔离舱主要由隔离舱体、担架结构、负压生成装置、空气净化高效过滤装置和相关安全防护装备组成。舱体为相对密闭结构，由负压生成装置在隔离舱内形成微负压，隔离舱的排气口配有高效过滤空气净化系统，其性能安全可靠，使用简单方便。

目前国内已建成的负压隔离室主要有以下几种类型：

普通负压隔离室：普通负压隔离室是指没有独立的通风换气系统或仅有局部排风的房间（如单人床），其特点是结构简单、投资少且易于建造与改造。

单面窗双面墙式：该类房间是将一面玻璃窗作为门向内开启的通道并设一单向透风小窗户的房间。该类房间的特点是当室内气压低于室外时能向外排气以保持室内正压状态而阻止外界污染空气的侵入；反之亦然。

双面窗四面墙式：该类房间是在双开间三面墙上各开设一个可双向开启的小窗户的房间。该种设计在保证一定进深的情况下，使气流能够从两个方向进入，并在内部形成循环流动，从而避免因空气不能流通造成的污浊气体滞留，以及由于气流短路引起的交叉感染等问题。

多面窗四面墙式：该类房间是在多边形的空间范围内，设置多个相互连通的小窗口，所有隔断均为两面或三面对称布置的，由这些密闭隔断所组成的一种特殊的房间。

负压新风净化系统（以下简称“新风系统”）的核心部件是新风机组，它是将室外新鲜空气净化后送入室内的一套独立空气处理系统。其工作原理是采用机械送风原理把经过过滤的新鲜空气送到各个房间里，同时把室内的污浊空气通过管道集中排出到室外去。

负压隔离室主要包含以下几部分：净化空调机组、新风系统、送排风系统、正压保护设施、气密门、消声材料、防静电地板、照明灯具等。

负压隔离室设计方案基本建设必须达到我国有关标准规章的规定，必须满足《生物安全实验室建筑技术规范》（GB 50346—2011）、《实验室生物安全通用要求》（GB 19489—2008）、《病原微生物实验室生物安全环境管理办法》等各种规范要求。其设计通过特殊通风装置，促使负压隔离室内空气从洁净区排到污染区，从而促使整个负压隔离室内的压力低于负压隔离室外部的压力，负压隔离室排出的空气必须经过特殊处理，保证不污染环境。负压隔离室可以基本划分为清洁区、半污染区，设有缓冲间，考虑医护人员穿脱、工作装备存放空间。

（三）个人防护

个人防护是指使用个人防护用品保护免受传染病传播。个人防护用品是指在传染病防治过程中为抵御外界生物因素伤害所穿戴、配备和使用的各种保护用品的总称。

1. 总体要求

可选用固定装置连接不同部位的个人防护用品，固定装置不应造成个人防护用品的破损。

穿戴个人防护用品完毕应调整个人防护用品的松紧度，使用者感觉穿戴舒适。

穿戴个人防护用品工作时，应控制工作时间，避免因热负荷或缺氧等引起的身体健康损害。

接触多个同类传染病确诊患者时，个人防护用品没有肉眼可见的污染时可连续使用，不同患者之间应更换手套。

个人防护用品被患者血液、体液、污染物污染时，应及时更换。

对每位疑似患者进行诊疗操作后，都应更换和患者直接接触或可疑污染的个人防护用品。

结束传染病防治工作离开工作区域时，应及时脱卸或更换个人防护用品。

个人防护用品如有肉眼可见污染物，应先去除污染物并消毒，再进行脱卸。脱卸个人防护用品时动作应轻柔，避免产生气溶胶对周围环境造成污染。

在脱卸个人防护用品过程中应解开固定装置，个人防护用品脱卸过程应执行先脱污染较重和体积较大的防护用品的顺序原则。脱卸过程中应不接触裸露皮肤、黏膜和内层衣物。

2. 个人防护用品分类

工作服：穿于防护服、反穿隔离衣内，进入污染区域前，应更换个人衣物并穿工作服。

医用外科口罩：符合《医用外科口罩技术要求》（YY 0469—2011）。

颗粒物防护口罩：符合《呼吸防护用品自吸过滤式防颗粒物呼吸器》（GB 2626—2019）中“随弃式面罩”规定且无呼气阀的产品。有特殊类型要求的，标注类型和过滤等级，例如“KN95 及以上级别的颗粒物防护口罩”。

医用防护口罩：符合《医用防护口罩技术要求》（GB 19083—2010）。

一次性手套：符合《一次性使用医用橡胶检查手套》（GB 10213—2006）或《一次性使用灭菌橡胶外科手套》（GB/T 7543—2020）的乳胶、丁腈等材质的手套。

长袖加厚橡胶手套。

防护服：符合《医用一次性防护服技术要求》（GB 19082—2009）。

反穿隔离衣：一次性反穿隔离衣，应为后开口。

防水围裙或防水隔离衣：有较好的防水、防溅功能。

防护面屏：透光度好，有较好的防溅功能。

护目镜：密封，透气，视野宽阔，透亮度好，有较好的防溅功能，弹力带佩戴，重复使用的护目镜每次使用后，及时进行消毒干燥备用。

动力送风过滤式呼吸器：符合《呼吸防护动力送风过滤式呼吸器》（GB 30864—2014）的要求，需选用 P100 防颗粒物过滤元件，过滤元件不可重复使用，防护器具消毒后使用，宜专人专用。

一次性工作帽：表面洁净没有破损。

防水靴套：能覆盖使用者足部和小腿部的靴状保护套，具有良好防水性能，一次性使用，选用连靴防护服时可不使用。

工作鞋或胶靴：防水、防滑。

一次性鞋套：包裹足部，弹性收口。

消毒用品、速干手消毒剂等：消毒用品应当符合国家相关卫生标准、规范要求，卫生安全评价合格，手消毒剂符合《手消毒剂通用要求》（GB 27950—2020）。

辅助装备：用冷凝胶或相变材料为冷源的降温背心、内置的换气装置等，根据需要自行选用作为防护服内搭使用。

3. 个人防护要求要点

根据工作环境风险等级的不同，应选择与风险等级相适配的个人防护用品配置。

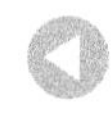

低风险应选择工作服、工作鞋、一次性手套和一次性医用外科口罩(根据评估可调整为KN95及以上级别的颗粒物防护口罩或医用防护口罩)。

中风险应选择工作服、工作鞋、一次性工作帽、一次性手套、医用防护口罩、反穿隔离衣。如有鼻咽喉等采样时需佩戴防护面屏或护目镜。

高风险应选择工作服、一次性工作帽、一次性手套、防护服、医用防护口罩或动力送风过滤式呼吸器、防护面屏或护目镜、工作鞋或胶靴或一次性鞋套、防水靴套，必要时增加防水围裙或防水隔离衣。

4. 个人防护穿脱

个人防护穿脱时，需要在污染面和清洁面之间切换，操作不慎极容易造成污染。

个人防护穿脱一般程序：穿戴防护用品应遵循的程序：(1)清洁区进入半污染区：洗手+戴帽子→戴医用防护口罩→穿工作衣裤→换工作鞋→进入半污染区。手部皮肤破损的戴乳胶手套。(2)半污染区进入污染区：穿隔离衣或防护服→戴护目镜/防护面罩→戴手套→穿鞋套→进入污染区。(3)为患者进行吸痰、气管切开、气管插管等操作，可能被患者的分泌物及体内物质喷溅的诊疗护理工作前，应戴防护面罩或全面型呼吸防护器。脱防护用品应遵循的程序：(1)医务人员离开污染区进入半污染区前：摘手套、消毒双手→摘护目镜/防护面屏→脱隔离衣或防护服→脱鞋套→洗手和/或手消毒→进入半污染区，洗手或手消毒。用后物品分别放置于专用污物容器内。(2)从半污染区进入清洁区前：洗手和/或手消毒→脱工作服→摘医用防护口罩→摘帽子→洗手和/或手消毒后，进入清洁区。(3)离开清洁区：沐浴、更衣→离开清洁区。

穿脱环境：应设置个人防护装备脱卸区，划分一脱区、二脱区、清洁区，清洁区与作业区绿区等同，脱卸区内应设置穿衣镜，配备消毒剂，包括常规脱摘使用的消毒剂和应急处理时的皮肤黏膜消毒剂，每步脱摘应注意做好手卫生。

穿脱要求：根据具体情况确定个人防护装备穿脱顺序，穿戴个人防护装备的顺序以方便更换个人防护装备为原则。工作结束后，脱摘个人防护装备的顺序原则上是先脱污染较重和体积较大的装备，务必确保医用防护口罩等呼吸防护装备最后摘除，并迅速穿戴新的呼吸防护装备。口罩及一次性工作帽应同一步骤脱摘，两者的穿戴先后顺序可根据是否需要更换口罩或更好的系带固定效果决定，新冠疫情期间，国家卫健委制定了个人防护用品的穿脱规范。

一般穿戴顺序：

步骤1：手卫生，更换个人衣物穿工作服，去除个人用品如首饰、手表、手机等；穿工作鞋或胶靴，戴一次性工作帽；

步骤2：戴医用防护口罩，做气密性检查；

步骤3：戴内层手套(进行易导致手套破损或严重污染的操作时)，做气密性检查；

步骤4：穿防护服，确保防护服袖口覆盖内层手套袖口；

步骤5：穿防水靴套；

步骤6：戴防护头罩或防护面屏或护目镜(接触呕吐、腹泻或出血患者时佩戴)；

步骤7：穿防水围裙或防水隔离衣(接触呕吐、腹泻或出血患者时佩戴)；

步骤8：戴外层手套(覆盖防护服或防水隔离衣袖口)，做气密性检查；

步骤9：监督人员协助检查确认穿戴效果，确保无裸露头发、皮肤和衣物，身体正常活动不影响诊疗等工作；

步骤10：如接触患者，消毒外层手套。

在培训合格的人员在场指导、协助情况下，检查全部个人防护装备是否齐备、完好、大小合适。医用防护口罩可用KN95及以上级别的颗粒物防护口罩替代。

一般脱摘顺序：

步骤1：个人防护装备外层有肉眼可见污染物时应擦拭消毒；

步骤2：消毒外层手套；

步骤3：（如穿戴）脱防水围裙（如穿防水隔离衣，先脱外层手套或与隔离衣一起脱下），消毒外层手套；

步骤4：脱外层手套，消毒内层手套；

步骤5：摘防护面屏（护目镜），消毒内层手套；

步骤6：（如穿戴）摘防护头罩，消毒内层手套；

步骤7：脱防护服，同时脱下防水靴套，消毒内层手套；

步骤8：脱内层手套，手消毒，更换新的内层手套；

步骤9：消毒并更换工作鞋或胶靴，消毒内层手套；

步骤10：摘医用防护口罩和一次性工作帽，消毒内层手套；

步骤11：脱内层手套，洗手，手消毒；及时佩戴新的医用外科口罩；

步骤12：指导或协助人员与工作人员一起评估脱摘过程，如可能污染皮肤、黏膜，应及时消毒；

步骤13：换回个人衣物，有条件时淋浴。

戴正压送风过滤式呼吸器的防护装备穿戴顺序：

步骤1：手卫生，更换个人衣物穿工作服，去除个人用品如首饰、手表、手机等；穿工作鞋或胶靴，戴一次性工作帽；

步骤2：戴医用外科口罩；

步骤3：戴内层手套；

步骤4：穿防护服，确保防护服袖口覆盖内层手套袖口；

步骤5：穿防水靴套；

步骤6：戴正压送风过滤式呼吸器；

步骤7：穿防水围裙或防水隔离衣（接触呕吐、腹泻或出血患者需穿戴）；

步骤8：戴外层手套（覆盖防护服或防水隔离衣袖口）；

步骤9：监督人员协助检查确认穿戴效果，确保无裸露头发、皮肤和衣物，不影响诊疗活动；

步骤10：如接触患者，消毒外层手套。

在培训合格的人员在场指导、协助的情况下，检查全部个人防护装备是否齐备、完好、大小合适。

戴正压送风过滤式呼吸器的防护装备脱摘顺序：

步骤1：个人防护装备外层有肉眼可见污染物时进行擦拭消毒；

步骤2：消毒外层手套；

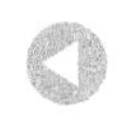

步骤 3：(如穿戴)脱防水围裙(如穿防水隔离衣，先脱外层手套或与隔离衣一起脱下)，消毒外层手套；

步骤 4：脱外层手套，消毒内层手套；

步骤 5：脱正压送风过滤式呼吸器，消毒内层手套；

步骤 6：脱防护服，同时脱去防水靴套，消毒内层手套；

步骤 7：脱内层手套，手卫生，更换新的内层手套；

步骤 8：消毒并更换工作鞋或胶靴；

步骤 9：摘医用外科口罩和一次性工作帽，消毒内层手套；

步骤 10：脱内层手套，洗手，手消毒；及时佩戴新的医用外科口罩；

步骤 11：指导或协助人员与工作人员一起评估脱摘过程，如可能污染皮肤、黏膜，及时消毒；

步骤 12：换回个人衣物，有条件时淋浴。

脱个人防护装备时，应有培训合格的人员在场指导或协助，该人员应穿戴个人防护装备(至少包括防护服或隔离衣、口罩、防护面屏或防护眼镜和手套等)，评估个人防护装备污染情况，对照脱摘顺序表，口头提示每个脱摘顺序，协助脱摘装备并及时进行手套消毒。

(四)自动采样装置

1. 核酸采样装置

采样需要采样人员近距离操作，极易导致职业暴露，新冠期间为避免工作人员感染，各地纷纷开始自动采样装置的设计和使用。

核酸检查是新冠病毒感染的主要检测手段，而咽拭子是目前诊断新冠病毒感染最主要的采样方法，方便快捷，适合大规模人群筛查，然而，咽拭子采集过程中采样人员须与患者近距离接触，患者咳嗽、用力呼吸等可产生大量飞沫或气溶胶，具有较高交叉感染的风险。且采集过程中因采样水平差异、心理畏惧、操作不规范、拭子质量差异容易出现假阴性。因此国内外多所研究机构开展了咽拭子采集机器人系统的研制工作。目前自动采样装置按照系统的采样模式可分为遥控操作式、自助式、半自主式、自主式，按照终端采集结构设计不同，可分为刚性、刚柔耦合、柔性等系统。

目前第三代咽拭子采样机器人已问世，用户扫描二维码后，机器人就会放下一次性咬口器，咬住咬口器，按下启动按键，机器人会准确找到咽拭子有效采样部位，采集、收样、封装、保存、消杀，这套“自助式”核酸采样用时 42 s 就完成，该自主采样机器人一次采集可获取四个有效部位样本，并设计有相应的消毒装置、咽拭子安放装置、末端执行器、采集装置等。

2. 自动采血装置

根据采血部位的不同，传染病检测血液样本采集可以分为静脉血采集和末梢血采集。目前静脉血自动采血装置已投入使用。由于末梢血采血都是当场采集、当即检测，一般都是作为项目检测的前置附属装置使用。

国内某公司已成功研发智能穿刺采血机器人。该机器人采用基于生物识别的图像导航控制技术，可以对不同用户走向各异的血管进行智能导航穿刺路径规划，多自由度自动穿刺技术可以实现对不同深度的血管进行精准穿刺采血，智能交互技术则可以让用户和采血机器人交互流畅。

(五)入境区域分类管理

污染分区管理是传染病防控的基本理念。根据病原体污染风险的高低，将区域设施分为污染区、半污染区与清洁区的这种通过分区避免职业暴露的做法由来已久，在生物安全实验室或传染病医院设计建设中、在个人防护装备穿脱等医疗操作中已普遍采用，并都已形成了完善的管理制度。

这种分区理念逐渐运用到其他领域，如在医疗机构急诊科中，按照病情轻重将急诊诊治区域分为红区、黄区和绿区三大区域，“红区”为抢救监护区，适用于救治一级和二级病人，“黄区”的主要功能是密切观察，适用于三级病人，实践中“红区”“黄区”“绿区”并没有在环境和标识等设施上布置明确可见的红黄绿颜色，而是一种“管理分级分区”，划分也并非绝对。新冠肺炎疫情期间为达到院内感染控制和医疗急诊救治的协调，协和医院将急诊和感染风险结合实施分区，“红区”为发热门诊，包括其中的发热重症监护室。红区患者病情最为危重、传染性强、风险大、处置级别高，防护管控最严。“黄区”为急诊一层流水诊区，患者病情程度较红区次之，但仍存在风险，如体温正常者也不排除潜在传染性。“绿区”是相对安全的区域，包括急诊综合病房、急诊留观室和生活休息区。

在国境卫生检疫新冠防控中，这种颜色分区也在运用，根据区域内人员暴露于感染或污染的可能性或程度，将国境卫生检疫区域分为 3 类区域。

红区：(1)采样室/区、检测实验室、隔离留验室/区、医疗废弃物转运通道、洗消室/区等。(2)有症状人员流行病学调查及医学排查室/区、待移交等候室/区、转运通道。

黄区：(1)无症状人员流行病学调查区。(2)无症状人员待移交等候室/区。(3)红外测温区和核验健康申明卡区域。

绿区：办公室、值班室、更衣室、应急物资储备室、工作人员通道、其他公共空间。

功能分区间需设置间距不少于 2 m 的缓冲区，在距离红区/黄区的合适位置设置脱卸防护装备的区域，在靠近防护用品脱卸区的清洁区设置消毒物资储备库房。

各分区管理要求：红、黄、绿区分开，红区应相对封闭或设置物理隔离设施与黄区和绿区分开，具备独立出入口；同一等级分区的功能区域宜相对集中；各功能分区及缓冲区之间界线清楚；因条件限制无法达到细化分区时，红区和黄区部分功能区域可以合并使用，防护要求从高从严；定时清洁消毒；加强通风，如因客观环境无法实现通风时可使用机械通风或空气消毒机，应当控制气流方向，由清洁侧流向污染侧；严禁在红区、黄区内喝水、进食。

各功能分区污染控制：(1)红区：①限制无关人员进入。工作人员每天应监测体温，发现不适及时就诊和医学观察。②不得在该区域对个人防护用品进行调整。随时用速干手消毒剂进行手卫生，尤其是接触患者体液后。在污染区内若防护用品发生破损等意外情况须立即离开该区域，在指定区域脱去防护用品，并按相应流程进行处理。③水银体温计在使用后应立即放入消毒液中进行消毒，消毒完成后放置到指定容器，其他非一次性医疗器具应随时消毒。④设置脚踏式医疗废弃物垃圾桶。⑤加强通风，或严格进行空气消毒。仪器设备和物体表面每天定期清洁、消毒。(2)黄区：①限制无关人员进入。进入该区域工作人员应经过培

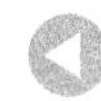

训，掌握必备防护技能。②安装适量非手触式开关的流动水洗手池和/或配备速干手消毒剂。③设置脚踏式医疗废弃物垃圾桶。④加强通风，或进行空气消毒。仪器设备和物体表面每天定期清洁、消毒。(3)绿区：①加强通风，有条件的配备淋浴装置。②安装适量洗手池和/或配备速干手消毒剂。

各功能区域间人员流动控制要求：原则上红区、黄区工作人员不得跨区域流动；各功能区之间单向流动，出入口设有速干手消毒剂等手卫生设施。

二、健康管理

良好的健康管理可以有效防止传染病传播。个人健康管理包括手卫生、封闭管理、健康监测。

(一)手卫生

手卫生规范是防止工作人员感染的重要手段。WHO在2005年倡导并在当年10月13日设立“全球洗手日”(Global Handwashing Day)，目的是呼吁全世界通过“洗手”这个简单但重要的动作，加强卫生意识，防止传染病感染。WHO提出“手卫生的五个重要特征”，要求在接触患者前、清洁(无菌)操作前、接触体液后、接触患者后、接触患者周围环境后应执行手卫生，并编撰“标准预防措施：手部卫生”教程在全世界推广手卫生。

手卫生要求：所有人员均应加强手卫生措施，尤其是穿戴或脱摘手套和个人防护装备前后；有可能接触血液、体液、排泄物、分泌物及其污染物品或污染环境表面之后，或有可能接触其他被污染的物品或环境表面之后；离开作业区域时。无明显污染物时，可按照标准洗手方法洗手或手消毒。有肉眼可见污染物时，应先使用洗手液(或肥皂)在流动水下按照标准洗手方法洗手，然后进行手消毒。

1. 标准洗手方法

标准洗手方法(如图2.2)在WHO指南中推荐，并在我国《医务人员手卫生规范》中得到采用。具体操作为：在流动水下，使双手充分淋湿，取适量洗手液(或肥皂)均匀涂抹至整个手掌、手背、手指、指甲缝和指缝，按照“六步洗手法”认真揉搓双手，每个步骤重复5次，总时长不少于20 s，具体步骤如下：(1)掌心对掌心搓擦；(2)手指交错掌心对手背搓擦；(3)手指交错掌心对掌心搓擦；(4)两手互握互搓指背；(5)拇指在掌中转动搓擦；(6)指尖在掌心中搓擦，在流动水下彻底冲净双手，擦干、风干或烘干。标准洗手方法如图2.2所示。

2. 七步洗手方法

七步洗手法是在标准洗手方法上增加了清洁手腕的步骤，具体为：

第1步：掌心相对，手指并拢，相互揉搓；

第2步：手指手背沿指缝相互揉搓，交换进行；

第3步：掌心相对，双手交叉沿指缝相互揉搓；

第4步：右手握住左手大拇指旋转揉搓，交换进行；

第5步：弯曲手指使关节在另一手掌心旋转揉搓，交换进行；

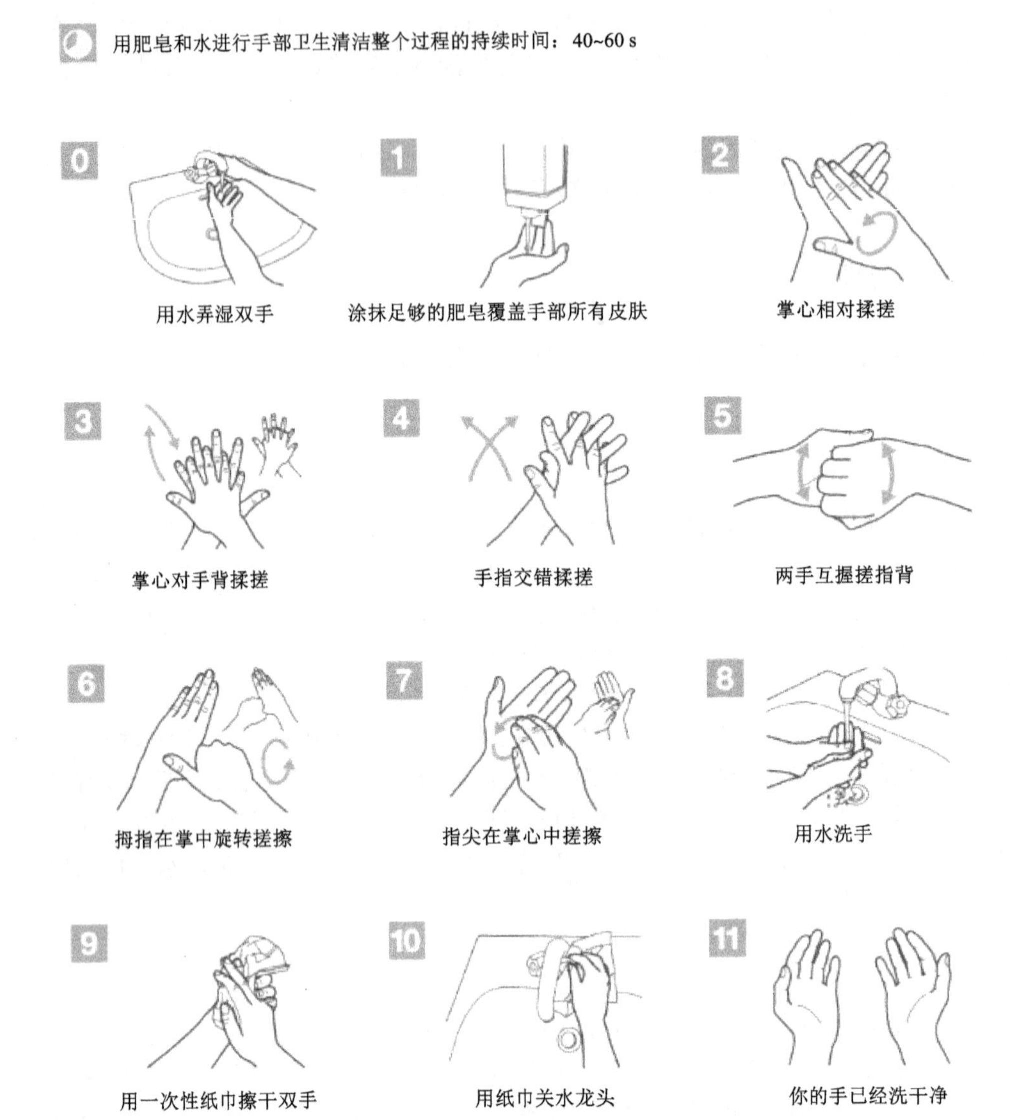

图 2.2　标准洗手方法

（来源：WHO《Guidelines on Hand Hygiene in Health Care》）

第 6 步：将手指尖并拢放在另一手掌心旋转揉搓，交换进行；

第 7 步：一手旋转揉擦另一手的腕部、臂部直至肘部，交换进行。

（二）封闭管理

在新冠疫情期实行“乙类甲管”期间，封闭管理是指对高风险工作人员在岗和离岗期间驻守指定场所，与社会面暂时脱离，切断高风险人员向社会传播链条的疫情措施。高风险岗位从业人员主要指从业过程中暴露及感染的风险比较高的人员，主要包括：一是与入境人员、物品包括进口冷链货物、环境直接接触的人员，比如跨境交通工具的司乘、保洁、维修等人员，口岸进口物品的搬运人员，以及口岸管理部门直接接触入境人员和物品的一线工作人员。二是集中隔离场所的工作人员。三是定点医疗机构和普通医疗机构发热门诊的医务人员等。国境卫生检疫机关的高风险从业人员包括登临检疫人员；健康申明卡核验、体温监测、医学巡查、流行病学调查、采样、医学排查、移交转运、货物查验等一线工作人员。

高风险人员封闭管理措施：一是闭环作业。高风险岗位从业人员在作业期间全程闭环作业，闭环作业期间集中居住、封闭管理，从严做好个人防护，规范穿戴 N95/KN95 口罩、防护面罩、手套、防护服等防护用具，工作场所与居住地之间点对点转运，避免与家庭成员和社区普通人员接触，开展定期核酸检测，实行每日健康监测零报告，发现可疑症状人员立即闭环转运至定点医疗机构。二是离岗后 7 天集中隔离或 7 天居家隔离（根据疫情情况动态调整隔离期限）。居家期间还需赋码管理，开展多轮核酸检测，非必要不外出，确需外出的不前往人员密集公共场所、不乘坐公共交通工具。

集中隔离场所选址应相对独立，易于组织和安保管理，远离人口密集区和学校、养老院等重点防控场所。应具备完善的污水污物处理设施，具有独立化粪池，污水、粪便收集排放系统且工作正常，必要时可在三级化粪便池第三格或排水缓冲池投放消毒剂，应具备独立房间、餐饮服务，具备水、电、电视、网络信息等基本生活需要保障，具有较完备的城市基础设施，应当为合法建筑，其基础设施必须符合国家现行的建筑安全、消防安全、抗震防灾、城市建设、环境保护等标准要求，配备封闭管理人员正常生活的基础设施。优先选择楼层较低的建筑作为封闭管理场所，确保室内各类设施的安全，尤其高楼层窗户、阳台、天井等应当加强封闭式安全防护。应具备单人单间条件，房内配备独立卫生间，卫生间有可正常使用的排气扇。

场所应进行分区管理，尽可能根据隔离人员入住时间、口岸来源、宗教风俗及语言等特点，合理划分住宿区域，合理设置区域，分为生活区、物资保障区和医学观察区，其中医学观察区按要求划分污染区、半污染区和清洁区。

场所应做好消毒管理，应建立消毒台账。明确消毒工作责任人，建立消毒工作记录台账，做好消毒记录，应根据国家、省和疾病预防控制机构的有关要求，科学选择消毒产品，进行规范消毒，应勤开门窗，保持通风，每日 2 次对入境人员集中隔离酒店公共区域采用含氯消毒剂消毒。

场所生活垃圾的处置应符合《医疗废物管理条例》和《医疗卫生机构医疗废物管理办法》的有关规定。

若封闭管理场所检出阳性人员，对存在交叉感染风险的封闭人员从脱离存在交叉感染风险的环境之日算起，需重新完成 7 天离岗集中医学观察（可根据疫情情况动态调整观察期限）。若环境或物品检出阳性，应根据在岗集中封闭管理及集中医学观察人员再次核酸检测结果、环境既往核酸检测结果等综合研判人员是否存在感染。

（三）“闭环泡泡”实践

“闭环泡泡”是北京冬奥会的成功经验，是北京冬奥会期间对来华涉奥人员进行严密管控、切断传播链条的“闭环管理”系统。为了限制感染传播，北京将整个冬奥会封闭在“闭环系统”内进行，与城市的其他部分完全隔离开来。这个“闭环”由一系列体育场馆、会议中心和 82 家官方接待酒店组成。在这些区域内，人们可以乘坐穿梭巴士出行。这个系统不是一个巨大的奥林匹克“泡泡”，而是由相互连接的迷你“泡泡”网络构成的，每个“泡泡”都包括一些体育场馆、会议中心和数十家指定酒店，由专门搭载闭环管理人员的高铁和设有闭环专用车道的高速公路相连。参赛人员和雇员在这些“泡泡”里工作、比赛、吃饭和睡觉，而不会与普通大众接触。冬奥期间，闭环内累计诊疗 2.2 万人次，其中运动员 557 人次；累计核酸检测 340 万人次，93.4%的阳性者在入境 7 日内检出，有效遏制了疫情扩散，确保了赛事顺利举行。

(四)健康监测

健康监测是指在乡镇(街道)、村(居)民委员会的指导下进行一种自我健康管理，并定期报备健康状况。

日常健康监测要求：监测期间原则上不限制外出，但不得乘坐公共交通工具，不参加会议、会展、旅游、聚餐等聚集性活动，不进入学校、托育机构、养老院、福利院等特定机构，不进入影剧院、歌舞厅、浴室、网吧等室内密闭场所，不开展线下教学、培训等活动；外出时须全程规范佩戴口罩，切实保持安全社交距离，原则上在结束日常健康监测前不离开所在县(市、区)；一旦出现发热、咳嗽、腹泻等异常症状的应及时赴定点医院发热门诊就医并向所在村(社区、居委会)、单位等报告。

场所要求：选择在通风较好的房间居住，尽量保持相对独立；条件允许的情况下，尽量使用单独卫生间，避免与其他家庭成员共用卫生间；房间内应当配备体温计、纸巾、医用防护口罩、一次性手套、消毒剂等个人防护用品和消毒产品及带盖的垃圾桶。

管理要求：(1)健康日报告，实行居家健康监测人员每日早晚各测量 1 次体温，做好症状监测，并向社区(村)如实报告。如出现发热、干咳、乏力、咽痛、嗅(味)觉减退、腹泻等症状，应立即告知社区工作人员，并配合前往医疗机构就诊，就诊时如实告知医务人员流行病学史。(2)外出限制。居家健康监测期间，非必要不外出，如就医等特殊情况必须外出时做好个人防护，规范佩戴 N95/KN95 颗粒物防护口罩，避免乘坐公共交通工具。(3)核酸检测。居家健康监测人员需根据防控要求配合完成核酸检测。

第四节　入境人员流行病学调查难点

一、回忆偏倚

偏倚是指随机误差以外的误差，是指观察到的均值与真值之间的系统误差，这种误差不能用统计学方法来处理，它只能依靠研究者的周密设计和科学思维判断来加以解决。流行病学中的偏倚是指在流行病学研究中样本人群所测得的某变量系统地偏离了目标人群中该变量的真实值，使得研究结果或推论的结果与真实情况之间出现偏差，这是由系统误差造成的，流行病学中偏倚产生的原因在于个体回忆偏倚。个体回忆偏倚则指个体在回忆过去的暴露史或既往史时，因研究对象的记忆失真或回忆不完整，使其准确性或完整性与真实情况间存在的系统误差。受时间间隔和详细程度、个体特征、事件重要性、社会期望、询问技术、回忆差别等的影响，这种回忆偏倚在入境人群流行病学调查中普遍存在，只可以通过设计适当的问题、合理有效的提问程序、良好的沟通技巧、同行人员的补充提醒、第三方信息的提醒佐证等帮助准确回忆，提高回忆的准确性以降低回忆偏倚。

二、信息隐瞒

新冠肺炎疫情期间，连续发生多起瞒报疫情事件，给疫情防控工作带来被动，造成严重损失。分析原因，调查对象刻意隐瞒疫情有其复杂的成因。从外部环境来看，一是疫情泛污名化。疫情暴发时对病毒的恐惧演变成对潜在的病毒感染者的排斥，为了避免受到排斥，获得他人的认可，进而自我隐瞒。二是疫情信息过载。信息过载会延长人们对信息的判断时间，降低判断信息的正确率，自我隐瞒倾向者的情绪、身心健康更易受影响，不能理性辨识选择信息，对疫情认知歪曲，采取不当的预防措施和行为方式。从个体心理因素来看，一是负面偏差。为展示个人的完美社会形象，故意隐匿负面或者痛苦信息，维系自己认可的社会评价。二是轻慢侥幸。对疫情的强传染性和严重性缺乏正确的认知，缺乏对自己和他人生命的敬畏，轻慢而盲目自信，持侥幸心理。三是恐慌焦虑。过度恐慌，容易做出冲动的、非理性的决定和行为。因此国境卫生检疫在流行病学调查时，必然也面临各种疫情隐瞒情况，调查对象提供的信息真假难辨，需要流行病学调查人员仔细甄别，但即使流行病学调查人员穷尽力量去甄别，也存在个人经验、通关时间、沟通技巧等限制，无法保证有关信息的准确无误。

三、数据处理

入境人员流行病学调查的基本内容包括：基本信息、发病与就诊情况、暴露史、危险因素(是否从事医务、家禽、家畜养殖工作等职业，有无既往病史等)、密切接触者、实验室检测结果等。

四、语言障碍

我国 2018 年出入境人员高达 6.5 亿人次，其中外国人出入境达 9532.8 万人次，同比增长 11.6%，外国人占比 14.66%，外国人数量居前十位的国家依次为缅甸(含边民)、越南(含边民)、韩国、日本、美国、俄罗斯、蒙古国、马来西亚、菲律宾、新加坡。虽然中国公民普遍使用普通话，但部分人员普通话不标准，各地方言依然在广泛使用，教育部的调查数据显示，2020 年，全国范围内普通话普及率达 80.72%。国境卫生检疫人员目前普遍使用普通话，外语普遍为英语，部分口岸会配置少量其他外语人才，但面对庞大的出入境人群以及筛选出的高风险人员询问沟通需要，当前的语言人才无法匹配，语言障碍难以避免。

五、职业暴露

检疫职业暴露是指检疫人员在从事口岸检疫排查活动过程中接触有毒、有害物质或传染病病原体从而引起伤害健康或危及生命的一类职业暴露。在口岸传染病防控中，一旦职业暴露就会患病，成为传染源，造成工作人员严重减员，这已成为疫情防控中不可承受的阿喀琉斯之踵。2014 年西非埃博拉疫情暴发，直到 2016 年 1 月 14 日 WHO 宣布疫情结束，共造成 1.13 万人死亡，受感染人数超过 2.85 万例，其中医务人员感染约 600 人。因此为避免检疫职业暴露，虽然口岸疫情防控中采取了严格的安全防护，但依然存在职业暴露的危险。

第五节　国内流行病学调查信息化实践

一、口岸远程流行病学调查

入境检疫处置环节中，流行病学调查由于需要与入境人员长时间面谈，有较高的感染风险。为降低流行病学调查人员的职业暴露风险，国境卫生检疫机关利用信息化研发远程智能流行病学调查装置。在流行病学调查过程中，流行病学调查人员与入境人员无须面对面交流，入境人员仅通过远程流行病学调查终端，按照提示操作，流行病学调查人员通过音视频在线对入境人员开展流行病学调查。开展远程电子流行病学调查后，卫生检疫人员与入境人员无须面对面交流，仅通过两台电脑终端开展对话，入境人员通过音视频回答卫生检疫人员的相关问题，在确保严密监管的同时，降低了现场工作人员的感染风险。

二、深圳市现场流行病学调查处置系统

新冠疫情期间，深圳市疾控中心牵头，与腾讯联合研发“深圳市现场流行病学调查处置系统”，协同腾讯健康、腾讯企点等多个技术团队，融合互联网智能电话、语音识别、自然语言处理(Natural Language Processing，NLP)等先进人工智能技术，为病例流行病学调查、现场处置、密接管理、采样送检、指挥协同等疾控流行病学调查处置全流程，提供多角色、实时信息化协作，帮助一线流行病学调查人员高效流转信息，提升响应速度。针对流行病学调查信息采集工作的痛点，该系统集成腾讯企点的互联网智能电话，方便流行病学调查人员通过电脑、耳麦进行流行病学调查访谈，解放双手，边访谈边记录。同时，为了使市民安心接听流行病学调查电话，系统呼出的电话统一标识为“深圳疾控中心”来电，以短信形式提醒市民安心接听电话，提升对流行病学调查工作的配合度。与过去花大量时间整理手写信息相比，新系统还能自动化处理各种流行病学调查信息。腾讯健康把语音识别、自然语言处理等人工智能技术应用在流行病学调查访谈中，访谈内容自动生成文本，还能智能识别提取核心信息，自动填写流行病学调查表单。比如，当被流行病学调查人说出自己乘坐过深圳地铁 5 号线时，系统会自动显示 5 号线全部站点，流行病学调查人员只需要勾选相应站点，该信息就会自动填入表单。流行病学调查访谈完成后，系统即可基于标准化模板，自动导出个案核心信息表、重点场所一览表、密接/次密一览表、初步流行病学调查报告，为后续的重点场所、人群的处置工作争取更多时间。该系统设计有两个终“端”，一个是 PC 端 web 工作台，一个是移动端 App。流行病学调查人员通过电话访谈，确定涉疫场所或人员后，可一键转现场处置。

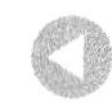

现场流行病学调查人员可以通过移动端 App 实时接收现场处置工作任务，第一时间到达现场进行场所风险确认、卫生学调查、人员访谈、密接甄别等。与此同时，“采样队”实时收到采样任务，同时到达现场进行人员、物品、环境采样；而“终末消毒队”则按系统指定地点、指定时间，及时完成各个环节终末消毒。现场多方协作，两端实时协同之下，实现对疫情的快速处置。上述所有现场信息，均通过移动端 App 进行上报，PC 端可实时获取现场信息，进行研判、指导或信息补充。

口岸远程流行病学调查解决了检疫职业暴露的难点，但也增加了操作不便的副作用，由于远离流行病学调查场景，可能会增加调查对象的抗拒，削弱其效果；而深圳市现场流行病学调查处置系统是流行病学调查的电子化，定位于流行病学调查人员的辅助工具，侧重于提高工作效率，但解决不了入境人员流行病学调查的难点，需要拓展思路，以问题为导向，研究人工智能在入境人员流行病学调查的运用。

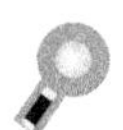

本章小结

本章全面阐述了入境人员流行病学调查过程。从入境人员角度来看，入境人员流行病学调查为健康申报—流行病学信息调查—医学检查—通关或转送或留验等的连贯过程；对于卫生检疫工作人员而言，入境人员流行病学调查则是境外传染病监测—高风险人员筛查—行程核实—健康问询—医学检查—风险评估—处置各流程的连续闭环过程。各个流程密切相连，环环相扣，需要指出的是，鉴于传染病症状的隐匿性和入境人员流行病学调查的复杂性，实际入境人员流行病学调查过程可能并非一个单线的闭环，其间可能会返回某一流程并继续新的流程。在介绍入境人员流行病学调查工作流程后，本章还总结了入境人员流行病学调查工作的难点，并介绍了国内有关的信息化实践，可以看出，这些实践还不能有针对性地解决入境中目前较为突出的痛点和难点，仍难以满足入境人员流行病学调查实际工作的需求，迫切要求我们从提高入境人员流行病学调查工作信息化的深度和广度着手，以问题为导向，积极探索人工智能在入境人员流行病学调查的应用。

第三章

人工智能概述

上一章主要阐述了入境人员流行病学调查的概念与工作流程，分析总结了流行病学调查中的重点与难点，并简要介绍了国内流行病学调查信息化实践的应用实例。

为便于读者理解为何以及如何将人工智能技术应用到入境流行病学调查中，我们将在本章中对人工智能进行概要的阐述：首先我们将阐释人工智能的概念和特征，随后同读者一起共同回顾人工智能的发展历程，接着探讨人工智能当前的热点研究内容和方向，最后我们还将介绍同人工智能相辅相成、共同发展的大数据技术。

第一节　智能的阐释

一、智能的相关理论

对于智能的研究理论，目前学术上是把对人脑的已有认识与智能的外在表现结合起来，从不同的角度、不同的侧面、用不同的方法来对智能进行研究的，提出的观点亦不相同。其中影响较大的主要有思维理论、知识阈值理论以及进化理论。

（一）思维理论

思维理论来自认知科学。认知科学又称为思维科学，它是研究人们认识客观世界的规律和方法的一门科学，其目的在于揭开大脑思维功能的奥秘。该理论认为智能的核心是思维，人的一切智慧或智能都来自大脑的思维活动，人类的一切知识都是人们思维的产物，因而通过对思维规律与方法的研究可望揭示智能的本质。

（二）知识阈值理论

知识阈值理论着重强调知识对于智能的重要意义和作用，认为智能行为取决于知识的数量及其一般化的程度，一个系统之所以有智能是因为它具有可运用的知识。在此认识的基础上，它把智能定义为在巨大的搜索空间中迅速找到一个满意解的能力。这一理论在人工智能的发展史中有着重要的影响，知识工程、专家系统等都是在这一理论的影响下发展起来的。

（三）进化理论

进化理论是由美国麻省理工学院（MIT）的布鲁克（R. A. Brook）教授提出来的。1991 年他提出了“没有表达的智能”，1992 年又提出了“没有推理的智能”，这是他根据自己对人造机器动物的研究与实践提出的与众不同的观点。该理论认为人的本质能力是在动态环境中的行走能力、对外界事物的感知能力、维持生命的繁衍生息的能力，正是这些能力对智能的发展提供了基础，因此智能是某种复杂系统所浮现的性质。智能由系统总的行为以及行为与环境的联系所决定，它可以在没有明显的可操作的内部表达的情况下产生，也可以在没有明显的推理系统出现的情况下产生。该理论的核心是用控制取代表示，从而取消概念、模型以及显示表示的知识，否定抽象对于智能及智能模拟的必要性，强调分层结构对于智能进化的可能性与必要性。目前这一观点尚未形成完整的理论体系，有待进一步的研究，但由于它与人们的传统看法完全不同，因而引起了人工智能界的注意。

综合上述各种观点，可以认为智能是思维能力与水平（即智力）、知识数量与水平、行为能力与水平的总和，这三个方面是智能的三种体现。

二、智能的概念

智能是指人类的自然智能，其确切定义还有待于对人脑奥秘的彻底揭示。一般认为，智能是一种认识客观事物和运用知识解决问题的综合能力。

（一）智能的层次结构

人类的智能总体上可分为高、中、低三个层次，不同层次智能的活动由不同的神经系统来完成。其中，高层智能以大脑皮层为主，大脑皮层也称抑制中枢，主要完成记忆和思维等活动。中层智能以丘脑为主，丘脑也称感觉中枢，主要完成感知活动。低层智能以小脑、脊髓为主，主要完成动作反应。并且，智能的每个层次都可以再进行细分。例如，对思维活动，可按思维的功能分为记忆、联想、推理、学习、识别、理解等，或按思维的特性分为形象思维、抽象思维、灵感思维等。对感知活动，可按感知功能分为视觉、听觉、嗅觉、触觉等。对行为活动，可按行为的功能分为运动控制、生理调节、语言生成等。

可见，上述不同观点中的思维理论和知识阈值理论对应于高层智能，而进化理论对应于中层智能和低层智能。

（二）智能所包含的能力

按照认知科学的观点，智能是由神经系统表现出来的一种综合能力。它主要包括以下 4 个方面。

1. 感知能力

感知能力是指人们通过感觉器官感知外部世界的能力。它是人类最基本的生理、心理现象，也是人类获取外界信息的基本途径。人类对感知到的外界信息，通常有两种不同的处理方式。一种是对简单或紧急情况，可不经大脑思索，直接由低层智能做出反应。另一种是对复杂情况，一定要经过大脑的思维，然后才能做出反应。

2. 记忆与思维能力

记忆与思维是人脑最重要的功能，也是人类智能最主要的表现形式。记忆是对感知到的外界信息或由思维产生的内部知识的存储过程。思维是对所存储的信息或知识的本质属性、内部规律等的认识过程。人类基本的思维方式有形象思维、抽象思维和灵感思维。

其中，抽象思维也称逻辑思维，是一种基于抽象概念，根据逻辑规则对信息或知识进行处理的理性思维方式。形象思维也称直感思维，是一种基于形象概念，根据感性形象认识材料，对客观现象进行处理的一种思维方式。灵感思维也称顿悟思维，是一种显意识与潜意识相互作用的思维方式。平常，人们在考虑问题时往往会因获得灵感而顿时开窍。这说明人脑在思维时除了那种能够感觉到的显意识在起作用外，还有一种感觉不到的潜意识在起作用，只不过人们意识不到而已。

3. 学习和自适应能力

学习是一个具有特定目的的知识获取过程。学习和自适应是人类的一种本能，一个人只有通过学习，才能增加知识、提高能力、适应环境。尽管不同人在学习方法、学习效果等方面有较大差异，但学习却是每个人都具有的一种基本能力。

4. 行为能力

行为能力是指人们对感知到的外界信息做出动作反应的能力。引起动作反应的信息可以是由感知直接获得的外部信息，也可以是经思维加工后的内部信息。完成动作反应的过程，一般通过脊髓来控制，并由语言、表情、体姿等来实现。

第二节　人工智能的概念

智能指学习、理解并用逻辑方法思考事物，以及应对新的或者困难环境的能力。智能的要素包括：适应环境，适应偶然性事件，能分辨模糊的或矛盾的信息，在孤立的情况中找出相似性，产生新概念和新思想。智能行为包括知觉、推理、学习、交流和在复杂环境中的行为。智能分为自然智能和人工智能。

自然智能指人类和一些动物所具有的智力和行为能力。人类智能是人类所具有的以知识为基础的智力和行为能力，表现为有目的的行为、合理的思维，以及有效地适应环境的综合性能力。智力是获取知识并运用知识求解问题的能力，能力则指完成一项目标或者任务所体现出来的素质。智能、智力和能力之间的关系与区别如图 3.1 所示。

人工智能是相对于人的自然智能而言的，从广义上解释就是“人造智能”，指用人工的方法和技术在计算机上实现智能，以模拟、延伸和扩展人类的智能。由于人工智能是在机器上实现的，所以又称机器智能。

精确定义人工智能是件困难的事情，目前尚未形成公认、统一的定义，于是不同领域的研究者从不同的角度给出了不同的描述。

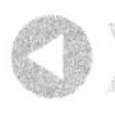

N. J. Nilsson 认为：人工智能是关于知识的科学，即怎样表示知识、怎样获取知识和怎样使用知识，并致力于让机器变得智能的科学。

P. Winston 认为：人工智能就是研究如何使计算机去做过去只有人才能做的富有智能的工作。

M. Minsky 认为：人工智能是让机器做本需要人的智能才能做到的事情的一门科学。

A. Feigenbaum 认为：人工智能是一个知识信息处理系统。

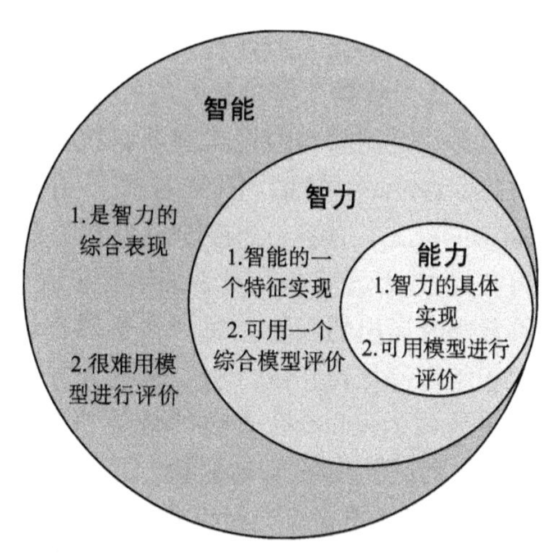

图 3.1　智能、智力和能力间的关系与区别

James Albus 认为：理解智能包括理解知识如何获取、表达和存储；智能行为如何产生和学习；动机、情感和优先权如何发展和运用；传感器信号如何转换成各种符号，怎样利用各种符号执行逻辑运算，对过去进行推理及对未来进行规划，智能机制如何产生幻觉、信念、希望、畏惧、梦幻甚至善良和爱情等现象。对上述内容有一个根本的理解将会拥有与原子物理、相对论和分子遗传学等级相当的科学成就。

尽管上面的论述对人工智能的定义各自不同，但可以看出，人工智能就其本质而言就是研究如何制造出人造的智能机器或智能系统，来模拟人类的智能活动，以延伸人类智能的科学。人工智能包括有规律的智能行为。有规律的智能行为是计算机能解决的，而无规律的智能行为，如洞察力、创造力，计算机目前还不能完全解决。

一、图灵测试

英国数学家和计算机学家艾伦·图灵(Alan Turing，如图 3.2)曾经做过一个很有趣的尝试，借以判定某一特定机器是否具有智能。这一尝试是通过所谓的“问答游戏”进行的。这种游戏要求某些客人悄悄藏到另一间房间里去。然后请留下来的人向这些藏起来的人提问题，并要他们根据得到的回答来判定与他对话的是一位先生还是一位女士。回答必须是间接的，必须有一个中间人把问题写在纸上，或者来回传话，或者通过电传打字机联系。图灵由此想到，同样可以通过人与一台据称有智能的机器的回答来测试这台机器是否真有智能。

1950 年图灵提出了著名的图灵测试(Turing Test)。方法是分别由人和计算机来同时回答某人提出的各种问题。如果提问者辨别不出回答者是人还是机器，则认为通过了测试，并且说这台机器有智能。图灵自己也认为制造一台能通过图灵测试的计算机并不是一件容易的事。他曾预言，在 50 年以后，当计算机的存储容量达到 10^9 水平时，测试者有可能在连续交谈约 5 分钟后，以不超过 70%的概率作出正确的判断。

“图灵测试”的构成：测试用计算机、被测试的人和主持测试的人。方法：

①测试用计算机和被测试的人分开去回答相同的问题。

②把计算机和人的答案告诉主持人。

③主持人若不能区别开答案是计算机回答的还是人回答的，就认为被测计算机和人的智力相当。

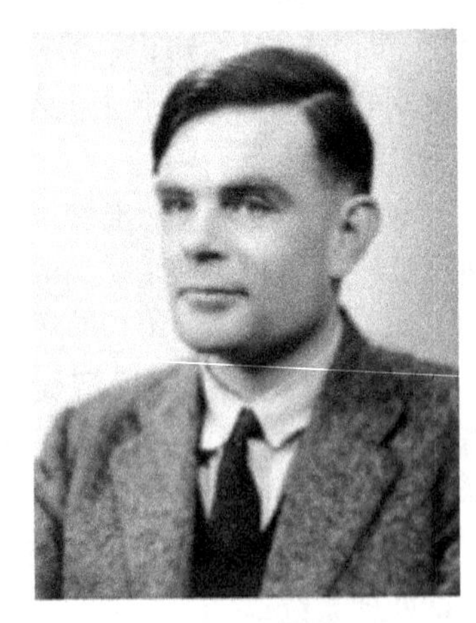

图 3.2 图灵

1991 年，美国塑料便携式迪斯科跳舞毯大亨休·洛伯纳(Hugh Loebner)赞助“图灵测试”，并设立了洛伯纳奖(Loebner Prize)，第一个通过一个无限制图灵测试的程序将获得 10 万元美金。对洛伯纳奖来说，人和机器都要回答裁决者提出的问题。每一台机器都试图让一群评审专家相信自己是真正的人类，扮演人的角色最好的那台机器将被认为是“最有人性的计算机”而赢得这个竞赛，而参加测试胜出的人则赢得“最有人性的人”大奖。在过去的 20 多年里，人工智能社群都会齐聚以图灵测试为主题的洛伯纳大奖赛，这是该领域最令人期待也最惹人争议的盛事。

2014 年 6 月一个俄罗斯团队开发了名为“Eugene Goostman”的人工智能聊天软件(如图 3.3)，它模仿的是一个来自乌克兰名为 Eugene Goostman 的 13 岁男孩。英国雷丁大学于图灵去世 60 周年纪念日当天，对这一软件进行了测试。据报道，在伦敦皇家学会进行的测试中，33%的对话参与者认为，聊天的对方是一个人类，而不是计算机。英国雷丁大学的教授 Kevin Warwick 对英国媒体表示，此次“Eugene Goostman”的测试，并未事先确定话题，因此可以认为，这是人类历史上第一次计算机真正通过图灵测试。然而，有学者对这个结论提出了质疑，认为愚弄 30%的裁判是一个很低的门槛，图灵预言到 2000 年计算机程序能在 5 分钟的文字交流中欺骗 30%的人类裁判，这个预言并不是说欺骗 30%的人就是通过图灵测试。图灵只是预测计算机在 50 年内会取得多大进展。图灵测试对智能标准作了简单的说明，但存在如下问题：

(1)提问人员提出的问题标准不明确。

(2)测试人员的智能问题也没有明确说出。

(3)该测试仅强调结果，而未反映智能所具有的思维过程。

如果测试的是复杂的计算问题，则计算机可以比被测试的人更快更准确地得出正确答案。如果测试的问题是一些常识性的问题，人类可以非常轻松地处理，而对计算机来说却非常困难。

图灵测试的本质可以理解为计算机在与人类的博弈中体现出智能，虽然目前还没有机器人能够通过图灵测试，图灵的预言并没有完全实现，但基于国际象棋、围棋和扑克软件进行的人机大战，让人们看到了人工智能的进展。

1997 年 5 月 11 日，IBM 开发的能下国际象棋的“深蓝”计算机在正式比赛中战胜了国际象棋世界冠军卡斯帕罗夫，这是人与计算机之间挑战赛中历史性的一天。“深蓝”是并行计算的电脑系统，是美国 IBM 公司生产的一台超级国际象棋电脑(如图 3.4)，重 1270 千克，有 32 个微处理器，另加上 480 颗特别制造的超大规模集成电路(Very Large Scale Integration，VLSI)象棋芯片，每秒钟可以计算 2 亿步。下棋程序以 C 语言写成，运行 AIX 操作系统。“深蓝”输入了一百多年来优秀棋手的对局两百多万局，其算法的核心是基于穷举：生成所有可

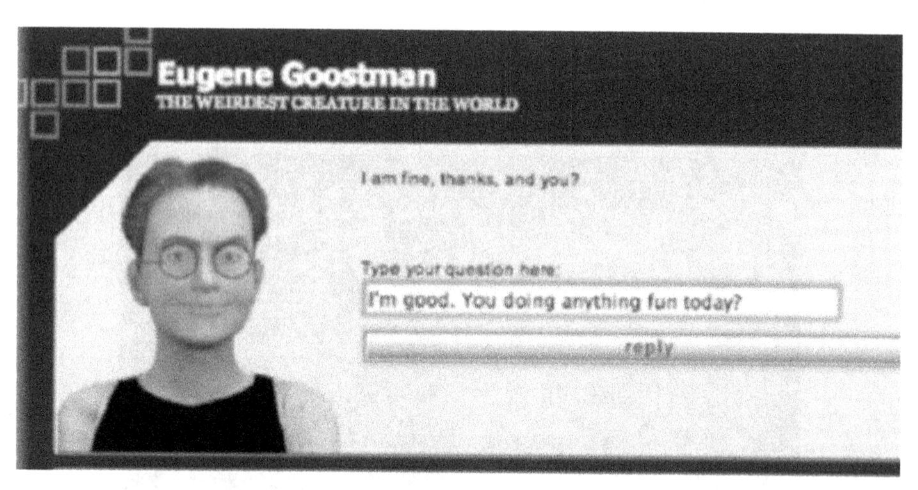

图 3.3 Eugene Goostman 聊天软件

能的走法，然后执行尽可能深的搜索，并不断对局面进行评估，尝试找出最佳走法。“深蓝”的象棋芯片包含三个主要的组件：走棋模块（Move Generator）、评估模块（Evaluation Function）以及搜索控制器（Search Controller）。各个组件的设计都服务于“优化搜索速度”这一目标。“深蓝”可搜寻及估计随后的 12 步棋，而一名人类象棋好手大约可估计随后的 10 步棋（如图 3.5）。“深蓝”是仅在某一领域发挥特长的狭义人工智能的例子，而 AlphaGo 和“冷扑大师”则向通用人工智能迈进了一步。

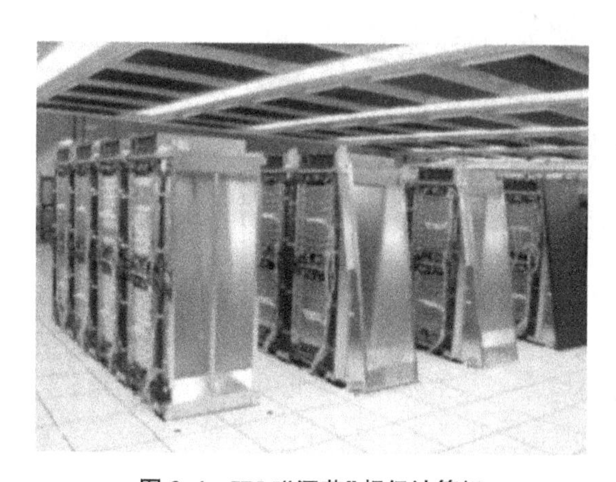

图 3.4 IBM“深蓝”超级计算机

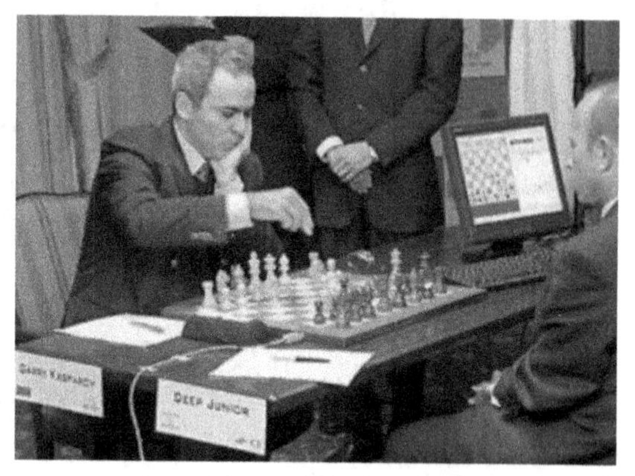

图 3.5 卡斯帕罗夫与“深蓝”

2016 年 3 月，由谷歌（Google）旗下 Deep Mind 公司的杰米斯・哈萨比斯与他的团队开发的以“深度学习（Deep Learning，DL）”作为主要工作原理的围棋人工智能程序阿尔法狗（AlphaGo），与围棋世界冠军、职业九段选手李世石进行人机大战，并以 4∶1 的总比分获胜（如图 3.6）。2016 年末 2017 年初，该程序在中国棋类网站上以“大师”（Master）为注册账号与中日韩数十位围棋高手进行快棋对决，连续 60 局无一败绩。2017 年 1 月，谷歌 Deep Mind 公司 CEO 哈萨比斯在德国慕尼黑 DLD（数字、生活、设计）创新大会上宣布推出真正 2.0 版本的阿尔法狗。其特点是摒弃了人类棋谱，靠深度学习的方式成长起来挑战围棋的极限。在战胜李世石一年后，2017 年 5 月 23—27 日，AlphaGo 在浙江乌镇挑战围棋九段中国选手柯洁，以 3∶0 战胜对手(如图 3.7)。

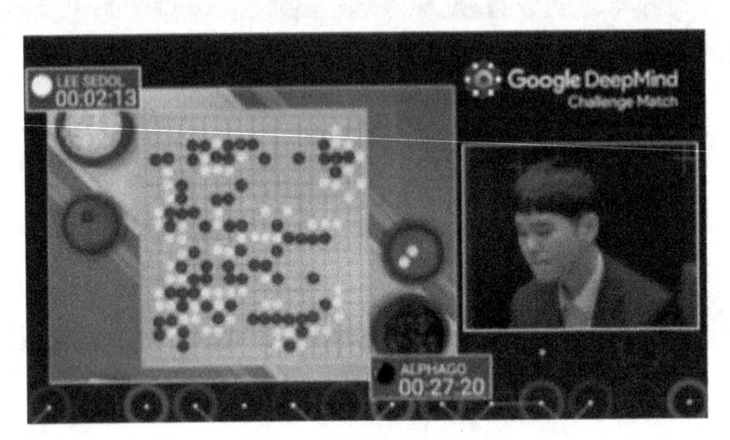

图 3.6　李世石与 AlphaGo

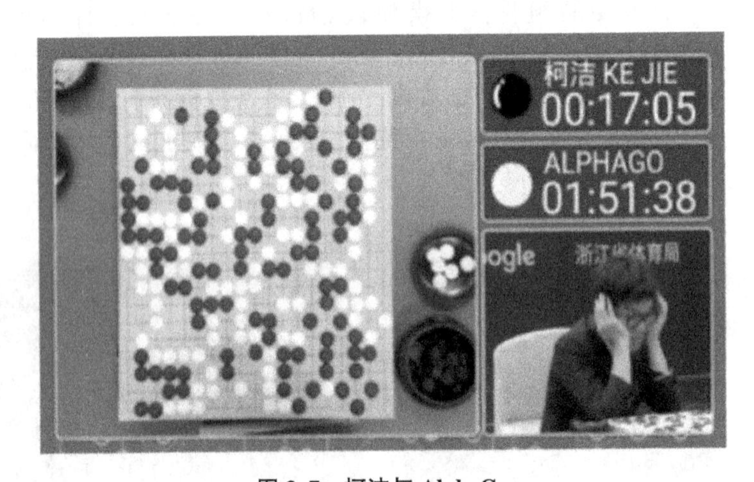

图 3.7　柯洁与 AlphaGo

相较于国际象棋或是围棋等所谓的“完美信息”游戏，扑克玩家彼此看不到对方的底牌，是一种包含着很多隐性信息的“非完美信息”游戏，也因此成为各式人机对战形式中，人工智能所面对最具挑战性的研究课题。2017 年 1 月，由卡内基梅隆大学 Tuomas Sandholm 教授和博士生 Noam Brown 所开发的 Libratus 扑克机器人——“冷扑大师”，在美国匹兹堡对战四名人类顶尖职业扑克玩家并大获全胜，成为继 AlphaGo 对战李世石后人工智能领域的又一里程碑级事件。2017 年 4 月 6—10 日，由创新工场 CEO 暨创新工场人工智能工程院院长李开复博士发起，邀请 Libratus 扑克机器人主创团队访问中国，在海南进行了一场“冷扑大师 V. S. 中国龙之队——人工智能和顶尖牌手巅峰表演赛”。“中国龙之队”由中国扑克高手杜悦带领，这也是亚洲首度举办的人工智能与真人对打的扑克赛事，人工智能“冷扑大师”最终以 792327 总记分牌的战绩完胜并赢得 200 万元奖金，如图 3.8。

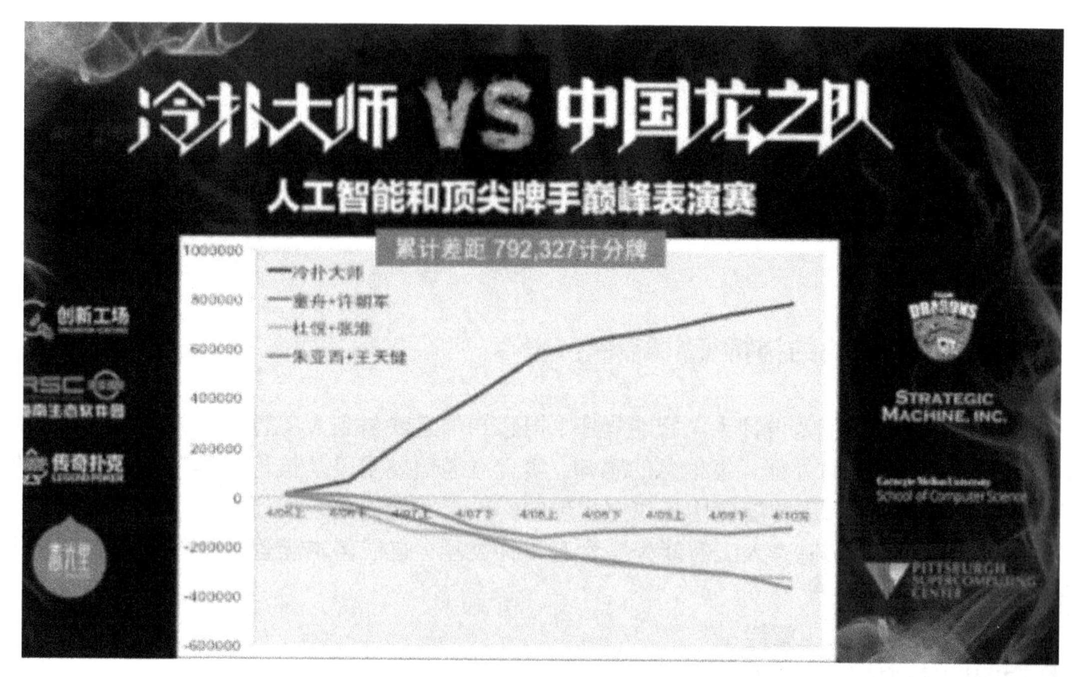

图 3.8 “冷扑大师”和“中国龙之队”对决结果

“冷扑大师”发明人、卡内基梅隆大学 Tuomas Sandholm 教授介绍，“冷扑大师”采取的古典线性计算，主要运用了三种全新算法，包括比赛前采用近于纳什均衡策略的计算(Nash Equilibrium Strategies)、每手牌中运用终结解决方案(Endgame Solving)以及根据对手能被识别和利用的漏洞，持续优化战略打得更为趋近平衡。这个算法模型不限扑克，可以应用在各个真实生活和商业领域，应对各种需要解决不完美信息的战略性推理场景。“冷扑大师”相对于“阿尔法狗”的不同在于，前者不需要提前背会大量棋(牌)谱，也不局限于在公开的完美信息场景中进行运算，而是从零开始，基于扑克游戏规则针对游戏中对手劣势进行自我学习，并通过博弈论来衡量和选取最优策略。这也是“冷扑大师”在比赛后程越战越勇，让人类玩家难以抵挡的原因之一。

二、中文屋子问题

如果一台计算机通过了图灵测试，那么它是否真正理解了问题呢？美国哲学家约翰·希尔勒对此提出了否定意见。为此，希尔勒利用罗杰·施安克编写的一个故事理解程序(该程序可以在“阅读”一个英文写的小故事之后，回答一些与故事有关的问题)，提出了中文屋子问题。

希尔勒首先设想的故事不是用英文，而是用中文写的。这一点对计算机程序来说并没有太大的变化，只是将针对英文的处理改变为针对中文的处理即可。希尔勒想象自己在一个屋子里完全按照施安克的程序进行操作，因此最终得到的结果是中文的“是”或“否”，并以此作为对中文故事的问题的回答。希尔勒不懂中文，只是完全按程序完成了各种操作，他并没有理解故事中的任何一个词，但给出的答案与一个真正理解这个故事的中国人给出的一样好。由此，希尔勒得出结论：即便计算机给出了正确答案，顺利通过了图灵测试，但计算机也没有理解它所做的一切，因此也就不能体现出任何智能。

第三节　人工智能的特征

一、人工智能的结构特征

人工智能的任务就是设计人工智能程序，把感知信息映射到人工智能的控制函数或控制程序。经过人工智能对外部环境信息的感知，实现对通信要素以及执行主体问题的了解。但新的问题又产生了：人工智能应用是如何实现的？人工智能内部是如何工作的？

目前，我们应用的基本人工智能程序含有 4 种类型，它们基本涵盖了全部人工智能的基础规则：

(1)简单反射型人工智能；

(2)基于模型的反射型人工智能；

(3)基于目标的人工智能；

(4)基于效用的人工智能。

简单反射型人工智能能够直接对感知信息做出反应；基于模型的反射型人工智能能够保持内部状态，追踪记录当前感知信息中不明显的方面；基于目标的人工智能的目的是达到目标；基于效用的人工智能的目的是最大化效用期望。而以上人工智能都是通过学习来改善性能的。

二、人工智能的问题求解特征

最简单的人工智能是反射型人工智能，它将行动建立在从状态到行动的直接映射基础之上。但是映射过大、不易存储且消耗的时间太长会导致无法学习。然而，反射型人工智能能够让那些考虑未来行动及结果的需求找到成功的解法。

人工智能的问题求解需要根据不同的环境进行行动的选择，目前主要的方式是搜索。搜索的基本方法是，通过对象选择、测试、扩展，找到解或确定没有其他可扩展的状态。对可扩展状态的选择又是由搜索策略决定的，如广度优先搜索、深度优先搜索、迭代深入搜索、双向搜索等。通过对搜索算法在完备性、最优性、时间复杂度和空间复杂度上的评判，才能找到最适宜的求解搜索方法。

对于动态问题求解，人工智能还具有自主学习的特征。

三、人工智能的学习特征

人工智能学习发生在人工智能对外界的交互以及对自身的决策过程进行观察的时候。学

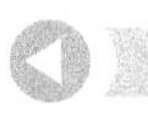

习有多种形式，取决于执行元件的属性以及组成部分的反馈。执行元件是确定人工智能可以采取什么行动的部件，而人工智能能够修改执行元件的行动并制定更好决策的部件就是学习元件。

学习元件的设计主要考虑三个因素：

(1)需进行学习的是执行元件的哪个组成部分？

(2)对组成部分的学习可以得到什么反馈？

(3)学习组成部分如何表示？

以无人驾驶人工智能的学习过程为例，当人喊出“刹车”或者前方出现红灯、障碍物时，人工智能学习到何时刹车的条件——行动规则；当人工智能观察大量镜头图像，以及交通路标和交通工具时，学习到识别行为个体及环境标志；当雨天路面潮湿刹车困难时，又学习到行动制约因素的影响；当幅度较大的行驶操作晃晕了乘客，降低无人驾驶的行驶舒适度而没有受到好评时，无人驾驶人工智能又学习到效用指标。

人工智能通过反馈学习获取越来越多的正向反馈，从而越来越接近正确值。

在学习特征中，还包含人工智能的学习方式，如有监督学习(Supervised Learning)、无监督学习(Unsupervised Learning)及强化学习(Reinforcement Learning)。有监督学习可以通过外部提供实例正确值来辅助问题的处理与学习，输入/输出均很明确；无监督学习则在未提供明确输出值的情况下学习输入的模式：强化学习则是从强化作用的事物中进行学习，就是在学习过程中对效果加强因素的感知与追踪，而不是从老师那里获得纠偏与学习方法。

由于学习是人工智能不断趋近目标与优化改进的主要方式，因此它也是区别于机器的最重要特征之一。

四、人工智能的决策特征

人工智能的决策特征是衡量人工智能高阶智慧能力的标志。如何产生一个自身制定正确决策的人工智能？这种人工智能能够在不确定性和冲突目标的判断中，做出逻辑判断机器不能做出的决策。

在决策特征方面，人工智能能够在好状态(目标状态)与坏状态(非目标状态)之间进行二元区分。这个理论思想可以与效用理论、概率论结合，产生人工智能决策的理论根据，即对于状态质量有连续的量度。

概率论在描述证据的基础上，告诉人工智能应该相信什么。而效用理论则描述人工智能想要什么，决策理论则是结合两者来描述一个人工智能应该做什么。

在决策系统的建立中，我们通常要考虑所有可能的行动，对所有行动做出分析并选择带来最佳期望结果的行动。

同时，越来越多的决策辅助方法如决策网络、决策信息价值系统、专家系统，也被开发出来构建人工智能的决策系统。

第四节　人工智能发展历程

一、人工智能的学派

人工智能概念诞生以来，学界逐渐形成了三大研究学派暨研究方法，即符号主义(Symbolicism)、联结主义(Connectionism)和行为主义(Actionism)。三大学派从不同的侧面研究了人的自然智能与人脑的思维模型之间的对应关系。粗略地划分，可以认为符号主义研究抽象思维，联结主义研究形象思维，而行为主义研究感知思维。

(一)符号主义

符号主义又称逻辑主义(Logicism)、心理学派(Psychlogism)或计算机学派(Computerism)，是基于物理符号系统假设和有限合理性原理的人工智能学派。符号主义认为人工智能起源于数理逻辑，人类认知(智能)的基本元素是符号(symbol)，认知过程是符号表示上的一种运算。

符号主义的代表性成果是1957年纽厄尔和西蒙等人研制的称为逻辑理论机的数学定理证明程序LT。LT的成功说明了可以用计算机来研究人的思维过程，模拟人的智能活动。符号主义诞生的标志是1956年夏季的那次历史性聚会，是符号主义者最先正式采用了人工智能这个术语。50多年来，符号主义走过了一条“启发式算法→专家系统→知识工程”的发展道路，并一直在人工智能中处于主导地位，即使在其他学派出现之后，它也仍然是人工智能的主流派。符号主义学派的主要代表性人物有纽厄尔、肖、西蒙和尼尔森(Nilsson)等。

从理论上看，符号主义认为：认知的基元是符号；认知过程就是符号运算过程；智能行为的充要条件是物理符号系统，人脑、计算机都是物理符号系统；智能的基础是知识，其核心是知识表示和知识推理；知识可用符号表示，也可用符号进行推理，因而可以建立基于知识的人类智能和机器智能的统一的理论体系。

从研究方法上看，符号主义认为人工智能的研究应该采用功能模拟的方法，即通过研究人类认知系统的功能和机理，再用计算机进行模拟，从而实现人工智能。符号主义主张用逻辑方法来建立人工智能的统一理论体系，但却遇到了“常识”问题的障碍，以及不确知事物的知识表示和问题求解等难题，因此，受到了其他学派的批评与否定。

(二)联结主义

联结主义又称仿生学派(Bionicsism)或生理学派(Physiologism)，是基于神经网络及网络间的联结机制与学习算法的人工智能学派。联结主义认为人工智能起源于仿生学，特别是人脑模型的研究。

联结主义的代表性成果是1943年由麦卡洛克和皮茨创立的脑模型，即MP模型。联结主义从神经元开始，进而研究神经网络模型和脑模型，为人工智能开创了一条用电子装置模仿人脑结构和功能的新途径。从20世纪60年代到70年代中期，联结主义，尤其是对以感知器

(Perceptron)为代表的脑模型研究曾出现过热潮，但由于当时的理论模型、生物原型和技术条件的限制，20世纪70年代中期到80年代初期跌入低谷，直到1982年霍普菲尔德提出了Hopfield网络模型后，才开始复苏。1986年，鲁梅尔哈特等人提出了BP网络，使得多层网络的理论模型有所突破，再加上人工神经网络(Artificial Neural Network，ANN)在图像处理、模式识别等方面表现出来的优势，联结主义在新的技术条件下又掀起了一个研究热潮。

从理论上看，联结主义认为：思维的基元是神经元，而不是符号；思维过程是神经元的联结活动过程，而不是符号运算过程；反对符号主义关于物理符号系统的假设，认为人脑不同于电脑；提出联结主义的人脑工作模式，以取代符号主义的电脑工作模式。

从研究方法上看，联结主义主张人工智能研究应采用结构模拟的方法，即着重于模拟人的生理神经网络结构，并认为功能、结构与智能行为是密切相关的，不同的结构表现出不同的智能行为。目前，联结主义已经提出多种人工神经网络结构和一些联结学习算法。

(三)行为主义

行为主义，又称进化主义(Evolutionism)或控制论学派(Cyberneticsism)，是基于控制论和“感知-动作”控制系统的人工智能学派。行为主义认为人工智能起源于控制论，提出智能取决于感知和行为，取决于对外界复杂环境的适应，而不是表示和推理。

行为主义的代表性成果是布鲁克斯研制的机器虫。布鲁克斯认为，要求机器人像人一样去思维太困难了，在做出一个像样的机器人之前，不如先做出一个像样的机器虫，由机器虫慢慢进化，或许可以做出机器人。于是他在MIT的人工智能实验室研制成功了一个由150个传感器和23个执行器构成的像蝗虫一样能够六足行走的机器虫实验系统。这个机器虫虽然不具有像人那样的推理、规划能力，但其应付复杂环境的能力却大大超过了原有的机器人，在自然环境下，具有灵活的防碰撞和漫游行为。1991年8月，在悉尼召开的第12届国际人工智能联合会议上，布鲁克斯在他多年进行人造机器虫研究与实践的基础上发表了“没有推理的智能”的论文，对传统人工智能进行了批评和否定，提出了基于行为(进化)的人工智能新途径，从而在国际人工智能界形成了行为主义这个新的学派。

从理论上看，行为主义认为：智能取决于感知和行动，提出了智能行为的“感知-动作”模型；智能不需要知识、不需要表示、不需要推理；人工智能可以像人类智能那样逐步进化，智能只有在现实世界中通过与周围环境的交互作用才能表现出来；指责传统人工智能(主要指符号主义，也涉及联结主义)对现实世界中客观事物的描述和复杂智能行为的工作模式做了虚假的、过于简单的抽象，因而，是不能真实反映现实世界的客观事物的。

从研究方法上看，行为主义主张人工智能研究应采用行为模拟的方法，也认为功能、结构和智能行为是不可分开的，不同的行为表现出不同的功能和不同的控制结构。

二、人工智能的发展史

(一)人工智能从诞生到研究和形成阶段

基于人工智能的学术研究，人工智能的基础技术从诞生到研究和形成是在1956—1970年期间。

1956 年，纽厄尔和西蒙等合作研制成功“逻辑理论机(The Logic Theory Machine)。该系统是第一个处理符号而不是处理数字的计算机程序，是机器证明数学定理的最早尝试。

1956 年，另一项重大的开创性工作是塞缪尔研制成功“跳棋程序”。该程序具有自改善、自适应、积累经验和学习等能力，这是模拟人类学习和智能的一次突破。该程序于 1959 年击败了它的设计者，1963 年又击败了美国的一个州的跳棋冠军。

1960 年，纽厄尔和西蒙等又研制成功“通用问题求解程序(General Problem Solving, GPS)系统”，用来解决不定积分、三角函数、代数方程等十几种性质不同的问题。

1960 年，麦卡锡提出并研制成功“表处理语言(LISP)”，它不仅能处理数据，而且可以更方便地处理符号，适用于符号微积分计算、数学定理证明、数理逻辑中的命题演算、博弈、图像识别以及人工智能研究的其他领域，从而武装了一代人工智能科学家，是人工智能程序设计语言的里程碑，至今仍然是研究人工智能的良好工具。

1965 年，被誉为“专家系统和知识工程之父”的费根鲍姆(Feigenbaum)和他的团队开始研究专家系统，并于 1968 年研究成功第一个专家系统 DENDRAL，用于质谱仪分析有机化合物的分子结构，为人工智能的应用研究做出了开创性贡献。

1969 年，召开了第一届国际人工智能联合会议(International Joint Conference on AI, IJCAI)，1970 年，《人工智能国际杂志》(International Journal of AI)创刊，标志着人工智能作为一门独立学科登上了国际学术舞台，并对促进人工智能的研究和发展起到了积极作用。

(二) 人工智能发展和实用阶段

人工智能发展和实用阶段是指 1971—1980 年期间。在这一阶段，多个专家系统被开发并投入使用，有化学、数学、医疗、地质等方面的专家系统。

1975 年，美国斯坦福大学开发了 MYCIN 系统，用于诊断细菌感染和推荐抗生素使用方案。MYCIN 是一种使用了人工智能的早期模拟决策系统，由研究人员耗时 5~6 年开发而成，是后来专家系统研究的基础。

1976 年，凯尼斯・阿佩尔(Kenneth Appel)和沃夫冈・哈肯(Wolfgang Haken)等人利用人工和计算机混合的方式证明了一个著名的数学猜想：四色猜想(现在称为四色定理)。即对于任意的地图，最少仅用四种颜色就可以使该地图着色，并使得任意两个相邻国家的颜色不会重复；然而证明起来却异常烦琐。配合着计算机超强的穷举和计算能力，阿佩尔等人证明了这个猜想。

1977 年，第五届国际人工智能联合会议上，费根鲍姆教授在一篇题为《人工智能的艺术：知识工程课题及实例研究》的特约文章中系统地阐述了专家系统的思想，并提出了“知识工程”的概念。

知识工程与机器学习(Machine Learning, ML)发展阶段指 1981—1990 年这段时期。知识工程的提出、专家系统的初步成功，确定了知识在人工智能中的重要地位。知识工程不仅仅对专家系统发展影响很大，而且对信息处理的所有领域都将有很大的影响。知识工程的方法很快渗透到人工智能的各个领域，促进了人工智能从实验室研究走向实际应用。

学习是系统在不断重复的工作中对本身的增强或者改进，使得系统在下一次执行同样任务或类似任务时，比现在做得更好或效率更高。

在这个阶段，联结学习取得很大成功；符号学习已有很多算法不断成熟，新方法不断出现，应用扩大，成绩斐然；有些神经网络模型能在计算机硬件上实现，使神经网络有了很大发展。

（三）人工智能综合集成阶段

人工智能综合集成阶段指20世纪90年代至今，这个阶段主要研究模拟智能。

第五代电子计算机称为智能电子计算机。它是一种有知识、会学习、能推理的计算机，具有理解自然语言、声音、文字和图像的能力，并且具有说话的能力，使人机能够用自然语言直接对话。它可以利用已有的和不断学习到的知识，进行思维、联想、推理，并得出结论，能解决复杂问题，具有汇集、记忆、检索有关知识的能力。智能计算机突破了传统的冯·诺依曼式机器的概念，舍弃了二进制结构，把许多处理机并联起来，并行处理信息，速度大大提高。它的智能化人机接口使人们不必编写程序，人们只需发出命令或提出要求，计算机就会完成推理和判断，并且给出解释。1988年，第五代计算机国际会议召开。1991年，美国加州理工学院推出了一种大容量并行处理系统，528台处理器并行工作，其运算速度可达到每秒320亿次浮点运算。

第六代电子计算机将被认为是模仿人的大脑判断能力和适应能力，并具有可并行处理多种数据功能的神经网络计算机。与以逻辑处理为主的第五代计算机不同，它本身可以判断对象的性质与状态，并能采取相应的行动，而且它可同时并行处理实时变化的大量数据，并引出结论。以往的信息处理系统只能处理条理清晰、经络分明的数据，而人的大脑却具有能处理支离破碎、含糊不清的信息的灵活性，第六代电子计算机将具有类似人脑的智慧和灵活性。

20世纪90年代后期，互联网技术的发展为人工智能的研究带来了新的机遇，人们从单个智能主题研究转向基于网络环境的分布式人工智能研究。1996年深蓝战胜了国际象棋特级大师卡斯帕罗夫成为人工智能发展的标志性事件。

21世纪初至今，深度学习带来人工智能的春天，随着深度学习技术的成熟，人工智能正在逐步从尖端技术慢慢变得普及。大众对人工智能最深刻的认识就是2016年AlphaGo和李世石的对弈。2017年5月27日，阿尔法围棋（AlphaGo）与柯洁的世纪大战，再次以人类的惨败告终。人工智能的存在，能够让AlphaGo的围棋水平在学习中不断上升。

2022年，这是历史上极为重要的一年，人工智能在预训练大模型、ChatGPT（Chat Generative Pre-trained Transformer）、人工智能芯片、决策智能、虚拟数字等产业得到很大发展。

基于软件服务、云服务、硬件基础设施等产品形式，结合消费、制造业、互联网、金融、元宇宙与数字孪生（Digital Twin）等各类应用场景，人工智能赋能产业发展已成为主流趋势。人工智能学界研究在通用大模型、行业大模型等促进技术通用性和效率化生产的方向上取得了一定突破。

人工智能的认知与应用是没有边界的，仅靠极少量的人工智能科学家和人工智能技术企业无法推动整个物理世界和数字世界的智能化。因此，如何为人工智能开发效率加杠杆，倍数释放人工智能生产力，成了人工智能产学研界关注的核心问题。

2022年，语言大模型与产业应用的衔接也日渐紧密，行业领军企业积极推出适合具体业务场景的行业大模型。通过提供算力、核心算子库和软件平台一体服务，帮助企业将基础模型能力与生产流程融合，与头部客户合作推广落地案例。但纵观整个人工智能产业，大模型的规模化商用仍需突破算力基建的承载能力、业务场景目标明确及适配、投入产出比、模型开源及交互等问题。

2023年，OpenAI的ChatGPT产品所带来的搜索与问答功能提升和类人的交互体验，使AIGC（AI Generated Content，又称“生成式AI”，意为人工智能生成内容）技术的商业落地开启了新的征程；国内厂商也紧随其后公布了类ChatGPT的产品研发或者上线计划。但无论人工智能技术革新引发的关注与讨论多热烈，最终仍需回到技术产品化的主线上：生成速度、调用成本、内容质量的安全可控及版权归属等问题仍是AIGC面临的关键挑战。对于我国企业来说还需解决：大模型技术迭代和AIGC产品训练都会受到智能算力制约，芯片“卡脖子”问题摆在面前；国内厂商的预训练大模型技术水平仍落后于海外头部企业，应用侧基于国外厂商的应用程序编程接口（Application Programming Interface，API）调用进行模型训练也面临限制。但对于国内人工智能芯片公司、手握海量数据资源的互联网巨头、具备“数据飞轮”的解决方案商、瞄准AIGC赛道的创业企业，是挑战也是机会，ChatGPT的热潮也带来了资本市场和消费者对人工智能产业热情的再次迸发。

三、人工智能的现状

人工智能的形成已经走过了半个多世纪的历史，以下将从各维度分析人工智能的研究现状。

（一）多学科交叉研究

人工智能基础理论研究强调与脑科学、认知科学、心理学、生物学、逻辑学、信息科学和数学等学科的交叉研究。其中，脑科学可为人工智能研究提供人脑神经系统功能的本质和机理；认知科学可为人工智能研究提供感知和思维等智能活动的机理和过程；心理学可为人工智能研究提供认知、情感、意识等心理过程及联系；生物学可为人工智能研究提供自然界生物生存及进化的机制；逻辑学可为人工智能研究提供思维规律描述的理论和方法；信息科学可为人工智能研究提供智能模拟的物质基础和技术手段；数学可为人工智能研究提供各种有效的计算模型和方法。

（二）分布智能与社会智能研究

人工智能研究者逐渐认识到，人类智能的本质实际上是一种社会性的智能，即人的智能行为更多的是在由群体构成的社会环境下完成各种社会活动时体现出来的。人工智能研究必须适应这种现实，在研究个体智能的同时，研究分布智能与社会智能问题。分布智能更强调分布智能系统或智能对象之间的协调、协作，社会智能更强调社会环境下智能的社会属性。社会智能的基础理论问题主要包括：适应新型社会问题特点的智能计算理论，为新型社会问题提供解决方案的社会科学支撑理论，以及社会科学基础理论模型到计算技术的映射机制。社会智能研究的关键问题主要包括：社会智能的计算模型，社会智能行为的推理及相关性，社会智能的计算平台及重大应用问题等。

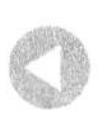

（三）集成智能研究

集成智能是指自然智能和人工智能结合在一起所形成的智能。从物质、能量、信息的角度，自然智能是一种基于“碳”的信息处理，人工智能是一种基于“硅”的信息处理，尽管这两种信息处理所基于的物质基础不同，但它们的运算能量都与电能（生物电和物理电）有关。那么，是否可以在“碳”和“硅”这两种不同物质基础上建立一种基于电信号的统一的信息处理模型呢？近年来，脑机接口（Brain-Computer Interface，BCI）的研究成果进一步证实了集成智能的可能性和应用前景。

脑机接口是指人脑、动物脑与外界建立联系的接口。脑机接口观点认为，人工脑和生物脑的本质都是信息，信息处理机理是一致的，只要加上接口即可交流。例如，美国南加州大学的勃格（T. Berger）和列奥（J. Liaw）于2003年研制出能够代替海马体功能的大脑芯片，并在活体小白鼠上试验成功。

（四）智能网络研究

因特网是人类历史上发展速度最快的一次技术革命，其产生和发展为人类提供了方便快捷的信息交换手段，极大地改变了人们的生活和工作方式，已成为当今人类社会信息化的一个重要标志。但从智能的角度看，因特网目前仍处于发展的初级阶段，其智能水平还很低，尤其是物联网（Internet of Things，IoT）技术的出现，对智能网络技术的发展提出了新的挑战。所谓智能网络，本质上是一种自治的实体，它具有自动调整功能，网络中的各个节点之间协同工作，能为用户提供便利、有效服务的智能网络。

智能网络研究的关键问题包括：

（1）语义表达问题，即网络中的各种信息等如何进行有效的表达，以使它们可被方便地共享和处理。

（2）智能软件实体的构建问题，即网络中的各种软件实体如何构建，以使它们能够具有智能性、自治性和自适应性，并有效地为用户服务。

（3）各种资源的组织管理问题，即如何有效地将网络中的各种资源组织起来，使它们能够得到合理分配、共享和利用。

（4）各种服务的描述和组织问题，即网络中的各种服务如何精确地描述和组织，以便提供和调用服务。

（5）知识的抽取和利用问题，即如何在互联网中发现和抽取有用知识，以改善智能互联网的利用效率。

（五）认知计算与情感计算研究

认知是人们认识事物、获取知识和应用知识的过程，它包括感觉、知觉、注意、记忆、行为、语言、推理、抉择、思考、想象、创造、问题求解等。情感是人们在认知事物的同时所产生的对该事物的态度的体验。认知和情感虽属于不同的心理过程，但二者又不可分离。

认知加工过程不可避免地会受到情感的影响；同时，情感的发生和变化也必然会受到认知的调节。因此，必须将二者联系起来进行研究。这方面的主要研究内容包括：认知的生成机制和认知计算，情感的生成机制和情感计算，情感影响下的认知计算，认知调节下的情感计算等。

（六）智能系统与智能服务

提供智能服务，推进社会智能化进程，也是人工智能研究和发展的一个重要方面。它包括基于智能网络的智能服务，基于智能机器人的智能服务，基于智能软件的智能服务，以及基于智能产品的智能服务等。

例如，未来智能机器人应该是一种具有人类感知和行为能力，有超强记忆、学习、推理、规划能力，有情感、人性化，能代替人类在真实环境中自主工作的机器人。它将对社会生产力发展和人类社会进步，以及对人们生活、工作和思维方式的改进等产生不可估量的影响。

再如，随着智能技术与主流信息技术的进一步融合，智能产业将逐步成为社会的第四产业，智件将逐步从软件中分离出来，成为智能计算机系统的三件（硬件、软件、智件）之一。

四、我国的人工智能发展

随着人工智能发展浪潮席卷全球，我国人工智能的起步可以追溯到 1978 年。蔡自兴在《中国人工智能 40 年》（2016）一文中提到，1978 年 3 月，邓小平同志在北京召开的全国科学大会的开幕式上，提出了“科学技术是生产力”，使我国科技事业迎来了发展的春天，我国人工智能技术从此开始进行理论研究，并逐渐展开应用尝试。经过四十多年的发展，我国人工智能技术的演进速度可观，目前人工智能已经与各领域展开融合，为进一步提高生产力贡献出现实力量。蔡自兴认为我国人工智能研究的发展经历了以下几个阶段。

（一）艰难孕育时期

与国际上的人工智能发展历程相比，中国的人工智能发展起步较晚，直到 1978 年后，才逐渐开始发展。

1978 年 3 月，在北京召开的全国科学大会的开幕式上，邓小平提出“科学技术是生产力”，使中国科技事业迎来了发展的春天。

20 世纪 80 年代初期，在钱学森等科学家的努力之下，中国的人工智能研究得以开展并逐渐活跃起来。同一时期，大批留学生被派遣到西方发达国家研究现代科技，学习科技新成果，其中就包括人工智能等学科领域。

1981 年 9 月，中国人工智能学会（CAAI）在长沙成立。于光远在大会期间主持了一次大型座谈会，讨论有关人工智能的一些认识问题。在之后一年的 1982 年，中国人工智能学会刊物《人工智能学报》在长沙创刊，成为中国首份人工智能学术刊物。

与此同时，一些人工智能相关项目也被纳入了国家科研计划，比如光学文字识别系统、手写体数字识别等科研项目。

（二）逐步发展时期

1984 年，国防科工委召开了全国智能计算机及其系统学术讨论会。

1985 年，“全国首届第五代计算机学术研讨会”在国务院电子振兴领导小组办公室的统一部署下，由中国电子学会计算机学会组织召开。

1987 年，《人工智能及其应用》一书由清华大学出版社出版。同年，《模式识别与人工智

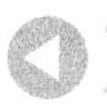

能》杂志创刊。

1989年，中国人工智能联合会议(CJCAI)首次召开。

1993年，国家科技攀登计划中纳入了智能控制和智能自动化等项目。

1993年7月，中国人工智能学会智能机器人分会成立，时任主管国家科技工作的国务委员兼国家科委主任宋健为智能机器人分会题词为：“人智能则国智，科技强则国强。”

(三)蓬勃发展时期

进入21世纪后，在国家的重视与关注之下，越来越多的人工智能项目被纳入国家重点和重大项目，也促进了这个领域研究的蓬勃发展。

2006年，中国人工智能学会在北京举办了“庆祝人工智能学科诞生50周年”大型庆祝活动。同时，首届中国象棋计算机博弈锦标赛暨首届中国象棋人机大战也拉开了大幕。值得关注的是，在首届“人机大战”中，东北大学研发的“棋天大圣”象棋软件获得了机器博弈冠军，“浪潮天梭”超级计算机则以11∶9的成绩战胜了中国象棋大师。

2009年，中国人工智能学会提出建议：在中国学位体系中增设智能科学与技术博士和硕士学位授权一级学科。这个建议凝聚了中国广大人工智能教育工作者的心智、心血和远见卓识，对中国人工智能学科建设具有十分深远的意义。

2014年6月，习近平总书记在中国科学院第十七次院士大会、中国工程院第十二次院士大会开幕式上发表重要讲话强调：“由于大数据、云计算、移动互联网等新一代信息技术同机器人技术相互融合步伐加快，3D打印、人工智能迅猛发展，制造机器人的软硬件技术日趋成熟，成本不断降低，性能不断提升，军用无人机、自动驾驶汽车、家政服务机器人已经成为现实，有的人工智能机器人已具有相当程度的自主思维和学习能力……我们要审时度势、全盘考虑、抓紧谋划、扎实推进。”

2015年7月，“中国人工智能大会”在北京召开，发布了《中国人工智能系列白皮书》，包括《中国智能机器人白皮书》《中国机器学习白皮书》等。

2016年4月，工业和信息化部、国家发展改革委、财政部等三部委联合印发了《机器人产业发展规划(2016—2020年)》，为“十三五”期间中国机器人产业发展描绘了清晰的蓝图。“规划”指出了未来发展的几项任务：(1)推进重大标志性产品率先突破；(2)大力发展机器人关键零部件；(3)强化产业创新能力；(4)着力推进应用示范；(5)积极培育龙头企业。

2017年7月5日，百度首次发布人工智能开放平台的整体战略、技术和解决方案，这也是百度AI技术首次整体亮相，其中，对话式人工智能系统可让用户以自然语言对话的交互方式实现诸多功能；Apollo自动驾驶技术平台可帮助汽车行业及自动驾驶领域的合作伙伴快速搭建一套属于自己的完整的自动驾驶系统，是全球领先的自动驾驶生态。

2017年8月3日，腾讯公司正式发布了人工智能医学影像产品——腾讯觅影。同时，还宣布成立了人工智能医学影像联合实验室。

2017年10月11日，阿里巴巴首席技术官张建锋宣布成立全球研究院——达摩院。达摩院的成立，代表着阿里巴巴正式迈入全球人工智能等前沿科技的研发行列。

此外，科大讯飞在智能语音技术上处于国际领先水平；依图科技搭建了全球首个十亿级人像对比系统，在2017年美国国家标准与技术研究院组织的人脸识别技术测试中，成为第一个获得冠军的中国团队。尽管我国多项技术处于世界领先地位，创新创业也日益活跃，但是整体水平与发达国家仍有较大差距。从细分的研究领域来看，最受国际人工智能人才青睐的领域为机器学习、数据挖掘和模式识别，中国人工智能人才则倾向投入遗传算法、神经网络和故障诊断方面，从技术领域来看中国人工智能企业的应用技术更集中于视觉和语音，基础硬件占比偏小，而在核心算法及关键设备、高精尖零部件、技术工业、工业设计、大型智能系统、大规模应用系统以及基础平台等方面，我国与发达国家的差距还较为明显。

中国是世界上第二个以政府名义制定并发布人工智能发展规划的国家。2017 年 7 月 8 日，中华人民共和国国务院印发了《新一代人工智能发展规划》，确定了中国人工智能发展“三步走”的战略目标：

第一步：到 2020 年人工智能总体技术和应用与世界先进水平同步，人工智能产业成为新的重要经济增长点，人工智能技术应用成为改善民生的新途径，有力支撑进入创新型国家行列和实现全面建成小康社会的奋斗目标。

第二步：到 2025 年人工智能基础理论实现重大突破，部分技术与应用达到世界领先水平，人工智能成为带动我国产业升级和经济转型的主要动力，智能社会建设取得积极进展。

第三步：到 2030 年人工智能理论、技术与应用总体达到世界领先水平，成为世界主要人工智能创新中心，智能经济、智能社会取得明显成效，为跻身创新型国家前列和经济强国奠定重要基础。

2020 年 8 月，国家标准化管理委员会、中央网信办、国家发展改革委、科技部、工业和信息化部五部委联合发布了《国家新一代人工智能标准体系建设指南》。

2022 年，中国人工智能产业规模达 1958 亿元，年增长率 7.8%，整体平稳向好。2022 年的业务增长主要依靠智算中心建设以及大模型训练等应用需求拉动的 AI 芯片市场、无接触服务需求拉动的智能机器人及对话式 AI 市场。目前中国大型企业基本都已在持续规划投入实施人工智能项目，未来随着中小型企业的普遍尝试和大型企业的稳健部署，在 AI 成为数字经济时代核心生产力的背景下，AI 芯片、自动驾驶及车联网视觉解决方案、智能机器人、智能制造、决策智能应用等细分领域增长强劲。

值得关注的是，目前我国已经具备人工智能产业发展的基础条件，未来十年内都将是人工智能技术加速普及的爆发期。人工智能专用芯片有望成为下一个爆发点，智能语音产业链已经逐渐成形，产业规模大幅提升。此外，人工智能具有显著的溢出效应，将带动其他相关技术的持续进步，助推传统产业转型升级和战略性新兴产业整体性突破。

第五节　人工智能的研究

一、人工智能的研究内容

（一）人工智能研究基本内容

关于人工智能的研究内容，各种不同学派、不同研究领域，以及人工智能发展的不同时期，对其有着一些不同的看法。根据人工智能的现状，以下介绍六点对于实现人工智能研究来说具有一般意义的基本内容。

1. 认知

所谓认知，可一般地认为是和情感、动机、意志相对应的理解或认识过程，或者说是为了一定目的、在一定的心理结构中进行的信息加工过程。

美国心理学家浩斯顿(Houston)等人曾把对认知(Cognition)的看法归纳为以下5种主要类型：

(1)认知是信息的处理过程；

(2)认知是心理上的符号运算；

(3)认知是问题求解；

(4)认知是思维；

(5)认知是一组相关的活动，如知觉、记忆、思维、判断、推理、问题求解、学习、想象、概念形成及语言使用等。

实际上人类的认知过程是非常复杂的，人们对其研究形成了认知科学(也称为思维科学)。因此，认知科学是研究人类感知和思维信息处理过程的一门学科，它包括从感觉的输入到复杂问题的求解，从人类个体智能到人类社会智能的活动，以及人类智能和机器智能的性质；其主要研究目的就是要说明和解释人类在完成认知活动时是如何进行信息加工的。

认知科学是人工智能的重要理论基础，对人工智能发展起着根本性的作用。认知科学涉及的问题非常广泛，除了像浩斯顿提出的知觉、语言、学习、记忆、思维、问题求解、创造、注意、想象等相关联活动外，还会受到环境、社会、文化背景等方面的影响。从认知观点来看，人工智能不能仅限于逻辑思维的研究，还必须深入开展对形象思维和灵感思维的研究。只有这样，才能使人工智能具有更坚实的理论基础，才能为智能计算机系统的研制提供更新的思想，创造更新的途径。

2. 机器感知

所谓机器感知，就是要让计算机具有类似于人的感知能力，如视觉、听觉、触觉、嗅觉、味觉。在这些感知能力中，目前研究较多、较为成功的是机器视觉(也称“计算机视觉”)和机器听觉(也称“计算机听觉”)。计算机视觉就是给计算机配上能看的视觉器官，如摄像机等，使它可以识别并理解文字、图像、景物等；计算机听觉就是给计算配上能听的听觉器官，如话筒等，使计算机能够识别并理解语言、声音等。

机器感知是计算机智能系统获取外部信息的最主要途径，也是机器智能不可缺少的重要组成部分。对计算机视觉与听觉的研究，目前已在人工智能中形成了一些专门的研究领域，如计算机视觉、模式识别、自然语言处理等。

3. 机器思维

所谓机器思维，就是让计算机能够对感知到的外界信息和自己产生的内部信息进行思维性加工，是机器智能的重要组成部分。由于人类的思维功能包括逻辑思维、形象思维和灵感思维，因此机器思维的研究也应该包括这几个方面。为了实现机器的思维功能，需要在知识的表示、组织和推理方法，各种启发式搜索及控制策略、神经网络、人脑结构及其工作原理等方面进行研究。

4. 机器学习

所谓机器学习，就是让计算机能像人那样自动地获取新知识，并在实践中不断地自我完善和增强能力。机器学习是机器具有智能的根本途径，也是人工智能研究的核心问题之一。目前，人类根据对学习的已有认识，已经研究出了不少机器学习方法，如机械学习、类比学习、归纳学习、发现学习、遗传学习和连接学习等。

5. 机器行为

所谓机器行为，就是让计算机能够具有像人那样的行动和表达能力，如走、跑、拿、说、唱、写、画等。如果把机器感知看作智能系统的输入部分，那么机器行为则可看作智能系统的输出部分。机器人学作为人工智能的一个研究领域，包含机器行为方面的研究。

6. 智能系统与智能计算机

无论是人工智能的近期目标还是远期目标，都需要建立智能系统或构造智能机器，都要开展对系统模型、构造技术、构造工具及语言环境等方向的研究。

（二）人工智能研究的特点

目前的计算机系统仍未彻底突破传统的冯·诺依曼结构，这种二进制表示的集中串行工作方式具有较强的逻辑运算功能和极快的算术运算速度，但与人脑的组织结构和思维功能有很大差别。研究表明，人脑大约有 10^{11} 个神经元，按并行分布式方式工作，具有较强的演绎、推理、联想、学习功能和形象思维能力。例如，对图像、图形、景物等，人类可凭直觉、视觉，通过视网膜、脑神经对其进行快速响应与处理，而传统计算机都显得非常迟钝，甚至连刚会说话的小孩都不如。

缩小这种差距就要靠人工智能技术。从长远观点来看，需要彻底改变冯·诺依曼计算机的体系结构，研制智能计算机。但从目前条件看，还主要靠智能程序系统来提高计算机的智能化程度。智能程序系统和传统的程序系统相比，具有以下几个主要特点。

1. 重视知识（Knowledge）

知识是一切智能系统的基础，任何智能系统的活动过程都是一个获取知识和运用知识的过程，而要获取和运用知识，首先应该能够对知识进行表示。所谓知识表示就是用某约定的方式对知识进行描述。在知识表示方面目前有两种基本观点：一种是叙述性知识表示观点；另一种是过程性知识表示观点。叙述性知识表示观点是将知识的表示与知识的运用分开处理，在知识表示时不涉及如何运用知识的问题；过程性知识表示观点是将知识的表示与知识的运用结合起来，知识就包含在程序之中。两种观点各有利弊，目前人工智能程序采用较多的是叙述性观点。当然，也可根据具体问题的性质而定。

2. 重视推理（Reasoning）

所谓推理就是根据已有知识运用某种策略推出新知识的过程。事实上，一个智能系统仅

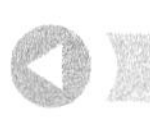

有知识是不够的，它还必须具有思维能力，即能够运用知识进行推理和解决问题。人工智能中的推理方法主要有经典逻辑推理、不确定性推理和非单调性推理。

3. 采用启发式(Heuristics)搜索

所谓搜索就是根据问题的现状不断寻找可利用的知识，使问题能够得以解决的过程。人工智能中的搜索分为盲目搜索和启发式搜索两种。盲目搜索是指仅按预定策略进行搜索，搜索中获得的信息不改变搜索过程的搜索方法。启发式搜索则是指能够利用搜索中获得的问题本身的一些特性信息(也称为启发信息)来指导搜索过程，使搜索朝着最有希望的方向前进。人工智能主要采用的是启发式搜索策略。

4. 采用数据驱动(Data Driven)方式

所谓数据驱动是指在系统处理的每一步，当考虑下一步该做什么时，都需要根据此前所掌握的数据内容(也称为事实)来决定。与数据驱动方式对应的另一种方式是程序驱动(Program Driven)，所谓程序驱动是指系统处理的每一步及下一步该做什么都是由程序事先预定好的。人类在解决问题时主要使用数据驱动方式，因此智能程序系统也应该使用数据驱动方式，这样会更接近于人类分析问题、解决问题的习惯。

5. 用人工智能语言建造系统

人工智能语言是一类适应于人工智能和知识工程领域的、具有符号处理和逻辑推理能力的计算机程序语言。它能够完成非数值计算、知识处理、推理、规划、决策等具有智能的各种复杂问题的求解。人工智能语言和传统程序设计语言相比，具有以下主要特点：

(1)具有回溯和非确定性推理功能；

(2)能够进行符号形式的知识信息处理；

(3)能够动态使用知识和动态分配存储空间；

(4)具有模式匹配和模式调用功能；

(5)具有并行处理和并行分布式处理功能；

(6)具有信息隐蔽、抽象数据类型、继承、代码共享及软件重用等面向对象特征；

(7)具有解释推理过程的说明功能；

(8)具有自学习、自适应的开放式软件环境等。

人工智能语言可从总体上划分为通用型和专用型两种。通用型人工智能语言主要是指以LISP为代表的函数型语言、以Prolog为代表的逻辑型语言和以C++等为代表的面向对象语言。专用型人工智能语言主要是指那种由多种人工智能语言或过程语言相互结合而构成的，具有解决多种问题能力的专家系统开发工具和人工智能开发环境。

二、人工智能的技术研究

人工智能的主要目的是用人工的方法和技术在计算机上实现智能，以模拟、延伸和扩展人类的智能。当前人工智能的技术研究包括模式识别、自动定理证明、计算机视觉、专家系统、机器人、自然语言处理、博弈、人工神经网络、问题求解、机器学习等。

(一) 模式识别

模式识别(Pattern Recognition)是 AI 最早研究的技术之一，主要是指用计算机对物体、图像、语音、字符等信息模式进行自动识别的科学。

“模式”的原意是提供模仿用的完美无缺的标本，“模式识别”就是用计算机来模拟人的各种识别能力，识别出给定的事物与哪一个标本相同或者相似。

模式识别的基本过程包括：对待识别事物进行样本采集、信息的数字化、数据特征的提取、特征空间的压缩以及提供识别的准则等，最后给出识别的结果。在识别过程中需要学习过程的参与，这个学习的基本过程是先将已知的模式样本进行数值化，送入计算机，然后将这些数据进行分析，去掉对分类无效的或可能引起混淆的那些特征数据，尽量保留对分类判别有效的数值特征，经过一定的技术处理，制订出错误率最小的判别准则。

当前模式识别主要集中于图形识别和语音识别。图形识别主要是研究各种图形(如文字、符号、图形、图像和照片等)的分类。例如识别各种印刷体和某些手写体文字，识别指纹、白细胞和癌细胞等。这方面的技术已经进入实用阶段。

语音识别主要研究各种语音信号的分类。语音识别技术近年来发展很快，现已有商品化产品(如汉字语音录入系统)上市并应用。

(二) 自动定理证明

自动定理证明(Automatic Theorem Proving)是指利用计算机证明非数值性的结果，即确定它们的真假值。

在数学领域中对臆测的定理寻求一个证明，一直被认为是一项需要智能才能完成的任务。定理证明时，不仅需要有根据假设进行演绎的能力，而且需要有某种直觉和技巧。

早期研究数值系统的机器是 1926 年由美国加州大学伯克利分校制作的。这架机器由锯木架、自行车链条和其他材料构成，是一台专用的计算机。它可用来快速解决某些数论问题。素性检验，即分辨一个数是素数还是合数，是这些数论问题中最重要的问题之一。一个问题的数值解所应满足的条件可通过在自行车链条的链节内插入螺栓来指定。

自动定理证明的方法主要有四类：

1. 自然演绎法

它的基本思想是依据推理规则，从前提和公理中可以推出许多定理，如果待证的定理恰在其中，则定理得证。

2. 判定法

它对一类问题找出统一的计算机上可实现的算法解。在这方面一个著名的成果是我国数学家吴文俊教授于 1977 年提出的初等几何定理证明方法。

3. 定理证明器

它研究一切可判定问题的证明方法。

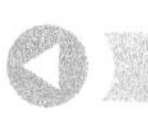

4. 计算机辅助证明

它以计算机为辅助工具，利用机器的高速度和大容量，帮助人完成手工证明中难以完成的大量计算、推理和穷举。

（三）计算机视觉

从图像处理和模式识别发展起来的计算机视觉(Computer Vision)是用计算机来模拟人的视觉机理获取和处理信息的能力，就是指用摄影机和计算机代替人眼对目标进行识别、跟踪和测量等，并进一步做图形处理，用计算机处理成为更适合人眼观察或传送给仪器检测的图像。计算机视觉研究相关的理论和技术，试图建立能够从图像或者多维数据中获取“信息”的人工智能系统。计算机视觉的挑战是要为计算机和机器人开发具有与人类水平相当的视觉能力。

计算机视觉研究对象之一是如何利用二维投影图像恢复三维景物世界。计算机视觉使用的理论方法主要是基于几何、概率和运动学计算与三维重构的视觉计算理论，它的基础包括射影几何学、刚体运动力学、概率论与随机过程、图像处理、人工智能等理论。计算机视觉要达到的基本目的有以下几个：

(1)根据一幅或多幅二维投影图像计算出观察点到目标物体的距离；

(2)根据一幅或多幅二维投影图像计算出目标物体的运动参数；

(3)根据一幅或多幅二维投影图像计算出目标物体的表面物理特性；

(4)根据多幅二维投影图像恢复出更大空间区域的投影图像。

计算机视觉要达到的目的是实现并利用计算机对三维景物世界的理解，即实现人的视觉系统的某些功能。

在计算机视觉领域里，医学图像分析、光学文字识别对模式识别的要求需要提升到一定高度。如模式识别中的预处理和特征抽取环节应用图像处理的技术；图像处理中的图像分析也应用模式识别的技术。在计算机视觉的大多数实际应用当中，计算机被预设为解决特定的任务，然而基于机器学习的方法正日渐普及，随着机器学习的研究进一步发展，未来“泛用型”的计算机视觉应用或许可以成真。

人工智能所研究的一个主要问题是：如何让系统具备“计划”和“决策能力”，从而使之完成特定的技术动作(例如，移动一个机器人通过某种特定环境)？这一问题便与计算机视觉问题息息相关。在这里，计算机视觉系统作为一个感知器，为决策提供信息。另外一些研究方向包括模式识别和机器学习(这也隶属于人工智能领域，但与计算机视觉有着重要联系)，因此，计算机视觉常被看作人工智能与计算机科学的一个分支。

（四）专家系统

专家系统(Expert System，ES)是一种模拟人类专家思维，具有智能特点，可解决某一领域专家才能解决的复杂问题的计算机程序。1965 年，在美国斯坦福大学化学专家的配合下，费根鲍姆研制了第一个专家系统 DENDRAL，在输入化学分子式和质谱图等信息后，可以推断出有机化合物的分子结构，其分析能力已经接近甚至超过了当时有关化学专家的水平。这一成果给正处于徘徊阶段，技术上难于突破甚至遭到质疑的人工智能学科带来新的活力，标志着人工智能从理论研究走向实际应用，从一般推理策略探讨转向运用专门知识的重大突破，从此专家系统成为人工智能中最重要的也是最活跃的一个应用领域。50多年来，随着专家系统理论和技术的不断发展和完善，其应用几乎已渗透到生产、生活的各个领域，包括化学、数学、物理、生物、医学、农业、气象、地质勘探、军事、工程技术、法律、商业、空间技术、自动控制、计算机设计和制造等。目前已成功应用的专家系统有上万个，其中不少在功能上已达到甚至超过同领域人类专家的水平，并在实际应用中产生了巨大的经济效益。专家系统成功应用的意义不仅在于它减轻了人类专家重复性的脑力劳动，保存和推广了专家的宝贵经验知识，而且其潜在的巨大经济效益，也使人们意识到它的广阔前景。专家系统在我国的开发始于20世纪80年代初，进入90年代后我国的专家系统开发以农业专家系统为主，并进入迅速发展和应用的时期。由于计算机技术和网络信息技术的不断发展，使得基于互联网信息共享的专家系统的构建和使用成为可能。

专家是在某一特定领域里掌握了大量专业知识和专门技能的人，具有解决大多数人所不能解决或不能高效解决复杂问题的能力。专家的能力包括两个方面：一方面具有渊博的专业知识；另一方面具有丰富的处理问题的经验，可根据环境和对象的变化灵活运用知识，并能根据不精确和不完整的证据得到较好的结论。

专家系统模仿专家来力争解决某一领域难以解决的实际问题。迄今为止，关于专家系统还没有一个公认的严格定义，一般认为：

(1)它是一个智能的计算机系统；

(2)它具有相关领域大量的专业知识和专家的经验知识；

(3)它能够应用人工智能技术，模拟人类专家求解问题的思维过程进行推理，解决相关领域的困难问题，并达到该领域专家的水平。

专家系统的智能化主要表现为能够在特定的领域内模仿人类专家思维来求解复杂问题。专家系统一般采用人工智能中知识表示方法和知识推理技术，为此专家系统必须包含相关领域专家的大量知识，拥有类似人类专家思维的推理能力，并能用这些知识经推理得到正确的结论来解决实际问题。

(五)机器人

机器人(Robots)是一种可编程序的多功能的操作装置。机器人能认识工作环境、工作对象及其状态，能根据人的指令和“自身”认识外界的结果来独立地决定工作方法，实现任务目标，并能适应工作环境的变化。

随着工业自动化和计算机技术的发展，到20世纪60年代机器人开始进入批量生产和实际应用的阶段。后来由于自动装配、海洋开发、空间探索等实际问题的需要，对机器的智能水平提出了更高的要求。特别是危险环境以及人们难以胜任的场合更迫切需要机器人，从而推动了智能机器的研究。在科学研究上，机器人为人工智能提供了一个综合实验场所，它可以全面地检查人工智能各个领域的技术，并探索这些技术之间的关系。可以说机器人是人工智能技术的全面体现和综合运用。

(六)自然语言处理

自然语言处理是研究人与计算机交互的语言问题的一门学科。它研究人与计算机之间用自然语言进行有效通信的理论和方法，是融语言学、计算机科学、数学等于一体的科学。自

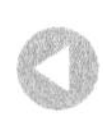

然语言处理的工作原理是先接收到通过人类使用演变而来的自然语言；再转译成自然语言，这通常是通过基于概率的算法进行转变的；最后再分析自然语言并输出最终结果。自然语言处理就是利用人类交流所使用的自然语言与机器进行交互通信的技术，对自然语言各方面（包括话语、句法结构、单词、语意解释等）的分析，理解出用户想表达的意思，从而得到机器可读并理解的语言。

自然语言处理包括自然语言理解（Natural Language Understanding，NLU）和自然语言生成（Natural Language Generation，NLG）。自然语言理解就是希望机器可以和人一样，有理解他人语言的能力；自然语言生成就是将非语言格式的数据转换成人类的语言格式，以达到人机交流的目的。

自然语言理解是指计算机系统对自然语言文本进行分析、理解和推理的过程。NLU 技术包括词法分析、句法分析、语义分析和语用分析等方面，旨在使计算机能够理解自然语言文本的含义和意图。NLU 技术是自然语言处理的核心技术之一，它是实现智能对话、文本分类、信息抽取等应用的基础。

自然语言生成是指计算机系统根据特定的规则和语言模型（Language Model，LM），生成自然语言文本的过程。NLG 技术包括文本规划、语言生成和输出等方面，旨在使计算机能够生成符合人类语言习惯和规范的自然语言文本。NLG 技术的应用包括自动摘要、自动文摘、智能写作等方面。

（七）博弈

在经济、政治、军事和生物竞争中，一方总是力图用自己的"智力"击败对手。博弈就是研究对策和斗智的。

在人工智能中大多以下棋为例来研究博弈规律，并研制出了一些很著名的博弈程序。20 世纪 60 年代就出现了很有名的西洋跳棋和国际象棋的程序，并达到了大师级水平。进入 20 世纪 90 年代，IBM 公司以其雄厚的硬件基础，开发了名为"深蓝"的计算机，该计算机配置了下国际象棋的程序，并为此开发了专用的芯片，以提高搜索速度。1996 年 2 月，"深蓝"与国际象棋大师卡斯帕罗夫进行了第一次比赛，经过六个回合的比赛之后，"深蓝"以 2：4 告负。1997 年 5 月，系统经过改进以后，"深蓝"又第二次与卡斯帕罗夫交锋，并最终以 3.5：2.5 战胜了卡斯帕罗夫，在世界范围内引起了轰动。之前，卡斯帕罗夫曾与"深蓝"的前辈"深思"对弈，虽然最终取胜，但也失掉几盘棋。与"深思"相比，"深蓝"采用了新的算法，它可计算到后 15 步，但是对于利害关系很大的走法将算到 30 步以后。而国际大师一般只想到 10 步或 11 步之远，在这个方面电子计算机已拥有能够向人类挑战的智力水平。

博弈为人工智能提供了一个很好的试验场所，人工智能中的许多概念和方法都是从博弈中提炼出来的。

（八）人工神经网络

人工神经网络就是由简单单元组成的广泛并行互联的网络。其原理是根据人脑的生理结构和工作机理，实现计算机的智能。

人工神经网络是人工智能中最近发展较快、十分热门的交叉学科。它采用物理上可实现的器件或现有的计算机来模拟生物神经网络的某些结构与功能，并反过来用于工程或其他领域。人工神经网络的着眼点不是用物理器件去完整地复制生物体的神经细胞网络，而是抽取其主要结构特点，建立简单可行且能实现人们所期望功能的模型。人工神经网络由很多处理单元有机地连接起来，进行并行的工作。人工神经网络的最大特点是具有学习功能。通常的应用是先用已知数据训练人工神经网络，然后用训练好的网络完成操作。

人工神经网络也许永远无法代替人脑，但它能帮助人类扩展对外部世界的认识和智能控制。如 GMDH 网络本来是 Ivakhnenko(1971)为预报海洋河流中的鱼群提出的模型，但后来又成功地应用于超声速飞机的控制系统和电力系统的负荷预测。人的大脑神经系统十分复杂，可实现的学习、推理功能是人造计算机所不可比拟的。但是，人的大脑在记忆大量数据和高速、复杂的运算方面却远远比不上计算机。以模仿大脑为宗旨的人工神经网络模型，配以高速电子计算机，把人和机器的优势结合起来，将有着非常广泛的应用前景。

（九）问题求解

问题求解是指通过搜索的方法寻找问题求解操作的一个合适序列，以满足问题的要求。

这里的问题，主要指那些没有算法解，或虽有算法解但在现有机器上无法实施或无法完成的困难问题，例如路径规划、运输调度、电力调度、地质分析、测量数据解释、天气预报、市场预测、股市分析、疾病诊断、故障诊断、军事指挥、机器人行动规划、机器博弈等。

（十）机器学习

学习是人类具有的一种重要智能行为，而具有学习能力也被认为是系统智能的最基本属性。

机器学习是一门多领域交叉学科，涉及概率论、统计学、逼近论、凸分析、算法复杂度理论等多门学科，专门研究计算机怎样模拟或实现人类的学习行为，以获取新的知识或技能，重新组织已有的知识结构使之不断改善自身的性能。

机器学习是使计算机具有智能的根本途径，研究机器学习的基本目的有如下两个方面：

（1）理解学习本身，通过研究计算机学习模型，了解人类学习的方法；

（2）为计算机提供学习的能力，使其能够自动受教育，达到人工智能早已设定的研究目标，而不是像以往的计算机，只能接收程序、执行程序。

机器学习在人工智能的研究中具有十分重要的地位。一个不具有学习能力的智能系统难以称得上是一个真正的智能系统，但是以往的智能系统都普遍缺少学习能力。例如，它们遇到错误时不能自我校正，不会通过经验改善自身的性能，也不会自动获取和发现所需要的知识。它们的推理仅限于演绎而缺少归纳，因此至多只能够证明已存在的事实、定理，而不能发现新的定理、定律和规则等。随着人工智能的深入发展，这些局限性表现得愈加突出。正是在这种情形下，机器学习逐渐成为人工智能研究的核心内容之一。

目前，机器学习从很多学科吸收了成果和概念，包括人工神经网络、概率论与数理统计、哲学、信息论、生物学、认知科学和控制论等，并以此来理解问题的背景、算法和算法中隐含的假定。机器学习的主要研究内容包括：

（1）如何正确获得人们已经总结出来的知识；

（2）如何自动发现和摸索自然界中的客观规律；

（3）如何根据实际情况修正自身行为。

为此，机器学习应该具有能够将数据库和信息系统中的信息自动提炼进而转换成知识，并自动存入知识库的能力。实质上，机器学习就是关于让机器具有学习能力的一些算法。许多情况下这些算法能够对给出的一些数据进行归纳总结，并从这些数据属性中推出信息，对将来出现的新数据做出预测。算法之所以能够实现是因为大多数非随机的数据包含一些模式，这些模式都可以通过机器做泛化。

（十一）分布式人工智能

分布式人工智能(Distributed Artificial Intelligence, DAI)是随着计算机网络、计算机通信和并发程序设计技术而发展起来的一个新的人工智能研究领域，主要研究在逻辑上或物理上分布的智能系统之间如何相互协调各自的智能行为，实现问题的并行求解。

分布式人工智能的研究目前有两个主要方向：分布式问题求解、多 Agent(Agent 是一种处于一定的环境下能够自主、智能地完成其他个体指派任务的系统)系统。分布式问题求解主要研究如何在多个合作者之间进行任务划分和问题求解。多 Agent 系统主要研究如何在一群自主的 Agent 之间进行智能行为的协调，是由多个自主 Agent 组成的一个分布式系统。在这种系统中，每个 Agent 都可以自主运行和自主交互，即当一个 Agent 需要与别的 Agent 合作时，就通过相应的通信机制，去寻找可以合作并愿意合作的 Agent，以共同解决问题。

（十二）智能控制

智能控制是把人工智能技术引入控制领域，建立智能控制系统。1965 年，美籍华裔科学家傅京孙首先提出把人工智能的启发式推理规则用于学习控制系统。十多年后，建立实用智能控制系统的技术逐渐成熟。1971 年，傅京孙提出把人工智能与自动控制结合起来的思想。1977 年，美国人萨里迪斯(G. N. Saridis)提出把人工智能、控制论和运筹学结合起来的思想。1986 年，我国的蔡自兴教授提出把人工智能、控制论、信息论和运筹学结合起来的思想。根据这些思想已经研究出一些智能控制的理论和技术，可以构造用于不同领域的智能控制系统。

智能控制具有两个显著的特点：首先，智能控制同时具有知识表示的非数学广义世界模型和传统数学模型混合表示的控制过程，并以知识进行推理，以启发来引导求解过程；其次，智能控制的核心在高层控制，即组织级控制。其任务在于对实际环境或过程进行组织，即决策和规划，以实现广义问题求解。

第六节 大数据与人工智能

一、大数据的产生

（一）大数据产生的背景

现代信息技术产业已经拥有 70 多年的历史，其发展的过程先后经历了几次浪潮。先是

20世纪60~70年代的大型机浪潮，此时的计算机体型庞大，计算能力也不高。20世纪80年代以后，随着微电子技术和集成技术的不断发展，计算机各类芯片不断小型化，兴起了微型机浪潮，个人计算机(PC)成为主流。20世纪末，随着互联网的兴起，网络技术快速发展，由此掀起了网络化浪潮，越来越多的人能够接触到网络和使用网络。

近几年随着手机及其他智能设备的兴起，全球网络在线人数激增，我们的生活已经被数字信息所包围，数据以自然方式增长，其产生不以人的意志为转移。而这些所谓的数字信息就是我们通常所说的“数据”，我们可以将其称为大数据浪潮，也可以进一步看出，智能化设备的不断普及是大数据迅速增长的重要因素。

智能设备的普及、物联网的广泛应用、存储设备性能的提高、网络带宽的不断增长都是信息科技的进步，它们为大数据的产生提供了储存和流通的物质基础。

数据生产方式的演变(如图3.9)促成大数据时代的来临。传统IT企业业务系统、门户网站大约占大数据主要来源的15%。随着数据生产方式变得自动化，数据生产融入每个人的日常生活，伴随着社交网络兴起，大量的用户自生成音频、文本信息、视频、图片，出现了非结构化数据。目前，图片、视频和音频数据所占的比例越来越大，物联网产生的数据量更大，加上移动互联网能更准确、更快速地收集用户信息，如环境、位置、生活信息等数据，使得数据量处于急剧加速增长的趋势中。国际数据公司(IDC)估测，人类产生的数据一直都在以每年50%的速度增大，尤其在最近两年产生的数据量相当于之前产生的全部数据量。

大数据产业通常包括IT基础设施层、数据源层、数据管理层、数据分析层、数据平台层和数据应用层，目前，在各层面都已经形成了一批引领市场的技术和企业。

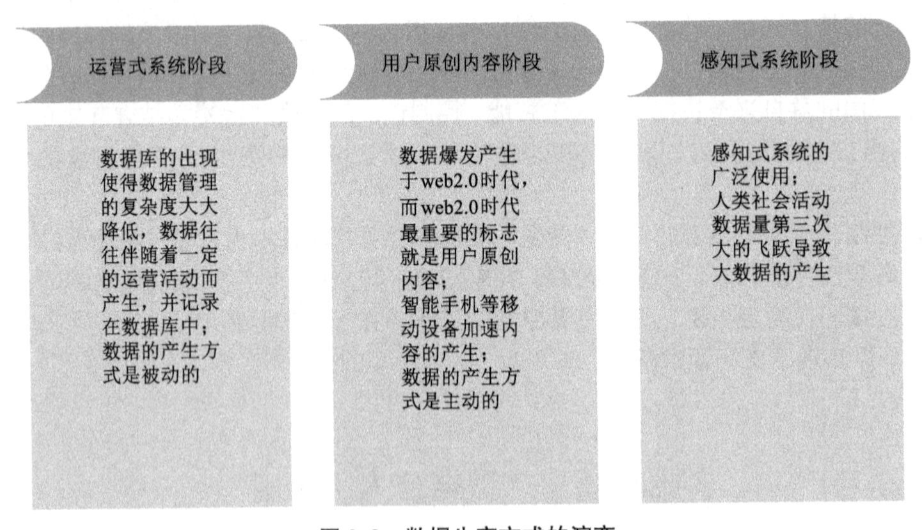

图3.9　数据生产方式的演变

(二)大数据的发展历程

1. 萌芽时期(20世纪90年代至21世纪初)

“大数据”概念最初起源于美国，早在1980年著名未来学家阿尔文·托夫勒在所著的《第

三次浪潮》中将“大数据”称颂为“第三次浪潮的华彩乐章”。1997 年，NASA 阿姆斯研究中心的大卫·埃尔斯沃斯和迈克尔·考克斯在研究数据的可视化问题时，首次使用了“大数据”概念。他们当时就坚信信息技术的飞速发展，一定会带来数据冗杂的问题，数据处理技术必定会进一步发展。1998 年，一篇名为《大数据科学的可视化》的文章在美国《自然》杂志上发表，大数据正式作为一个专用名词出现在公共刊物之中。

2. 发展时期(21 世纪初至 2010 年)

21 世纪的前十年，互联网行业迎来了飞速发展的时期。

2005 年，大数据实现重大突破，Hadoop 技术诞生，并成为数据分析的主要技术。2007 年，数据密集型科学的出现，不仅为科学界提供了全新的研究范式，还为大数据的发展提供了科学上的基础。2008 年，美国《自然》杂志推出了一系列有关大数据的专刊，详细讨论了有关大数据的一系列问题，大数据开始引起人们的关注。2010 年，美国信息技术顾问委员会(PITAC)发布了一篇名为《规划数字化未来》的报告，详细叙述了政府工作中对大数据的收集和使用，美国政府已经高度关注大数据的发展。

3. 兴盛时期(2011 年至今)

2011 年，IBM 公司研制出了沃森超级计算机，以每秒扫描并分析 4 TB 的数据量打破世界纪录，大数据计算迈向了一个新的高度。紧接着，麦肯锡发布了题为《海量数据，创新、竞争和提高生成率的下一个新领域》的研究报告，详细介绍了大数据在各个领域中的应用情况，以及大数据的技术架构。2012 年的 IT 业界，吸引众人目光的热门关键词就包括了大数据(Big Data，又称巨量数据、海量数据)。在 IT 业界，每隔两到三年会出现轰动一时但很快就会被人遗忘的流行术语，而继“云端”之后能够超越流行术语并达到深植人心境界的，应该就是“大数据”了。

一如过去的众多流行术语，“大数据”也是来自欧美的热门关键词，不过这个名词的起源真相却不明。在欧美以“大数据”为题材的简报中经常被拿来参考的，是 2010 年 2 月《经济学人》(Economist)的特别报道——数据洪流(the data deluge)。“Deluge”意为“泛滥、大洪水、大量的”，因此“The Data Deluge”直译便是“资料的大洪水、大量的数据”的意思。虽然这篇报道与目前有关的大数据的议题大同小异，但在读完文章后却不见有 Big Data 这个名词的踪影。然而，自从这篇报道问世后，大数据成为话题的机会急剧增加，基于这一事实说它是造成目前世人对大数据议论纷纷的一大契机也不为过。

以大数据为题材的报道，经常引用麦肯锡在 2011 年 5 月所发表的《海量数据，创新、竞争和提高生成率的下一个新领域》的研究报告，该报告分析了数据及文件快速增加的状态，阐述了处理这些数据能够得到潜在的数据价值，讨论分析了大数据相关的经济活动和各产业链的价值。这份报告在商业界引起极大的关注，为大数据从技术领域进入商业领域吹起号角。

在 2012 年 3 月 29 日奥巴马政府以“Big Data is a Big Deal”为题发布新闻，宣布投资两亿美元启动“大数据研究与发展计划”，一共涉及美国国家科学基金、美国国防部等六个联邦政府部门，大力推动和改善与大数据相关的收集、组织和分析工具及技术，以推动从大量的、复杂的数据中获取知识和洞察的能力。

2012年5月，联合国发布了一份大数据白皮书，总结了各国政府如何利用大数据来服务公民，指出大数据对于联合国和各国政府来说是一个历史性的机遇，联合国还探讨了如何利用社交网络在内的大数据资源造福人类。

2012年12月，世界经济论坛发布《大数据，大影响》的报告，阐述大数据为国际发展带来新的商业机会，建议各国的工业界、学术界、非营利性机构的管理者一起利用大数据所创造的机会。

2014年4月，世界经济论坛围绕"大数据的回报与风险"的主题发布了名为《全球信息技术(第13版)》的报告。

2014年5月，美国白宫发布了研究报告《大数据：抓住机遇、守护价值》，鼓励用数据推动社会进步，同时呼吁相应的框架、结构与研究支撑相关进展。

2015年，国务院印发《促进大数据发展行动纲要》，明确提出要推动大数据的发展和应用，建立大数据下的经济新体制，大数据正式进入我国国家发展战略。

2017年1月，为加快实施国家大数据战略，推动大数据产业健康快速发展，工业和信息化部印发了《大数据产业发展规划(2016—2020年)》。

2017年4月，《大数据安全标准化白皮书(2017)》正式发布，从法规、政策、标准和应用等角度，勾画了我国大数据安全的整体轮廓。

2018年4月，首届"数字中国"建设峰会在福建省福州市举行。

2021年11月，工业和信息化部发布《"十四五"大数据产业发展规划》，指出"十四五"时期是我国工业经济向数字经济迈进的关键时期，并对大数据产业发展提出了新的要求，大数据产业将步入集成创新、快速发展、深度应用、结构优化的新阶段。到2025年，大数据产业测算规模突破3万亿元，年均复合增长率保持在25%左右，创新力强、附加值高、自主可控的现代化大数据产业体系基本形成。

二、大数据的概述

(一)大数据的定义

大数据并不是一个新的概念，但它随着计算机技术、通信技术、物联网技术的发展而成为人们不得不面对的普遍问题。类似计算机发展史上的软件危机，信息技术每发展到一定阶段就会遇到数量太大处理不了的问题，可以说大数据是一种信息技术发展的现象。20世纪60年代，随着商业软件的发展，原来的文件已经不能满足商业数据存储的要求，于是产生了关系型数据库。相对于当时的传统文件，关系型数据库是一种处理大数据的经典解决方案。但是，随着互联网技术的发展，传统数据库已不能解决对互联网文档数据的存储，于是产生了基于文档应用的NoSQL技术。

大数据的英文是big data，而不是large data，或者vast data、huge data，因为large、vast和huge都是指体量大，big和它们的差别在于big强调相对抽象意义上的大，而非具体尺寸上的大。big data说法本身也传递了一种信息——大数据是一种思维方式的改变。

大数据不是小数据的简单组合，数据在由小到大的过程中，会发生数据"涌现(emergence)"。所谓数据涌现，指数据变成大数据后，会"涌现"出原本在独立的小数据中没

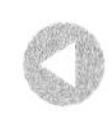

有的信息和规律，这种涌现的表现形式包括：

价值涌现：在原本成员小数据中没有价值的信息变得有价值；

质量涌现：在原本成员小数据中质量有问题的数据，也即不完整、存在冗余、噪音的数据，合成大数据后不影响大数据的整体质量；

隐私涌现：在原本成员小数据中安全的信息，被综合出涉及个人隐私的敏感数据；

安全涌现：在原本成员小数据中不涉及机构甚至国家安全的信息，经大数据整合后，产生了可能影响安全的信息。

麦肯锡最早给出了大数据的定义：大数据是超过传统数据库工具的获取、存储、分析能力的数据集，并不是超过太字节(TB)的才叫大数据。维基百科对大数据的定义为：大数据是指无法在可承受的时间范围内用常规软件工具进行捕捉、管理和处理的数据集。结合上述思想，大数据可被定义为超过传统数据库工具、传统数据结构、传统程序设计语言和传统编程思想的获取、存储、分析能力的数据集。

(二)大数据的特征

2001 年，麦塔集团(后被 Gartner 集团收购)分析师道格·莱尼(Douglas Laney)发布了一份重要的报告《3D 数据管理：控制数据容量、处理及数据种类》。该报告成为现代互联网背景下大数据分析处理的一份重要文件。

这份报告直接定义了与大数据相关的特征，即 3V(Volume，Variety，Value)(如图 3.10)。而随后的大数据公司均把这份报告看作一份基本性的指导文件，用来引导和定义大数据处理的基本任务和业务需求。因此，Gartner 集团对于大数据的特征定义形成了初步的大数据特征。随着时间的推移，互联网产业业务飞速增加，研究人员在 3V 的特征上加入了新的特征，即真实性(Veracity)，用以进一步描述大数据处理任务。随后，IBM 公司完善了大数据特征的定义，将其从 4 V 扩展到 5 V，增加了数据速度性(Velocity)特征，从而形成了现代大数据处理的特征描述。对于特征的描述逐渐取得共识，即规模性(Volume)、多样性(Variety)、价值性(Value)、真实性(Veracity)、速度性(Velocity)。

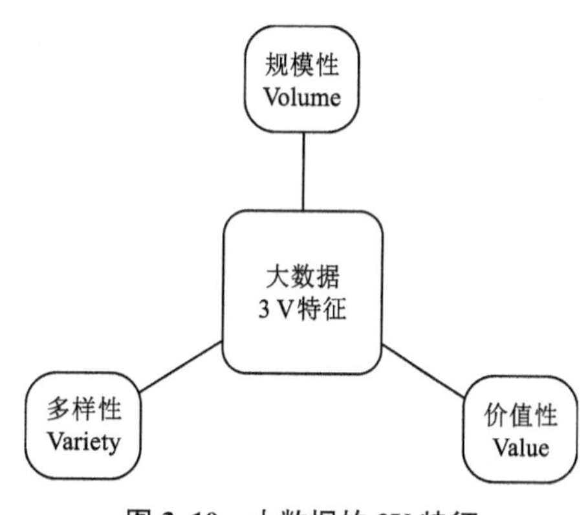

图 3.10　大数据的 3V 特征

1. 大数据基本特征：3V

1)大数据的规模性(Volume)特征

大数据的规模性特征指大数据处理业务的规模庞大。从 Facebook 的大数据技术研究可以看出，大数据的数据存储空间占用要求通常已经达到了太字节(TB)或是拍字节(PB)的级别。而大数据的规模不仅仅体现在物理空间占用量巨大这一单一特征。它的存量、增量和市场规模同样巨大。在 2018 年年初的拉斯维加斯消费电子会议中，与会者重点讨论了大数据目前开发的挑战和机遇。会议报告指出，目前在全球范围内产生的大数据总量为 21.6 ZB，而且这个存量在以每年40%的速度递增。到2020年，全球互联网产业链每年将面临超过40 ZB待处理数据。而与此同时，大数据产业的市场规模也在加大。2018年大数据市场规模超过450亿美元。根据报告内容，我们可以总结出大数据的容量大特征目前表现得极为明显，即大数据的市场规模和处理要求已经远远超出一个公司，甚至一个国家的处理能力，与高速增长的数据量形成鲜明对比的是计算量的极度不足。

2）大数据的多样性（Variety）特征

现代大数据的数据来源多样，而且每个数据源产生的数据形式也各不相同，对应的业务也千差万别。因此，大数据的多样性特征是指大数据的产生来源多样化、数据的表现形式多样化、产生的业务价值多样化、处理的要求多样化。

以社交网络举例。比如在领英（LinkedIn）中，众多用户保存了大量个人工作求职信息。其中，数据来源多样性特征体现在用户自身。在该网站可以找到软件工程师、数据科学家、教师、医生、人力资源管理主任等信息，几乎每一个职业人都在上传自己的工作信息，数据的多样性直接对应了工作职位的细分程度。而在个人信息表述中，文字描述成为最主要的形式。为了辅助文字描述，用户乐于上传文本文档用以证明自己在工作中的资历和成就。同时，视频和演示文档（PPT）也是一种非常合适的展现自己职业技能的手段。在这种情况下，数据的多样性体现在用户表述形式的多样性。而通过LinkedIn，猎头和人力资源管理者可以搜索他们期望的职业者，而其他用户可以通过广泛地投递简历获得更好的工作机会。可以看出，在同一网站上用户的需求也存在多样性的情况。最后，针对用户数据的多样性和需求多样性，数据工程师和科学家们会针对不同的需求设计算法模型，以更好地处理多种数据格式和进行更加有针对性的垂直服务。

3）大数据的价值性（Value）特征

大数据之所以非常火爆，重要原因在于其重要的潜在价值，即便它蕴含在价值密度低的海量大数据之中，我们还是能够通过收集并加以利用的方式来发挥大数据前所未有的价值和作用。以社交平台应用场景为例：社交平台期望为用户推荐更加合适的广告，以便提高广告的点击率。而对于一个属性单一的用户，社交平台往往缺少足够的信息去刻画用户的喜好。比如该用户只喜爱发表文字信息，但是缺乏重要的商品使用倾向。在大数据背景下，社交平台可以收集他的好友，或是和他背景相似的人进行用户行为预测，从而针对预测结果精准投放广告。而且，在收集了海量广告投放效果之后，社交平台可以对于预测的模型进行调整，从而进一步提升推荐成功率。另一个例子是企业数据：目前企业规模逐渐庞大，如2018年IBM全球正式雇员已经超过380000人。如此庞大的人员编制严重提升了人力管理成本。而通过收集雇员信息，比如雇员的入职条件、升职区间或是离职理由，IBM可以更好地了解雇员的想法，从而改进管理模式，进而达到提升效益的目标。

总之，3V特征是对于大数据最基本的刻画，而简要地概括3V属性可以称之为大数据很“大”。该组特征是现代互联网业务对于大数据的最基本描述，而基于大数据的编程语言和平台都以此为基础进行设计和提供服务。不过随着大数据处理业务的加深，人们逐渐意识到3V特征依然缺少对大数据科学的完整刻画。因此，在Gartner报告的基础上，人们对大数据的特征进行了进一步的总结。

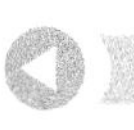

2. 大数据新增特征：4V

在3V的基础上，数据工程师和科学家们针对大数据处理业务总结出了大数据科学的第4个特征：真实性(Veracity)。该特征并无具体公司报告定义，而是根据业务经验总结出来的。

图3.11显示了大数据的4V特征及其关系，可以看到大数据真实性为大数据其余3V特征的基础，其余3V特征的功能发挥则建立在真实性特征上，它尤其体现在大数据处理流程中重要的一环——知识生成中。知识生成是大数据处理后用于大数据服务的具体知识，为了提高数据服务质量，这种生成的知识必须是准确的、具有指导意义的，甚至是具有建设意义的。比如在地图导航服务中，用户期望导航路线准确，可以根据导航服务导航到正确的地址。在此基础之上，用户进一步期望导航软件可以提供更好的出行建议，以便避开拥堵路段，从而更快地到达目的地。又比如从建设智慧城市的角度，当管理者收集了足够多的出行数据时，了解了交通阻塞路段或高峰时段，可为城市交通设计给出更好的方案。

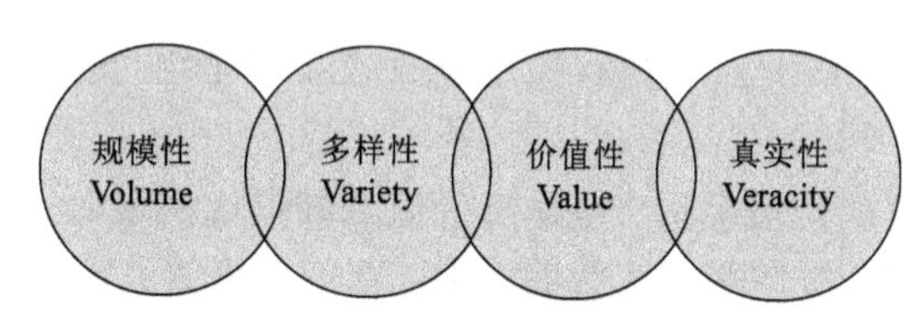

图3.11　大数据的4V特征

无论哪种大数据应用背景，使用者永远有一个不变的要求：大数据提供的信息应准确可靠，在此基础上才可以做出正确的决策。它包括数据表现形式的准确性和基于数据预测结果的可靠性两个方面。需要指出的是，在这里并未强调基于数据预测结果的正确性，主要是考虑到目前数据预测模型依然为概率模型，仍然存在一定的错误率。因此，大数据使用者期望的是提供服务的错误率应该尽可能低。在这种条件下，收集数据的真实性是最基本的保障。因为如果数据真实性不足，则基于该数据所得到的知识必然是不真实的。与此同时，仅仅强调收集数据的真实性并不是大数据真实性的全部。这种真实性同样包含了知识生成结果的真实性。考虑网上购物的场景，消费者都希望可以买到货真价实的商品，而这种商品则是大数据处理中知识提取的现实表示。如果买到假货，用户必然对大数据提供的服务失望，从而导致该平台用户流失，最后将严重损害平台的收益。因此，我们定义大数据的真实性特征包含所收集的数据是真实的，并且通过该数据生成的知识也是真实的。

3. 大数据的最新解读：5V

随着大数据科学的发展，各个公司加速投入对于大数据科学的定义、研发以及落地实现。其中IBM作为国际知名IT公司，为大数据特征刻画做出了重要的贡献。IBM的研究人员在Gartner报告和自身业务的基础上，重新整理总结了大数据科学的任务、挑战以及机遇，进而重新扩展了大数据特征的定义，从而奠定了目前大数据的5 V特征(如图3.12)。

1）规模性（Volume）

规模性特征即大数据处理中目标数据量巨大，具体包括数据收集、数据存储和知识提取的任务量和处理内容都是十分巨大的。其各个部分起始计量可以从 PB（1000 个 TB）级别到 ZB（10 亿个 TB）级别。

2）多样性（Variety）

多样性特征即大数据的种类多样化。大数据囊括了海量结构化、半结构化和非结构化数据。其具体的组织结构形式包含通信数据、传感器信号、文本文件、音频数据、视频数据、图片数据、GPS 地理信息位置等，以及这些数据之间交互产生的中间数据。这些中间数据往往根据各个数据处理公司的需求而定。因此，大数据处理系统应该具有处理所有在互联网平台存在的多样性数据的能力，同时应该具有满足业务需求多样性的能力。

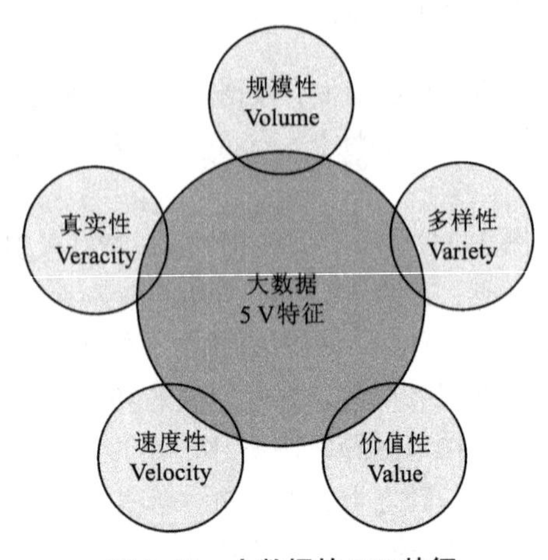

图 3.12　大数据的 5 V 特征

3）价值性（Value）

价值性特征即大数据的价值宝贵，但是有价值的数据比例很低。大数据通常具有业务价值并被用于生成业务知识，但在海量的数据之中，真正有价值的数据比例较低，之所以如此，同用户行为多样化以及业务需求的多样化有关。

比如在互联网平台上，用户的行为往往存在随机性。当用户浏览购物平台客户端时，用户并不一定有明确的购物目的。一个用户访问一家店铺，可能因为好奇而点击了页面，该行为并不能真正反映用户的喜好。有时，用户也可能被广告带入其不感兴趣的页面，甚至用户因错误操作而进行了访问。这种用户行为的复杂性决定了完全依赖点击率的数据无法真实地反映用户需求。因此，大数据处理的一个重要课题是如何通过数据清理工作将真实有用的数据反馈给知识生成模型，从而产生真实的、有价值的数据处理知识，这是一个重要而艰巨的任务。

4）速度性（Velocity）

速度性特征指大数据增长速度很快，与此同时，对于数据处理的速度要求也越来越高。比如目前今日头条致力于推荐更符合用户需求的新闻。这种推荐往往要求时效性，即新闻发生时刻立即让用户可以获得通知。因此，大数据处理不仅要求快速处理数据，而且进一步要求可以快速满足用户的需求。

5）真实性（Veracity）

真实性特征指大数据的准确性和可靠性。尤其在机器学习大规模应用的背景下，这种准确性不仅包含数据输入以及生成知识的真实准确性，同样包含在数据处理中间层输入的标记数据的真实准确性。正如 IBM 指出，对于专家系统，利用人力专家标注的数据极为重要，因为这种标记可以更好地反映具有相关背景知识的人对于相关数据的专业看法，而这种看法往往是数据工程师和科学家所不具备的。

 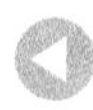

三、大数据的技术研究

（一）大数据相关基础技术

近年来，物联网、云技术、移动互联网和人工智能等基础技术的飞速进步极大地促进和推动了大数据技术的发展。

1. 物联网技术

大数据的来源涵盖范围非常广泛，物联网是最具代表性的数据源之一。物联网是一个基于互联网、传统电信网的承载体。让所有与信息相关的物理对象和实物实现互联互通是物联网的基本目的。越来越多的物理对象正在以前所未有的速度连接到互联网，为各行各业提供了日益丰富的大数据。

物联网作为网络世界中的感知基础，为人们提供感知的能力，随着人类的进步，这种感知能力正在不同领域快速铺开并蔓延。比如通过环境感知、水位感知、照明感知、交通感知、医疗感知、卫生健康感知、公共管理感知、城市管网感知、移动支付感知、无线城市门户感知等，感知数据的范围包括社会、经济、政治、生活、工作、学习等各个方面，感知数据的形式也具有广泛多样性，感知数据的规模也在持续、快速地增加。物联网从一开始就成为大数据来源的重要组成部分。随着大数据及其应用的快速发展，物联网的作用将更加突出和重要。

2. 云技术

云技术可划分为支撑大数据存储的云存储（Cloud Storage）技术和支撑大数据挖掘、处理等计算的云计算平台。但在很多情况下，云存储与云计算并没有清晰的界限，它们互为基础，共同为大数据应用提供基础性的设施和平台支撑。

1）云存储

随着大数据的发展，人们对数据存储提出了更高的要求，云存储以其大容量、高性能、低成本、易用、稳定等特征满足了大数据的存储需求。云存储是一种在线存档模式，即把数据存放在通常由第三方托管的多台虚拟服务器，而非专属的服务器上。云存储系统是当今最成功的云技术应用之一。无论对企业还是个人，要保证数据拥有期望的生命周期，把数据存储在云中都是最经济可靠的选择。

2）云计算

云计算提供分布式计算任务，依赖分布式文件系统和分布式存储系统。分布式文件系统和分布式存储系统构成整个云计算的基石，提供上层系统所需的可靠和高效的数据存储，满足容错与自动故障恢复、高效的读写与创建、适应网络访问等要求。

云计算是支撑大数据环境及其应用的基础平台。大数据应用作为一个复杂综合体，具有应用复杂多样、行业繁多、需求异构等特征。多应用与系统之间需要进行信息的共享和传输，不同的应用也需要共同抽取数据综合计算和呈现综合结果。众多繁复的系统需求需要多个强大的信息处理中心进行各种信息的处理。云服务平台具有大规模、低成本、高弹性和管理自动化等特征，能满足大数据环境下的上述应用需求。

3. 移动互联网技术

在网络化社会中，世间万物都能够通过相应的设备进行互联，这将产生海量的数据，这些数据需要及时的传输，而便捷、低成本的无线网络是其天然选择。因此，移动互联网正逐渐渗透到人们生活的各个领域，作为最便捷、通用、覆盖广泛的技术和业务，正在深刻影响着大数据架构和应用的发展。2000 年以后，移动互联网技术在可扩展性、可演化性及与互联网集成等方面取得了长足的进步，已经逐步成熟，具备了对大数据环境下数据传输与移动互联的支撑能力。

当前，移动互联网技术最重要的发展方向之一就是与互联网技术相融合，通过新的规范和模型让具有有限处理能力的低功率无线设备参与到物联网中，并最终形成嵌入式互联网，进一步完善大数据生态。

(二)大数据生命周期的相关技术

大数据生命周期主要包括数据收集、数据预处理、数据存储、数据处理与分析、数据可视化、数据应用等环节(如图 3.13)。数据质量贯穿于整个大数据生命周期，每一个环节对大数据的处理都会对大数据质量产生影响和作用。

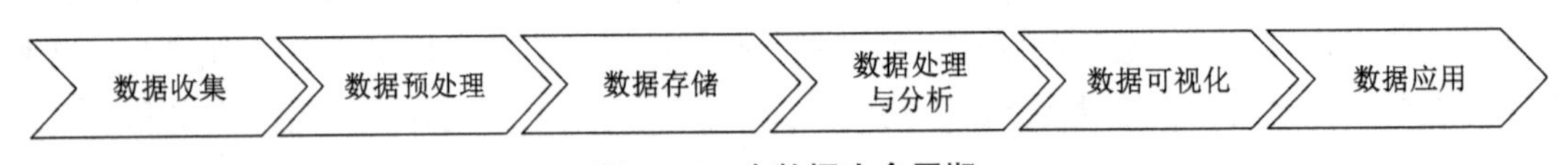

图 3.13　大数据生命周期

1. 数据收集

数据收集为大数据生命周期的最初环节，它为大数据处理收集足够的、未经过任何加工的原始数据。在传统的数据处理中，这种收集往往是由人工完成的，需要耗费大量的人力物力。在现代互联网时代中，各个平台以及移动应用程序已经产生了数量巨大的数据，因此，需要收集足够多的数据，是否足够取决于是否足够支持大数据分析并且得出可靠结论。总的来说，数据收集对数据有定量和定性这两方面的要求。

1)定量

基于机器学习的技术研究，衍生出监督学习的概念，即利用对应的机器学习算法，通过学习标注数据，从而达到建立学习模型的目的。在这个过程中，机器学习需要标注数据作为训练集，额外标注数据作为测试集和验证集，从而保证模型的健壮性。如果数据量不足，算法模型可能会陷入欠拟合的状态，即无法准确描述训练数据的分布性。因此，定量方面的要求指有足够数量的数据。

2)定性

定性要求指要求这些数据是有效的数据，而非无效的数据。例如，在社交媒体上的评论中，经常存在一些无效的评论内容，如符号表情、乱码的链接等。通常会删除其中无效的部分。因此社交媒体中的评论质量从一定程度上来说并不高。

因此，数据处理对所收集的数据不仅仅有数据集数量的要求，而且还有数据集质量的要求。

2. 数据预处理

大数据收集过程中通常有一个或多个数据源，这些数据源包括同构或异构的数据库、文件系统、服务接口等，易受到噪声数据、数据值缺失、数据冲突等影响，因此需首先对收集到的大数据集合进行预处理，以保证大数据分析与预测结果的准确性与价值性。

数据预处理环节主要包括数据清理、数据集成、数据归约与数据转换等内容，可以大大提高大数据的总体质量，是大数据过程质量的体现。

1）数据清理

数据清理包括对数据的不一致检测、噪声数据的识别、数据过滤与修正等方面，有利于提高大数据的一致性、准确性、真实性和可用性等方面的质量。数据清理（或者称为数据预处理）是数据处理中的一个重要环节，有时这部分的工作甚至会占据整个项目周期80%的工作时间。在上一个数据收集步骤中，我们希望收集高质量的原始数据，但是在实际工作中，尽管我们可以通过各种方法——例如正则表达式等，来定义各种规则，从而获得高质量的原始数据，但是仍然会有大量的缺失值以及噪音，甚至是人工疏失所导致的异常数据的存在。

数据清理通常有下列几种处理方法：

（1）数值缺失处理方法。对于数值缺失的情况，很有可能会导致在后续的处理过程中，出现“NaN”的情况，也就是 Not a Number（非数）。因此在数据量较小的情况下，我们可以进行手工清理。而在数据量较大的情况下，我们可以使用一些方法来代替缺失的值，从而达到清理的目的，例如平均值、最大值或者是更为复杂的概率估计。

（2）准确性监测方法。使用统计分析的方法来识别可能存在的错误值或者异常数值，例如偏差分析等方法，也可以由用户自定义相应的规则来检查和约束数据。

（3）重复数据解决方法。对于数据集中有着相同数值的数据被认为是重复数据，通常通过简单的删除重复数据操作即可清除。

（4）噪音处理方法。对于一些噪音或者异常点的数据，我们可以使用一些简单的方法来进行处理，例如对于脉冲噪音，我们可以使用中值滤波法来对其进行非线性平滑处理。

2）数据集成

数据集成则是将多个数据源的数据进行集成，从而形成集中、统一的数据库、数据立方体等，这一过程有利于提高大数据的完整性、一致性、安全性和可用性等方面的质量。

3）数据归约

数据归约是在不损害分析结果准确性的前提下降低数据集规模，使之简化，包括维归约、数据归约、数据抽样等技术，这一过程有利于提高大数据的价值密度，即提高大数据存储的价值性。

4）数据转换

数据转换包括基于规则或元数据的转换、基于模型与学习的转换等技术，可通过转换实现数据统一，这一过程有利于提高大数据的一致性和可用性。

总之，数据预处理环节有利于提高大数据的一致性、准确性、真实性、可用性、完整性、安全性和价值性等方面质量，而大数据预处理中的相关技术是影响大数据过程质量的关键因素。

3. 数据处理与分析

1) 数据处理

大数据处理技术与存储形式、业务数据类型等相关，针对大数据处理的主要计算模型有 Map Reduce 分布式计算框架、分布式内存计算系统、分布式流计算系统等。Map Reduce 是一个批处理的分布式计算框架，可对海量数据进行并行分析与处理，它适合对各种结构化、非结构化数据的处理。分布式内存计算系统可有效减少数据读写和移动的开销，提高大数据处理性能。分布式流计算系统则是对数据流进行实时处理，以保障大数据的时效性和价值性。

总之，无论哪种大数据分布式处理与计算系统，都有利于提高大数据的价值性、可用性、时效性和准确性。大数据的类型和存储形式决定了其适合采用的数据处理系统，而数据处理系统的性能与优劣直接影响大数据质量的价值性、可用性、时效性和准确性。因此在进行大数据处理时，要根据大数据类型选择合适的存储形式和数据处理系统，以实现大数据质量的最优化。

2) 数据分析

大数据分析技术主要包括已有数据的分布式统计分析技术和未知数据的分布式挖掘、深度学习技术。分布式统计分析可由数据处理技术完成，分布式挖掘和深度学习技术则在大数据分析阶段完成，包括聚类与分类、关联分析、深度学习等，可挖掘大数据集合中的数据关联性，形成对事物的描述模式或属性规则，可通过构建机器学习模型和海量训练数据提升数据分析与预测的准确性。

数据分析是大数据处理与应用的关键环节，它决定了大数据集合的价值性和可用性，以及分析预测结果的准确性。在数据分析环节，应根据大数据应用情境与决策需求，选择合适的数据分析技术，提高大数据分析结果的可用性、价值性和准确性质量。

4. 数据可视化与应用

数据可视化是指将大数据分析与预测结果以计算机图形或图像的直观方式显示给用户的过程，并可与用户进行交互式处理。数据可视化技术有利于发现大量业务数据中隐含的规律性信息，以支持管理决策。数据可视化环节可大大提高大数据分析结果的直观性，便于用户理解与使用，故数据可视化是影响大数据可用性和易于理解性质量的关键因素。

大数据应用是指将经过分析处理后挖掘得到的大数据结果应用于管理决策、战略规划等的过程，它是对大数据分析结果的检验与验证，大数据应用过程直接体现了大数据分析处理结果的价值性和可用性。大数据应用对大数据的分析处理具有引导作用。

在大数据收集、处理等一系列操作之前，通过对应用情境的充分调研、对管理决策需求信息的深入分析，可明确大数据处理与分析的目标，从而为大数据收集、预处理、存储、处理与分析、可视化与应用等过程提供明确的方向，并保障大数据分析结果的可用性、价值性和用户需求的满足。

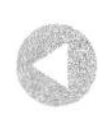

四、大数据与人工智能的关联

(一) 大数据与人工智能的关系

大数据与人工智能这两种技术所具有的一个共同点是兴趣。New Vantage Partners 公司对企业管理人员进行的大数据和人工智能调查发现，97.2%的企业高管表示他们的公司正在投资、构建或启动大数据和人工智能计划。

更重要的是，76.5%的企业高管认为大数据与人工智能密切相关，数据的更大可用性正在增强其组织内的人工智能和认知。

有人认为将大数据与人工智能结合在一起是一个很自然的错误，其部分原因是两者实际上是一致的。但它们是完成相同任务的不同工具。因此，首先要做的事是先弄清二者的定义。

咨询巨头 Price Waterhouse Coopers(普华永道)公司的高级研究员 Alan Morrison 分析表明：很多人对真正的大数据或大数据分析并不太了解，或者只是以几个突出的例子来了解人工智能。大数据与人工智能一个主要的区别是大数据是需要在数据变得有用之前进行清理、结构化和集成的原始输入，而人工智能则是输出，即处理数据产生的智能。这使得两者有着本质上的不同。

人工智能是一种计算形式，它允许机器执行认知功能，例如对输入起作用或做出反应，类似于人类的做法。传统的计算应用程序也会对数据做出反应，但反应和响应都必须采用人工编码。如果出现任何类型的差错，就像意外的结果一样，应用程序无法做出反应。而人工智能系统不断改变它们的行为，以适应调查结果的变化并修改它们的反应。

支持人工智能的机器旨在分析和解释数据，然后根据这些解释解决问题。通过机器学习，计算机会学习如何对某个结果采取行动或做出反应，并在未来知道采取相同的行动。

而大数据是一种传统计算。它不会根据结果采取行动，而只是寻找结果。它定义了非常大的数据集，但也可以是极其多样的数据。在大数据集中，可以存在结构化数据，如关系数据库中的事务数据，以及非结构化数据，例如图像、电子邮件数据、传感器数据等。

大数据与人工智能在使用上也有差异。大数据主要是为了获得洞察力，例如 Netflix 网站可以根据人们观看的内容了解电影或电视节目，并向观众推荐哪些内容。因为它考虑了客户的习惯以及他们喜欢的内容，推断出客户可能对相关内容会有同样的感觉。而人工智能则是关于决策和学习做出更好的决定。无论是自我调整软件、自动驾驶汽车还是检查医学样本，人工智能都相较于人类能更好地完成决策和学习任务，不仅速度更快，而且错误更少。

(二) 人工智能和大数据协同工作

虽然人工智能与大数据有很大的区别，但人工智能与大数据能够很好地协同工作。这是因为人工智能需要数据来建立其智能，例如，在机器学习应用中，图像识别程序可通过学习数以万计的飞机图像数据，以了解飞机的构成，以便将来能够识别出它们。

数据准备是重要的步骤，Morrison 分析表明：“人们开始使用的数据是大数据，但是为了训练模型，数据需要结构化和集成化到足够好的程度，以便机器能够可靠地识别数据中的有用模式。”

大数据提供了大量的数据，而有用的数据必须首先从大量繁杂的数据中分离出来，确保人工智能和机器学习中使用的数据已经被“清理”了，无关的、重复的和不必要的数据已经被清除，这是大数据处理的第一步。

在此基础上，大数据可以提供训练学习算法所需的数据。人工智能应用程序完成最初的培训后，并不会停止学习。随着数据的变化，它们将继续收集并接收新数据，并调整它们的行动。例如，自动驾驶汽车从未停止收集数据，并且不断学习和调整其行动。

(三)大数据在人工智能中的作用

人工智能实现的最大飞跃是在大规模并行处理器特别是 GPU 的出现之后。与 CPU 只具有几十个并行处理单元不同，GPU 具有数千个内核的大规模并行处理单元，它大大加快了现有的人工智能算法的运算速度。

目前，人工智能要像人类那样具备推断结论的能力，就要通过大量的试验和错误学习。并且，人工智能学习并应用的数据越多，其获得的结果就越准确。可以说，大数据教授和培训了人工智能。

在过去，人工智能由于处理器速度慢、数据量小而发展缓慢。而且，在物联网、互联网技术没有得到广泛应用和发展时，缺乏实时大数据支撑，制约了人工智能的进一步发展。如今，随着人们拥有了大数据处理所必需的快速的处理器、输入和采集设备、网络等基础设施和大量的数据集，人工智能就随着大数据技术的进步而蓬勃发展起来了。可以说，没有大数据就没有人工智能。

本章小结

人工智能是一门综合性很强的学科，其研究和应用领域十分广泛，包括模式识别、自动定理证明、自然语言处理、计算机视觉、专家系统、机器人、人工神经网络、博弈、机器学习、智能控制等。

本章首先讨论了智能及其特征，进一步介绍了人工智能的概念。随后，简要介绍了大数据及相关研究技术；论述了大数据和人工智能是相辅相成、互相促进发展的关联关系；阐述了人工智能的决策和判断是建立在大数据的基础之上，要通过大数据的训练、预测、验证，才能发挥出真正的威力。

人工智能的发展经历过曲折和坎坷。虽然目前人们只能用计算机部分地模拟人类智能行为，人工智能距离其终极目标仍然还有距离，但时至今日，人工智能已展现出无限的发展潜力，并随着大数据技术的飞速进步而得到蓬勃发展，越来越多的人工智能应用场景已逐步实现并融入人们的生活中。

第四章 人工智能的应用

人工智能是新一轮科技革命和产业变革的重要驱动力量，被看作第四次工业革命的引擎，正对全球经济社会发展产生深远影响。当前，我国经济发展正由要素驱动转变为创新驱动，面临传统产业转型升级的历史机遇和挑战。人工智能核心技术与传统行业的深度融合将推动传统行业智能化和智能技术产业化发展，传统行业应用场景拥有第一手数据资源和丰富的场景需求。人工智能技术可以助力传统行业智能化转型升级，人工智能技术也可以在广泛的场景应用过程中持续演进和发展。

了解人工智能的应用有利于更好地使用和发展人工智能技术，本章将阐述人工智能技术如何赋能文化领域、教育领域、金融领域、工业领域和医疗领域，并介绍部分典型应用案例。

第一节 人工智能在文化领域的应用

很多人以为，人工智能只是“硬科技”，只能在机械、硬件方面带来变化，而无法在人文、艺术和美学方面进行感性表达，认为人工智能在文化产业方面的应用有限。实际上，人工智能在文化产业中的应用已经有许多成功的案例。

每个时代都有属于自己的文化。唐诗宋词元曲属于古典文化，是农耕经济条件下的文化；以牛顿力学为基础的自然科学是工业时代的文化；以信息技术为基础的计算机科学是典型的信息时代的文化。

在人工智能时代，有了人工智能技术的加持，我们的文化呈现方式将会更多元，文化创新力会更强。本节将阐述人工智能技术如何影响文化，并通过典型案例来介绍人工智能带来的文化创新。

一、人工智能如何赋能文化

科学技术是第一生产力。人工智能科技的进步必然会促使文化更加多元、繁荣、开放与创新。人工智能到底如何才能将自身的作用最大化并帮助文化产业进一步发展呢？下面将详细叙述人工智能助力文化产业发展的主要途径。

（一）人工智能视觉变革科技文化

从广义上来讲，科技文化既包含科技产品等物质层面的文化，也包含科技产品设计理念层面的精神文化。人工智能视觉识别技术的到来直接改变了科技产品的形态与功能，也间接地实现了对科技文化的创新式颠覆。

人工智能视觉的核心科技是人脸识别技术。人脸识别技术与科技产品的完美融合，既能促进产品的迭代更新，也能够丰富科技公司的文化理念。在智能手机领域引入的人脸识别技术，推动了产品的智能新升级。

智能手机人脸识别功能的开发成功地引领了时代的潮流。你的脸，现在就是你的智能手机的密码。面容ID功能的开发使用户产生了一种新鲜感。我们不仅可以用面部解锁手机，而且能够进行身份验证，还能一键开启扫脸支付的模式。人脸识别功能的应用，再一次提升了智能手机的科技价值与实用价值，让用户有更完美的使用体验。

在国内，百度网盘在人工智能视觉领域也有着出色的表现。百度网盘基于人脸识别技术，开发了智能相册管理功能。当你把最近的照片传到百度网盘后，百度网盘会利用人脸识别技术，将同一个人的照片放在一起，然后按拍照的时间顺序进行智能排列。对于用户来讲，这方便了自己对照片的管理。

例如，当你把心爱的恋人的照片传到网盘后，你可以直接给照片命名。之后，你再上传恋人的照片，智能云相册就会统一将这一系列的照片放在同一个文件夹下。这样就便于用户对恋人的照片进行统一的管理。而且这样的智能分类有一个明显的好处。用户可以对比不同时期的恋人的照片信息，对比她的变化，发现经过岁月的沉淀后，她的成熟与美丽。另外，当用户年老的时候，再登录百度网盘浏览曾经的照片时，会有一种往事如昨的感觉，会更加珍惜彼此，生活也会更加的幸福。

对于百度来讲，智能相册管理功能也进一步提高了百度科技产品的市场竞争力，丰富了百度公司的科技文化内涵，也再一次向世人证明了“科技让生活更美好”的理念。

（二）自然语言处理技术促进跨文化交流

基于深度学习技术的自然语言处理技术（NLP）让人工智能平台能够“理解”人们的语言并进行更深度的语言交流。这项技术比普通的语音识别技术需要更多的算法支撑，也更能展现人工智能看似神秘的理解和沟通能力。NLP技术应用于文化领域能够促进跨文化的交流和文化的创新。

当你阅读外国文学名著或者学术性期刊著作的翻译作品时，往往会觉得阅读起来很费劲。若是翻译质量不高，还会影响你对作品的评价。

对于具备一定外语阅读能力的文学爱好者来讲，如果喜欢一部外国文学作品，会更倾向于选择读“原著”。因为外语“原文”表达与“译文”存在差异。“原著”阅读，能够让文学爱好者深入“原文”的文学语言环境，享受到原汁原味的“文学”体验。可是，身处快节奏社会中的人们常因压力和时间等因素而无法进行深度的“原文”阅读。

NLP技术的出现，将可改变这一现象。目前大多数智能手机的阅读软件都支持语音阅读功能。当你阅读文学作品感觉眼睛累了但又意犹未尽时，可以选择“倾听”的方式进行阅读。如果你的外语阅读能力和听力较好，可选择“语音”模式来倾听外语原著，将会更好地获得文

 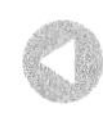

化的沉浸感，更好地感受到异域文化的魅力。

当然，阅读外语“原文”，还需要有丰富的词汇量和丰富的外语知识。NLP 技术中的智能翻译功能将会助你快速进行原文阅读。如果你有基本的语法知识，只是某个单词不懂，可以直接点住这个单词，就能够迅速知道它的意思。如果你整句话都不理解，可以选中这句话，就能够自动翻译。通过不断反复的练习，不仅你的外语水平能够大幅提升，而且还能够对异域文化有更深的理解。

NLP 技术在处理文化问题时有三个难题，分别是：智能复述并回答人们的文化问题；根据人们的要求智能形成精彩的文摘；智能翻译并形象地口述外语“原文”材料。随着这三个难题不断取得突破和进展，NLP 技术与创新注入了新的活力。

（三）深度学习技术全面融入文化创新

深度学习是人工智能技术的一种核心算法，它的逻辑力和分析能力更加智能、更加强大。深度学习技术融入文化领域，能够全面促进文化创新。

文艺工作者要创作出优秀的文艺作品，一方面要深入生活，扎根本土文化；另一方面，要博采众长，吸收外来文化的优秀元素。

无论是扎根生活，还是海纳百川，都需要文艺工作者具备强大的学习力和理解力。深度学习技术的应用能够开阔文艺工作者的眼界，增长他们的见识，促进他们创作手法的升级与创新。

深度学习技术，可从两个层面促进文艺工作者的创新。

一方面，深度学习技术能够智能化、快捷化地为文艺工作者搜索并推荐大量的优质文艺作品供他们阅读。例如，对于一个非常喜欢通俗化的、流行化的知识产权（Intellectual Property，IP）小说的文艺作品原创人员，智能搜索平台借助深度学习技术可为他推荐近年来大火的文学作品。通过反复阅读类似的作品，文艺原创工作者能够从中寻找成功原创的写作模式与套路，并激发与点亮自己的创作灵感。之后，结合自己的写作特点并融入自己独特的表达方式以及自己对生活与文艺的理解，就能够创作出更加鲜活、更受欢迎的文艺作品。

另一方面，基于深度学习技术的智能平台会根据文艺工作者偏爱的文艺类型，推荐类似文学大家及其相关的文学作品，能够让文艺工作者迅速了解某种文艺类型的写作风格与技巧。

例如，对于一个喜欢纯文学和现代文学的文艺工作者，智能平台可为他推荐和提供许多这样的文艺大家及相关作品。例如，英国早期的、位于古典与现代交替时期的勃朗特三姐妹的作品；法国新锐小说派的作品，特别是玛格丽特·杜拉斯的作品；现代纯文学的顶端——米兰·昆德拉的作品。类似的文学大师和文艺作品还有很多。借助智能平台不断的精准推荐，文艺工作者结合自身的努力就能逐渐形成并完善自己的写作风格，将有更多的进步和创新的机会，从而以点带面促进现代小说的全面繁荣。

深度学习技术不仅能够促进文学创作的繁荣，对其他文艺领域也有积极的影响。

现代派画家更讲究作品的个性，基于深度学习技术的智能平台，可智能搜集大量的现代派作品并推荐相关画作，以供他们参考。

原创歌手也可利用人工智能技术研究歌曲中最受欢迎的音调组合形式和变化规律，创作出更受欢迎的音乐作品。英国青年歌手 Alan Walker 的原创电音作品 Faded 深受大家的欢迎，随后许多电音作品也在人工智能技术的助力下如雨后春笋般冒了出来，例如 One last time，Where have you gone 等。

近年来嘻哈音乐的流行也离不开人工智能技术在背后的运营。《中国有嘻哈》就是典型的人工智能运营案例。通过大数据和人工智能技术对用户喜爱嘻哈音乐程度的调查和分析，打造和运营了这款新颖的音乐综艺节目，促进了音乐节目的繁荣。

相声、小品等喜剧类文化作品的繁荣，也离不开人工智能技术的支撑。借助人工智能技术特别是视觉识别技术，能够智能分析现场观看喜剧表演的观众的表情。通过捕捉观众的笑点，从而分析并找出最能够激发他们笑意、促使他们娱乐的各种喜剧包袱，可促使喜剧的商业化发展和喜剧内容的不断创新。但是，这种方式还是要注意使用的技巧。笑点及时地被应用能够让观众产生欢乐，但如果一个笑点被用烂了、毫无价值了，再接着使用，则会引起观众的反感。

深度学习技术全面融入各类文艺中，会促进文艺形式的更新和内容的创新，促进文化的不断发展与繁荣。同时，应坚持适度适量使用的原则，多一些原创性的内容和表达，会有更加良好的效果。

二、人工智能在文化领域的应用案例

文化是民族的瑰宝，文化是生活的点缀。人工智能元素的注入会使古老的文化焕发活力，会使流行的文化更有科技感、时尚感。人工智能在文化领域有许多典型的应用，本节将以案例的形式带领大家步入人工智能应用到文化领域的各个场景。

（一）聊天机器人模型“ChatGPT”

2022 年 11 月 30 日，总部位于美国旧金山的 OpenAI 公司发布了 ChatGPT，到 2022 年底，ChatGPT 注册用户数量已超过 1 亿，而上一款由字节跳动公司开发的应用 TikTok 花了 9 个月时间才达到这个目标。突然间，世界的目光似乎都集中在了这个新事物身上，用户的各种惊叹、艳羡溢于言表，仿佛人类即将进入新的纪元。

软件从名称上较为直观地体现了它的基本应用场景，Chat 表示聊天，GPT 则是 Generative Pre-trained Transformer（生成式预训练变换器）首字母缩写，是以 GPT-3.5 架构为主力模型的人工智能技术驱动的自然语言处理工具。它能够通过学习和理解人类的语言来进行对话，还能根据聊天的上下文进行互动，真正像人类一样来聊天交流，甚至能完成撰写邮件、视频脚本、文案、代码、论文等任务。

综合各类新闻报道显示，ChatGPT 推出两个多月后，已经在诸多领域取得“辉煌成就”：截至 2023 年 1 月末，美国 89%的大学生使用 ChatGPT 做作业；以色列总统艾萨克·赫尔佐格（Isaac Herzog）发表了部分由人工智能撰写的演讲，成为首位公开使用 ChatGPT 的世界领导人。

ChatGPT 与过往已知的人工智能问答软件的最大不同之处在于，它在使用中体现出对人类语言的组织、表述能力超出了使用者的预期。在使用者重复问同一问题时，这个差异特别明显，以往的问答软件在对待这种情况时，都是重复给出相同答案，文字数量、排列顺序不会出现任何偏差，而 ChatGPT 在互动过程中，会在数据库中收录的相同问题答案的基础上以更人性化的方式进行呈现。以测试为例：当问出“1+1=?”的时候，其他软件上不论重复多少次这个问题，给出的回复永远有且只有“2”这个数字；而在ChatGPT上重复对这个问题提问时，第一次得到的回答是“2”，第二次是“除了2还能有其他答案吗?”，第三次是“以我目前的认知，答案应该是2，可能我还要继续学习”。虽然答案呈现语言组织形式表现得复杂多变，但解答结果都是合理而正确的。ChatGPT在使用体验中更像一个“金牌营销”，会从各种角度介绍给它设定的待销商品，就像我们在挑选智能手机时，一个有更强沟通能力并会为顾客做诸多功能演示的销售卖出的手机永远比一个只会简单机械地给你看手机外壳的销售多。

现代社会，无论是国家体制、经济、文化、科技、艺术等，是人类千百年来精神层面活动在物质层面的直接反映，正是不同的思维方式才发展出今天如此丰富多彩的世界。我们知道，制造、使用工具是人与动物走向不同进化路线的重要标志，在这个过程中，精神层面的活动起到了决定性的作用，如果没有人脑的认知、总结、创造功能，那么谁也不知道今天是什么在统治地球。在ChatGPT的使用中，不乏以鲁迅等著名作家文风仿写案例，如果在人工智能的帮助下，人人都是“鲁迅”，在千篇一律的情况下，文学发展道路将在何方?在体力劳动方面，机器在很多场合已经可以取代人类，如果在脑力劳动方面，我们也完全依赖人工智能的话，那将是人类开始全面退化的标志。如何保持人类思考的独立性，避免受到人工智能科技制约，是我们应当勇敢面对并高度关注的重要问题。

ChatGPT可谓是人类科技发展过程中的又一次标志性的突破，作为ChatGPT的创造者，我们在利用它为我们生活提供便利的同时，既要认识到它可能带来的一些弊端，又不能因噎废食，把它视为洪水猛兽，我们应该保持初心，秉承人类的探索进取精神，充分利用好ChatGPT这一棵科技树上由人类辛勤浇灌结出的果实，不断地推动科技的进步和发展，让科技更好地服务和造福于人类。

（二）全息投影技术，娱乐演出异彩纷呈

全息投影主要是利用光的衍射原理来记录、再现物体原本状态的一种3D图像展示技术。从效果上来讲，全息投影技术能够在空气中或者特殊材质的三维镜片上完美地呈现出3D影像效果，所以又被称为虚拟成像技术。

全息投影技术的发展历史较为悠远，而且它的诞生也极具偶然性。在20世纪40年代，英国物理学家丹尼斯·盖伯在研究如何增强电子显微镜的性能时，偶然发明了全息投影技术。20世纪60年代后，激光得到成功研制。借助激光技术，全息投影迈入了一个全新的阶段。随着技术的不断升级，科学家也相继研发出透射式全息、彩虹式全息及数字全息技术。

与目前影院的IMAX 3D影像效果相比，全息投影技术能带来更加真实的、令人震撼的3D影像效果。影院的荧屏3D整体上只能通过光线的阴影效果来达到立体展示效果，无法与360°无死角的全息投影技术带来的观看效果相比。在娱乐演出活动中，全息投影技术有着非常奇妙的展示效果。全息投影能够在空中产生立体的幻象，还能与表演者进行互动并一起完成表演，既能增加表演的娱乐性和沉浸感，又能让观众在良好的互动体验中开阔科学眼界。

李宇春在央视春晚上演唱《锦绣》的表演是文化娱乐领域一个著名的全息投影案例。借助全息投影技术，舞台上同时幻化出四个“李宇春”。这真的是让人真假难辨，带来了非常好的舞台效果。《锦绣》的技术支撑来自上海幻维数码创意科技团队，团队代表胡瑞闻介绍该领域的难题在于：“虚拟成像需要进行光的反射和接收，在空间布局上就需要有载体，现在一般

都用液晶屏，但液晶屏不是透明的，就算使用了半透明的反射膜，通过光的反射，只能看到亮的一部分。”上海幻维数码创意科技团队较好地解决了上述难题，受到了客户和市场的欢迎和喜爱。

在AI时代，为给观众营造一种更真实的感觉，让观众沉浸其中，获得更好的娱乐体验，文化娱乐领域的科技人员需要不断地精益求精，努力推动全息投影技术朝着更智能、更真实的方向而进步和发展。

（三）情感语音合成技术，让粉丝与偶像“互动”

情感语音合成技术是新型的人工智能科技，它深度融合NLP技术、大数据技术及神经网络算法，能够智能合成任何想要还原的声音。2016年3月29日晚，为纪念“哥哥”张国荣诞辰60周年，百度团队借助情感语音合成技术还原了“张国荣”的声音，在北京当代MOMA百老汇影城中发布了一场别具特色的纪念活动。在纪念活动的现场，百度情感语音合成的话语与“哥哥”极其的类似。无论是从音色上、音调上、气息上还是吐词上，都做到了还原。

当粉丝们听到“13年了，久等了，辛苦你们”这样的话语时，全场瞬间欢呼沸腾。听着熟悉的语调和感人至深的话语，粉丝们无不泪目。当最后听到“永远站在光明的角落，我只希望你们开心快乐地生活”的话语时，全场掌声如雷。该活动，还特意邀请了10位最具代表性的粉丝前来参与，增加了此次活动的魅力与价值。现场大多数的粉丝事后给予了高度的评价，有粉丝感言：“实在是太震撼了，无论音色、语气、吐词，我能分辨出那就是来自哥哥的声音，但它确实来自2016年，来自另一个地方。”

此次活动百度团队也达成了自己的目标。借助此次活动，百度让张国荣再次“回归”，实现了粉丝们的夙愿。粉丝纷纷对百度的这一做法点赞。张国荣的铁杆粉参与现场活动后由衷地谈道：“再现哥哥原声，与他进行‘对话’，既感动又感激。我不希望他活在我们心里，我只希望他还能以某种方式活在这世上。感恩13年后，感谢科技，给这样一个机会让我们再次相见。”

科技不只是改变生活，还能够慰藉人心。未来语音合成技术将会用更逼真的语音和更智能的语境还原效果，震撼我们的心灵。

第二节　人工智能在教育领域的应用

《新一代人工智能发展规划》指出，智能技术将加快推动人才培养模式和教学方法改革，构建包含智能学习、交互式学习的新型教育体系；开展智能校园建设，推动人工智能在教学、管理、资源建设等全流程的应用；开发立体综合教学场所和基于大数据智能的在线学习教育平台；开发智能教育助理，建立智能、快速、全面的教育分析系统；建立以学习者为中心的教育环境，提供精准推送的教育服务，实现日常教育和终身教育的定制化。

教育部网站发布的《高等学校人工智能创新行动计划》提出要在未来形成“人工智能+X”的复合专业培养新模式，并提出未来将在中小学阶段引入人工智能普及教育的要求。

随着人工智能的持续升温，其在教育领域的应用也崭露头角，“人工智能+教育”的新型教育模式开始为更多人所认知。本节一方面讲述人工智能技术如何赋能教育，另一方面通过

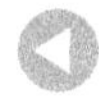

典型的案例展示人工智能带来的教育变革。

一、人工智能如何赋能教育

人工智能时代，社会需要的是科技水平高、人文素养高、创新能力强的人才。传统的应试教育无法做到这些。人工智能的赋能将会使老师教得更好，学生学得更有兴趣，达到“教学相长”的完美境界。本节将介绍部分典型“人工智能+教育”的应用方向和案例场景，为大家展示新时代人工智能赋能教育领域的模式和特点。

（一）制作知识图谱，制订学习计划

知识图谱技术，是人工智能领域的一项新技术。例如，“百度一下”就是典型的知识图谱的应用。

借助知识图谱技术，特别是利用数据采集、信息优化、知识计量及图形绘制等技术，可以让复杂的、隐性的知识清晰化、简约化、形象化。另外知识图谱技术能够揭示知识的动态变化规律，能够为学习提供有价值的参考。

利用知识图谱技术实现人工智能对教育领域的赋能，能够通过制订学习计划，丰富自身的知识，显著提高自我学习的效率。整体而言，知识图谱技术能够从三个层面提升知识搜索的效果：找到最想要的知识、提供最全面的知识摘要、增加知识的深度和广度。

首先，知识图谱技术能够帮学生找到最想要的知识。知识图谱的技术根基是搜索引擎技术。智能化的搜索引擎，能够精准锁定关键知识点，以最快的速度帮助学生找到想要获取的知识。

其次，知识图谱技术能够提供最全面的知识摘要。搜索引擎会为我们提供一个知识清单，让我们知道知识的层次与内在逻辑结构。例如，当学生在搜索引擎中键入“张国荣”的名字时，不仅能够看到关于张国荣的“年事列表”，还能够了解与他相关的各种人和物的摘要信息，这样就能够获得对他的一个全面的概览和认知。

最后，知识图谱技术能够让知识的搜索更有深度和广度。在学习领域，当学生在搜索引擎上键入“诗歌的分类”后，它会智能地提供与诗歌有关系的更深入和广泛的综合信息。基于知识图谱技术的搜索引擎增加了知识的深度与广度，并构建了一个相对完整的知识体系，可以让学生得到意想不到的、更大的收获。

在人工智能赋能教育时代，有效构建知识图谱很重要，建立属于自己的知识图谱尤为关键。整体来看，需要经过三个步骤：

步骤一：建立新型的知识构建平台。新型的知识平台是一个全新的知识系统，社会大众能从这一平台了解和学习到更多元的知识，并能根据自己的知识为知识图谱添枝加叶。例如，知乎、简书、分答等都是这种新型的知识平台。

步骤二：形成统一的构建标准。无规矩不成方圆，知识构建的标准要严格，要经过严密的筛选。知识平台要智能过滤掉无用的、无效的甚至是乏味的信息，要提供有趣的、有价值的内容，并且可定制最有价值的内容，这样就能够方便用户学习。

步骤三：广泛协作共同构建。在知识共享时代，只有充分进行合作共享才能取得共赢。知识图谱的构建需要各行各业的人士共同协作。如果社会各界能够保持开放的心胸，乐于进

行知识分享，知识图谱的构建必然会越来越宏大。

知识图谱的赋能，不仅能够让学生有效地制订自己的学习计划，还能够让学生产生学习的充实感以及生活的愉悦感。最终学生的生活与学习将因科技而更加精彩！

（二）NLP 技术，语言与文字互相转化

随着人工智能技术的进一步发展，语音识别技术的能力也越发强大。2012 年，智能语音识别的错误率为 33%，2016 年 10 月份由美国微软研究院发布的一个语音识别的最新结果实现了错误率为 5.9%的新突破，这是第一次用人工智能技术取得了跟人类似的语音识别的错误率。目前，随着深度学习技术的进一步更新迭代，智能语音识别的效率和准确率将会越来越高。

在教育领域，借助 NLP 技术及高精准的智能语音识别率，教学语言转化为文字逐渐成为可能。例如，在具体的教学实践中，老师讲到的知识点，可以被智能语音系统自动识别，转化为对应的文字，文字能够同步以板书的形式展现在电子屏幕上，这样就能够大幅提高讲课的效率。一方面，老师能够讲解更多、更有趣的知识；另一方面，学生们也能够因此提高学习的乐趣。

具体来讲，NLP 技术在教学领域能在两个方面取得较好的效果：

第一，NLP 技术能够大幅提升阅读的效率。NLP 语音系统可采用分级阅读的手段，制定严苛的标准，对阅读素材进行严格的等级划分。这样学生的阅读学习就会更有针对性，就会更加科学。

第二，NLP 技术能够有效提升学生的实验能力与技巧。这主要体现在一些自然学科当中，特别是物理和化学等学科的实验中。NLP 语音系统能够科学地分解实验指导步骤，并以流畅易懂的话语进行表述。这样学生就能够根据指导出色地完成相应的实验操作。一方面动手操作能力得到有效提升，另一方面也更好地理解了实验内容，提升了自身的学习能力。

NLP 技术在教学领域有着独特的效果，不仅能够高效地实现语音与文字的互相转换，还能够进一步提升学生的阅读能力与实验能力。这些能力的提升，对于学生的成长和发展大有裨益。

（三）人工智能视觉，打造神奇课堂

人工智能视觉无处不在。在购物领域，有逐渐商业化的各类无人超市；在智能手机领域，有智能识脸解锁功能；在防盗安全领域，有各式各样的智能门锁。人工智能视觉为我们的生活带来了诸多惊喜。在教育领域，它又能够为老师和学生带来什么样的惊喜呢？

市场上的众多教育机构也都在尝试探索人工智能与教育行业结合的各种场景，其出发点就是基于知识去寻找真实的需求，再用技术和行业数据形成人工智能模型，实现应用人工智能技术的教育场景的完美落地。

教育机构将人工智能视觉技术应用于教学领域，可以打造基于人工智能视觉识别与大数据技术的人工智能辅助教学系统。借助人工智能视觉技术，摄像头可以精准捕捉学生在课堂上的一举一动，智能地生成所有同学整体或每一个学生的专属学习报告。老师能够根据这份学习报告针对性地实时调整教学方法与节奏，用最适宜的方式，吸引孩子们学习的注意力，提高授课效率。难能可贵的是，人工智能辅助教学系统能够关注到每一个学生，可让老师能

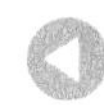

够充分地了解每一位学生的学习特点，并更加具有针对性地开展一对一辅导。辅导效率提升、学生学习热情高涨，学习能力与学习效果也会自然得到提升，有助于实现教育的个性化和人性化。

人工智能视觉辅助教学系统对录制的整节课堂的状态进行智能建模，描绘出学生在整堂课内的专注度曲线，判断并提升学生学习的专注度。专注度曲线包括两部分：一部分是所有同学在整堂课上的专注度变化状况；另一部分是每一位同学各自的课堂专注度变化状况。根据专注度曲线的变化状况，老师可以从宏观上制定讲课的策略。例如，在学生注意力最高的时段进行最有价值的知识点的讲解，有利于学生掌握得更好；或者老师可以根据每个人的学习专注度状况，有效地进行一对一辅导，提高辅导的效率。

人工智能视觉辅助教学系统能够实践"因材施教"的理念，还可以根据学生的上课情况判断出他们对知识的理解程度，智能化地为学生布置个性化的作业。作业差异化、讲解差异化，学生的学习能力将随之节节攀升，学习兴趣也越来越浓厚。

（四）为教育管理决策提供支持

大数据收集与处理技术使数据驱动的教育管理决策获得突破性发展。采用人工智能算法对教育大数据进行深度挖掘，能够获得数据背后隐藏的信息并为教育管理决策提供依据和支持，从而使教育管理更加科学、精准。利用人工智能技术和大数据技术，能够提高教育管理、教育决策的科学性、透明性和预见性，使得教育管理决策的手段从经验驱动转向数据驱动（张慧等，2019）。人工智能技术对教育管理决策的支持体现在以下几个方面：

1. 学业预警与干预

随着在线学习平台、学校教学信息系统、校园社交网络的广泛应用，教师和学生每天都在产生着大量的数据，如何有效利用这些数据，使之转变为有用的信息，为教学管理决策、学业预警和学习优化提供服务，逐渐成为教育工作者和研究者关注和研究的热点（金义富等，2016）。

普渡大学的学业预警系统监测学生的学习状态并对其进行数据量化，包括课程考试成绩、排名情况、学术经历以及学生和学习管理系统的交互情况，通过这些数据预测学生的学习成绩。该系统按照学生的学习状态将学生分为绿、黄、红三个等级，绿色表示学生学习状态正常，可以继续保持当前的学习状态并且很可能完成学习目标，黄色表示学生对于该课程的学习有困难，红色表示学生功课可能要不及格，系统会自动生成相关的警示和建议信息并发邮件给学生，提醒学生继续保持当前的学习状态或做出改进，同时也将数据反馈给教师，帮助教师调整和改进自己的教学方式和教学质量（Arnold and Pistilli，2012）。

吴修国等（2020）利用在校大学生的成绩数据，弥补之前研究中未考虑课程之间的关系，以及没有考虑学生成绩之外的学业表现等缺陷，基于数据挖掘进行预警研究，利用关联规则、聚类分析、决策树等挖掘算法对学生课程、学业计划、课程成绩等数据间的相关性和依存性进行分析，挖掘出有价值的信息，为学生学业预警等提供有效决策支持。

Ogundokun（2011）利用教育数据挖掘技术，分析中学生的学习风格、学校环境和考试焦虑对学习结果的预测作用，并使用四种有效且可靠的工具来评估学习风格、学校环境和考试焦虑这三个预测因素。通过皮尔逊积差相关和多元回归分析对数据的分析结果表明，学习风格、学校环境和考试焦虑对学习成绩有共同的预测作用，而考试焦虑对学习成绩的预测作用最大。调查结果为教学和教学辅导活动提供了指导和参考。

2. 教学质量评价与监控

为提高教学质量，加强教学质量监控和评价很有必要。目前，大部分学校仍然采用落后的教学质量评价方式。为了改进传统的教学质量评价方式存在的弊端，提高学校教学质量监控和评价的效果，可以利用人工智能和大数据技术实时对学生、教学、管理数据进行分析统计，实现“课堂即时评教”，便于教师及时了解学生学习情况，及时和学生进行沟通并调整教学进度和方法。行政管理人员可利用人工智能和大数据技术实时对课堂教学、对课程及教师进行多方面的评价（马骥，2020）。例如，王鹤（2018）构建了一个基于大数据的教学质量监测与决策系统，该系统可以采集学校教学和管理工作中的数据，获取教师工作参与和学生学习投入等大数据，利用人工智能技术构建师生行为模型，深度挖掘教师和学生行为数据与教学质量之间的关系。马星等（2018）借助数据可视化方法，通过教学诊断仪表盘为学校提升人才培养质量提供决策支持。

3. 学校管理与决策

学校的管理工作是一项涉及面广、影响大、任务繁重的系统工程。为了减轻管理人员的工作负担，各个学校均建立了相应的信息管理系统，以期改善和提高学校管理与决策的效率和科学化水平。但是，传统系统的存储数据和生成报表等功能无法发现数据中隐藏的信息，无法充分利用和发挥数据的价值并为学校的管理和决策提供更大的支持。

人工智能技术和大数据技术使得基于数据分析的管理和决策成为可能。例如，刘娜（2019）基于学校的教学管理系统，探究如何对其产生的数据进行分析，挖掘出有用的信息，为学校管理者进行管理决策提供支持。该研究从高职院校的教学管理需求出发，以成绩和就业为研究主题，搭建了学生成绩和就业信息两个数据仓库模型，在此基础上进行了影响学生成绩和就业率的相关因素的统计分析，提出了利用数据分析为学校管理决策提供支持的普适性应用方法。吕慎敏（2012）将数据挖掘技术应用于高校的教务管理系统中，深入探讨了数据仓库和数据挖掘技术，提出一种基于 0–1 矩阵相乘的改进的 Apriori 算法，并将该算法应用于高校教学管理的决策过程中，选取有关教师的基本数据和教学质量评价的数据进行挖掘、分析，发现了教学质量和教师的基本素质之间的关系。并根据分析结果提出对学校师资建设和教学管理具有决策支持价值的意见和建议。方芳（2013）利用学校的学生成绩管理系统和学校教师教学评价数据库中的数据，建立了多维数据库模式，并对其进行改进，利用改进后的决策树生成算法，对教学评价数据和学生成绩数据进行知识挖掘，为学校相关决策的制定和改进提供支持。

利用人工智能技术能够优化教学环境，引导学生自主学习和个性化学习，辅助教师进行教学设计、改进教学策略，提高学校的教学管理水平，更好地促进技术与教育融合。

人工智能技术在教育领域带来了积极和深远的影响，并将日益发挥出越来越重要的作用。

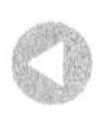

二、人工智能在教育领域的应用案例

教育行业由于具有内容和数据驱动的特点，因而是人工智能商业应用落地的最佳场景之一，目前，人工智能技术已经从概念验证阶段进入场景落地的商业化应用阶段。有专家认为："'教育+互联网'的阶段已经过去，'人工智能+教育'才是未来的希望。"国内主流教育巨头也纷纷表态，人工智能应用到教育领域将是教育行业的重点发展方向。在学校方面，"人工智能+教育"的引入已有着良好的硬件基础。根据《教育信息化"十三五"规划》统计："全国中小学的互联网接入率达到87%，多媒体教室普及率达80%；优质数字教育资源日益丰富，信息化教学日渐普及。"这为教育模式和人工智能技术的结合提供了较好的基础和条件。

在人工智能发展和应用的浪潮中，随着人工智能技术赋能的教育产品的不断涌现，"人工智能+教育"迎来了变革和发展的契机。本节从部分成功案例着手，将为读者详细介绍并分析人工智能技术是如何在教育领域实现应用落地的。

（一）因材施教，教育千人千面

人工智能元素的注入无疑会使"因材施教"的理论得到更完美的践行。人工智能技术赋能因材施教，能够充分发挥学生的个性，达到教育千人千面的目标。人工智能技术赋能的个性化学习是指利用各类人工智能技术，主动探测学生的学习特点、学习方式及学习兴趣点，从而智能化地推荐适合学生的学习策略，提升他们的学习兴趣与学习效果。为使基于人工智能技术的个性化教育达到更好的效果，需要进一步着力做好以下三点：

一是要进一步提高大数据技术与深度学习的能力。

人工智能技术赋能的教育的进步自然离不开大数据的支撑。据科学研究报道，人类的学习方法大致有70种，而大数据加持的人工智能技术赋能的教育的学习方法却有上千万种。大数据技术的提升是一个循序渐进的过程。大数据培养力强弱的关键在于机器自主标注数据能力的强弱，这就需要进一步提升算法和硬件设备。其中，最重要的算法就是深度学习算法。深度学习能力的提升需要计算机顶尖人才不断地进行研发，需要在目前的卷积神经网络（Convolutional Neural Networks，CNN）算法的基础上取得进一步的突破。

二是要进一步加强专家研发与科技助力。

基于人工智能技术的教育产品的制作并非是随意的事情，而是需要社会各界顶级专家的不断合作，共同进行研发。因为基于人工智能技术的教育产品的研发需要更专业的知识、强大的知识图谱及动态的学习能力。科技助力最典型的案例就是分级阅读平台。分级阅读平台可根据学生的综合特征，智能化推荐最适宜的阅读材料，并提供自带的阅读检测题目供学生回答。同时，人工智能技术会将学生的作答情况上传到云端，这样老师就能够高效掌握学生的阅读进度和学习情况。

三是要进一步开展在单一领域的深度挖掘。

成功的技术应用往往需要找准切入点并深入发力，而不是平均用力面面俱到。在人工智能时代，人工智能技术赋能教育也应该在单一领域取得突破，如着重打造更加强大、更加智能的教育机器人。

整体来看，人工智能赋能的教育能够充分实施因材施教的方案。目前要进一步提高基于人工智能技术的教育的能力，还需要在专家研发及算法上取得更大的突破和提升。随着人工智能技术的不断进步和发展，基于人工智能技术的个性教育将拥有更美好的未来。

（二）创新教学环境，游戏化教学平台

在教学应用层面，利用人工智能技术可以不断创新教学环境，通过互动教学的模式打造游戏化教学平台。

游戏能天然地吸引学生的注意力，优秀的游戏能够让学生深入其中，玩得不亦乐乎。游戏能够激发学生的潜力，例如通过接连的挑战，能够激发学生的征服欲望。如果教学能够像游戏一样，学生们必然也会感到十足的兴奋与快乐。因此许多教育机构和众多优秀的老师都在试图创新教学环境，打造游戏化教学平台。

游戏化教学平台是有趣味的教学平台。游戏化教学平台体现在三个层面：教学内容游戏化、教学方式游戏化、教学活动游戏化。教学内容游戏化就是将枯燥的知识转变为有趣的内容，便于学生理解；教学方式游戏化就是通过游戏化的方式，例如竞争方式、合作方式、奖励方式，来激发学生学习的动力；教学活动游戏化就是通过各类有趣的教学活动，巩固学生所学的知识，让他们能够学以致用。

游戏化教学平台能够让学生愉悦地获取各种各样的知识，会让他们感到学习是一件轻松有趣的事情。不管在哪个层面，游戏化教学平台的目的都是要发挥游戏在教育中的价值，最终实现“寓教于乐”的教学目标。

在人工智能时代，新型的游戏化教学平台，能够使我们的教学活动产生更多的乐趣，让孩子们的学习有更大的积极性。

教育机器人能够集中优秀教师的优点把内容讲得更加生动形象、有趣诙谐，可随时同学生沟通、交流和互动，营造活跃的课堂氛围，让学生保持高昂的学习兴趣。

另外，基于广泛的数据收集和个性化的处理，教育机器人可进行更充分的教学准备。在此基础上，利用人工智能技术为每个学生进行个性化的学习服务。同时，尽量游戏化的教学方式，可让学生在更快乐的体验中取得更好的学习效果。

（三）深度学习算法，提高教育决策准确率

高考填报志愿是最令莘莘学子焦头烂额的问题之一。据权威调查报告显示：70%的高考学子后悔自己当年所填报的志愿。高考填报志愿难通常有三大原因：首先，莘莘学子在选择专业时，欠缺经验，缺乏主见。他们大多是听取父母的意见或者是亲朋的意见，但无论是父母还是亲朋，他们都对专业没有太强的概念。最终导致填报志愿出现了极大的问题。其次，高考学子在填报志愿时，一味地跟着热门专业跑，这有很大弊病，因为热门专业未必是他们喜欢的专业。报考后，可能因为不喜欢而导致学业的荒废。另外，热门专业未必永久是热门专业。最后，高考学子在填报志愿时，对未来专业的发展欠缺评估。专业的发展也是随着时代的变迁而逐步演变的。在新时代，一些新的专业就会诞生，一些老的专业就会逐渐落没。在填报志愿时，他们欠缺动态的观察力和深刻的洞察力，所以导致填报志愿失误。

在人工智能时代，高考填报志愿将可跳出这些疑惑和“选择困难”的泥沼。利用人工智能技术辅助填报志愿，将会提高报考的准确性，减少因报考出错导致的种种失误。人工智能报考工具借助超强的大数据分析和计算能力，根据考生的分数、性格及兴趣偏好等因素进行综

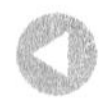

合的报考抉择，降低教育决策的失误率，为他们找到最适合的专业和院校。

“小度高考”就是一个比较典型的人工智能报考工具。它借助大数据技术及云计算技术，能够统一录入往年的高考数据，例如，各个院校往年的录取、名次、录取专业等。另外，也会推荐最新的招生政策与相关专业。考生只需把自己的成绩输入，“小度高考”就能够通过人工智能算法智能推荐适配的高校与相关专业。

考生在填报志愿时，最害怕的莫过于“被调剂”和“撞车落榜”的状况。“小度高考”能够智能分析各个专业历年的分数段。这样，报考学子就能够在脑海中形成印象，从而更科学、更放心地进行报考。最终让考生分数能够和专业最匹配，让考生的每一分都“分有所值”。

“小度高考”的智能性还体现在它能够通过性格测试，并以此来判定考生的兴趣专长，从而进一步框定适合的专业范围。在此基础上，它能够进一步根据地域及分数等因素，缩小选择范围，最终确定最适宜考生的高校和相关专业。

第三节　人工智能在金融领域的应用

金融关乎一个国家的国计民生和核心竞争力，如何让人工智能这一引领未来的战略性技术赋能金融领域并加强科研开发和应用已得到世界各国的高度重视，因此人工智能技术在金融领域具有广阔的应用前景和发展空间。

从本质来看，金融业务离不开强大的数据处理、深入的分析决策和专业的客户服务能力。人工智能时代，人工智能将凭借深度学习、知识图谱以及自然语言处理等技术，深度推动智能金融的进一步发展。人工智能技术将为金融服务带来更高的效率，带来更智能化、更人性化的服务。本节一方面阐述人工智能技术如何赋能金融领域，另一方面展示人工智能在金融领域的典型应用案例。

一、人工智能如何赋能金融

人工智能时代，“智能金融”的浪潮已经席卷而来，金融行业也随之逐步加速升级，给人们未来的金融生活带来无限的可能。“AI+金融”的最佳切入点有两方面：一是智能金融服务领域，包括拓展金融服务边界，进一步降低金融服务成本；二是金融风险防控领域，使每一次的风投都尽量地智能化、合理化。

（一）拓展金融服务边界

2017 年 7 月 8 日，国务院发布的《新一代人工智能发展规划》中提到：“在智能金融方面，要建立金融大数据系统，提升金融多媒体数据处理与理解能力。创新智能金融产品和服务，发展金融新业态。”2018 年，百度金融与全球最大的管理咨询企业——埃森哲联合发布的《与 AI 共进，智胜未来——智能金融联合报告》中提到：“智能金融不仅仅是一个前瞻的概念，而是可以应用到各个金融细分领域的大趋势，是金融与科技融合发展的必然结果。”由此可见，人工智能与金融的融合发展是时代的趋势，也是金融发展的最佳道路。

人工智能时代，人工智能技术能够贯穿金融业务的各个领域，拓展金融服务边界。人工智能技术融入金融后，借助大数据与云计算等人工智能科技，传统金融服务行业可以进一步细分服务场景与服务人群，为长尾人群(指个人拥有的、能够支配的资产规模较小，但总数庞大的群体)提供更多的、更有效的普惠金融服务。

同时，金融服务行业也在努力探索如何借助人工智能技术提升金融服务的智能化水平。应用先进的人工智能技术并借助“AI+金融服务”的模式可有效提升挖掘与分析金融数据的能力、提升市场行情的分析能力与预测能力、提升满足客户需求的服务能力及提升金融风险的管理与防控能力。

另外，在科技与金融融合发展的道路上，以人工智能科技为核心的互联网巨头已经做出许多积极有益的尝试，不断拓展金融服务的边界，不断尝试构建新的金融生态体系，使更多的人受益。人工智能技术可以从提升用户画像能力、提升精准获客能力、提升个性化服务能力和提升金融大数据风控能力四个维度推动金融服务业的智能升级，帮助传统金融机构在金融画像、智能创意、智能匹配三个层面实现即时获客。随着技术浪潮的快速推进，在智能服务领域可借助人脸识别技术及语音识别技术，逐渐推进并实现智能金融产品的商业化落地，不断提升用户的使用体验，让复杂的金融服务更加简单便捷。

人工智能在金融服务领域的应用方兴未艾，随着人工智能技术的进一步发展，人工智能必将进一步拓展金融服务边界，推出更有价值、更智能化的金融产品，更好地服务普通大众。

(二)降低金融服务成本

科学技术是第一生产力，科学技术的发展使复杂的任务日益简单化，从而带动工作和生产效率的提升以及生产成本的下降。云计算与大数据技术的成熟催化了人工智能的进步，深度学习技术引领了新的人工智能浪潮。人工智能技术融入金融领域是大势所趋，它将对传统金融机构带来颠覆性的影响，可极大地提高金融领域的工作效率，降低各种成本，为用户带来方便并创造价值。

智能金融可通过金融业务流程的数据化、数据逐步资产化、数据应用场景化和整个金融流程的智能化来逐步提升工作效率，并通过在智能金融细分领域的不断积累和优化整合来不断地拓展细分场景、提升业务效能。

清华大学国家金融研究院院长朱民曾经提到：“目前，人工智能虽然才刚刚开始发展，但已经产生了深远的影响。例如，2016 年前在瑞士，曾有一个一千人的交易大厅，现在却不复存在了，这是没有业务了吗？并不是，它们的交易量却在翻番，而交易员被机器取代了。另一个是高盛的交易大厅，当年 600 个交易员，到今天变成只有 4 位，其他交易员都被机器取代了。原因很简单，因为机器看得更广、更宽，时效更快，抓得更精准，执行更有效。机器远远超过人的能力。”这虽然是一个简单的案例，但却透露了极大的信息。在金融领域，人工智能的智能化水平和工作效率要远远高于人工。银行的普通服务人员，逐渐被人工智能机器替代，这就为银行节约了大量的人力成本。同时，人工智能在金融客服、金融信贷审核与金融反欺诈等金融业务上，都能够提供非常强大的支持，能够大幅提高金融科技行业的效率。

这里以智能投顾平台为例，说明它是如何提高金融行业的办事效率，降低金融服务成本的。智能投顾又被称为机器人理财，智能投顾通过大数据的积累及云计算能力的提升实现人工智能与投资顾问的完美结合。智能投顾机器人会综合客户的理财需求以及产品的特点，通过深度学习技术，智能化地为客户提供理财服务，最大限度地发挥人工智能的效率和价值，

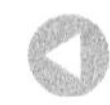

有效地降低金融服务的成本，大幅节省用户的时间，提高用户的使用效率，提升用户的使用体验。

（三）加强金融风险防控

无论是传统的金融投资服务，还是新兴的人工智能金融服务都离不开完善的风险控制。人工智能应用于金融领域的一个亮点就是借助各种智能算法和分析模型提高金融风控的能力。金融领域的专业人士普遍认为，人工智能要在金融风控领域发挥力挽狂澜的作用，应着力从三个方面创造有利条件，分别是充分有效的海量数据、合适的风控模型和大量的人工智能金融专业人才。

首先，人工智能金融风控离不开海量的数据。数据内容应该很详细、很具体。数据分析人员或者智能投顾机器人就能够借助数据迅速分析出用户的基本特征，描摹出用户的基本画像。例如，数据要包括用户的性别、年龄、职业、婚姻状况、家庭基本信息、近期的消费特征、社交圈以及个人金融信誉等信息。当人工智能能够有效抓住这些有价值的数据，就可以很高效地进行各种金融风控，能够合理地进行金融产品的投资与规划。虽然人工智能金融风控行走在风口，但是目前相关的技术及应用的发展仍处于初级阶段。当前关注的重点主要放在大数据技术的处理和分析上，然而，在如今的网络环境中大数据安全问题仍存在隐忧。例如，日益开放的网络环境、更加分布式的网络部署，使大数据的应用边界越来越模糊，数据信息被泄露的风险仍然很大。因此，必须高度重视数据安全。

其次，人工智能金融风控也离不开合适的风控模型。风控模型离不开大数据技术和云计算技术。应不断对海量的用户数据库进行数据优化，从而更精准地找到用户、留存用户，最终使用户成为产品的忠实粉丝。另外，合适的风控模型也能够提高人工智能客服的效率，提高客服工作的针对性，提升用户的满意度。

最后，人工智能金融风控还离不开大量的人工智能金融专业人才。人工智能金融专业人才是新时代的复合型人才，不仅要有专业的金融学领域的知识，还要具备专业的人工智能分析技能。应不断地汇聚这样的人才，进一步提升人工智能金融风控能力，创新人工智能金融风控方法。同时，这些人才的培养离不开社会各界的广泛支持，应探索构建产学研协同人才培养模式，加快人工智能金融风控复合型人才的培养：教育部门要不断实施教育体制改革，加强这方面专业性人才的培养；政府部门要加大投入；科研部门要深化研究；社会商业精英要不断深入实践，推动人工智能金融应用的落地，并不断寻找新的商机。

二、人工智能在金融领域的应用案例

人工智能的发展离不开数据，金融的发展也离不开数据。人工智能数据与金融数据的融合可推动人工智能在金融领域的应用并促进 AI 金融的升级迭代。人工智能可在金融领域得到广泛的应用，例如智能银行、智能投研、金融监管等，下面将详细地为大家介绍这些精彩的 AI 金融应用场景。

(一)智能银行：服务升级

智能银行是传统银行、网络银行的高级阶段，是银行在当前智能化趋势的背景下，以客户为中心，重新审视银行和客户的实际需求，并利用人工智能、大数据等新兴技术实现银行服务方式与业务模式的再造和升级。人工智能的场景化应用渗透到银行业的方方面面，从前台业务到后台分析决策和企业运营，典型应用包括智能网点、智能客服、刷脸支付、智能风控、精准营销和智能化运营等，如图 4.1 所示。

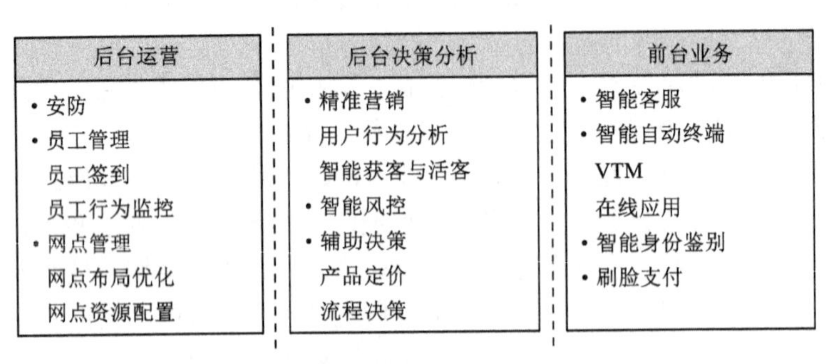

图 4.1　人工智能在银行业的相关应用场景

其中，智能网点是智能银行的核心，可变革性地提升服务质量和用户体验：一方面从网点软硬件设施和环境配置等实体上来改变银行信息采集方式和服务模式；另一方面充分利用后台分析和决策系统的结果来优化前台业务，从而提高商业银行的核心竞争力。智能客服作为提升用户体验的重要方式，也是银行业服务升级的重要组成部分，在此我们以智能网点和智能客服两部分为例做简要介绍。

1. 智能网点

对于现代商业银行而言，网点作为其重要的服务场所，是品牌形象的代表，更是影响客户、占领市场的重要渠道。早期，商业银行为提升自身竞争力，大量铺设线下网点，但随着网络渠道(如网络银行、虚拟银行等)对传统线下网点的取代和互联网金融的发展，银行网点运营的规模效应逐渐被削弱，运营成本整体增加。银行一方面大量裁撤网点以缩减成本，另一方面也迫切地寻求网点变革新路径。网点智能化变革对银行整体服务生态来说是一个系统化的工程，未来或许还有更长的路要走，从建设现状来看，主要发展趋势有智能化、轻型化、特色化、社区化。

(1)智能化。随着人工智能技术的发展和行业竞争的加剧，利用智能化产品来改善和提升用户体验是市场的发展方向也是行业的必然选择。在智能网点的建设中，越来越多的智能化设备将应用在银行业务的各个环节，同时也会有越来越多的智能系统和算法来辅助决策，提升用户体验。各类智能终端上人脸识别技术的应用情况如表 4.1 所示。

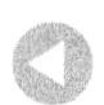

表 4.1　各类智能终端上人脸识别技术的应用情况

智能终端名称	人脸识别技术的应用情况
网点 VTM/ATM	远程开户 无卡取款 转账/交易
个人终端	远程开户 无卡取款 转账/交易 注册、登录等身份认证 手机实名认证 刷脸支付
摄像头	客户身份确认 VIP 客户识别 员工行为监控
生物识别设备 （人脸、虹膜、指纹等）	核心区域安防、出入管理 押运员身份确认
网点自助终端	手机实名认证 刷脸支付

（2）轻型化。传统网点面积大、人员多、运营成本高，智能网点建设更倾向于轻型化和虚拟化。轻型化主要是将大网点、综合网点的功能进行拆分，通过不同的渠道实现，从而可以将传统的业务受理操作区域进行缩减，将拥挤的网点大堂人流有效分流至自助服务区、网上银行等非人工办理业务渠道。虚拟化主要是充分利用线上渠道，将实体网点的业务扩展到线上，从而降低实体网点的业务压力，营造小而精的线下轻型网点。

（3）特色化。特色化是与轻型化相伴的另一个趋势，即将传统的综合性网点功能进行拆解并分流到不同的网点，使不同网点的业务功能分化并形成各自的特色。比如，以营销和获客为特色的营销型网点，以产品体验为特色的体验型网点等。

（4）社区化。社区化具有两层含义：一是通过线上社交营造网络社区环境；二是通过社交互动增加用户黏性。即将银行服务深入到社区网点，为社区居民提供在线物业缴纳、在线商城等贴近社区生活场景的金融服务。网点社区化的变革打破了传统等客上门的模式，将网点服务与社区生活场景相结合，从而为用户和银行共同创造价值并实现双方的共赢。

2. 智能客服

金融服务业的本质决定了它存在大量的客户运营和服务需求，银行业尤其如此。客服作为企业与用户沟通的直接出口，需要兼具专业解答能力、营销能力与良好的沟通交流能力等多种素质。当前，客服行业人员素质参差不齐，高素质客服短缺且成本较高，而智能客服无疑是兼顾成本、效率与服务质量的一个新的选择。此外，更重要的是，智能客服相对于人工客服的高效性特点，为服务流程优化提供了更多的可操作空间，从而改变原有的营销和服务模式，使之更加精准化、智能化和人性化。

当前，智能客服在银行业的应用主要有三种形态：

(1)在线智能客服：它通过知识图谱构建客服机器人的理解和专业答复体系，结合自然语言处理技术进行实时语音识别和语义理解，从而掌握客户需求，为用户提供自助在线服务，必要时向客服人员推送客户特征、知识库等内容，协助客服人员做好服务。

(2)实体服务机器人：实体服务机器人集智能语音语义、生物识别等多种交互技术为一体，在大堂内分担部分客户经理的工作，如迎宾分流、引导客户、介绍银行业务等。

(3)语音数据挖掘：通过语音和语义技术，系统可自动将电话银行的海量通话和各种用户单据内容结构化，打上各类标签，挖掘分析有价值的信息，为服务与营销等提供数据及决策支持，如通过对通话过程中人员的语音语调分析并获得客户满意度评价信息等。

(二)智能投研：投资分析师的新兴武器

智能投研是指利用大数据和机器学习，将数据、信息和决策进行智能整合，并实现数据之间的智能化关联，从而自动化地完成信息的收集、清洗、分析和决策的投资研究过程，提高投资分析师的工作效率和投资能力。

在人工智能时代，智能投研技术被喻为投资分析师的“新兴武器”。借助人工智能强大的数据特征提取、转换功能，模型训练、选择与预测功能以及强大的算法，投资研究将会更高效。

相较于传统投研，智能投研则不需要耗费大量的时间与精力。智能投研能够实现由搜索到观点呈现的自动飞跃。人工智能可以提升每一个步骤的效率。结合搜索引擎优化技术(Search Engine Optimization，SEO)，智能投研的搜索途径更加完善，数据获取也更加完整和及时，能够增加有效信息的数量。结合深度学习技术智能投研能够提高知识提取效率，使事件的统计分析更加完善。

通联数据股份公司(以下简称“通联数据”)的王政博士是一位智能投研专家。他明确地提到：“只有将数据、专业知识及技术三者有机结合，才能构建一个智能投研平台，在这之中，人与机器的结合是很重要的。”

由此可见，人工智能不是简单地取代投资专家，而是利用先进的技术武装投资专家，让他们在人工智能时代更具有超强的分析力和智慧。人工智能投研与传统投研相比，可视为投资研究领域的智能的优化和升级。

当人工智能技术与传统的投研知识相结合，就能够更科学、更精准地验证以往优秀的分析师积累下来的良好方法和经验。同时，还能够进一步地传承、升级与优化以往的优秀经验。

与人类投资专家相比，机器人投资分析师，可以高效而不知疲倦地进行金融数据的整合分析，把人类分析师从最繁杂和最琐碎的基础性工作中解放出来，让他们在机器分析师的协助下做出更好的投资分析。这将更加有效地拓宽投资专家的视野，让他们捕捉到更多的投资机会，犯更少的错误。

目前，通联数据的萝卜投研、数库科技和文因互联是国内比较著名的智能投研机构。其中，萝卜投研能够提供智能咨询、智能搜索、智能财务等多种功能，最终帮助分析师提高信息快速处理挖掘的能力；数库科技的核心功能是提供数据的关联化和智能化服务；文因互联也有着独特的功能，它致力于用人工智能高效分析金融数据，提供自动化生成报告等功能。

这里以通联数据的萝卜投研为例，为大家进行详细的说明。

人工智能时代，互联网世界大量存在着多元繁杂却呈现碎片化状态的数据，这些数据蕴含着丰富的“宝藏”。对于投资者而言如何高效地解构这些数据至关重要。通联数据认为：“智能投研终将成为分析师的得力‘助手’，在它的辅助下，无论是主动投资还是被动投资领域，人类都将有更加宽广的视野，能够捕捉到更多投资机会。”通联数据的萝卜投研平台借助人工智能等前沿技术能够智能地分析海量数据，快速地挖掘并提取到最具价值的数据信息。之后，借助 SEO 技术、知识图谱技术以及自动化财务模型和智能估值等技术，可以帮助投资者进行智能投资决策。

目前，天弘基金、嘉实基金和华夏基金等部分国内的基金公司也开始涉足智能投研领域，并进行了越来越多的尝试。

天弘基金创建了智能的投研云系统，其中最强大的两个系统是信鸽系统和鹰眼系统。这两大系统能够分别为股票和债券类的智能投研提供精准的数据支持。嘉实基金比较著名的是它的人工智能投资研究中心。它构建的人工智能投研平台能够系统化地进行科学投资决策。华夏基金则与微软亚洲研究院展开了密切而有深度的合作，主要致力于人工智能投研的服务领域。

目前，与传统投研相比，智能投研在数据关联、交互设计、深度学习能力及用户体验层面已有了质的飞跃。借助动态 SEO 技术、语音语义识别技术和知识图谱技术，智能投研已可以自动利用智能财务模型，分析上下游产业链，为投资人员提供更多的智力支持。未来智能投研必定会有更广阔的发展空间。

（三）金融监管：赋能监管合规优化

科技是柄双刃剑，人工智能、大数据等新兴技术在金融领域的应用，推动了金融行业的变革，但同时也可能导致交易行为趋同而产生市场波动加大、技术风险和交易风险提高、投资者管理适当性遇到挑战等风险和问题，且风险因子更加复杂，违法违规行为更加难以辨别，对监管提出了更高的要求。人工智能赋能金融监管可利用人工智能技术确保金融的安全性，使之合法合规。最终目的是加强金融工作的规划和协调，进一步节约金融监管的成本，提升监管的有效性，更有效地甄别、防范和化解各类金融风险，从而更好地为用户服务。

随着金融监管合规成本的不断上升，各大银行都不得不持续精简监管流程，才能够有效提高数据的精准性，并进一步降低成本。为进一步降低央行的金融监管合规成本，2017 年 5 月 15 日，央行成立了金融科技委员会。央行科技司司长李伟提到：“从监管角度看，运用大数据、云计算、人工智能等技术，能够很好地感知金融风险态势，提升监管数据收集、整合、共享的实时性，有效发现违规操作、高风险交易等潜在问题，提升风险识别的准确性和风险防范的有效性。从合规的角度来看，金融机构采取对接和系统嵌套等方式，将规章制度、监管政策和合规要求翻译成数字协议，以自动化的方式来减少人工干预，以标准化方式来减少理解的歧义，更加高效、便捷、准确地操作和执行，有效地降低合规成本，提升合规的效率。”

金融监管合规领域的专业人士普遍认为，人工智能监管科技能够实时自动化分析各类金融数据，优化数据处理能力，避免金融信息不对称等问题。同时，它还能够帮助金融机构核查洗钱、信息披露及监管套利等违规行为，提高违规处罚的效率和力度。

人工智能金融监管主要借助规则推理和案例推理两种方式进行自我学习。规则推理的学习方式能够借助专家系统，反复模拟不同场景下的金融风险，能够更高效地识别系统性金融风险；案例推理的学习方式主要是利用深度学习技术，让人工智能金融系统自主学习过去存在的各种监管案例。通过智能的学习、消化、吸收和理解，AI 金融监管系统就能够智能、主动地对新的监管问题、风险状况进行评估和预防，最终给出最优的监管合规方案。

目前，人工智能中的核心科技——机器学习技术，已经被广泛应用于金融监管合规领域，主要有三项落地化的应用：金融违规监管、智能评估信贷、防范金融欺诈。

机器学习技术能够应用于各项金融违规监管工作中。例如，英国的 Intelligent Voice 公司研发出了基于机器学习技术的语音转录工具。这种工具能够高效、实时监控金融交易员的电话。这样就能够在第一时间发现违规金融交易中的黑幕。Intelligent Voice 公司主要把这种工具销售给各大银行，因此银行在金融违规监管方面有很大的受益。另外，其他一些专业的人工智能公司，如位于旧金山的 Kinetica 公司能够为银行提供实时的金融风险敞口跟踪，从而确保金融操作的安全合规。

机器学习技术能够智能评估信贷。由于机器学习技术擅长智能化的金融决策，其能够在这一领域发挥较大的作用。例如，Zest Finance 公司利用机器学习技术研发出了一款智能化的信贷审核工具。这款工具能够对信贷用户的金融消费行为进行智能评估，并对用户的信用做出评分。这样银行就能够更好地做出高收益的信贷决策，实现更高效的金融监管。

机器学习技术还能够防范金融欺诈。无论是面向支付业务的 Feedzai 公司，还是面向保险业务的 Shift Technology 公司等初创型人工智能公司，抑或是像 IBM 这样的巨头 AI 公司，都在积极研发利用机器学习技术防范各种金融欺诈行为。如今，英国的一家银行业创业公司——Monzo 公司，建立了一个人工智能反欺诈模型，这一模型能够及时阻止金融诈骗者完成交易。这样的技术对银行和用户都是大有裨益的。对于用户来讲，免于陷入各种金融诈骗行为；对于银行来讲，金融监管合规的能力会得到进一步的优化升级。

第四节　人工智能在工业领域的应用

人工智能在工业领域的应用，可以被认为是工业智能，也有人称为工业人工智能。中国工程院发布的《人工智能 2.0 咨询报告》把新一代人工智能定义为“基于新的信息环境、新技术和新发展目标的人工智能”。随着人工智能技术的进一步发展，人工智能和工业的结合日益受到各国政府的高度重视。

在经过蒸汽技术革命、电力技术革命、计算机及信息技术革命三次工业革命后，人工智能将带来全新的第四次工业革命，实现高效、安全、便捷化的“人工智能+工业”。本节将阐述人工智能技术是如何赋能工业领域、实现创新变革，并通过典型案例说明人工智能在工业领域的应用。

一、人工智能如何赋能工业

人工智能时代，人工智能技术与工业生产密切结合，人类社会已经步入了工业 4.0 时代。

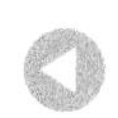

在工业 4.0 时代，制造业的全面升级，离不开人工智能的赋能。人工智能将渗入制造业的各个层面，进行全面的塑造，可从技术范式、价值形态、生产组织三个维度构建“人工智能+工业”的体系，最终推动智能制造的全面发展。

（一）技术范式维度

技术范式维度包括数字化、网络化、智能化三个基本范式。三个范式既递进升级，又相互交叉融合。数字化为机器提供“语言”能力，让单个机器能与外部交换信息；网络化将机器相连，使机器间能够沟通协作；智能化则基于大数据分析，使机器能够自主决策和行动。

1. 数字化制造

数字化制造是指以计算机数字控制为代表的数字化技术广泛应用于制造业，形成“数字一代”创新产品、覆盖全生命周期的制造系统和以计算机集成制造系统（CIMS）为标志的制造模式。随着数据正在成为这个时代最宝贵的资源，制造业企业有可能转型为数据企业或者“数商”。数字化制造的关键技术主要包括两个方面：一是产品设计开发方面的数字化建模、数字仿真技术；二是机器人和数控机床、增材制造装备、传感与控制装备等自动化技术，实现生产制造数字化。数字化制造的典型应用在研发和生产环节，可不断提高企业产品设计和制造质量，缩短新产品研发周期等，例如高度数字化的汽车设计模式、高度自动化汽车生产线等。

2. 网络化制造

网络化制造是指制造业和互联网融合发展，利用互联网技术将人、流程、数据和事物连接，通过企业内外的协同和各种社会资源的共享与集成，重塑制造业的生产流程甚至价值链。网络化制造的关键在于全流程链条的整体优化，网络化制造能够实现装备之间、装备与物之间、装备与管理系统之间的互联互通，制造信息可以实现交互和共享。网络化制造的典型应用在于将数字化场景通过网络连接起来。例如基于产品全生命周期的服务型制造，包括远程运维服务、网络协同制造等新模式都是网络化制造的典型应用。

3. 智能化制造

智能化制造的主要特征表现在制造系统具备了自我“学习”能力。借助深度学习、增强学习等人工智能技术，制造领域的知识产生、获取、应用和传承效率将发生革命性变化，显著提高创新与服务能力。智能化制造的核心在于人工智能算法的普遍应用，智能化制造能够从历史数据的分析中挖掘潜在规律，并根据实时的生产运营环境变化情况进行自主决策。最终的目标是实现人与智能机器协同工作，常规的生产执行甚至管理由机器自主完成，人工只需介入必要的监测、检查、调整和维护。

（二）价值形态维度

价值形态维度主要包括产品、制造和服务等三个方面，体现了生产价值创造的外延拓展。

1. 终端产品智能化

新一代智能产品是指由人工智能技术驱动、具有智能化特征的产品。其具有更加友好的人机交互界面，同时也具有“自主优化”的功能(如根据用户习惯和使用特征自动做出调整)，从而能与用户自然交互、提供人类等级的服务。

2. 制造过程智能化

人工智能技术在制造领域的渗透使得知识与技能的产生、获取、应用和传承将从以人为主体变为人机协同，以至最终以智能机器为主体。在新一代智能制造范式下，制造过程与研发、供应链、用户等各个环节能够实现高度协同，改变过去价值链各环节的“孤岛”状态，从而更高效地组织生产、更精准地适应用户需求。研发设计系统可以根据用户的定制信息或用户习惯进行快捷且低成本的定制设计、产品设计并发送到生产系统，生产系统快速地组织物料、排产并在高度柔性化的生产线上生产。例如，数字孪生帮助企业在实际投入生产之前在虚拟环境中优化、仿真和测试，在生产过程中同步优化整个企业流程，最终实现高效的柔性生产、实现快速创新上市，锻造企业持久竞争力。

3. 增值服务智能化

人工智能在制造业的深入嵌入必然促进制造业基于数据的产品全生命周期管控向着制造环节的上下游延伸，以需求为导向的产品研发和生产将会成为未来制造业的发展趋势。结合以租代售、按时间计费、按里程计费、远程诊断、故障预测、远程维修、一体化解决方案等新的商业模式，将会使制造企业从提供产品向提供“产品+服务”转变。

(三)生产组织维度

从应用范围看，人工智能技术不仅应用于工厂之中，而且会渗透到整个企业价值链各环节，以及以企业为核心的商业生态之中，包括智能工厂、智能企业和智能生态三个层次。

1. 智能工厂

智能工厂由智能单元和智能车间构成，是智能制造的载体。智能单元是指构建智能车间的最小智能化单位，是发展智能工厂和智能制造必须具备的核心要素，包括3D打印机、智能机床、智能机器人等。智能车间通过各个智能单元不断进行制造过程中的信息获取与交互、智能分析决策和功能执行，优化最终产品和服务提供的模式。

2. 智能企业

智能企业是集成相关关键技术、智能工厂和领域知识等要素，整合企业内部各个价值链环节，服务于价值创造目标，形成满足具体行业需求的智能制造方案的企业。智能企业是智能工厂的网络化聚集，通过自主学习可提高决策水平，通过互联互通可提升生产效率。智能企业通过机器学习(数据智能)、群体智能等方式有效获取制造系统的各种知识，不断循环训练神经网络的学习能力并反复纠正，使人工智能系统预测决策的出错率大大降低，企业的生产效率极大提升。例如通过COSMOPlat平台，用户可直接向海尔工厂下单，工厂直接发货给

 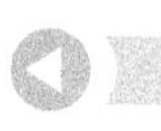

用户，用户可以直接参与产品交互和设计。

3. 智能生态

人工智能技术不仅应用在一个企业之内，而且可以实现企业与其上下游企业之间的横向集成，形成由企业及其外部供应商、经销商、用户构成的智能生态系统。在人工智能系统的驱动下，智能生态系统中研产供销服各环节、各企业之间数据实时传递，各企业的生产部门、生产单元能够高效协同地为外部环境变化做出及时、准确的响应。例如，根据零售端库存变化，整个系统中的企业可以智能化地完成进货、排产、制造、配送等工作。

二、人工智能在工业领域的应用案例

制造业全面升级为“智造”业，需要生产领域的各个部门的协同配合。需要把人工智能技术引入各个部门，用人工智能引领制造工业领域的全面升级。整体来看，由制造转型“智造”需要在三个维度进行全面的跨越，分别是市场销售层面、生产智造层面、物流层面，下面将从这三个层面展开说明人工智能在工业领域的应用。

（一）市场销售，利用新科技连接企业和客户

在销售层面，最核心的要素是利用人工智能科技连接企业和客户。

关于人工智能销售，秒针营销科学院院长谭北平谈道：“经过多年的数字化改造，营销的各个环节都拥有了大量的数据，而这些数据成了人工智能在营销领域发展的基石，包括洞察、创意、投放、服务等多个环节。”

人工智能逐渐与市场销售融合离不开背后大数据技术的加持。社会上的各种自媒体平台，例如微信平台、微博平台，每天都能够产生大量的交互性数据。这些数据对市场销售人员来讲存在巨大的价值。

在人工智能高速发展的时代，数据的提取及信息的分析日益快捷化、自由化。制造企业的市场销售部门借助人工智能工具能够快速挖掘出用户的最新消费需求，从而改进自己的研发与生产，促进产品的创新。同时，这些数据也能够调整优化市场营销部门的决策，提升市场部的持续性经营能力。

人工智能销售最重要的作用是借助大数据为用户提供更精准的服务，满足用户的核心需求，最终建立产品的竞争优势。

在人工智能市场销售层面，猎豹移动做得很出色。猎豹移动的持续发展离不开人工智能营销体系的建立。该人工智能营销体系基于用户使用场景，进行深度的数据挖掘，既能够增加广告主的投放价值，也能够满足广大用户的需求，达到双赢的效果。

目前，猎豹移动已经形成了四大类创新广告矩阵：Applocker、短视频广告、开屏 H5、N+。人工智能技术的加持使得四大类广告矩阵能够最大化地发挥价值。猎豹移动的广告矩阵营销解决方案不仅能够应用在碎片化的生活场景中，帮助广告主实现广告的高效触达，实现广告的全覆盖，而且能够扩大产品的品牌价值，让用户对品牌产生认知感与依附感，让营销价值最大化。

随着人工智能的更新迭代，人工智能营销将会有更多的可能。生产制造部门的营销将更

精准、更精致，将能够调动起用户的情绪，让用户产生共鸣。

(二)生产智造，利用新科技让制造更有效率

在人工智能生产智造层面，海尔公司一直是行业内的龙头企业。海尔互联工厂是典型的人工智能生产制造工厂。

海尔互联工厂的优势是"以用户为中心，满足用户需求，提升用户体验，实现产品迭代升级"。一方面互联工厂致力于满足用户的需求，提升产品的价值。通过可定制的方案、可视化的生产流程与高品质的工艺，能够满足用户个性化、多元化的消费体验。再凭借口碑效应形成良性循环，最终促成互联工厂的高效益与高盈利，达到名利双收。另一方面，互联工厂始终兼顾企业效益与企业价值。借助模块化技术，互联工厂的效率整体提升了20%，产品开发周期也相应地缩短了20%。效率的提升也使运营成本降低了20%。这样的良性循环最终缩短了产品的生产周期，提升了库存周转率以及能源利用率，使工厂有了可观的收益。同时，互联工厂还注重对产品的协同开发。在共享经济时代，通过跨界的强强协作，又为海尔的模块化升级提供了团队基础和人才供应，最终促使互联工厂更加强大并不断进步。

海尔互联工厂的价值创新与其智能制造技术体系密不可分。智能制造技术体系大致体现在四个层面，分别是模块化、自动化、数字化和智能化。

第一是模块化。模块化生产为智能制造奠定了基础。2008年起，海尔就开始进行模块化创新，如今这项技术已经领先于世界。例如，原来需要300多个零部件的冰箱，现在借助模块化技术，只需要23个模块就能轻松生产。一方面，标准化的模块提高了生产效率；另一方面，个性化模块的开发建设也能满足用户差异化、个性化的需求。

第二是自动化。海尔的自动化生产不是简单地用机器替代人，而是借助人工智能技术，基于用户的需求，智能进行自动化、批量化、柔性化的生产。

第三是数字化。借助三网融合技术(物联网、互联网和务联网)，在工业生产中能够轻松实现人人互联、机机互联、人机互联与机物互联。通过数字化的流程能够提高效率，并轻松满足用户需求，最终生产出个性化的产品。

第四是智能化。智能化体现在两方面：一是产品智能；二是工厂智能。所谓产品智能就是产品能够结合先进的科技，为客户提供更智能、更人性化的产品体验。例如，借助自然语言处理技术，海尔的智能冰箱或智能空调能够轻松听懂我们的语言，并执行相关的操作，这样就大大提升了使用效率；所谓工厂智能，就是工厂能够综合借助各项人工智能技术，轻松完成不同的类型以及数量的订单。同时，工厂还能够根据情况的变化，自动调整优化生产方式。

在这一智能生产生态系统下，海尔能够轻松满足用户个性化的需求，最大化实现产品生产的效益，为企业创造更大的盈利。海尔互联工厂的成功为智能制造的发展提供了示范。

(三)物流层面，利用新科技加快产品流通速度

生产制造企业在物流层面面临物流成本高、资源利用率低、闲置时间长及货车空载率高等棘手的问题，它们都会严重地影响用户体验。人工智能元素注入物流领域将会加快产品流通速度并改变这一困局。人工智能与物流的融合将会擦出非凡的火花。整体来看，人工智能物流的核心技术包括人工智能搜索技术、智能推理技术、智能识别技术及智能物流机器人

 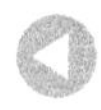

等。它们可为物流业的发展带来新的质变，主要体现在以下三个方面：

一是人工智能技术能够帮助企业优化仓库选址。借助大数据技术以及云计算分析平台，人工智能能够根据现实环境，给出最优的仓库选址方案。仓库选址的现实环境很复杂，例如客户的位置、供应商与生产商的地理位置、运输的便捷性、劳动力与建筑的成本以及税收制度等。如果这些工作全部依靠人工完成，不仅需要付出大量的时间成本与精力成本，而且还可能效果不理想。人工智能技术的注入，将使选址更加精准，并进一步降低企业成本、提高企业利润。

二是人工智能技术能够帮助企业优化库存管理。当前，深度学习技术成为人工智能的热点应用技术，它借助大量的历史数据，智能学习总结需要的知识，建立科学的模型，进行智能的预测。基于人工智能技术的库存管理可通过对历史数据的分析，采用动态调整的方法来优化库存，保障存货的有序管理，提升顾客的满意度，减少因盲目生产导致的浪费。另外，人工智能技术能够进一步降低用户的等待时间，令物流运作更加高效和畅顺。

三是人工智能技术还能够帮助企业优化物流运输。智能设备的应用可极大地优化物流运输水平，例如，智能分拣机器人的广泛使用，能够大幅提升物流系统的效率，进一步降低物流行业对人力资源的依赖；无人驾驶等技术的应用，能够使物流运输更快捷、更高效；大数据智能监控设备的应用，能够实时跟踪交通信息，根据特殊状况调整优化运输路径，提高物流配送的精度；无人监控投递系统的应用，能够进一步减少包装物的使用，使得物流运输更加环保。

京东在智能物流管理领域一直处于发展的前列。目前，京东智慧物流已经建成了以无人仓、无人机和无人车为支柱的物流体系。这里以京东的无人仓智慧物流系统为例进行详细说明。京东智能无人仓主要使用了三种智能机器人，分别是大型搬运机器人、小型穿梭车和智能分拣机器人。大型搬运机器人主要负责搬运大型货架。大型货架的负载量高达 300 公斤左右，运行速度大约为 2 m/s。这样的设备能够最大限度地解放仓库管理的人力，提高仓管的效率。小型穿梭车也是自动化立体仓库中的重要设备。它的个头很小，但是它的运输速度很快。它主要借助自动化技术以及智能化的特点进行工作，能够节省运输的人力和时间，实现高效运输。京东独具特色的智能分拣机器人名为 Delta。它借助 3D 视觉系统，能够从周转箱中快速地识别出用户的货物。利用工作端的吸盘，它能够把用户下单的货物智能转移到订单周转箱内。这样，就能够节约人力、物力与财力，大幅提升分拣的效率。

第五节 人工智能在医疗领域的应用

无论在中国还是在世界范围内，医疗健康服务能力无法满足人民群众日益增长的服务需求都是医疗健康行业的核心痛点。一方面，由于人口老龄化加剧、慢性病蔓延，带来了医疗健康需求的激增；另一方面，优质医疗资源紧缺且分布不平衡的问题持续存在。而大力推进“人工智能+医疗健康”，给予医疗健康行业新的机遇和新的方向，将有效促进医疗健康服务的创新供给和信息资源的开放共享，大幅提升医疗健康服务能力和普惠水平，助力“健康中国”建设。本节将从诊前、诊中、诊后等医疗阶段介绍人工智能如何赋能医疗领域，并展示部分国内外人工智能的医疗应用案例。

一、人工智能如何赋能医疗

医疗健康信息化的技术进化史可以分为三个阶段，如图 4.2 所示。第一个阶段是医疗信息化阶段，通过计算机、宽带网络等技术实现医院信息共享和区域医疗信息共享；第二个阶段是互联网医疗阶段，借助可穿戴设备、4G 网络、云计算、大数据等技术，实现以在线导流、问诊为主要模式的互联网医疗以及医院内部融合医保的全流程移动医疗；第三个阶段是智能医疗阶段，人工智能技术全面融入医疗健康全环节，借助医疗机器人、医疗虚拟现实、增强现实、5G 网络、人工智能等技术，实现人工智能辅助诊断、远程手术等业务模式，实现医疗健康全流程智能化。当前，医疗信息化正处在从互联网医疗向智能医疗过渡的阶段，智能医疗时代的曙光已经到来。

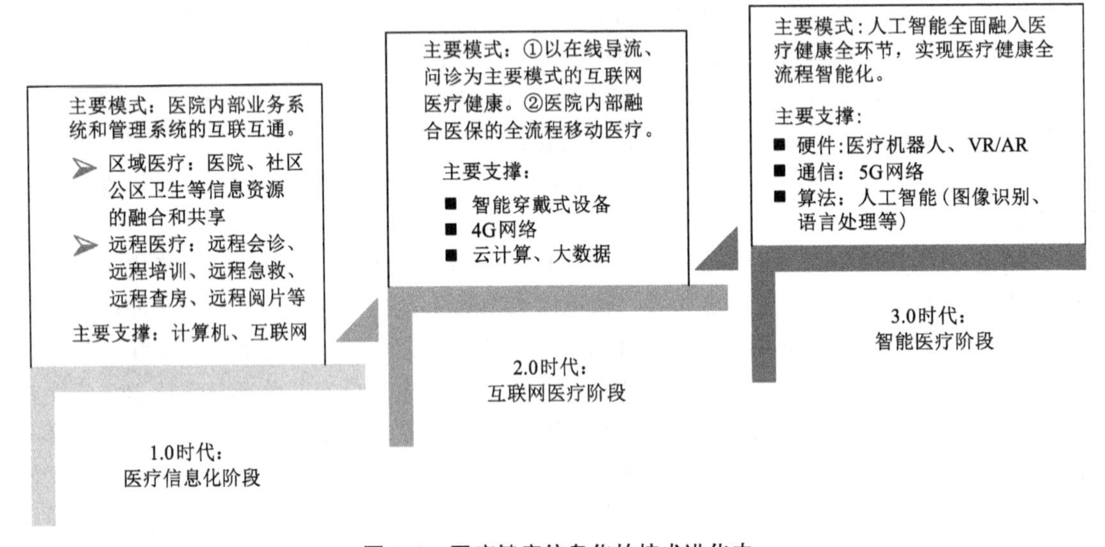

图 4.2　医疗健康信息化的技术进化史

在智能医疗阶段，人工智能技术融入诊前、诊中、诊后的医疗健康全流程：在诊前阶段，主要应用于疾病预防与健康管理；在诊中阶段，主要应用于辅助诊断、临床辅助决策、辅助治疗等；在诊后阶段，主要应用于康复辅助等。同时，人工智能技术也与生物医药智能制造深度结合，应用于生物医药增材制造（3D 打印）、医用设备全生命周期管理、药物研发等领域。

（一）诊前：疾病预防与健康管理

多数疾病都是可以预防的，但是由于疾病通常在发病前期表征并不明显，到病况加重之际才会被发现。虽然医生可以借助工具进行疾病辅助预测，但人体的复杂性、疾病的多样性会影响预测的准确程度。人工智能技术与医疗健康可穿戴设备的结合可以支撑慢性病与健康管理，实现疾病的风险预测和实际干预。通过收集和分析数据，医生可以更好地判断病人病情，可实现计算机远程监护，对慢性病进行管理。通过对远程监控系统产生的数据的分析，

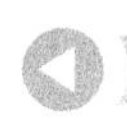

可以帮助患者寻找病因，发现潜在风险，实现疾病预防和早期治疗。例如心血管疾病，在发病之前，常伴随高脂血症、肥胖、高血压、糖尿病等症状，如果能及时检测到相关症状并改变不良生活习惯（比如减肥、戒烟），就可以达到很好地控制心血管疾病的目的。同时，许多疾病在彻底康复之前普遍存在病情反复、患者出院再入院的情况。通过可穿戴智能医疗设备可以持续跟踪患者的后续情况，医生可以动态评估药物的疗效，及时跟踪患者的康复进展情况，发现潜在的风险因素。

（二）诊前：基因测序

基因测序是一种新型基因检测技术，可用于临床的遗传病诊断、产前筛查、罹患肿瘤预测与治疗等领域。单个人类基因组拥有30亿个碱基对，编码约2.3万个含有功能性的基因，基因检测就是通过解码从海量数据中挖掘有效信息。目前高通量测序技术的运算主要为解码和记录，较难以实现基因解读，所以从基因序列中挖掘出的有效信息十分有限。大数据与人工智能技术的介入可突破目前的瓶颈。通过建立初始数学模型，将健康人的全基因组序列和RNA序列导入模型进行训练，让模型学习到健康人的RNA剪切模式。之后通过其他分子生物学方法对训练后的模型进行修正，最后对照病例数据检验模型的准确性。

（三）诊中：医学影像辅助诊断

医疗影像数据是医疗数据的重要组成部分，从数量上看90%以上的医疗数据都是影像数据，从产生数据的设备来看包括X光、CT、磁共振成像（MRI）等医疗影像数据，但是对医学影像的诊断主要依赖于人工的主观分析。人工分析只能凭借经验去判断，容易发生误判。中华医学会数据资料显示，中国临床医疗每年的误诊人数约为5700万人，总误诊率为27.8%，器官异位误诊率为60%，恶性肿瘤平均误诊率为40%。对于放射科医生而言，患者拍片过程会产生几百甚至几千张片子，繁重的任务量加之疲劳的工作状态，容易导致误诊；对于病理医生而言，依靠经验从众多细胞中找到癌变细胞难度较大，误诊现象时有发生。

人工智能技术与医疗影像数据的结合有望缓解此类问题。医学影像辅助诊断应用主要指通过计算机视觉技术对医疗影像进行快速读片和智能诊断。人工智能在医学影像中的应用主要分为两部分：一是感知数据，即通过图像识别技术对医学影像进行分析，获取有效信息；二是数据学习、训练环节，通过深度学习海量的影像数据和临床诊断数据，不断对模型进行训练，促使其掌握诊断能力。目前，大数据及人工智能技术与医疗影像诊断的结合场景包括肺癌检查、糖网眼底检查、食管癌检查以及部分疾病的核医学检查和病理检查等。

人工智能医学影像识别技术的工作原理：首先搜集大量的影像数据，然后进行深度学习，对医学影像特征进行感知，识别有效的信息。如此循环，最终拥有独立的诊断能力。当人工智能为医疗影像识别赋能后，医生就能够从简单重复性的工作中解放出来，把更多的时间与精力投入到科研性项目等更具有价值的其他医疗工作中，医院整体医疗能力和水平将随之得以提升。

整体来讲，人工智能医学影像识别有三个方面的优势，分别是精准客观、高效率和低成本。这些优势，能够让医生把更多的精力放在“对症下药”和协调医患关系的问题上，让病人更健康，让医生更有成就感，让医患关系更为和谐。

（四）诊中：临床辅助决策

临床中遇到的疑难杂症，有时即便专家也缺乏经验，难以做出正确的诊断并进行针对性的治疗。这时，可以充分发挥人工智能在医疗辅助诊断方面的强大作用。凭借强大的算法，人工智能医疗辅助工具能够迅速收集海量的医学知识，借助深度学习技术，能够在医学层面对海量的数据进行结构化或非结构化的处理，模拟医生的诊断思维，进行科学的辅助诊断。

临床决策支持系统可以通过海量文献的学习和不断的错误修正，给出最准确的诊断和最佳治疗。随着非结构化数据分析能力的日益加强，大数据分析技术使临床决策支持系统更智能。比如通过深度挖掘医疗文献数据可建立医疗专家数据库，从而给医生提出诊疗建议。此外，临床决策支持系统还可以使医疗流程中大部分的工作流向护理人员和助理医生，使医生从耗时过长的简单咨询等工作中解脱出来，从而提高治疗效率。以 IBM Watson 为代表的临床决策系统在开发之初只是用来进行分诊的工作。而如今，通过建立医疗文献及专家数据库，Watson 已经可以依据与疗效相关的临床、病理及基因等特征，为医生提出规范化临床路径及个体化治疗建议，不仅可以提高医生的工作效率和诊疗质量，还可以减少不良反应和治疗差错。在美国 Metropolitan 儿科重症病房的研究中，临床决策支持系统就避免了 40%的药品不良反应事件。世界各地的很多医疗机构（如英国的 NICE，德国的 IQWiG 等）已经开始了比较效果研究（Comparative Effectiveness Research，CER）项目并取得了初步成功。

在人工智能时代，人们对智能辅助医疗有着更高的需求。科研机构与医院应强强联合，深入医学研究与实践，根据病患的需求研发出更加先进的人工智能系统，更好地辅助医生进行诊断，为病患提供更优质的医疗服务。

（五）诊中：医疗机器人

医疗机器人是一种新型的医疗器械，它是基于人工智能技术的一种新型医疗器械。整体来看，医疗机器人能够辅助医生进行医学治疗，能够扩展医生的眼界，提高医生治病的能力。随着人工智能技术的不断演进，医疗机器人的智能水平也在不断增长，对进行医疗实践的医疗机器人从专业的医用性、良好的临床适应性和积极的交互性这三方面也提出了更高的要求。

从人工智能目前的发展状况来看，医疗机器人主要分为以下四类：

1. 外科手术机器人是最常见的医疗机器人

它的工作原理是借助影像技术进行微创手术操作。这样的操作大都由主治外科医生亲自控制，医疗机器人根据医生的指令进行相应的医疗操作。借助外科手术机器人，医生的手术治疗会更快捷、更精准，有效降低患者的治疗疼痛感、加快患者的术后康复速度。

2. 康复机器人是一种辅助治疗的仪器

它主要用于辅助治疗老年人的跌倒损伤，辅助治疗残疾患者的行动不便。康复机器人的典型案例就是智能外骨骼产品。若一个人因为车祸导致腿部瘫痪而不能行走，当他想摆脱一辈子坐轮椅的束缚时，可以借助智能外骨骼进行辅助治疗。

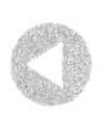

3. 医用服务机器人是提升医院工作效率的一种工具

常见的医用服务机器人有药物运输类机器人、消毒杀菌类机器人等。这类机器人能够帮助医生和护士处理一些琐事，提高他们的工作效率，减少他们的工作压力。

4. 实验室机器人主要用于药物的研发、疾病的检测以及一些重复性实验的处理

例如，实验室机器人能够辅助医生进行 HIV 病毒的检测，充分发挥其可高速、高效和持续地进行重复性工作的优势，能够有效地节省药物研发的时间与人力。

毫无疑问，医疗机器人的生产研发与医学实践将会给医生和病患带来莫大的福泽。整体来看，人工智能医疗机器人有三个显著的效用：

首先，医生有更多的精力服务重病患者。随着人工智能技术的成熟，各种功能诊断性机器人相继问世。它们有望成为医生的合作伙伴，能够帮助医生进行诊前的详细问询工作以及自动化检测工作。这样就能够将医生从一些琐事中解放出来，有更多的精力去处理和解决疑难杂症，为重病患者服务。

其次，人工智能技术赋能的医疗机器人拥有海量的医学知识以及丰富的"临床诊断经验"，这样有助于提高医生诊断的精准度。人工智能医疗机器人凭借海量的数据以及超强的云计算能力能够科学合理地为病人提供诊断服务。医生在它的配合下，将能对一些疑难重症诊断得更加精准。

最后，医生将有更多的时间与患者互动，并在医疗机器人的协助下有效缓解紧张的医患关系这一个令大众头疼的社会问题。每个医疗机器人都有不会生气的良好的性格，对于患者的各种提问能耐心地有问必答、有求必应。它们还能通过视觉感知技术来了解病人的心情，当病人不开心的时候，医疗机器人还可以说有趣的笑话或者励志故事，让病人精神振作。

人工智能时代，医疗机器人将会发展出更多的类型，具备更多的功能并更好地应用到各种医疗场景中，为医生带来更多的便利，为病患带来更多的健康福音。

（六）诊后：康复辅助

康复辅助器具是指改善、补偿、替代人体功能和辅助性治疗以及预防残疾的产品，包括矫形器、假肢、个人移动辅助器具、外骨骼康复机器人等，适用人群主要包括残疾人、老年人、伤病人等。康复辅助器具结合虚拟现实/增强现实、柔性控制、多信息融合、运动信息解码、外部环境感知等人工智能新技术，将极大推动智能假肢、智能矫形器、外固定矫正系统、新型电子喉、智能护理机器人、智能外骨骼助行机器人、智能喂食系统、多模态康复轮椅、智能康复机器人、虚拟现实康复系统、肢体协调动作系统、智能体外精准反搏等新型康复辅助器具的发展。

（七）辅助医药研发

《纽约时报》的著名科技记者 John Markoff 曾经说过："AI 就像把新榔头，每个领域都是颗钉子，都可以敲一下。"如今，人工智能已经向药物研发领域进军，致力于用科技改变制药，造福人类。AI 药物研发是利用 AI 中的深度学习技术，通过大数据对药物成分进行分析，从而快速精确地筛选出最适宜的化合物或其他药物分子。人工智能赋能药物研发有三个积极的

效用：

1.提升药物研发效率和成功率

人工智能的加入让制药公司和药物研发人员看到了希望，他们对药物研发的未来有着乐观的期待。借助大数据与云计算技术及深度学习算法，医生能够从杂乱无序的海量信息中，获得有利于药物研发的知识。在此基础上，进一步提出新的药物研发假设，最终验证假设、加速新品药物研发的进程，提升新药研发的效率。TechEmergence 的数据报告显示：AI 提高了新药研发的成功率，从原有的 12%的成功率提升至 14%的成功率。虽然仅有 2%的增长，但是却能够节省许多研发资金，带来更大的经济效益与社会效益。

2.填补儿童药物研发空缺

人工智能的加入能够有效填补儿童药物研发空缺。长久以来，市场上缺乏儿童专用药。医师给患某些病症的儿童提供的也是成人药品。只是儿童在服用时，特别提醒到要酌情减量使用。可是，因酌情减量并没有统一的标准，导致一些儿童服用后出现严重的副作用，例如，身体的内分泌系统失调、婴幼儿性早熟及其他安全隐患等。人工智能的介入将助力儿童用药的研发，借助知识图谱技术，能够高效精准地获得来自实验室、医学期刊文献以及临床的各类数据。通过智能分析技术，结合科学的实验，就能够找到儿童药剂的准确用量，最终研发出适合儿童的专用药品。同时，大数据还能够有效分析出儿童最喜欢什么口味的药物，为药物的研发提供好的思路，让儿童再也不用担心“药苦”的问题了。

3.助力中药研究

许多西方人及现在的年轻人不太相信中药，因为许多中药都没有明确标明具体的药理机制。人工智能的介入将会有效改变这一现象，有力地促进中药的发展。如今，医学专家借助深度学习与神经网络技术，能够将中药中的所有化学物质分离出来，再经过一系列的化学实验和临床分析，就能够找到中药中真正有作用的化学物质。这样的方法，一方面可以为中药正名，另一方面也可以助力中药的批量研发。

二、人工智能在医疗领域的应用案例

在人工智能飞速发展的今天，医疗事业也取得了突飞猛进的发展。人工智能医疗已经不再只是科幻片中的奇妙想象，而是发生在我们身边的真实场景。医院里有各式各样的机器人，有专为病患提供服务的服务机器人，有辅助医生的医疗机器人，还有用于药物研发的智能机器人。

随着各大互联网公司纷纷在医疗行业布局，智能医疗的案例也层出不穷。本节列举了国内外智能医疗的应用案例，带领大家感受智能医疗的奇妙。

（一）消化道早癌影像智能辅助识别

基于人工智能的多学科联合会诊（multi-disciplinary team，MDT）食管癌影像辅助识别系统，目前已经在南京鼓楼医院落地应用。它以 MDT 平台为基础，嵌入食道癌影像识别引擎，

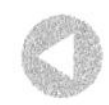

实时辅助消化内科医生进行食管癌内镜的早癌筛查。

消化内科在医院信息化建设中，积累了丰富的数据，希望利用现有的数据，开发一套集辅助诊断和联合会诊的系统，提高食管早癌检出率。结合实际临床需求，医院调研了大量文献，依托信息中心积累的大量临床数据，借鉴相关领域的成功经验，构建了基于人工智能的 MDT 系统，应用于食管早癌筛查，从而推进医院的智能化建设。

在食管癌影像辅助识别模型构建过程中，收集了两年多的在南京鼓楼医院和泰州人民医院就诊的 2714 份阳性内镜胃十二指肠镜检查（EGD）和 3000 份阴性 EGD 图像数据。此外，采集近期的 875 份 EGD 图像作为独立测试集，以准确率、灵敏度和特异度为性能评价指标，评估模型的诊断性能。EGD 图片的类别标签由相应的病理检查结果确定，病灶区域由两位资深内镜专家和一位病理专家协同确定。

在算法模型构建过程中，医院根据实际情况，做了以下工作来提高模型的诊断准确率和泛化性能。数据层面上，对原始训练集图像做翻转、镜像、随机裁剪等数据增广操作，增大数据集规模和多样性，提高模型泛化性能。模型层面，基于深度卷积神经网络（CNN）技术，借鉴经典 CNN 网络架构，如 GoogleNet、ResNet 等，设计了一种结合 Inception 模块和 ShortCut 模块的网络结构，在提高模型的特征提取能力的同时，降低了模型计算复杂度。由于有些食管早癌图像的病灶较小，直接对整个 EGD 图像进行分类，难以捕捉到不明显的病灶区域，所以采用围绕真实病灶区域，以滑动窗口的方式，获取含病灶的图片块，进行模型的训练，提高模型对于早癌的识别准确率。这种以滑动窗口形式进行的模型训练和测试，使得模型具有一定的病灶定位的功能。被预测成为早癌的多个图片块的重叠区域，则为可疑病灶区域，系统会提醒医生多加留意，降低漏诊风险。此外，在只标注图像类别标签而没有标注病灶区域的情况下，使用弱监督学习的策略，模型在给出类别定性诊断的同时，也可以给出可疑病灶的粗略估计。

MDT 系统应用成效显著，自上线使用后，后台数据显示科室每日打开次数 200 余次，合理提醒次数 100 余次，临床满意度很高。点击量主要表现在：推荐诊断、病灶识别及其他合理性提醒。食管癌影像辅助识别系统上线后，食管早癌的患者检出率在原有基础上提高 50%。通过正异常判断、异常分类细分，将食管早癌的患者检出例数、病灶准确识别率、假阴性漏检率大幅改善，从而实现了食管早癌的早发现、早诊断，为食管癌患者争取了更多有效的治疗时间。

MDT 食管癌影像辅助识别系统对临床工作的价值体现在三个环节：诊前——快速定位疾病，提升临床诊断准确率；诊中——推荐指南标准诊疗方案；诊后——通过多学科平台解决疑难病例，实现精准诊断与治疗。

医院信息化和智能化过程，本身是一个流程优化与再造的过程。MDT 食管癌影像辅助识别系统整合医院信息资源，运用大数据和人工智能技术，结合临床实际需求，提高食管癌早癌的检出率和诊断效率，为推进建设智慧医院提供经验借鉴，提供了更安全、更有效、更方便、更合理的医疗卫生服务。

（二）全流程智能信息化导检

当今各行各业的信息化、智能化建设越来越普及，整个社会对办事环境和效率要求越来越高。尤其是面对健康人群的健康体检工作，提高体检质量与优化体检服务一个都不能少。

优化体检流程，减少检查等待时间，让客户可以轻松把握体检进程，体检中心面临着前所未有的管理和服务压力。为优化管理和服务，建设了全流程智能导检系统，目前已经在西安交通大学第二附属医院落地应用。本产品涉及计算机视觉、自然语言处理、机器学习、虚拟现实、增强现实等相关人工智能技术。

该系统从根源上解决了体检中心目前以及未来即将面临的矛盾与问题，具体表现在：一是提升体检中心的服务效率，从而提升体检者体验速度。通过导检软件进行全流程排队，减少拥堵，体检者的排队情况显示到显示屏上，从而降低急躁情绪。二是提升体检中心服务质量，根据排队呼叫一对一检查。三是很大程度降低导检护士工作强度，降低人力成本。四是操作简单、方便、人性化，让护士可以提供更有质量的服务，提升体检者的体验速度，增加体检者的满意度。五是提供工作量数字统计上的支持。

实施过程中，对该院 2000 名员工在院内体验时进行满意度调查，满意度高达 96.6%，均表示该项目科学、可控，极大改善了等待时间和体检者体验速度。全流程智能导检系统使用过程中有良好的监督反馈机制，科室会定期每周小结，每月汇总出现的问题和需要修改的内容，报送生产厂家，使系统得以及时修正和升级。同时该系统案例效果验证涉及患者随访。

全流程智能导检系统在体检中心的实施和应用，就如同为体检中心配备了一个“大脑”，通过科学的计算与引导，体检中心现场井然有序，帮助体检者掌握自身体检进度，最大化提供了关怀。体检中心的管理，也完全实现数据化运行。该系统操作简便，可根据体检中心各科室实际业务需要灵活设置，上线快、收效高，是可全覆盖成长型体检中心的人工智能应用系统。

(三)达·芬奇手术机器人

在“人工智能+医疗健康”领域，手术室的智能化也成了研究的重点。手术室中的人工智能体现在手术机器人上，达·芬奇手术机器人就是世界上最具代表性的手术机器人之一。达·芬奇手术机器人的正式名称为“内窥镜手术器械控制系统”，由直觉手术机器人公司(Intuitive Surgical Inc.)设计生产，作为手术机器人的高水平代表，达·芬奇手术机器人有以下三种关键技术：

1. 可自由运动的手臂腕部 Endo Wrist

达·芬奇手术机器人机械手臂的腕部采用了 Endo Wrist 技术，能够提供 7 种自由度。与人手相比，达·芬奇手术机器人的机械手臂灵活度更高，触及的范围更广，可以完成一些人手不能完成的精准操作。

2. 三维高清影像技术

达·芬奇手术机器人的内窥镜可以形成三维立体图像，将手术区域放大 10~15 倍，提供 16：9 的真实全景三维图像，便于医生观察患者身体内部的情况。

3. 主控台的人机交互设计

达·芬奇手术机器人的主控台设计充分考虑了人机交互的需求。主控台提供了符合人体科学的手眼位置和舒服的坐姿，以此降低医生的疲劳感，保证长时间手术的正常进行。除此之外，

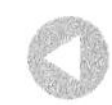

主控台还配有麦克风，保证了手术中主刀医生和助理医生的有效沟通。机器人还有运动比例缩放功能，能够将医生手部的自然颤抖或无意识移动带来的手术器械的移动减至最低程度。

利用这些技术，达·芬奇手术机器人具有许多优点。从患者的角度看，达·芬奇手术机器人的操作更加精确，创伤更小，术后恢复更快；从医生的角度看，达·芬奇手术机器人扩大了视野范围和操作范围，将手部无意识动作的影响降到了最低，提高了手术的效率和质量。

早在1996年，第一代达·芬奇手术机器人研发成功。经过数十年的经验积累，达·芬奇手术机器人已经发展到了第四代。在人工智能技术进一步发展的背景下，达·芬奇手术机器人在灵活度、精准度上都有很大的提高，还具备了远程观察指导系统。在达·芬奇手术机器人的帮助下，医疗手术必将会变得更加安全、科学和高效。

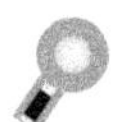

本章小结

人工智能是一门综合型学科，它不但要求研究者具备人工智能等计算机学科基础，熟悉文化、教育、金融等具体应用领域的专业知识，还要有一定的数学、哲学和生物学思维能力。当前，人工智能的研究和应用掀起新的高潮，一方面得益于大数据、云计算、深度学习等计算机软件技术的快速发展，另一方面也离不开芯片等计算机硬件性能的突破。人工智能已逐步走入并渗透到我们的工作和生活中，在医疗、教育、出行、安全、金融、智能安防、智能穿戴、智能家居、智慧校园等各个应用领域中都具有十分广阔的发展前景。

让机器模拟人类的思维并让机器为人类服务是人类古老的梦想。如今，人工智能技术的高速发展已经让人类的理想照进现实，在科技和商业力量的共同推动下，人工智能在文化、教育、金融、工业和医疗等领域已有了许多成功的应用案例。可以说，人工智能的初衷就是“以人为本”：我们不仅要探索研究人类智能的本质，更要让人工智能为人类所用，提高人类工作和生活的质量和效率。了解和思考人工智能在各应用场景中如何为我们应用和解决实际问题的现状，有利于我们展望和推进入境人员流行病学调查的人工智能应用的深入研究。

第五章

入境人员流调的人工智能技术研究

上一章介绍了人工智能技术及其在文化、教育、金融、工业、医疗等领域的案例。本章将重点介绍基于人工智能技术应用于入境人员卫生检疫工作中的智慧流行病学调查系统(以下简称“智慧流调系统”)的设计与开发。在传染病疫情全球蔓延时，卫生检疫工作尤其是入境人员的流行病学调查工作的重要性日益凸显，传统的流调方式面临着人力资源紧张、通关效率和准确性有待提高等问题，而智慧流调系统利用人工智能技术，通过对全球疫情信息和入境人员健康信息的深度挖掘和分析，实现对入境人员染疫风险因素的智能识别和判断，进而提高卫生检疫工作的效率和准确性。

智慧流调系统能够自动处理大量的疫情和入境人员健康信息，实时进行多维度的比对和判断，并提供科学、客观、准确的线索和处置办法，从而支持卫生检疫工作的决策和操作。智慧流调系统能够更快速、更精准地识别和判断入境人员的染疫风险因素，减少人工判断的主观性和误判的可能性，提高入境人员的健康安全保障水平，推动口岸现场流调的无人化和智能化。

第一节　概述

一、研究背景

流调是指运用流行病学的方法进行的调查研究，是传染病防控工作中不可缺少的重要工作环节。流调的目的在于摸清病例的活动轨迹，追踪到密切接触者，并采取相应的医学隔离或观察等检疫处置措施。

传统流调采取的工作模式是流调人员现场询问流调对象，手工填写流调问卷，再由人工进行汇总分析，撰写流调报告。这种方式在病例少、病毒传播力低的情况下适用。但大部分传染病特别是呼吸道传染病均具有较强的传播力，要求现场流调要“快”。传统流调工作模式各个环节均依靠手工，存在明显弊端，主要体现在以下七个方面：

- **对流调人员专业性要求高：**因为没有标准化的工具，检疫人员需要掌握流调工作的全面细节，才能较好地完成高质量的流调；若检疫人员本身专业存在欠缺，就可能出现流调的遗漏。

 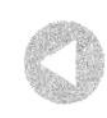

• **问卷填写不规范：**纸质填写的流调问卷或多或少存在字迹不清晰、填写不规范等问题，需要人工进行核实，耗费人力和时间。

• **数据处理工作量大：**现场填写的流调问卷需要人工录入到 EXCEL 表格中进行信息汇总，数据录入和分析工作量大。

• **流调报告时效性不高：**纸质填写的流调问卷需要先录入后才能进行汇总分析，每个环节都需要等上一环节完成之后才能进行，同步协作受到制约。

• **数据共享安全性不高：**因为缺乏统一的信息化协作工具，传统的流调工作有时需要通过通信软件进行部分信息的共享，存在一定的安全隐患。

• **流调人员心理压力大：**检疫人员在进行现场流调时，既要填写流调问卷，又要通过各种方式获取协查数据，还需要跟进协作方的结果，并在规定的时间内完成流调报告撰写。由于工作状态不断切换，难免会造成信息滞后，给检疫人员带来较大的心理压力。

• **缺乏统一知识库：**因没有统一的知识库，检疫人员需要根据各种查询途径去研判流调对象的风险结果，容易导致发生错判、漏判，或无法识别等各种情况，导致疫情进一步发展。

二、研究目的

对入境人员进行流行病学调查是人员卫生检疫排查的重要环节，其目的是找出人员暴露与疾病之间的联系，是开展检疫处置的重要基础。随着全球化的深入发展，人员流动性越来越高，传染病跨境传播的风险也不断加大。因此，入境人员流调系统的开发和建设越来越受到卫生检疫机关等部门的关注和重视。

（一）防控重大新发突发传染病是国家安全重要组成部分

党的二十大报告提出推进健康中国建设。人民健康是民族昌盛和国家强盛的重要标志。把保障人民健康放在优先发展的战略位置，完善人民健康促进政策。创新医防协同、医防融合机制，健全公共卫生体系，提高重大疫情早发现能力，加强重大疫情防控救治体系和应急能力建设，有效遏制重大传染性疾病传播。《“健康中国 2030”规划纲要》提出要“建立全球传染病疫情信息智能监测预警、口岸精准检疫的口岸传染病预防控制体系和种类齐全的现代口岸核生化有害因子防控体系，建立基于源头防控、境内外联防联控的口岸突发公共卫生事件应对机制，健全口岸病媒生物及各类重大传染病监测控制机制，主动预防、控制和应对境外突发公共卫生事件”。2021 年 4 月 15 日生效实施的《中华人民共和国生物安全法》已让“防控重大新发突发传染病”成为该项立法首要目标，成为国家安全重要组成部分。

（二）流调对于控制防治疫情作用显著

全球传染病相关“国际关注的突发公共卫生事件”愈发频密，流调对于防控境外输入疫情有着至关重要的作用，其主要工作内容分为两方面：一是调查感染途径和感染源；二是调查密切接触者，通过与入境人员深度细致的交流，就可把病毒的整个传播链及传播网络清楚描绘出来，让控制、防治病毒的手段变得更加明确有效。

(三)入境人员流调工作存在不足

卫生检疫主要监管对象的入境人员具有流动性大、互动性强、个体主观性强等特点，且传染病种类多样、症状复杂隐匿、可能存在潜伏期，使得传染病症状评判无法精确量化，输入风险精准研判难度高，既凸显出现场流调的重要性，又暴露出现有流调工作在人力资源或技术升级等方面存在的极大不足，在极其有限的通关时间下，难以通过准确完整的流调来判定出入境人员疫情风险：一是难以鉴别健康申报的真实性和完整性；二是难以研判出入境人员携带传染病风险高低；三是难以判别出入境人员可能存在的染疫种类。在难以研判出入境人员个体染疫风险的情况下，后续处置也难以有效开展，难以有效阻止传染病疫情输入。因此，当前的入境人员流行病学调查工作在专业人员数量有限、水平经验不一、容易被感染等方面存在不足。

基于境外疫情输入风险态势的严峻形势，针对新发突发重大传染病防控的国家安全要求，面对入境人员流调工作所存在的风险和不足，迫切需要立足口岸卫生检疫实际工作，研究并建设入境人员智慧流调系统，提升国门安全总体防控能力和水平，为落实党的二十大“健康中国”战略要求提供技术支撑和保障。

三、研究意义

(一)智慧流调系统通过信息技术建立与各疫情防控部门的数据交换通道，实现相关数据的快速高效引入、辅助分析

- **多类信息协同处理：**一旦流调系统中录入病例或密接人员信息，就会触发数据响应机制，协查管控数据模型会匹配流调对象的相关信息，包括：核酸检测信息、疫苗接种信息、隔离点信息、消杀信息等，这些信息会及时填充至流调系统中，减少检疫人员现场询问和填写的工作量，提高现场流调的效率。
- **流调分析更高效：**系统对流调过程中所需录入的信息进行切片处理，将每个功能模块化，当多人同时进行复杂场景下的流调工作时，检疫人员仅需在移动端录入各自负责的流调内容，数据与后台数据库后进行合成，形成一条完整的记录。此外，系统提供标准格式的流调报告，检疫人员只需要根据实际情况进行适当的补充和完善，可提高检疫人员处理分析和撰写报告的效率。
- **任务管理更精准：**所有流调任务的发起、分配、录入等，都可通过系统实现。正在进行的任务、已完成的任务、任务完成比等可直观展现，流调管理者可通过系统及时了解流调任务进展、完成情况、薄弱环节、问题难点，以便于优化和改进后期流调管理工作。
- **人员调配更灵活：**一般情况下专职检疫人员数量有限，在疫情形势严峻的情况下，需要从其他岗位上抽调人员补充流调队伍力量。如何保证抽调人员的质量至关重要。通过信息化工具将流调流程标准化，现场检疫人员只需负责相应的流调模块，按照系统展现的表单进行现场询问和数据录入，可极大地减少数据采集时间，提高流调质量。
- **流调介质更便利：**传统流调依托于纸质流调表，检疫人员在进出隔离区域时均需要对流调表进行消杀处理；通过移动端进行数据录入，在隔离区内可通过移动端塑料膜进行防

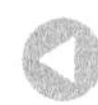

护，离开隔离区时只需要取掉塑料膜，可减少流调介质的消毒流程，降低交叉感染风险。

（二）多种技术融合及创新应用，使流调过程实现无人化、智能化，为传染病防控提供新型技术手段

• 通过智能搜索引擎，建立入境人员个性化疫情输入风险本底数据档案。通过智能搜索引擎海量抓取旅客来源地及所乘航班停靠地传染病流行状况、当地医疗技术水平、交通状况、生活风俗习惯及传染病防控等情况，结合入境人员行程情况，自动建立入境人员个性化疫情输入风险本底数据档案。

• 通过人工智能技术，借助语音识别和自然语言处理等技术模拟现场流调的真实环境，给入境人员环境沉浸感，对入境人员进行针对性提问，进而获取全面准确的染疫线索，再结合入境人员个性化疫情风险本底数据档案，智能研判入境人员个体的疫情传播风险以及个体的传染病风险种类等因素。

• 通过知识图谱、机器学习、人工智能、数据挖掘等技术，采用计算机模拟或实现人类学习行为，将技术标准、工作规范、业务基础知识汇聚、融合，建设通用和重点领域专业业务知识库平台，并引入智能规则引擎等工具，获取新的知识或技能，重新组织已有的知识结构使之不断改善自身的性能，并根据不同时期、不同入境人员个体研判结果，不断学习提升流调水平。

• 通过智慧流调结果，准确判断入境人员个体染疫风险线索，研判入境人员可能染疫种类线索，对其进行针对性采样、实验室检测，依据检测结果给出后续处置意见，为入境人员给出综合性健康建议。

• 通过人工智能算法，基于大量的流行病学实时及历史数据，对全球流行病进行监测和分析，发现潜在的流行病风险，预测疫情的传播趋势，以便采取相应的预防措施。

• 通过建立以入境人员个体染疫风险因素智能识别为核心的入境人员智慧流调系统，避免检疫人员受感染风险，推动口岸流调的无人化和智能化。

第二节　基于人工智能的流调技术原理

随着深度神经网络（Deep Neural Network，DNN）技术的发展，海量数据资源、深度学习算法、大规模并行计算，构成了人工智能发展的三大先决条件。将人工智能引入流调领域并进行深度融合是实现国境卫生检疫现代化的必由之路，可促进人工智能技术在卫生检疫应用的创新发展。智慧流调系统运用了图文识别、自然语言处理、智能语音识别、实体关系分析、疫情风险要素自动抽取等人工智能技术并结合大数据处理。其主要任务如下：

• **让机器学会识别疫情输入风险：**让机器自动对疫情风险类型进行识别，并将其自动归类到相应知识目录。智能识别、信息提取的对象是各种疫情信息，包括疫情类型、发生地点、疫情形势等。

• **让机器学会理解疫情输入风险：**基于机器对大量标注疫情输入风险的内容的学习和积累，机器能够自动对疫情输入风险内容进行理解并抽取与查证疫情输入风险相关的内容。机器学习、深度挖掘的对象，包括疫情输入风险标准、疫情输入风险规则、疫情输入风险模型，公共卫生事件典型案例、疫情处置经验等。

• **让机器学会分析疫情输入风险：**让机器学会对各类疫情输入风险进行分析和归类。例如，在流调系统中，对于流调问答自动进行语义分析，并对相似问答进行聚类。在机器分析过程中，首先要让机器学会对疫情输入风险进行校验、把关，使其能够及时发现、及时提示进入系统的入境人员涉疫风险中的疫情输入风险标准不统一、流调程序不统一、流调问答中存在瑕疵以及疫情输入风险之间的矛盾等问题，确保流调工作符合相关规定、要求和标准等，提升流调质量和效率，确保健康的入境人员快速放行，涉疫人员及时得到检疫判定和分类处置，防止疫情输入，保障境内人员健康安全。

一、总体架构

智慧流调系统由信息采集系统、智能研判系统、流调应用系统、决策分析系统共四部分组成，其架构如图 5.1 所示。

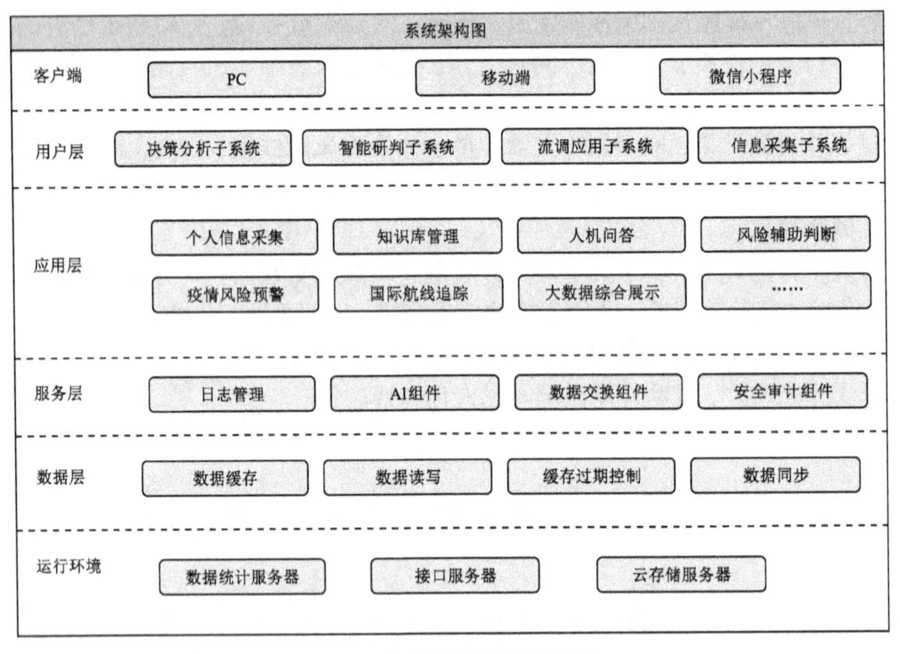

图 5.1 智慧流调系统架构图

• **多端汇集，信息汇聚：**智慧流调系统支持移动端及电脑 PC 端同步使用和信息共享，现场检疫人员与入境人员可使用平板电脑或手机进行信息收集或填写，现场的音视频等文件也可同步上传至系统。登录 PC 端后可对疫情信息进行分类，清晰直观地详细查询，后台人员可根据工作需要对流调任务进行转送、下发等操作。解决“线下”信息传递不及时、碎片化、整合效率低、信息传递有错漏等问题，为流调工作提供全流程、顺畅的信息化管理。

• **智能对话，实时转译：**智慧流调系统集成人机对话实时转译功能，入境人员可通过智能一体机进行流调访谈，大大减轻一线人员访谈工作量，边访谈边记录，通话记录可实时转

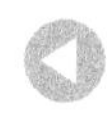

译为文字。为了使入境人员完成快速通关，后台会记录各问题的回答时间、各环节的通关时间，实现全流程监控，并适度优化流调题库，不仅对入境人员快速通关提供便利，而且减轻了一线工作人员任务负担。

- **智能分析，助力决策：**智慧流调系统通过采集的风险人员行动轨迹、病例间接触时间及方式等，自动生成个人轨迹分析图、个人传播链条形图、病例传代关系图等，可直观展现病例间的传播方式、病例时间分析等信息，助力专家对风险地区划分、疫情传播趋势等进行决策与判断。

- **敏感信息，安全保障：**智慧流调系统的设计、应用与数据使用必须安全、可靠、准确、可信、可用、完整。系统与数据的安全应符合国家有关法律和规定。业务安全包括建立统一的机构和用户管理，建立统一的权限管理，建立统一的身份认证，对敏感信息和保密信息在传输和存贮时进行加密，建立数据备份与恢复机制，建立健全安全管理制度等。

- **数据分类保护：**数据可按照关键程度划分为关键性的数据、赖以生存的数据、敏感的数据、非关键性的数据。对关键程度不同的数据，需进行分区域存放和管理，并制定不同的安全保护等级，实施相应的安全保护策略。关键程度高的数据，需制定高级别的安全保护等级要求，确保应用系统的数据安全。

- **信息安全合规性：**应遵循《信息安全技术网络安全等级保护定级指南 GB/T 22240—2020》要求，按照《信息安全技术网络安全等级保护基本要求 GB/T 22239—2019》开展信息安全等级保护测评工作。

二、大数据治理技术

疫情数据来源类型繁多，数据格式也多种多样，包括视频、文本、图片、网页、数据库等各类结构化、非结构化和半结构化数据。大数据应用的关键，就是从海量的看似无关的数据中，通过分析关联关系，从而获取有价值的信息。大数据处理的第一步是从数据源采集数据并进行预处理和集成操作，为后续流程提供高质量的统一的数据集，根据来源类型的不同，需要使用不同的数据采集技术。因此，如何从数据源有效获取数据成为大数据应用必须解决的首要问题。

（一）数据采集技术

卫生检疫工作产生的业务数据，以及生物医学检测仪器产生的检测数据，存储在传统关系型数据库中，需要使用 ETL(Extract-Transform-Load)工具或流程来提取数据，从传统数据库中提取数据通常分为如下几个步骤：抽取、清洗、转换、装载。

- **抽取**主要是针对分散数据，如各业务系统和各网点的数据，充分了解数据源后，应确定需要抽取的数据范围，制订现有数据以及增量数据的抽取规则。

- **清洗**主要是针对系统的各个环节可能出现的二义性数据、重复数据、不完整数据以及违反业务规则等数据的治理。可通过试抽取，先剔除有问题的记录，并根据实际情况调整相应的数据读写操作。

- **转换**主要是基于数据仓库建立的数据模型，通过自定义脚本、内置的库函数或其他的扩展方式，实现多种复杂转换，此过程应支持调试环境，可清晰监控数据转换状态。数据转换可将数据从业务模型转换到分析模型。

• **装载**主要是将转换后的数据装载到数据仓库中，可通过直接装载数据文件或直接连接数据库的方式进行数据装载。

在业务应用中，数据采集工作的 ETL 运行方式可随时调整，并可灵活集成到其他管理系统中。典型的 ETL 工具有 Datastage、Kettle、Informatics 等。

通过 ETL 工具抽取、清洗并完成加载后的数据库形态仍是传统关系型数据库或数据仓库，其具有硬件成本高、扩展能力有限、无法分析海量非结构化数据等缺点，因此需要使用 Sqoop 等工具将传统数据库的数据以及非结构化数据加载到分布式文件系统中，如加载到 Hadoop 分布式文件系统（Hadoop Distributed File System，HDFS）中，以实现海量超大文件的分布式并行分析处理。

（二）日志分析与采集技术

随着企业业务系统规模的迅速扩大，服务器集群节点数不断扩增，运维日志规模随之急剧增加。日志分析是监测应用系统运行状况和用户行为的重要方式，并已拓展到更多的方向，比如用户行为分析和个性化推荐等。日志文件的数据由 MySQL 数据库、Oracle 数据库、网络数据库、文本文件等多种类型数据库或文件进行存储。日志文件可能在多个集群机器中进行分布式存储，因而日志采集需要增量实时获取类似于流处理的日志文件。当日志规模很大时，需要分布式平台来存储和处理数据。常用的日志采集和监测系统有 Hadoop 的 Chukwa、Facebook 的 Scribe、Cloudera 的 Flume 等。

（三）流数据采集接入技术

流数据挖掘（Stream Data Mining）指在“流数据”上发现并提取隐含的、事先未知的、潜在有用的信息和知识的过程。在流数据环境下，数据连续、快速、源源不断地到达，反复存取操作变得不可行，其隐含的聚类可能随时间动态地变化而导致聚类质量降低，这就要求流数据聚类算法能快速增量地处理新数据，简洁地表示聚类信息，稳健地处理噪声和异常数据。基于流数据挖掘的特点，流数据一般通过定制接口或订阅的方式进行数据接入，例如 Apache Kafka 就可提供较好的解决方案。

• **Apache Kafka 原理：**Apache Kafka 是一个分布式发布-订阅消息系统和一个强大的队列，可处理大量的数据，并使用户能够将消息从一个端点传递到另一个端点。Kafka 适合离线和在线消息消费。Kafka 消息保留在磁盘上，并在群集内复制以防止数据丢失。Kafka 构建在 Zookeeper 同步服务之上，它与 Apache Storm 和 Spark 非常好地集成，用于实时流式数据分析。Kafka 专为分布式高吞吐量系统而设计，与其他消息传递系统相比，Kafka 具有更好的吞吐量、内置分区、复制和固有的容错能力，这使得它非常适合大规模消息处理。

• **Kafka 的特性：**①高吞吐量：Kafka 每秒可产生数十万的消息，也可以处理数十万的消息。②持久化数据存储：可进行持久化操作。将消息持久化存储到磁盘，因此可用于批量消费。③分布式系统易于扩展：Producer、Broker 和 Consumer 都有多个进程，均为分布式的。无须停机即可扩展机器。④客户端状态维护：消息被处理的状态是在 Consumer 端维护，而不是由 Server 端维护，当系统失败时能自动平衡。

(四)网络数据采集技术

疫情防控等互联网数据，是用户在互联网活动中产生的数据，互联网上的信息多种多样，数据的格式也多种多样，这样的数据一般是通过网络爬虫对所需数据进行定制化的采集，针对不同的网站建立不同的采集模版。将采集到的数据通过 HTTP 传输给 Flume，Flume 把数据写入 Kafka 消息队列中。Flink 获取该消息队列的信息，通过自定义的处理方式，处理对应的数据并存储到数据仓库当中。

根据需求的不同，将网络爬虫技术分为不同的种类。

- **爬取网页链接：** 通过爬虫获取必要的链接或者数据是搜索引擎的第一个步骤，将其存储在数据库中，建立索引，然后定义查询语句，解析查询语句并利用检索器检索数据库里的数据。通过 URL 链接获取此 Html 页面中指定的链接，存储这些链接，然后使用这些链接作为源再次爬取链接指向 Html 页面中的链接，如此层层递归下去。普遍使用的方法是深度优先或者广度优先，并且根据不同级别的抓取需求选择不同的方法以获得最佳的效果，效率优化是爬虫的关键。
- **爬取数据信息：** 图片、文本信息等，可根据需要通过某种手段获取数据样本供后续数据分析使用。其过程是：爬虫利用现有的公共数据库或获取指定数据样本，由关键字指定的 URL 把所有相关的 Html 页面全抓取下来(Html 集为字符串)，解析 Html 文本(通过正则表达式或者现成工具包 Jsoup)，提取疫情、健康、医疗等信息，然后把信息存储起来。

(五)数据集成技术

各卫生检疫相关信息系统通常在系统平台、技术手段、实现方式、数据接口、字段定义等都不相同，如何有效集成各信息系统的疫情数据信息，建立平台与各信息系统的无缝连接，解决异构数据源之间的关联问题，成为构建智慧流调系统要解决的首要问题。异构数据源，指涉及同一类型但在处理方法上存在差异的数据。内容上，不仅指不同的数据库(如 Oracle、SQL Server 的数据)，也指不同结构的数据(如结构化的数据库数据和半结构化的 XML 数据)。异构数据集成是以逻辑或者物理的方式把不同来源、格式、特点、性质的数据有机整合，在数据源集成后每个数据源仍然保有自己的应用特性、完整性控制和安全性控制，并且各数据库间数据能实现数据透明访问、彼此共享。

数据集成过程是将各卫生检疫系统、物联网设备、公众网站等数据作为数据源，将这些数据源中的异构数据库数据集成起来，按照一定的规则将若干个 XML 文档集成为一个文档，并将它们上传到中央数据库。数据集成设计模型如图 5.2 所示。

(六)数据清洗技术

采集到的众多疫情等数据中存在着许多脏数据，即不完整、不规范、不准确的数据。数据清洗就是指把脏数据清洗干净，从而提高数据质量。具体操作有检查数据一致性、处理无效值和缺失值等。数据清洗可有多种表述方式，例如，在数据仓库环境下，数据清洗是抽取、转换、装载过程的一个重要部分，要考虑数据仓库的集成性与面向主题的需要(包括数据的清洗及结构转换)。而在机器学习领域中，数据清洗则被定义为对特征数据和标注数据进行处理，如样本采样、样本调权、异常点去除、特征归一化处理、特征变化、特征组合等。现在

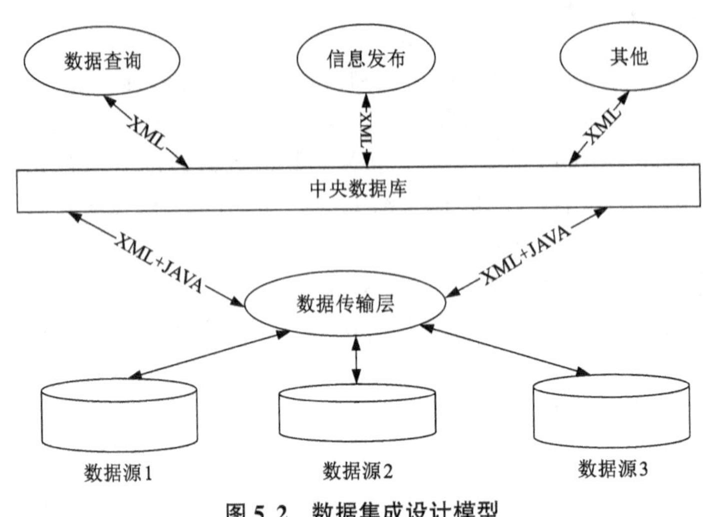

图 5.2 数据集成设计模型

业界一般认为，数据清洗指检测和去除数据集中的噪声数据与无关数据，处理遗漏数据，以及去除空白数据域和知识背景下的白噪声。

数据清洗可利用统计方法、数据挖掘方法、模式规则等方法将脏数据转换为满足数据质量要求的数据。数据清洗按照实现方式可分为手工清洗和自动清洗。

- **手工清洗：** 手工清洗是指人工对录入的数据进行清洗。这种方法较为简单，只要投入足够的人力、物力与财力，就能发现数据错误，但效率低下。在数据量大的情况下，手工清洗数据的操作几乎是不可能的。
- **自动清洗：** 自动清洗是指由计算机进行相应的数据清洗操作。简单的自动清洗常针对解决某个特定的问题，通常不够灵活，特别是在清洗过程需要反复进行时程序复杂，清洗过程发生变化时，工作量大，而且没有充分利用数据库可提供的强大数据处理能力。随着数据清洗技术的不断提升，在自动清洗中发展出了清洗算法与清洗规则来帮助用户完成清洗工作。清洗算法与清洗规则是根据相关的业务知识，应用相应的方法，如统计学、数据挖掘的方法，分析出数据源中数据的特点，并且进行相应的数据清洗。常见的清洗方式主要有两种：一种是发掘数据中存在的模式，并利用这些模式清理数据；另一种是基于数据的清洗模式，即根据预定义的清理规则，查找不匹配的记录，并清洗这些记录。数据清洗规则已经在业界被广泛利用，常见的数据清洗规则包括编辑规则、修复规则、Sherlock 规则和探测规则等。

数据清洗的主要任务是过滤或者修改那些不符合要求的数据，主要包含不完整的数据、错误的数据和重复的数据三大类：

- **不完整的数据：** 是指应该有的信息存在缺失的数据，如在数据表中缺失了姓名、单位名称、区域信息、邮编地址等数据。对于这一类数据的清洗，应当首先将数据过滤出来，按缺失的内容分别写入不同数据库文件。在按要求重新提交新数据，并在规定的时间内补全后，再写入到数据仓库中。
- **错误的数据：** 是指在数据库中出现了错误的数据值的数据，错误值包括输入错误数

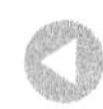

据。输入错误是由于原始数据录入人员疏忽而造成的，而错误数据大多是由一些客观原因引起的，例如人员填写的所属单位不同和人员的变更等。该类数据产生的原因大多是在接收输入后没有进行判断而直接写入后台数据库造成的，比如数值数据输入成全角数字字符、字符串数据后有多余回车符、日期格式不正确、日期越界等。此外，在错误的数据中还包含了异常数据(与其他大部分记录相比不能遵循某种共同模式的记录)。

- **重复的数据：**也叫作“相似重复记录”。同一个现实实体在数据集合中用多条不完全相同的记录来表示，由于它们在格式、拼写上的差异，导致数据库管理系统不能正确识别。从狭义的角度看，如果两条记录在某些字段的值相等或足够相似，则认为这两条记录互为相似重复。识别相似重复记录是数据清洗活动的核心。

数据清洗能够对非结构化数据进行处理，提取其中的有用信息，并转换为结构化数据。结构化数据是指按照一定的规则或格式组织的数据，例如表格、数据库、JSON 等。非结构化数据是指没有固定的规则或格式的数据，例如文本、图像、音频、视频等。数据清洗功能中把非结构化数据转换为结构化数据的功能有以下几个步骤：

- **数据预处理：**对非结构化数据进行一些基本的处理，例如去除噪声、缺失值、重复值等，提高数据的质量和一致性。这一步骤需要根据数据的特点和需求，选择合适的预处理技术和方法，例如过滤、填充、删除、替换等。数据预处理的目的是消除或减少数据中的错误和冗余，为后续的解析提供清洗后的数据。
- **过滤：**过滤是指根据一定的条件或规则，筛选出符合要求的数据，剔除不符合要求的数据。过滤可根据不同的需求和难度，分为按行过滤和按列过滤。按行过滤是指根据行中某个或某些字段的值，判断该行是否保留或删除。按列过滤是指根据列中某个或某些属性的特征，判断该列是否保留或删除。过滤可使用 Pandas、Numpy 等库或模块，使用布尔索引、条件查询、dropna 等函数或方法进行实现。
- **填充：**填充是指对数据中存在的缺失值或空值进行补充或替换的操作。填充可根据不同的需求和难度，分为固定值填充和动态值填充。固定值填充是指使用一个固定的值，如 0、空字符串、None 等，来替换缺失值或空值。动态值填充是指使用一个动态计算得到的值，如均值、中位数、众数、插值等，来替换缺失值或空值。填充可使用 Pandas、Numpy 等库或模块，使用 fillna、replace、interpolate 等函数或方法进行实现。
- **删除：**删除是指对数据中存在的无效值或异常值进行移除或忽略的操作。删除可根据不同的需求和难度，分为按行删除和按列删除。按行删除是指根据行中某个或某些字段的值，判断该行是否无效或异常，并进行移除或忽略。按列删除是指根据列中某个或某些属性的特征，判断该列是否无效或异常，并进行移除或忽略。删除可使用 Pandas、Numpy 等库或模块，使用 drop、dropna、drop duplicates 等函数或方法进行实现。
- **数据解析：**根据非结构化数据的类型和内容，选择合适的方法进行解析，例如使用自然语言处理、图像识别、语音识别等技术，提取出数据中的关键信息和特征。这一步骤需要根据数据的语义和结构，选择合适的解析技术和方法，例如分词、标注、识别、分类等。数据解析的目的是从非结构化数据中抽取出有用和有意义的信息和特征，为后续的转换提供解析后的数据。

✓ **分词**是指将文本或语音切分为最小的语义单元，例如单词或字。

✓ **标注**是指给分词后的单元添加一些属性或标签，例如词性、命名实体等。

✓ **识别**是指从分词或标注后的单元中识别出一些特定的信息或对象，例如人名、地名、日期等。

✓ **分类**是指将分词或标注或识别后的单元按照一定的标准或规则进行分组或排序，例如按照主题、情感、类别等。

• **数据转换：**将解析后的信息和特征按照一定的规则或格式组织成结构化数据，结构化数据是指有固定格式或规范的数据，例如表格、列表、字典等。结构化数据可方便地进行查询、统计、分析等操作，并且可与其他系统或平台进行交互或集成。将非结构化数据转换为结构化数据需要使用一些常见的格式或方式，例如逗号分隔值(CSV)、键值对(KVP)、XML等。这些格式或方式通常涉及一些基本的规则或约定，例如分隔符、标签、属性等。这一步骤需要根据目标位置或平台的要求，目标位置或平台是指存储或运行结构化数据的地方，例如文件系统、数据库、云服务等。不同位置或平台可能有不同的要求或限制，例如文件大小、编码方式、访问权限等。因此，在存储结构化数据时需要根据目标位置或平台的特点进行适配和优化，例如压缩文件、加密文件、分割文件等。

三、数据挖掘与知识发现

从字面上理解数据挖掘(Data Mining，DM)，就是从采集到的数据集中挖掘知识，又被称为数据挖矿。这种表达方式被认为有语法问题，淘金客从矿石中挖掘黄金，被称为黄金挖掘，而不是矿石挖掘。Owen Duncan 认为，数据挖掘是从大型数据集中发现可指导行动的信息的过程，数据挖掘使用数学方法分析和发现存在于数据中的模式(Pattern)和趋势。通常由于这些模式的关系过于复杂或涉及数据量太多，使用传统的数据分析方法无法发现这些模式或趋势。

知识发现(Knowledge Discovering Database，KDD)指的是从基础数据的获取开始，直到模式发现和知识可视化表达为止的全过程。也有学者把数据挖掘作为知识发现过程(如图 5.3)的一个环节。

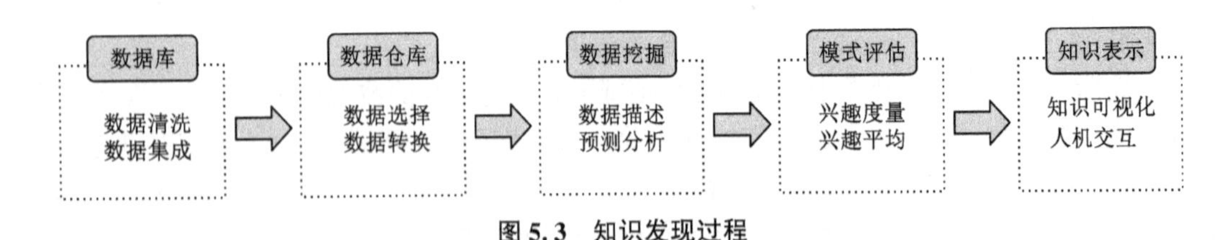

图 5.3　知识发现过程

数据挖掘与知识发现是自然语言处理任务的初始工作，同时也是全球疫情信息采集的重要任务。在疫情信息采集任务中，充足的高质量数据是深度学习模型训练的前提。首先利用网络爬虫在各指定疫情信息网站采集相关数据，然后针对文本数据存在的格式不规范、“脏数据”、数据冗余等问题，采用数据挖掘与知识发现的方法对文本数据进行规范处理及初步分析，为后续相关工作奠定基础。

数据挖掘可以在主流类型的数据库上进行，例如关系型数据库、面向对象型数据库、空间数据库、时间序列数据库、文本数据库、多媒体数据库等。基于上述数据库，可根据目标

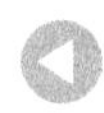

任务进行数据挖掘操作。数据挖掘的目标任务，可分为数据描述和预测两种基本类型。数据描述类数据挖掘任务是对数据库中的数据进行特征描画，预测类任务是基于当前数据进行下一步预测或推断。结合不同的挖掘任务采取以下不同的分析方法。

- **回归分析**：是确定两种或两种以上变量间相互依赖关系的一种定量分析方法。它试图解析一组或者多组变量对另外一组变量的影响。通常情况下，结果变量称为因变量，因为它的结果依赖于其他变量，这些其他变量称为自变量或者输入变量。回归分析按照涉及的变量的多少，分为一元回归分析和多元回归分析；按照因变量的多少，可分为简单回归分析和多重回归分析；按照自变量和因变量之间的关系类型，可分为线性回归分析和非线性回归分析。如果在回归分析中只包括一个自变量和一个因变量，且二者的关系可用一条直线近似表示，这种回归分析称为一元线性回归分析；如果回归分析中包括两个或两个以上的自变量，且自变量之间存在线性相关，则称为多重线性回归分析。通常，回归分析过程包括问题描述、变量选择、收集数据、回归建模、参数估计和模型评价等步骤。

- **分类方法**：是数据挖掘与数据描述中重要的算法，用于识别数据类别或概念的模型。分类方法从海量大数据中选出已经分好类的训练集，在该训练集上运用数据挖掘分类的技术，建立分类模型，为新的观测数据分配类别标签。分类算法属于有监督学习。常用的有决策树分类与贝叶斯分类法。

✓ **决策树分类**：也被称为预测树分类，决策树分类算法使用树形结构来指定决策与结果的序列。对于给定的输入 $X=\{X_1, X_2, \cdots, X_n\}$，目的是预测一个输出变量 Y。X_1，X_2，…，X_n 都称为输入变量。决策树预测模型可通过测试点和分支构造的决策树来实现。使用决策树进行决策的过程就是从根节点开始，测试待分类项中相应的特征属性，并按照其值选择输出分支，直到到达叶子节点，将叶子节点存放的类别作为决策结果。

✓ **贝叶斯分类**：是各种分类中分类错误概率最小或者在预先给定代价的情况下平均风险最小的分类方法。贝叶斯分类的原理是通过某对象的先验概率，利用贝叶斯公式计算出其后验概率，即该对象属于某一类的概率，选择具有最大后验概率的类作为该对象所属的类。

四、大数据可视化技术

大数据可视化不但利用数据挖掘技术从数据中挖掘有用的信息，而且还要把数据挖掘得到的信息向用户直观地展示，以增强人的认知能力。确切地说，可视化过程能将数据、信息和知识转化为一种形象化的视觉表达形式，充分利用了人们对可视模式快速识别的自然能力，以形象化的姿态接受用户的解读。

通常，大数据可视化主要包括数据可视化、科学可视化和信息可视化。

- **数据可视化**：是指面对大量数据，通过计算机技术把这些纷繁复杂的数据经过一系列快速的处理，找出其关联性，通过直观图形的展示让用户更直接地观察和分析数据，帮助用户预测数据的发展趋势的可视化方法。数据可视化涉及的技术主要有图表技术、几何技术、面向像素技术、分布式技术等。

- **科学可视化**：是指利用计算机图形学以及图像处理技术等来展示数据信息的可视化方法。一般的可视化包括利用色彩差异、网格序列、网格无序、地理位置、尺寸大小等。但是传统的数据可视化技术不能直接应用于大数据中，需要借助计算机软件技术提供相应的算法对可视化进行改进。目前比较常见的可视化算法有分布式绘制算法和基于CPU的快速绘制算法。

- **信息可视化：**通过用户的视觉感知理解抽象的数据信息，加强人类对信息的理解。信息可视化处理的数据需要具有一定的数据结构，并且是一些抽象信息，如视频信息、文字信息等。对于这类抽象信息的处理，首先需要先进行数据描述，再对其进行可视化呈现。

大数据可视化还可细分为时空数据可视化、时间属性可视化、流数据可视化和文本数据可视化。

- **时空数据可视化：**传感器与移动终端的迅速普及，使得时空动态数据成为大数据时代典型的数据类型。时空数据可视化与地理制图学相结合，重点对时间与空间维度以及与之相关的信息对象属性建立可视化表征，对与时间和空间密切相关的模式及规律进行展示。大数据环境下时空数据的高维性、实时性等特点是时空数据可视化考虑的重点。
- **时间属性可视化：**将时间属性或者顺序当成时间轴变量，每个数据实例作为时间轴上某个变量值对应的事件。随着时间推移，各类属性数据都随之变化，例如：图表展示人体血糖、血压、并发症等变量随时间变化的相关规律和周期。首先，通常可针对个人健康模型，建立动态健康档案，全面了解个人健康记录及联动模型。其次，可应用于入境人员染疫分析，通过分析每日人流量及入境时间等信息，借助日历视图和时间属性图，全面研究和分析日常口岸每个业务流程的瓶颈，从而提升疫情防控工作的效率和质量。
- **流数据可视化：**通过流模式生成流数据，即具有无限长度的时间轴的时变型数据。其数据并不存储在可随机访问的磁盘或内存中，而是以一个或多个连续数据流的形式到达。按功能可把这样的数据分为监控型和叠加型两类。监控型是用流动窗口固定一个时间区间，把流数据转化成静态数据，数据更新方式是刷新，属于局部分析；叠加型是把新产生的数据可视映射到原来的历史数据可视化结果上，更新方式是渐进式，属于全局分析。流数据和传统数据池处理方法相比有三个特点：一是数据流潜在大小可能是无限的。二是数据元素需要实时处理，否则随着时间流逝其数据价值会降低。三是数据元素到达顺序和数量具有不确定性。
- **文本数据可视化：**文本数据可视化的作用包括四方面：一是理解主旨；二是组织、分类信息；三是对比文档信息；四是关联文本的样式和其他信息。简单来说就是让用户更加直观、迅速地获取、分析信息。例如：针对一篇文章，文本可视化能更快地告诉读者文章在讲什么；针对社交网络上的发言，文本可视化可进行信息归类、情感分析；针对一个大新闻，文本可视化可捋顺事情发展的脉络、每个人物的关系等；针对一系列的文档，文本可视化可找到它们之间的联系。一般来说，情报分析、网络内容分析、情感分析或文学研究等相关领域都可用到文本可视化。

五、地理信息系统GIS技术

地理信息系统(Geographical Information System，GIS)是一种综合处理和分析与地表相关信息的计算机系统。它将地理空间数据与计算机技术相结合，以空间数据库为基础，对空间数据进行采集、存储、管理、操作、分析、模拟和显示。GIS区别于一般信息系统的关键在空间相关数据的处理能力，在传染病发生与流行、病媒生物的分布、空气污染及地方病的病因

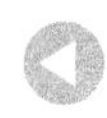

等研究中具有优越性。

美国联邦数字地图协调委员会关于 GIS 的定义为“GIS 是由计算机硬件、软件和不同的方法组成的系统，该系统设计用来支持空间数据的采集、管理、处理、分析、建模和显示，以便解决复杂的规划和管理问题”。根据这个定义，GIS 可解释如下：GIS 的物理外壳是计算机化的技术系统，该系统又由若干个相互关联的系统构成，如数据采集系统、数据管理系统、数据处理和分析系统、可视化表达与输出系统等。

GIS 的对象是地理实体。地理实体数据的最根本特点是每一个数据都按统一的地理坐标进行编码，以实现对其定位、定性、定量和拓扑关系的描述。GIS 以地理实体数据作为处理和操作的主要对象，这是它区别于其他类型信息系统的根本标志，也是其技术难点之所在。

GIS 的技术优势在于它的混合数据结构和有效的数据集成、独特的地理空间分析能力、快速的空间定位搜索和复杂的查询功能、强大的图形创造和可视化表达手段，以及地理过程的演化模拟和空间决策支持功能等。其中，通过地理空间分析可产生常规方法难以获得的重要信息，实现在系统支持下的地理过程动态模拟和决策支持，这是 GIS 的研究核心。

目前，对 GIS 的认识可归为三个观点：第一种观点是地图观点，强调 GIS 作为信息载体与传播媒介的地图功能，认为 GIS 是一种地图数据处理与显示系统，每个地理数据集可看成是一张地图，通过地图代数实现数据的操作与运算，其结果仍然再现为一张具有新内容的地图。测绘及各专题地图部门非常重视 GIS 快速生产高质量地图的能力。第二种观点称为数据库观点，强调数据库系统在地理信息系统中的重要地位，认为一个完整的数据库是任何一个成功的 GIS 不可缺少的部分。第三种观点则是分析工具观点，强调 GIS 的空间分析与模型分析功能，认为 GIS 是一门空间信息科学。

入境人员流行病学调查和医疗卫生服务都具有一定的空间分布特征，因此，可利用 GIS 分析传染病的空间分布为疫情防控措施效果评价提供技术支持，进而对公共卫生资源进行合理调配。

六、机器学习技术

（一）机器学习的概念

机器学习是一门多学科交叉专业，涵盖概率论知识、统计学知识、近似理论知识和复杂算法知识，使用计算机作为工具并致力于真实实时地模拟人类学习方式，并将现有内容进行知识结构划分来有效提高学习效率。

机器学习可理解为计算机程序可在给定的某种类别的任务和性能度量下学习经验，如果其在任务中的性能恰好可度量，则随着经验的积累而提高。通俗来说，机器学习用计算机程序模拟人的学习能力，从实际例子中学习到知识和经验。

机器学习通常有下面几种定义：

- 机器学习是一门人工智能的科学，该领域的主要研究对象是人工智能，特别是如何在经验学习中改善具体算法的性能。
- 机器学习是对能通过经验自动改进的计算机算法的研究。
- 机器学习是用数据或以往的经验，以此优化计算机程序的性能标准。

机器学习是人工智能的一个重要分支，也是人工智能的一种实现方法。它从样本数据中学习得到知识和规律，然后将其用于实际的推断和决策。它和普通程序的一个显著区别在于需要样本数据，是一种数据驱动方法。机器学习所研究的主要内容是在计算机上从数据中产生“模型(Model)”的算法，即学习算法(Learning Algorithm)。有了学习算法，就可把经验数据提供给计算机，它就能基于这些数据产生模型；在面对新的情况时，模型会提供相应的判断。可说，机器学习是关于“学习算法”的学问，机器学习算法其实就是普通算法的进化版，旨在通过自动学习数据规律，让计算机程序变得更聪明些，如图 5.4 所示。

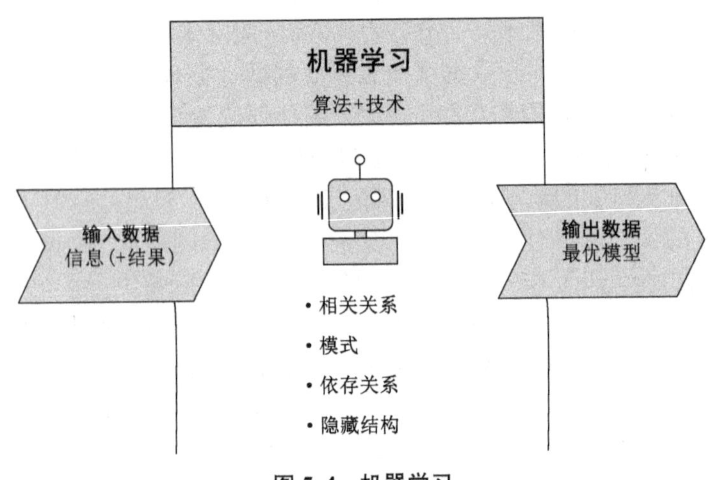

图 5.4 机器学习

(二) 机器学习的分类

机器学习有不同的分类方式，按学习方式可分为监督学习、无监督学习和强化学习。

• **监督学习**是从有标记的训练数据中学习一个模型，然后根据这个模型对未知样本进行预测。其中，模型的输入是某一样本的特征，函数的输出是这一样本对应的标签。常见的监督学习算法包括回归分析和统计分类。监督学习包括分类和数字预测两大类别，前者包括逻辑回归、决策树、K-近邻算法(K-Nearest Neighbor，KNN)、随机森林(Random Forest)、支持向量机、朴素贝叶斯等，后者包括线性回归、KNN、Gradient Boosting 和 Ada Boost 等。

• **无监督学习**又称为非监督式学习，它的输入样本并不需要标记，而是自动从样本中学习特征实现预测。常见的无监督学习算法有聚类和关联分析等，在人工神经网络中，自组织映射(SOM)和适应性共振理论(ART)是最常用的无监督学习。

• **强化学习**是通过观察来学习做成什么样的动作。每个动作都会对环境有所影响，学习对象根据观察到的周围环境的反馈来做出判断。强化学习强调如何基于环境而行动，以取得最大化的预期利益。其灵感来源于心理学中的行为主义理论，即有机体如何在环境给予的奖励或惩罚的刺激下，逐步形成对刺激的预期，产生能获得最大利益的习惯性行为。

机器学习算法可能同时属于不同的分类，如深度学习算法可能存在于监督学习，也可能用于强化学习。

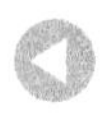

(三)机器学习常见算法

机器学习任务通常可分为回归、分类、聚类三大类，在实践过程中可依据实际机器学习任务需要选择机器学习算法。

1. 回归算法

回归分析是一种研究自变量和因变量之间关系的预测模型，用于分析当自变量发生变化时因变量的变化值，要求自变量相互独立。回归分析的分类如下。

• **线性回归**用直线(回归线)建立因变量和一个或多个自变量之间的关系，应用线性回归进行分析时要求自变量是连续型。线性回归主要的特点如下：①自变量与因变量之间呈现线性关系。②多重共线性、自相关和异方差对多元线性回归的影响很大。③线性回归对异常值非常敏感，其能影响预测值。④在处理多个自变量时，需要用逐步回归的方法来自动选择显著性变量，不需要人工干预，其思想是将自变量逐个引入模型中，并进行 F 检验、t 检验等来筛选变量，当新引入的变量对模型结果没有改进时，将其剔除，直到模型结果稳定。

• **逻辑回归**是数据分析中的常用算法，其输出的是概率估算值，将此值用 Sigmoid 函数映射到[0，1]区间，即可用来实现样本分类。逻辑回归对样本量有一定要求，在样本量较少时，概率估计的误差较大。

• **岭回归**在共线性数据分析中应用较多，也称为脊回归，它是一种有偏估计的回归方法，是在最小二乘估计法的基础上做了改进，通过舍弃最小二乘法的无偏性，使回归系数更加稳定和稳健。其中 R 方值会稍低于普通回归分析方法，但回归系数更加显著，主要用于变量间存在共线性和数据点较少时。

• **LASSO 回归**的特点与岭回归类似，在拟合模型的同时进行变量筛选和复杂度调整。变量筛选是逐渐把变量放入模型从而得到更好的自变量组合。复杂度调整是通过参数调整来控制模型的复杂度，例如减少自变量的数量等，从而避免过拟合。LASSO 回归也是擅长处理多重共线性或存在一定噪声和冗余的数据，可以支持连续型因变量，二元、多元离散变量的分析。

2. 分类算法

分类算法是应用分类规则对记录进行目标映射，将其划分到不同的分类中，构建具有泛化能力的算法模型，即构建映射规则来预测未知样本的类别。分类算法包括预测和描述两种，经过训练集学习的预测模型在遇到未知记录时，应用规则对其进行类别划分，而描述型的分类主要是对现有数据集中特征进行解释并进行区分，例如对动植物的各项特征进行描述，并进行标记分类，由这些特征来决定其属于哪一类目。主要的分类算法包括决策树、支持向量机(Support Vector Machine，SVM)、K-近邻算法、贝叶斯网络(Bayes Network)和神经网络等。

• **决策树**是一棵用于决策的树，目标类别作为叶子节点，特征属性的验证作为非叶子节点，而每个分支是特征属性的输出结果。决策树擅长对人物、位置、事物的不同特征、品质、特性进行评估，可应用于基于规则的信用评估、比赛结果预测等。决策过程是从根节点出发，测试不同的特征属性，按照结果的不同选择分支，最终落到某一叶子节点，获得分类结果。主要的决策树算法有 ID3、C4.5、C5.0、CART、CHAID、SLIQ、SPRINT 等。

• **支持向量机**是由瓦普尼克(Vapnik)等人设计的一种分类器，其主要思想是将低维特征空间中的线性不可分进行非线性映射，转化为高维空间的线性可分。此外，应用结构风险最小理论在特征空间优化分割超平面，可找到尽可能宽的分类边界，特别适合二分类问题，例如，在二维平面图中某些点是杂乱排布的，无法用一条直线分为两类，但是在三维空间中，可能通过一个平面将其划分。

• **K-近邻算法**是对样本应用向量空间模型进行表示，将相似度高的样本分为一类，对新样本通过距离最近(最相似)计算，判定所属的样本类别，新样本就归属于相似性最高的类别。可见，影响分类结果的因素分别为距离计算方法、近邻的样本数量等。K-近邻算法支持多种相似度距离计算方法，如：欧氏距离(Euclidean Distance)、曼哈顿距离(Manhattan Distance)、切比雪夫距离(Chebyshev Distance)、闵可夫斯基距离(Minkowski Distance)、标准化欧氏距离(Standardized Euclidean Distance)、马氏距离(Mahalanobis Distance)、巴氏距离(Bhattacharyya Distance)、汉明距离(Hamming Distance)、夹角余弦(Cosine)、杰卡德相似系数(Jaccard Similarity Coefficient)、皮尔逊系数(Pearson Correlation Coefficient)等。

• **贝叶斯网络**又称为置信网络(Belief Network)，是基于贝叶斯定理绘制的具有概率分布的有向弧段图形化网络，其理论基础是贝叶斯公式，网络中的每个点表示变量，有向弧段表示两者间的概率关系。与神经网络相比，贝叶斯网络中的节点都具有实际的含义，节点之间的关系比较明确，可从贝叶斯网络中直观看到变量之间的条件独立和依赖关系，可进行结果和原因的双向推理。在贝叶斯网络中，随着网络中节点数量增加，概率求解的过程非常复杂并难以计算，所以在节点数较多时，为减少推理过程和降低复杂性，一般选择朴素贝叶斯算法或推理的方式实现以减少模型复杂度。

• **神经网络**主要包括输入层、隐藏层、输出层，每一个节点代表一个神经元，节点之间的连线对应权重值，输入变量经过神经元时会运行激活函数，对输入值赋予权重并加上偏置，将输出结果传递到下一层中的神经元，而权重值和偏置在神经网络训练过程中不断修正。神经网络的训练过程主要包括前向传输和逆向反馈，将输入变量逐层向前传递最后得到输出结果，并对比实际结果，逐层逆向反馈误差，同时对神经元中权重值和偏置进行修正，然后重新进行前向传输，依此反复迭代直到最终预测结果与实际结果一致或在一定的误差范围内。

3. 聚类算法

聚类是基于无监督学习的分析模型，不需要对原始数据进行标记，按照数据的内在结构特征进行聚集形成簇群，从而实现数据的分离。聚类与分类的主要区别是其并不关心数据是什么类别，而是把相似的数据聚集起来形成某一类簇。在聚类的过程中，首先选择有效特征构成向量，然后按照欧氏距离或其他距离函数进行相似度计算，并划分聚类，通过对聚类结果进行评估，逐渐迭代生成新的聚类。聚类方法可分为基于层次的聚类(Hierarchical Method)、基于划分的聚类(Partitioning Method，PAM)、基于密度的聚类等。聚类应用领域广泛，可用于发现不同的企业客户群体特征、消费者行为分析、市场细分、交易数据分析、动植物种群分类、医疗领域的传染病诊断、环境质量检测等，还可用于互联网和电商领域的客户分析、行为特征分类等。在数据分析过程中，可先用聚类对数据进行探索，发现其中蕴含的类别特点，然后再用分类等方法分析每一类的特征。

（四）深度学习算法

深度学习起源于神经网络算法，属于近年来人工智能的热点研究方向，学术界和工业界大量的研发人员都投入到了深度学习基础技术与应用的研发中。在多个应用场景与应用领域，深度学习技术正在不断取得新的突破。传统机器学习的处理方法一般需要进行大量的特征工程，利用预处理之后的数据训练一个模型，进而完成分类或回归等问题。相比而言，深度学习可通过各种可训练的层（如卷积层、池化层），每层可将其看作是特征提取器，进而替代人工进行特征工程，达到自动化和提升机器学习的过程。同时深度学习通过多层非线性变换和组合，得到了更加有效的特征表示，获得了更强的模型拟合能力。

神经网络是一种由大量的节点（或称神经元）相互连接构成的运算模型。通俗地讲，人工神经网络是模拟、研究生物神经网络的结果。详细地讲，人工神经网络是为获得某个特定问题的解，根据生物神经网络机理，按照控制工程的思路及数学描述方法，建立相应的数学模型并采用适当的算法，而有针对性地确定数学模型参数的技术。神经网络的信息处理是由神经元之间的相互作用实现的，知识与信息的存储主要表现为网络元件互相连接的分布式物理联系。人工神经网络具有很强的自学习能力，它可不依赖于“专家”的头脑，自动从已有的试验数据中总结规律。由此，人工神经网络擅长处理复杂的多维的非线性问题，不仅可解决定性问题，还可解决定量问题，同时具有大规模并行处理和分布信息存储能力，具有良好的自适应性、自组织性、容错性和可靠性。

深度学习相比较于传统人工神经网络算法，包含了以下一些不同之处。第一是深度神经网络隐藏层层数更多。一般可认为 3 个隐藏层以上就是一种深度学习结构，但是会引起参数爆炸造成模型时间与空间复杂度无法接受，为了解决这个问题，研发人员结合不同数据的特点设计了一些优化的网络组件。第二是针对图像、文本等数据设计了相应的优化的网络结构，例如卷积层、池化层等，其大大减少了计算量与自由参数数量，提升了计算速度。第三是由于深度神经网络层数增多，相当于在参数一定的情况下，能够获得更多的参数组合，相比于单纯提升单隐藏层参数的神经网络其有更强的模型拟合能力。

卷积神经网络（CNN）是深度学习技术中重要的网络结构之一，其在计算机视觉问题中的应用取得了非常好的效果，并且在 ImageNet、Coco 等竞赛数据集上取得了不俗的成绩。通过深度学习 CNN 的处理方式，可发现 CNN 相比于传统的图像处理算法的优点在于，CNN 可直接输入原始图像，这就避免了对图像复杂的前期预处理与特征工程，同时 CNN 相较于传统的神经网络全连接的方式，规避了产生的参数量过大的问题。CNN 可通过局部连接、权值共享等方法进行优化，提升计算速度并节省空间占用。例如，CNN 处理图像识别这个典型的问题，图片被识别不仅仅取决于图片本身，还取决于图片如何被观察也就是如何进行特征的提取。CNN 的设计初衷也是来源于人类对视觉信息的识别过程，例如，人脸识别中经过层层的卷积之后，所能够学习和提取的特征形状、概念也变得越来越抽象和复杂，CNN 会尽可能地寻找最能解释训练数据的特征提取方式。CNN 图像处理的过程就是在进行信息抽取，巨大的网络可逐层进行抽取并不断获取关键的图像特征，同时整个过程相比于传统机器学习来说是自动化的。

(五)强化学习

强化学习又称再励学习、评价学习，是智能系统从环境到行为映射的学习，以使奖励信号(强化信号)函数值最大的一种重要的机器学习方法，在智能控制、机器人及分析预测等领域有许多应用。虽在传统的机器学习分类中没有提到过强化学习，但在连接主义学习中，把学习算法分为三种类型，即有监督学习、无监督学习及强化学习。强化学习中由环境提供的强化信号是对产生动作的好坏作一种评价(通常为标量信号)而不是告诉强化学习系统 RLS (Reinforcement Learning System)如何去产生正确的动作。由于外部环境提供的信息很少，RLS 必须靠自身的经历进行学习。通过这种方式 RLS 在行动-评价的环境中获得知识，改进行动方案以适应环境。

强化学习的基本思想是智能体(Agent)在与环境交互的过程中根据环境反馈得到的奖励不断调整自身的策略以实现最佳决策，主要用来解决决策优化类的问题。其基本要素有策略(Policy)、奖赏函数(Reward Function)、值函数(Value Function)、环境模型(Environment)，学习过程可描述为如图 5.5 所示的马尔科夫决策过程。

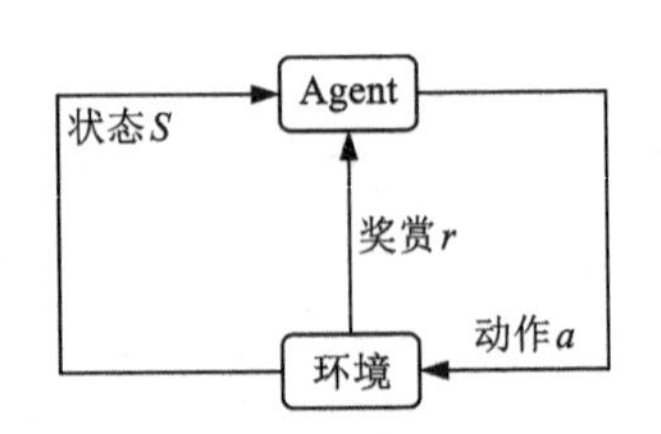

图 5.5 马尔科夫决策过程

首先 Agent 感知当前状态 S_t，从动作空间 A 中选择动作 a_t 执行；环境根据 Agent 做出的动作来反馈相应的奖励 r_{t+1}，并转移到新的状态 S_{t+1}，Agent 根据得到的奖励来调整自身的策略并针对新的状态做出新的决策。强化学习的目标是找到一个最优策略 π^*，使得 Agent 在任意状态和任意时间步骤下，都能够获得最大的长期累积奖赏：

$$\pi^* = \mathrm{argmax}_{\pi} E_{\pi}\{\sum_{k=0}^{\infty}\gamma^k r_{t+k} \mid S_t = S\},\ \forall S \in S_t,\ \forall t \geqslant 0 \tag{5.1}$$

其中 π 表示 Agent 的某个策略，π^* 表示强化学习的目标中找的最优策略，$\gamma \in [0, 1]$ 为折扣率，k 为未来时间步骤，S 为状态空间，S_t 为 Agent 感知当前状态。

由于在强化学习中，Agent 通过其选择的动作策略影响训练样例的分布，这就导致哪种试验策略可产生最有效的学习，同时，强化学习面临搜索(Exploration)和利用(Exploitation)的两难问题，即选择搜索未知的状态和动作(搜索新的知识)，还是利用已获得的与可产生高回报的状态和动作。由于搜索新动作能够带来长期的性能改善，因此搜索可帮助收敛到最优策略；而利用可帮助系统短期性能改善，但可能收敛到次优解上。因此把强调获得最优策略的强化学习算法称为最优搜索型(Exploration oriented)；而把强调获得策略性能改善的强化学习算法称为经验强化型(Exploitation oriented)。强化学习分类图(如图 5.6)给出了一些代表性的强化学习算法，其横轴分为最优搜索型和经验强化型两大类，纵轴是强化学习所面临的环境类别，基本上可分为马尔科夫型环境和非马尔科夫型环境。

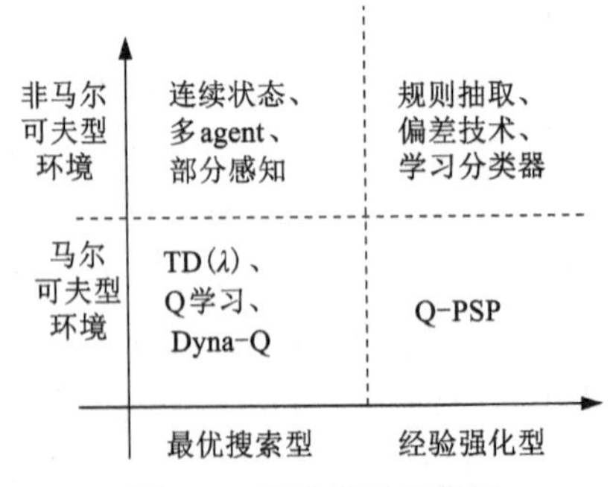

图 5.6 强化学习分类图

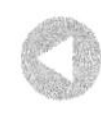

通常强化学习面临两类任务：一类是非顺序型任务；另一类是顺序型任务。在非顺序型任务中，当 Agent 学习环境状态空间到 Agent 行为空间的映射时，Agent 的动作会瞬时得到环境奖赏值，而不影响后继的状态和动作。而在顺序型任务中，Agent 采用的动作可能影响未来的状态和未来的奖赏报酬。在这种情况下，Agent 需要在更长的时间周期内与环境交互，估计当前动作对未来状态的影响。因此 Agent 的学习涉及时间信度分配问题（Temporary Credit Assignment Problem），即 Agent 在采用一个动作后得到的奖赏值，如何分配到过去每个行为动作上。

由于强化学习在大空间、复杂非线性系统中具有良好的学习性能，使其在实际中获得越来越广泛的应用。强化学习的应用主要可分为四类：制造过程控制、各种任务调度、机器人设计和游戏。

Moore 等在一个包装行业的生产线上如何确保包装容器符合特定规格的实验案例中，研究并利用一种综合式动态规划方法进行生产线控制，将强化学习应用到实际制造过程控制中；蒋国飞等在倒立摆控制中研究并应用了 Q-学习算法。研究表明强化学习方法的性能超过了工人手工操作和传统控制器。

同样，强化学习也被应用到各种各样调度任务中，典型的应用包括电梯调度、车间作业调度、交通信号控制以及网络路由选择。Robert Crites 等研究了在高层建筑中利用强化学习的多个电梯的调度算法，它综合了强化学习和前馈神经网络的思想。实验结果表明，这个学习算法比现有 8 种电梯调度算法性能更优。Thomas Dittarich 等研究了强化学习在车间调度中的应用。一系列应用表明强化学习可成功地解决组合优化问题。

强化学习在机器人中的应用最为广泛。除了可应用强化学习技术控制机器人的手臂外，还可用来学习多个机器人的协商行为。典型的应用如 Christopher 提出的控制机器人手臂运动的学习算法和 Peter Stone 等研究的机器人足球等学习算法。

强化学习还被广泛应用在一些游戏中，其中典型的应用如 Samuel 的西洋跳棋系统，它通过设计目标函数和奖赏函数，经过上百万次的自我学习，计算机系统能够击败人类棋手。另外，强化学习在学习分类器中的应用也逐渐成为研究的热点。学习分类器一方面由遗传算法产生分类规则和新的种群；另一方面由强化学习强化有用的分类规则，从而可在递增的训练集中在线、增量学习分类规则。

七、语音识别技术

语音识别技术是将人类语音中的词汇内容转换为计算机可读的输入，如按键、二进制编码或者字符序列。它与说话人识别与说话人确认不同，后者尝试识别或确认发出语音的说话人而非其中所包含的词汇内容。语音识别技术所涉及的领域包括信号处理、模式识别、概率论、信息论、发声机理和听觉机理等。

目前语音识别系统的分类主要有孤立和连续语音识别系统，特定人和非特定人语音识别系统，大词汇量和小词汇量语音识别系统以及嵌入式和服务器模式语音识别系统。

以前的语音识别系统主要是以单字或单词为单位的孤立的语音识别系统。近年来，连续语音识别系统已经渐渐成为主流。根据声学模型建立的方式，特定人语音识别系统在前期需大量的用户发音数据来训练模型。非特定人语音识别系统则在系统构建成功后，不需要事先进行大量语音数据训练就可使用。在语音识别技术的发展过程中，词汇量是不断积累的，随着词汇量的增大，对系统的稳定性要求也越来越高，系统成本也越来越高。例如，一个识别电话号码的系统只需要听懂10个数字就可了，一个订票系统就需要能识别各个地名，而识别一个报道稿就需要一个拥有大量词汇的语音识别系统。

目前主流的语音识别技术是基于统计的模式识别。一个完整的语音识别系统主要可分为语音特征提取、声学模型与模式匹配、语音模型与语义理解3个部分：

- **语音特征提取：**语音特征提取在语音识别系统中，模拟的语音信号在完成A/D转换后会变成能被计算机识别的数字信号。但是时域上的语音信号难以直接被识别，这就需要从语音信号中提取语音特征，其好处是：一方面可获得语音的本质特征；另一方面可起到压缩数据的作用。输入的模拟语音信号首先要进行预处理，如滤波、采样、量化等。
- **声学模型与模式匹配：**声学模型对应于语音音节频率的计算，在识别时将输入的语音特征与声学特征同时进行匹配和比较，得到最佳的识别效果。目前采用的最广泛的建模技术是隐马尔科夫模型(Hidden Markov Model，HMM)。马尔科夫模型是一个离散时域有限状态自动机。隐马尔科夫模型是指这一马尔科夫模型的内部状态对外界而言是看不到的，外界只能看到各个时刻的输出值。对于语音识别系统，输出值一般是指从各个帧计算得到的声学特征。语音识别中使用隐马尔科夫模型通常是从左向右(单向)来对识别基元进行建模的，一个音素就是3~5个状态的隐马尔科夫模型，一个词由多个音素的隐马尔科夫模型串联形成，连续的语音识别的整体模型就是词和静音组合起来的隐马尔科夫模型。
- **语音模型与语义理解：**计算机会对识别结果进行语法、语义分析，理解语言的意义并做出相应的响应，该工作通常是通过语言模型来实现的。语言模型会计算音节到字的概率，主要分为规则模型和统计模型。语音模型的性能通常通过交叉熵和复杂度来表示，交叉熵表示用该模型对文本进行识别的难度，或者从压缩的角度来看，每个词平均要用几个位来编码；复杂度是指用该模型表示这个文本平均的分支数，其倒数可看成是每个词的平均概率。

语音识别其实是一个模式识别匹配的过程，就像人们听语音时，并不会把语音和语言的语法结构、语义结构分离开来。因为当语音发音模糊时，人们可用这些知识来指导对语言的理解过程；但是对机器来说，语音识别系统也要利用这方面的知识，只是在有效地描述这些语法和语义时还存在一些困难。例如：

- **小词汇量的语音识别系统：**通常包括几十个词的语音识别系统。
- **中等词汇量的语音识别系统：**通常包括几百至上千个词的语音识别系统。
- **大词汇量的语音识别系统：**通常包括几千至几万个词的语音识别系统。

这些不同的限制也确定了语音识别系统的困难度。

语音识别系统(如图5.7)一般可分为前端处理和后端处理两部分。前端处理包括语音信号的输入、预处理、特征提取。后端处理是对数据库的搜索过程，分为训练和识别。训练是对所建模型进行评估、匹配、优化，之后获得模型参数。识别是指一个专用的搜索数据库在获得前端数值后，对声学模型、语音模型、字典进行相似性度量匹配。声学模型通过训练来识别特定用户的语音模型和发音环境特征；语言模型涉及中文信息处理的问题，在处理过程中要给语料库单词的规则化建一个概率模型；字典则列出了大量的单词和发音规则。

语音识别的具体过程如下：计算机先根据人的语音特点建立语音模型，对输入的语音信号进行分析，并抽取所需的特征，在此基础上建立语音识别所需要的模板；在识别过程中，

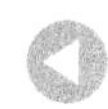

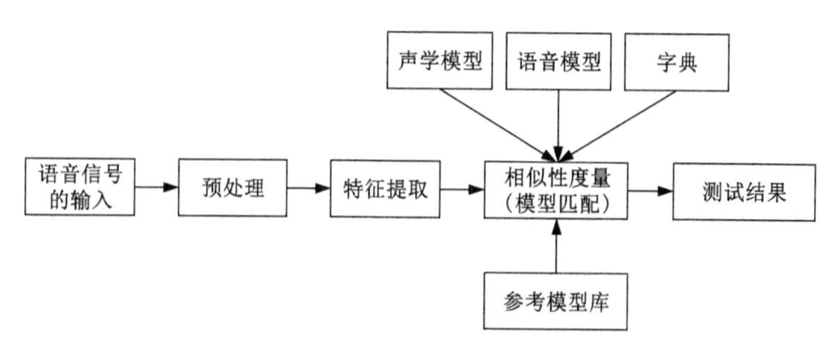

图 5.7　语音识别系统

计算机根据语音识别的整体模型，将计算机中已经存在的语音模板与输入的语音信号的特征进行比较，并根据一定的搜索和匹配策略找出一系列最优的与输入语音匹配的模板，通过查表和判决算法给出识别结果。显然识别结果的准确率与语音特征的选择、语音模型和语音模板的好坏及准确度有关。

语音识别系统的性能受多个因素的影响，例如：不同的说话人、不同的语言以及同一种语言不同的发音和说话方式等。提高系统的稳定性就是要提高系统克服这些因素的能力，使系统能够适应不同的环境。

声学模型是识别系统的底层模型，并且是语音识别系统中最关键的一部分。声学模型的目的是提供一种有效的方法来计算语音的特征矢量序列和各发音模板之间的距离。声学模型的设计与语言发音特点密切相关。声学模型单元大小（字发音模型、半音节模型或音素模型）对语音训练数据量大小、系统识别率以及灵活性有较大的影响。实际声学模型的设计必须根据不同语言的特点与识别系统词汇量的大小来决定识别单元的大小。

语言模型对中、大词汇量的语音识别系统特别重要。当分类发生错误时，可根据语言学模型、语法结构、语义学进行判断并纠正，特别是一些同音字，必须通过上下文结构才能确定它们的词义。语言学理论包括语义结构、语法规则、语言的数学描述模型等。目前比较成功的语言模型通常是采用统计语法的语言模型与基于规则语法结构命令的语言模型。语法结构可限定不同词之间的相互连接关系，减少识别系统的搜索空间，有利于提高系统的识别率。

语言模型在自然语言处理中具有十分重要的作用。目前主流的语言模型包括 N 元语言模型（N-Gram Model）、神经网络语言模型（Neural Network Language Model，NNLM）、循环神经网络语言模型（Recurrent Neural Language Model，RNLM）、Transformer 语言模型、预训练语言模型（Pre-trained Language Model，PLM）、大型生成式预训练语言模型。

在自然语言处理的任务中，常用的方法是 N 元语言模型，具体任务是指当给定词序列 $w_1, w_2, \cdots, w_{t-1}$ 时，需要根据给定序列判断下一个时刻 t 可能出现的词语 w_t，也就是计算条件概率 $P(w_t|w_1, w_2, \cdots, w_{t-1})$。N 元语言模型推动了自然语言处理技术的发展，但它本身也有自己的局限性，N 元语言模型容易受到数据稀疏的影响，因此平滑技术往往必不可少。随后出现的神经网络语言模型，通过引入神经网络架构和词向量，在一定程度上克服了这一局限，极大地缓解了数据稀疏的问题。这也是自然语言处理领域里面早期的预训练方法，随着技术的革新，更多优秀的预训练语言模型被挖掘出来。

广义上来讲，预训练语言模型是指基于大规模数据训练的语言模型，具体包括静态词向量模型(如 Word2vec、GloVe)、动态词向量模型(如 CoVe、ELMo)、基于深层 Transformer 的表示模型如 GPT、BERT(Bidirectional Encoder Representation from Transformers))。其实，预训练这一做法最早源于计算机视觉领域，学者们会采用以 ImageNet 为代表的大规模图像数据对模型进行一次预训练，再根据具体领域进行参数精调。而预训练语言模型被更多人熟知和应用，则是从以 BERT 为代表的基于大规模数据的预训练语言模型的提出开始的。

预训练语言模型相较于传统的文本表示模型，其具有大数据、大模型和大算力“三大”特点。大数据是指预训练语言模型在训练时采用的数据规模较大，训练数据规模的增大能够提供更多丰富的上下文信息，同时也能够降低较差质量的语料对预训练语言模型的影响；大模型是指预训练语言模型的参数量大，要求的并行程度高；大算力是指要实现基于大规模文本的预训练语言模型所必备的硬件条件，也就是被大家熟知的 GPU 算力。

预训练语言模型的三大特点是预训练语言模型能够得到广泛使用的原因。一方面，大数据时代是信息爆炸的时代，传统的自然语言处理方法、深度学习技术都过分依赖大规模的有标注语料，而预训练语言模型的大规模数据可采用无标注语料，这恰好可解决对大规模有标注语料的依赖性问题。另一方面，预训练语言模型通过大算力来训练模型的大量参数，大算力意味着对 GPU 算力有要求，大量参数意味着训练的时间会很长，高速 GPU 算力当然可有效减短训练时间，然而高速的 GPU 算力并不是每一个机构或个人都能拥有的，通过采用权威机构预训练的语言模型，可直接进行后续网络构建、参数调优。预训练语言模型也没有让人失望，它的出现与发展帮助自然语言处理不断突破，在自然语言处理的众多方向或领域中都取得了大幅度提升。

近年来，随着预训练语言模型的发展，在大规模无标签的语料上训练通用模型成为一种趋势。人们利用已经训练好的模型对文本中的语句进行向量化的表示，再利用这些向量在具体的问题中进行参数调优、计算。目前，比较具有代表性的预训练语言模型包括 GPT、BERT，以及其他进一步优化的预训练语言模型。

八、自然语言处理技术

为改变现有流调环节中基本只能依靠专家个人经验和能力判断决策的现状，智慧流调系统利用自然语言处理技术，将交互说话者的语音信号与背景噪声或其他说话者分离，以提高基于语音识别的交互技术的准确率；再结合语义分析模型，跨模态语义统一表征与关联分析技术，针对听觉模态目标特征表达的复杂性，研究听觉信息统一表征技术、相似性度量方法与语义关联技术，建立跨模态多源信息的耦合特征选择模型，实现听觉模态的多语义目标匹配；实现对入境人员的针对性提问，由系统根据对话结果，判断入境人员个体染疫风险线索，给出进一步提问方向(如呼吸道、消化道、血液、蚊媒传播等)；最后，依据智慧流调知识库确定初步处置意见(如采样、医学排查、放行、转运等)。实现流调过程的音频视频双录，通过语义分析，自动录音录像归档存储，对流调全过程进行音频视频留痕取证、智能关联分析和辅助决策。

自然语言处理属于文本挖掘的范畴，融合了计算机科学、语言学、统计学等基础学科。自然语言处理涉及的范畴包括自然语言理解和自然语言生成，其中前者包括文本分类、自动摘要、机器翻译、自动问答、阅读理解等，目前在这些方面均取得了较大的成就，自然语言生成方面也已取得较大的进展和成果。自然语言处理涉及的内容具体说明如下：

- **分词**：主要是基于词典对词语的识别，最基本的方法是最大匹配法（MM），效果取决于词典的覆盖度。此外，常用基于统计的分词方法，利用语料库中的词频和共现概率等统计信息对文本进行分词。对切分歧义的消解方法包括句法统计和基于记忆的模型，前者将自动分词和基于马尔科夫链词性自动标注结合起来，利用从人工标注语料库中提取出的词性二元统计规律来消解切分歧义；而基于记忆的模型，对机器认为有歧义的常见交集型歧义切分，如"辛勤劳动"切分为"辛勤""勤劳""劳动"，并把它们的唯一正确切分形式预先记录在一张表中，其歧义消解通过直接查表实现。

- **词性标注**：是对句子中的词标记词性，如动词、名词等。词性标注本质上是对序列中各词的词性进行分类判断，所以早期用隐马尔科夫模型进行标注，以及后来出现的最大熵、条件随机场（Conditional Random Field，CRF）、支持向量机等模型。随着深度学习技术的发展，出现了很多基于深层神经网络的词性标注方法。

- **句法分析**：在句法分析时，人工定义规则费时费力，且维护成本较高。近年来，自动学习规则的方法成为句法分析的主流方法，目前主要是应用数据驱动的方法进行分析。通过在文法规则中加入概率值等统计信息（如词共现概率），从而实现对原有的上下文无关文法分析方法进行扩展，最终实现概率上下文无关文法（Probabilistic Context Free Grammar，PCFG）分析方法，在实践中取得较好效果。句法分析主要分为依存句法分析、短语结构句法分析、深层文法句法分析和基于深度学习的句法分析等。

- **自然语言生成**：自然语言生成（Natural Language Generation，NLG）的主要难点在于，在知识库或逻辑形式等方面需要进行大量基础工作，人类语言系统中又存在较多的背景知识，而机器表述系统中一方面较难将背景知识集成，另一方面，语言在机器中难以合理表示，所以目前自然语言生成的相关成果较少。现在的自然语言生成方法大多是用模板，模板来源于人工定义、知识库，或从语料库中进行抽取，这种方式生成的文章容易出现僵硬的问题。目前也可用神经网络生成序列，如 Seq2Seq、GAN 等深度学习模型等，但由于训练语料的质量各异，容易出现结果随机且不可控等问题。自然语言生成的步骤包括内容规划、结构规划、聚集语句、选择字词、指涉语生成、文本生成等几步，目前比较成熟的应用主要还是一些从数据库或资料集中通过摘录生成文章的系统，例如一些天气预报生成、财经新闻或体育新闻的写作、百科写作、诗歌写作等，这些文章本身具有一定的范式，类似八股文一样具有某些固定的文章结构，语言的风格变化较少。此外，此类文章重点在于其中的内容，读者对文章风格和措辞等要求较低。

- **文本分类**：是将文本内容归为某一类别的过程，目前对其研究成果层出不穷，特别是随着深度学习的发展，深度学习模型在文本分类任务方面取得了巨大进展。文本分类的算法可划分为以下几类：基于规则的分类模型、基于机器学习的分类模型、基于神经网络的方法、卷积神经网络（CNN）、循环神经网络（Recurrent Neural Network，RNN）。文本分类技术有着广泛的应用，例如，社交网站每天都会产生大量信息，如果由人工对这些文本进行整理将会费时费力，且分类结果的稳定性较差；应用自动化分类技术可避免上述问题，从而实现文本内容的自动化标记，为后续用户兴趣建模和特征提取提供基础支持。除此之外，文本分类还作为基础组件用于信息检索、情感分析、机器翻译、自动文摘和垃圾邮件检测等。

- **信息检索**：是从信息资源集合中提取需求信息的行为，可基于全文或内容的索引。目前在自然语言处理方面，信息检索用到的技术包括向量空间模型、权重计算、词频-逆向文档频率(Term Frequency-Inverse Document Frequency，TF-IDF)词项权重计算、文本相似度计算、文本聚类等，具体应用于搜索引擎、推荐系统、信息过滤等方面。

- **信息抽取**：从非结构化文本中提取指定的信息，并通过信息归并、冗余消除和冲突消解等手段，将非结构化文本转换为结构化信息。其应用方向很多，例如从相关新闻报道中抽取出事件信息：时间、地点、施事人、受事人、结果等；从体育新闻中抽取体育赛事信息：主队、客队、赛场、比分等；从医疗文献中抽取传染病信息：病因、病原、症状、药物等。它还广泛应用于舆情监控、网络搜索、智能问答等领域。与此同时，信息抽取技术是中文信息处理和人工智能的基础核心技术。

- **文本校对**：应用的领域主要是对自然语言生成的内容进行修复或对光学字符识别(Optical Character Recognition，OCR)的结果进行检测和修复，采用的技术包括应用词典和语言模型等，其中词典是将常用词以词典的方式对词频进行记录。如果某些词在词典中不存在，则需要对其进行修改，选择最相近的词语进行替换，这种方式对词典要求高，并且在实际操作中，由于语言的变化较多且存在较多组词方式，导致误判较多，在实际应用中准确性不佳。而语言模型是基于词汇之间搭配的可能性(概率)来对词汇进行正确性判断，一般是以句子为单位对整个句子进行检测，目前常见的语言模型有 SRILM 和 RNNLM 等几种。

- **问答系统**：自动问答系统在回答用户问题之前，第一步需要能正确理解用户用自然语言提出的问题，这涉及分词、命名实体识别(Named Entity Recognition，NER)、句法分析、语义分析等自然语言处理相关技术。然后针对提问类、事实类、交互类等不同形式的提问分别应答，例如用户提问类问题，可从知识库或问答库中检索、匹配获得答案，除此之外还涉及对话上下文处理、逻辑推理、知识工程和语言生成等多项关键技术。因此可说，问答系统代表了自然语言处理的智能处理水平。

- **机器翻译**：是由机器实现不同自然语言之间的翻译，涉及语言学、机器学习、认知语言学等多个学科。目前基于规则的机器翻译方法需要人工设计和编纂翻译规则，而基于统计的机器翻译方法能够自动获取翻译规则，最近几年流行的端到端的神经网络机器翻译方法可直接通过编码网络和解码网络自动学习语言之间的转换算法。

- **自动摘要**：是为了解决信息过载的问题，用户阅读文摘即可了解文章大意。目前常用抽取式和生成式两种摘要方法。抽取式方法是通过对句子或段落等进行权重评价，按照重要性进行选择并组成摘要。而生成式方法除了利用自然语言理解技术对文本内容分析外，还利用句子规划和模板等自然语言生成技术产生新句子。传统的自然语言生成技术在不同领域中的泛化能力较差，随着深度学习的发展，生成式摘要应用逐渐增多。目前主流还是采用基于抽取式的方法，因为这一方法易于实现，能保证摘要中的每个句子具有良好的可读性，并且不需要大量的训练语料，可跨领域应用。

智慧流调系统中自动问答功能需利用自然语言技术建立人机对话系统，随着大数据和深度学习技术的发展，创建一个自动的人机对话系统作为私人助理或聊天伙伴，已不再是一个幻想。当前，对话系统在各个领域越来越引起人们的重视，深度学习技术的不断进步极大地推动了对话系统的发展。具体来说，对话系统大致可分为两种：任务导向型对话系统和非任务导向型对话系统(也称为聊天机器人)。任务导向型对话系统旨在帮助用户完成实际具体的任务，如帮助用户寻找商品、预订酒店与餐厅等。非任务导向型对话系统旨在与人类进行交互，提供合理的回复和娱乐消遣功能，虽然常以应用在与人开放性交谈聊天的领域为主，但已在许多场景中发挥了较好的作用。调查数据显示，网上购物场景中近80%的话语是聊天信息，因此，如能较好地发挥人机对话系统的作用，不仅能协助人机交互完成实际的系统功能和任务，还能有效提升用户体验度。

任务导向型智能问答系统的典型结构包括4个关键组成部分：

- **自然语言处理**：它首先将用户输入的文字语言解析并映射到语义槽，而语义槽是根据不同的场景预先定义的。例如一个对机器输入一段英文“show restaurant at New York tomorrow”自然语言表示的示例，其中“New York”是指定为槽值的位置，并且分别指定了域和意图。有两种典型的表示类型：一种是话语层次类别，如用户的意图和话语类别；另一种是文字信息提取，如命名实体识别和槽值填充。对话意图检测是为了检测用户的意图，它将话语划分为一个预先定义的意图。
- **对话状态跟踪**：对话状态跟踪是确保对话系统正常运行的核心组件。它会在对话的每一轮次对用户的目标进行预估，管理每个回合的输入和对话历史，并输出当前的对话状态。这种典型的状态结构通常称为槽填充或语义框架。传统的方法已经在大多数商业中得到了广泛的应用，通常采用手工规则来选择最有可能的输出结果。然而，这些基于规则的系统容易频繁出现错误，因此结果并不总是理想的。目前，普遍采用深度学习和迁移学习方法实现对话跟踪，效果基本能够达到人们能够接受的程度。
- **对话策略学习**：根据状态跟踪器的状态表示，策略学习是生成下一个可用的系统操作。无论是监督学习还是强化学习，都可用来优化策略学习。监督学习是针对规则产生的行为进行的，在在线购物场景中，如果对话状态是“推荐”，那么触发“推荐”操作，此时系统将从产品数据库中检索产品。利用强化学习方法可对对话策略进行进一步的训练，以引导系统制定最终的策略。在实际实验中，强化学习方法的效果超过了基于规则和监督的方法。
- **自然语言生成**：它将选择操作进行映射并生成回复。一个好的生成器通常依赖于适当性、流畅性、可读性和变化性等因素。传统的自然语言处理方法通常是执行句子计划，它将输入的语义符号映射到代表语言的中介形式，如树状或模板结构，然后通过表面实现将中间结构转换为最终响应；它利用了深度学习长短期记忆网络的编码器-解码器形式，将问题信息、语义槽值和对话行为类型结合起来生成正确的答案；同时它还利用了注意力机制来处理对解码器当前解码状态的关键信息，并根据不同的行为类型生成不同的回复。

人机对话系统的核心是对话管理，对话管理策略细分为主导策略和控制策略。根据主导策略的不同，对话系统分为系统主导型、用户主导型和混合主导型。对话控制策略是对话管理的核心内容，通过一定的控制策略，使得人机对话的交互更加自然流畅。近几十年来，应用在对话领域的对话控制策略有很多方法，常用的包括基于模板匹配的方法、填槽法、有限状态机转换法、马尔科夫决策过程法、部分可观测马尔科夫决策过程法等常用方法。其中，基于模板匹配的方法是最早的一种对话管理方法之一，且至今仍在很多系统中广泛应用。目前很多对话系统使用该方法进行语义理解，这种方法的表示方式简单明了，易于构建。此外，还有一些不太常用的方法，例如基于规划和实例的、基于贝叶斯模型等近十种方法。

九、知识图谱技术

为使智慧流调系统具备全生命周期的知识管理能力，可研究并应用行业知识图谱技术，构建智慧流调知识库平台，通过知识抽取、探查、预处理、训练、推理、应用、评测、沉淀等8个步骤的循环，基于入境人员流调本底数据档案，不断获取和丰富智慧流调行业规则和知识，重新组织和优化已有知识结构，使系统能够根据不同入境人员个体研判结果，稳步完善并提升流调水平。通过研究并拉通知识处理、构建、应用全流程，可大大降低人力成本和工作流程复杂度，实现知识沉淀、统一管理，提高知识迁移和再利用的效率。

知识图谱是人工智能技术的重要组成部分。在新冠等各类疫情暴发时，智慧流调相关的卫生检疫行业知识图谱可为疫情防控工作提供及时有效的技术支撑。以新冠为例，基于医疗数据库、中文医疗知识图谱以及官方发布的新冠疫情相关信息，针对性地收集疫情相关的医疗知识库，利用实体关系抽取(Relationship Extraction，RE)等知识图谱构建技术从非结构化的医学知识中抽取核心的医学实体和关系，并对不同来源的实体进行对齐，形成了最终的新冠疫情知识图谱。

基于该疫情知识图谱，利用自然语言处理相关技术可为医生以类似“医学智库”等方式提供诊疗决策支持和对复杂案例、医学文献等查找服务，可为大众提供疫情推送、信息查询和知识问答等服务。

(一)专家系统概述

专家系统(Expert System)是一类具有专门知识和经验的计算机智能程序系统，通过对人类专家问题求解能力的建模，采用人工智能中的知识表示和知识推理技术来模拟通常由专家才能解决的复杂问题的求解，以期达到具有与专家同等解决问题的水平。这种基于知识的系统设计方法是以知识库和推理机为中心而展开的，即专家系统=知识库+推理机，它把知识从系统中与其他部分分离开来。专家系统强调的是知识而不是方法。很多问题没有基于算法的解决方案，或算法方案太复杂，采用专家系统，可利用人类专家拥有的丰富知识，因此专家系统也称为基于知识的系统。一般来说，一个专家系统应该具备以下3个要素：

- 具备某个应用领域的专家级知识。
- 能模拟专家的思维。
- 能达到专家级的解题水平。

建造一个专家系统的过程可称为“知识工程”，它是把软件工程的思想应用于设计基于知识的系统。知识工程包括以下几个方面：

- 从专家那里获取系统所用的知识(即知识获取)。
- 选择合适的知识表示形式(即知识表示)。
- 进行软件设计。
- 以合适的计算机编程语言实现。

专家系统使用某个领域的实际专家经常使用的知识来求解问题，通常适合于完成那些没有公认的理论和方法、数据不精确或信息不完整、人类专家短缺或专门知识十分昂贵的诊断、解释、监控、预测、规划和设计等任务。

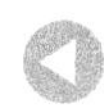

一般专家系统具有以下特点：

- **启发性：**专家系统能够运用专家的知识和经验进行推理、判断与决策。利用启发式信息找到问题求解的捷径。
- **透明性：**专家系统能够解释本身的推理过程，并回答用户提出的问题，使用户能够理解它的推理过程，提高用户对系统的信赖感和结果的可靠性。
- **灵活性：**一般专家系统的体系结构都采用了知识库与推理机相分离的构造原则，彼此既有联系，又相互独立。当对知识库进行增、删、修改或更新时，灵活方便，对推理程序不会造成大的影响。
- **交互性：**专家系统一般采用交互方式进行人机通信，这种交互性既有利于系统从专家那里获取知识，又便于用户在求解问题时输入条件或事实。
- **实用性：**专家系统是根据具体应用领域的问题开发的，针对性强，具有非常良好的实用性。
- **易推广：**专家系统使人类专家的领域知识突破了时间和空间的限制，专家系统的知识库可永久保存，并可复制任意多的副本或在网上供不同地区或部门的人们使用，从而使专家的知识和技能更易于推广和传播。

专家系统的基本结构如图 5.8 所示，其中箭头方向为信息流动的方向。专家系统通常由人机交互界面、知识获取、推理机、解释器、知识库和综合数据库 6 个部分构成：

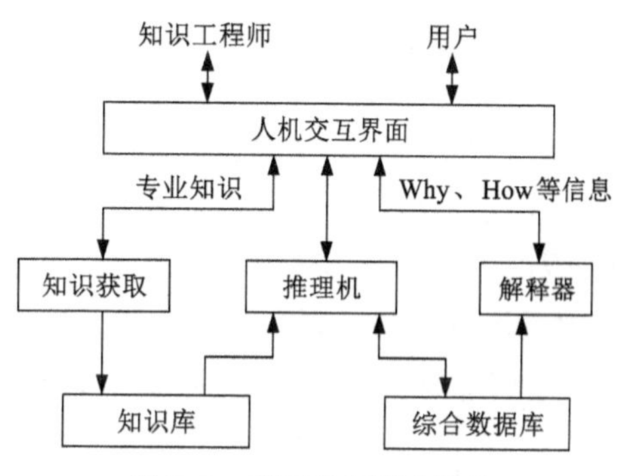

图 5.8　专家系统基本结构

- **知识库：**是问题求解所需要的领域知识的集合，包括基本事实、规则和其他有关信息。知识的表示形式可是多种多样的，包括框架、规则和语义网络等。知识库中的知识源于领域专家，是决定专家系统能力的关键，其质量和数量决定着专家系统的质量水平。知识库是专家系统的核心组成部分。一般来说，专家系统中的知识库与专家系统程序是相互独立的，用户可通过改变、完善知识库中的知识内容来提高专家系统的性能。
- **推理机：**是实施问题求解的核心执行机构，它实际上是对知识进行解释的程序，根据知识的语义，对按一定策略找到的知识进行解释执行，并把结果记录到动态库的适当空间中。推理机的程序与知识库的具体内容无关，即推理机和知识库是分离的，这是专家系统的重要特征。它的优点是对知识库的修改无须改动推理机，但是纯粹的形式推理会降低问题求解的效率。将推理机和知识库相结合也不失为一种可选方法。
- **知识获取：**负责建立、修改和扩充知识库，是专家系统中把问题求解的各种专门知识从人类专家的头脑中或其他知识源那里转换到知识库中的一个重要机构。知识获取可是手工的，也可采用半自动知识获取方法或自动知识获取方法。
- **人机交互界面：**是系统与用户进行交流时的界面。通过该界面，用户输入基本信息、回答系统提出的相关问题。系统输出推理结果及相关的解释也是通过人机交互界面。
- **综合数据库：**也称为动态库或工作存储器，是反映当前问题求解状态的集合，用于存放系统运行过程中所产生的所有信息，以及所需要的原始数据，包括用户输入的信息、推理的中间结果和推理过程的记录等。综合数据库中由各种事实、命题和关系组成的状态，既是推理机选用知识的依据，也是解释机制获得推理路径的来源。

- **解释器：**用于对求解过程作出说明，并回答用户的提问。两个最基本的问题是“Why”和“How”。解释机制涉及程序的透明性，它让用户理解程序正在做什么和为什么这样做，向用户提供了一个关于系统的认识窗口。在很多情况下，解释机制是非常重要的。为了回答“为什么”得到某个结论的询问，系统通常需要反向跟踪动态库中保存的推理路径，并把它转换成用户能接受的自然语言表达方式。

（二）知识图谱概述

目前，虽然以深度学习为代表的人工智能技术在监督学习方面表现出了强大的能力，甚至在图像分类、语音识别、机器翻译等方面接近或超过人类的表现水平，但这些都还停留在对数据内容的归纳和感知层面，还缺乏基于复杂背景知识的认知、推理与理解能力。例如，以机器目前的智能水平，它无论如何是不可能理解“抽刀断水水更流，举杯消愁愁更愁”和“大漠孤烟直，长河落日圆”这类诗歌所表达的人类情感以及自然意境的。因此，机器需要借助更高级的技术来提升其认知能力，其中，知识图谱就是一种日趋成熟并有较好前景的机器认知智能技术。

知识图谱是一种描述客观世界的概念、实体、事件及其相互关系的方法。其中，概念是指人们在认识世界过程中形成的对客观事物的概念化表示，如人、动物、组织机构等；实体是指客观世界中的具体事物；事件是指客观世界的活动，如地震、买卖行为等。关系描述概念、实体、事件之间客观存在的关联，如毕业院校描述了个人与其所在院校的关系，运动员和篮球运动员之间为概念和子概念的关系等。因此，知识图谱本质上是一种大规模语义网络。从人工智能视角看，知识图谱是一种理解人类语言的知识库，可作为发展认知智能的技术；从数据库视角看，知识图谱是一种新型的知识存储结构；从知识表示视角看，知识图谱是计算机理解知识的一种方法；从计算机网络视角看，知识图谱是知识数据之间的一种语义互联。

知识图谱和专家系统的区别在于，知识图谱与传统专家系统的知识工程有着显著的不同，传统专家系统主要依靠专家手工获取知识，现代知识图谱的特点是规模巨大，无法单一依靠人工和专家构建。

知识图谱是对传统专家系统的延续，可说是新时代的知识工程的典型代表技术。知识图谱和知识工程最显著的区别在三个方面：

- **数据规模：**知识工程数据规模有限，知识图谱数据规模通常极大。
- **知识表示方式：**知识工程采用多种不同的知识表示方式，但都是面向推理而使用的表示方式，知识图谱采用资源描述框架（Resource Description Framework，RDF）三元组、属性图和分布式表示来表示知识。
- **应用场景：**知识工程注重推理，知识图谱注重检索，当然也能完成一定的推理任务，更重要的是知识图谱能够赋能智能搜索、智能问答、推荐系统、视觉推理、对话系统等各种不同应用。

知识图谱相关研究在自然语言处理、深度学习等技术的推动下已经迈进成熟化和实例

 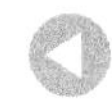

化，形成两条基本的技术路径，一是语义网领域的语义知识图谱，二是数据库领域的广义知识图谱。

（三）知识图谱构建流程

知识图谱的构建过程实际上是从大量关系复杂、类型繁多、结构多变的数据中获取计算机可读知识的过程，知识图谱是数据融合与链接的纽带。从逻辑层次上看，知识图谱分为模式层和数据层，数据层由一系列以三元组为表现形式的事实组成，模式层（也称概念层）则是作为数据层的“上层建筑”，通过积累沉淀的知识集合——本体库来规范数据层的事实表达。因此，知识图谱的核心是建立本体模型和实体数据库，按照二者构建顺序可将知识图谱构建方法分为“自顶向下型”和“自底向上型”两种。“自顶向下型”是指在定义好本体和数据规范的前提下再抽取数据，这种模式适用于存在可量化的行业逻辑的领域，如医疗、法律、金融等。“自底向上型”则是先抽取实体数据，选择置信度高的实体数据加入知识库再逐层抽象出本体模型，常应用于数据量庞大但行业逻辑难以直接展现的领域，如 Bing Satori、Google 知识图谱。对于新兴领域，通常采用两者结合的方式建模。从数据模型上看，知识图谱分为 RDF 图和属性图，如前所述，前者通常是指语义网领域提出的基于 RDF 三元组存储的语义知识图谱，侧重知识的发布和链接；属性图则主要指数据库领域发展出的基于属性图数据库的广义知识图谱，侧重知识的计算与挖掘。总的来说，不管是哪种数据模型的知识图谱，广义知识图谱或语义知识图谱的构建流程（如图 5.9）都应以本体模型为规范或约束条件，经过广泛的调研和分析后，总结得出知识图谱构建的主要技术架构。在广义知识图谱构建流程中，知识融合后的知识建模通常采用自底向上的方式；在语义知识图谱构建流程中，在知识抽取之前的知识建模通常采用自顶向下的方式，多依赖已有领域数据模型及专家智慧。

广义知识图谱的构建从数据源开始，包括知识抽取、知识融合、知识加工等步骤，其语料来源通常为非结构化的文本数据、半结构化的网页或表格，以及生产系统中的结构化数据。作为图谱构建最核心的环节，知识抽取包含命名实体识别（也称实体抽取）、关系抽取和属性抽取三个要素，其中属性抽取相对易操作，通常采用 Python 爬虫在百科类网站爬取，因此实体抽取和关系抽取成为知识抽取环节的重点研究内容。针对不同的数据类型，知识抽取技术也有所不同，其中，面向结构化数据的知识抽取方法有直接映射、R2RML 等；面向非结构化数据的知识抽取方法有基于规则、基于统计模型如隐马尔科夫模型、最大熵模型和条件随机场等，以及基于深度学习的方法如循环神经网络（RNN）、卷积神经网络（CNN）、引入注意力机制（Attention Mechanism）的神经网络等。目前使用最广泛的是 Google 公司于 2018 年提出的语言预训练模型 BERT、国内百度 Paddle 开源的中文知识增强的语义表示模型 ERNIE（Enhanced Representation through Knowledge Integration），这些模型均需结合文本语料标注工具如 BRAT、YEDDA 等进行大量的语料标注，实体抽取准确率超过 80%。知识融合过程是将抽取后的知识通过统一的术语融合成知识库，包括知识消歧、实体对齐、实体链接等，这一阶段的主要任务是数据层的融合，常用的方式有 DBpedia Mapping 的属性映射方法的离线融合方式等。知识加工过程则是针对知识融合过程中产生的新关系组合或通过知识推理形成的新知识形态进行质量评估，抽象出本体模型并不断更新和扩充，最终形成完整形态的知识图谱。

语义知识图谱本质上是 RDF 三元组图数据，是图书情报和数字人文领域的主流形式，其

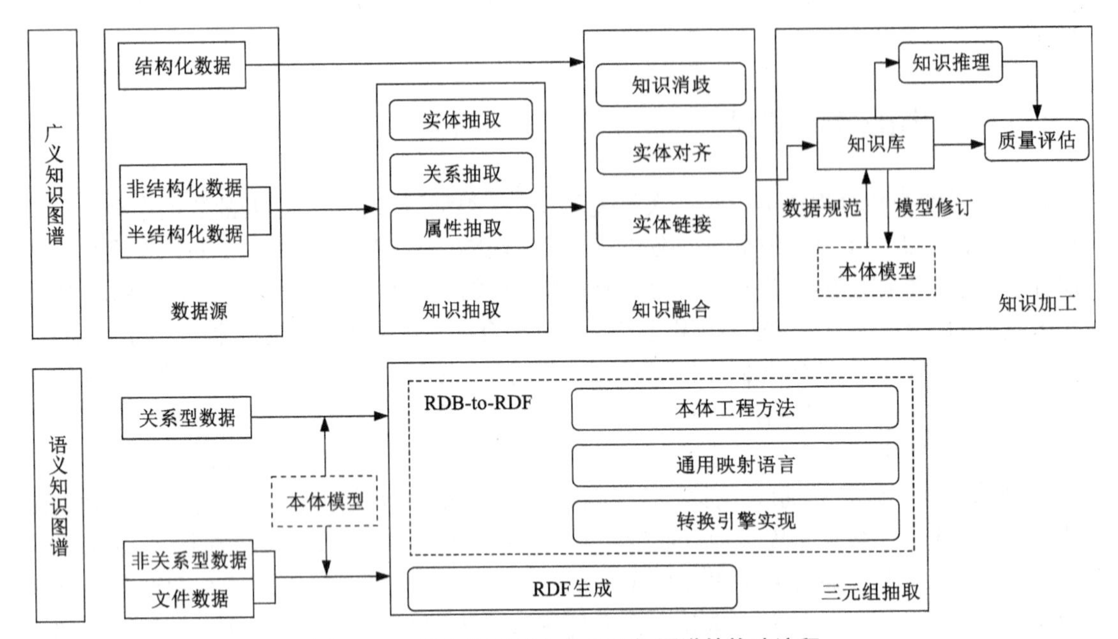

图 5.9　广义知识图谱与语义知识图谱的构建流程

数据来源可归纳为关系型数据、非关系型数据及文件三类，尤其对于垂直领域，知识大多来源于关系型数据库。关系型数据库作为传统的企业数据业务系统，在效率方面存在一定优势，但欠缺语义且系统间互操作性弱，随着数据网络的快速发展，将关系型数据转化为 RDF 图数据（RDB-to-RDF）或者网络本体语言（Ontology Wed Language，OWL）本体的研究实践不断涌现并形成了一系列相关的标准和应用工具，这一方式既可确保以前开发应用的可持续性，也可充分利用 RDB 系统的可扩展性、ACID 属性和安全性等优良特性。RDB-to-RDF 实现思路主要有基于转换引擎、本体工程、通用映射语言三种：基于转换引擎的方法是通过 SPARQL 查询触发处理引擎进行数据转换；本体工程的方法是指从关系型数据及其模式中抽象出本体的概念和关系，一般需要结合转换引擎和映射语言使用；通用映射语言的方法则是指在已有本体模型的前提下通过描述语言直接映射，该方法的应用场景最为广泛，是目前最为典型和主流的方式。W3C 推荐了两种 RDB-to-RDF 映射语言用于定义 RDB 转换为 RDF 的规则，包括统一资源定位符（Uniform Resource Identifier，URI）的生成、RDF 类和属性的定义、空节点的处理、数据间关联关系的表达等。一种是直接映射，即将 RDB 表结构和数据直接转化为 RDF 图，并支持通过 SPARQL 查询或 RDF 图 API 访问数据；另一种是 R2RML——自定义的映射语言，可在 RDF 数据模型下查看关系型数据并灵活定制视图。

此外，除了关系型数据库，还有大量数据资源以结构化或半结构化文件格式存在，如 CSV、Excel、XML、JSON 等，基于此类数据的语义知识图谱构建也有一定的研究成果。针对部分重要且在该领域广泛使用的工具或系统进行调研分析的特性对比如表 5.1 所示。调查结果显示，针对不同的数据类型及应用场景，目前的语义知识图谱生成工具/系统提供在线编辑、单机版等若干服务形态。然而，大多需要编写自定义脚本或编程来执行数据转换，且支持的数据源和存储方式有所限制，随着数据规模的扩大和处理任务的复杂化，实践中将面临效率等各方面的挑战，

如数据管理员定义了若干周期性的数据处理任务，使用时必须配置不同的调度脚本或者使用外部工具以确保任务执行，则工具配置和任务维护将消耗大量人力和时间。

表 5.1 知识图谱工具比较

工具名称	是否开源	支持输入	支持输出	特性描述
Apache Any23	是	RDF/XML、Turtle、Notation3、RDFa、Microformats1、Microformats2、JSON-LD、HTML5、Microdata、CSV、都柏林、schema. org 等词汇、YAML	Turtle、RDF/XML、N-Triples、JSON-LD	支持 D2RQ 映射及 R2-RML，提供 RDF 数据查询访问接口
ELMAR-toGoodRelations	是	XML、CSV	RDF/XML 电子商务词汇表	Python 脚本，仅适用于电子商务领域数据转换
PoolParty Extractor (PPX)	否	不同的元数据模式	映射到统一的知识模型：SKOStaxonomy、SKOS 叙词表	面向企业的语义中间件平台，提供基于语义知识模型的精确文本挖掘算法来构建企业知识图谱
csv2rdf	否	带有表头的 CSV	RDF/XML、N-Triples	提供 REST Web 服务接口，操作过程简单高效
RDF Translator	是	RDFa、RDF/XML、Notation3、N-Triples Microdata、JSON-LD	RDFa、RDF/XML Notation3、N-Triples Microdata、JSON-LD	支持数据格式的转换，提供 REST API，允许用 HTML 和 CSS 格式转化结果，允许执行 HTTP POST 请求，并将数据附加到 html 网页中

（四）知识图谱数据模型

从数据模型的角度来看，概念网络——知识图谱本质上是一种图数据，数据模型规范依据知识图谱的领域特征而定，主要有 RDF 图和属性图两种形式，两者的逻辑视图如图 5.10 所示。其中，属性图具备 RDF 图所没有的节点和边的内部结构，可表达实体/关系的属性。

1. RDF 图

RDF 是 2004 年万维网联盟（W3C）制定的语义网中机器可理解信息表示和交换的标准数据模型，也可作为知识图谱的国际标准。作为 Web 上表示和发布知识图谱最主要的数据格式之一，RDF 明确了描述网络信息资源及资源间语义关系的模型和语法，以三元组<subject，predicate，object>（s，p，o）即主谓宾的方式表示知识，主语表示类的实例——个体（Individual），谓语既可是连接两个个体的关系，也可是连接个体和数据类型的实例，宾语为

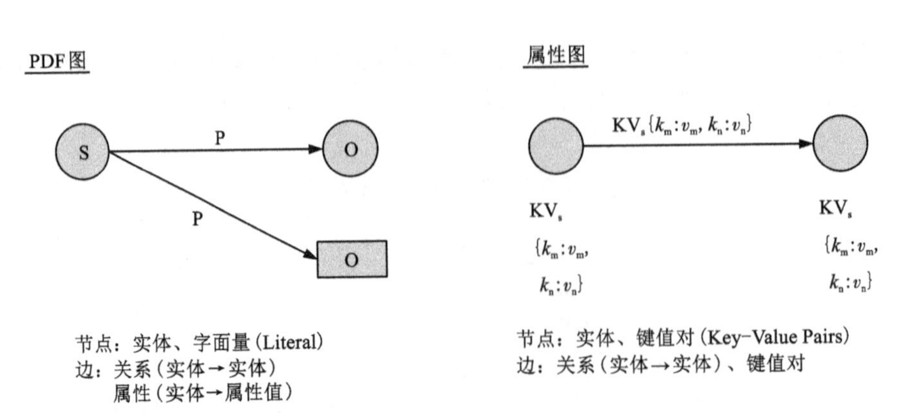

图 5.10　RDF 图与属性图

相应个体或者属性值。RDF 三元组集合即为图中的有向边集合，集合中每个资源具有 URI 作为其唯一的 id，通常情况下主语和谓语都要用 HTTP URI 表示，宾语可是某种数据类型的值 Literal(字面量)，也可是另一资源的 HTTP URI。需要说明的是，RDF 主语和宾语也可是空节点类型，即没有 URI 和 Literal 的资源或匿名资源，RDF 图对节点和边上的属性没有内置的支持。RDF 图数据模型常用于学术领域的语义知识图谱构建。

RDF 支持不同的书写格式，也称序列化(Serializations)方法，如 RDF/XML、Notation3(N3)、Turtle、N-Triples、RDFa、JSON-LD 等，下面以图 5.11 为例进行说明。

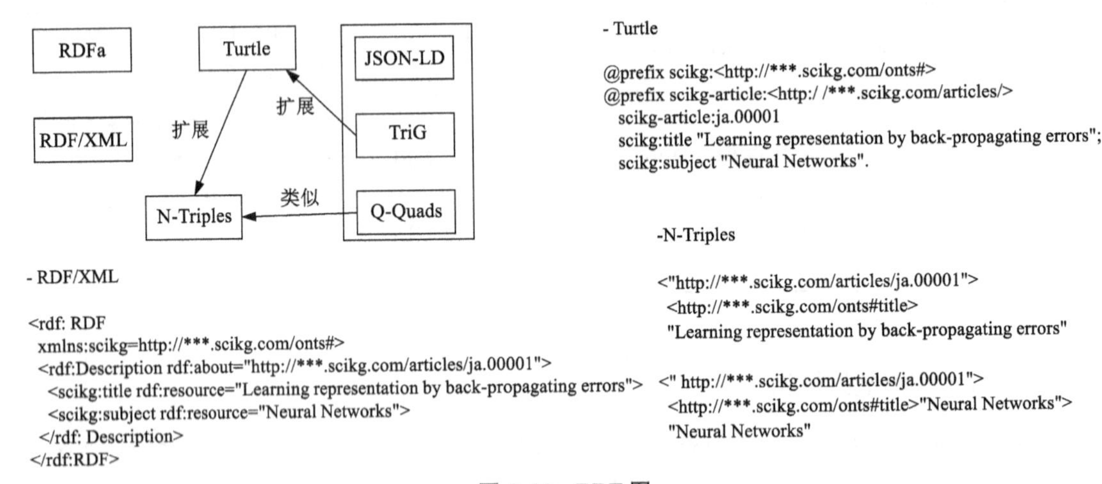

图 5.11　RDF 图

图中分别给出了“论文 ja. 00001 的标题(title)是 Learning representation by back-propagating errors，主题(subject)是 Neural Networks”这一 RDF 三元组集的三种序列化格式。RDF/XML(. rdf)指用 XML 格式表示 RDF 数据，是树状文档和基于三元组图的混合体，表达较为冗长；N-Triples(. nt)则是指用多个三元组来表示 RDF 数据集，每行表示一个三元组，这种表示方式最为直观，有利于机器的解析和处理，开放领域知识图谱 DBpedia 及学术知识图谱 SciGraph 均采用这种方式发布数据；Turtle(. ttl)是目前应用最为广泛的序列化格式，数据紧凑、可读性好，使用@ prefix 对 RDF 的 URI 前缀进行缩写，Turtle 与 N-Triples 相比解析

成本更高；其他格式如 JSON-LD(.json)是轻量级链接数据格式，在工程应用方面更具优势。

知识图谱需要借助查询语言进行查询等应用操作，RDF 图数据中常用的是 W3C 指定的标准查询语言——SPARQL 协议与 RDF 查询语言(SPARQL Protocol and RDF Query Language)，类似于关系数据库中的 SQL 查询语言，其核心处理单元是三元组模式。作为一套知识服务标准体系，SPARQL 提供查询、更新(Update)、联邦查询(Federated Query)、查询结果格式和接口协议等服务，设计了三元组模式、子图模式、属性路径等多种查询机制，且可用于跨数据源的查询。SPARQL 查询可用 Q={GP, DS, SM, R}表示，其中 GP 是表达查询意图的图模式；DS 是 RDF 数据集源；SM 是指定结果集约束条件的解修饰符；R 是查询结果，通常为结果集或 RDF 图。

2. 属性图

属性图(Property Graph, PG)是图数据库领域使用最为广泛的一种图数据模型，是由节点(Vertex 或 Node)、边(Edge 或 Relationship)组成的有向图。其具备如下特性：每个节点都具有唯一的 id、若干条出边和入边，以及一组属性，每个属性都是一个键值对(Key-Value Pairs)，属性值可以是标量类型或数组。每条边都具有唯一的 id、一个头节点、一个尾节点、一个表示联系的标签，以及一组属性值，每个属性都是一个键值对。

以图 5.12 所示的属性图为样例进行说明，根据属性图的要素，software、person 分别代表类为软件、人员的节点，created、knows 分别代表关系为开发、认识的边，软件节点的属性包括名称和开发语言，人员节点的属性包括姓名和年龄。这个属性图描述了 2 个软件节点和 4 个人员节点的关系，如节点 3 的入边集合为{边 9，边 11，边 12}，属性集合为{name=lop, lang=java}，表示节点 3 的软件由人员节点 1、4、6 开发，软件名称是 lop，开发语言是 java；节点 4 的入边集合为{边 8}，出边集合为{边 10，边 11}，属性集合为{name=josh, age=32}，表示节点 1 的人员认识节点 4 的人员，节点 4 的人员姓名是 josh，年龄 32 岁，开发了节点 3 和节点 5 的软件。

属性图上的查询语言通常是 Cypher 和 Gremlin，其中 Cypher 最初是图数据库 Neo4j 中实现的开源声明式查询语言，提供通过可视化和逻辑方式匹配图中节点和关系的模式，支持创建、读取、更新、删除等功能，目前主流的图数据库如 Memgraph、AgensGraph 等均支持 Cypher。

(五) 知识图谱存储与管理

随着知识图谱规模的日渐增长，其存储管理与查询处理也变得更加重要。知识图谱存储是指以计算机可读的数据格式对知识图谱的模式层和数据层进行物理保存，包括基本的资源、事件、关系、属性等知识。知识图谱的底层存储方案直接关乎数据查询的效率，通常需结合知识应用场景设计。知识图谱数据集包括两个部分：显性的三元组(Explicit Triples)及隐性的三元组(Implicit Triples)。其中，显性的三元组通常以数据的形式直接给出，而隐性的三元组蕴含于各元素所附带的语义中，需要根据知识图谱的本体及规则集从显性的三元组中推理得到。按照存储结构划分，知识图谱存储有关系表和图两种形式：基于关系表存储的主要有三元组表、水平表、属性表、垂直划分和六重索引等，与知识图谱的图模型存在巨大差异，查询、维护、删改等操作成本高，难适应大规模图谱数据的建设与管理；以图形结构对数

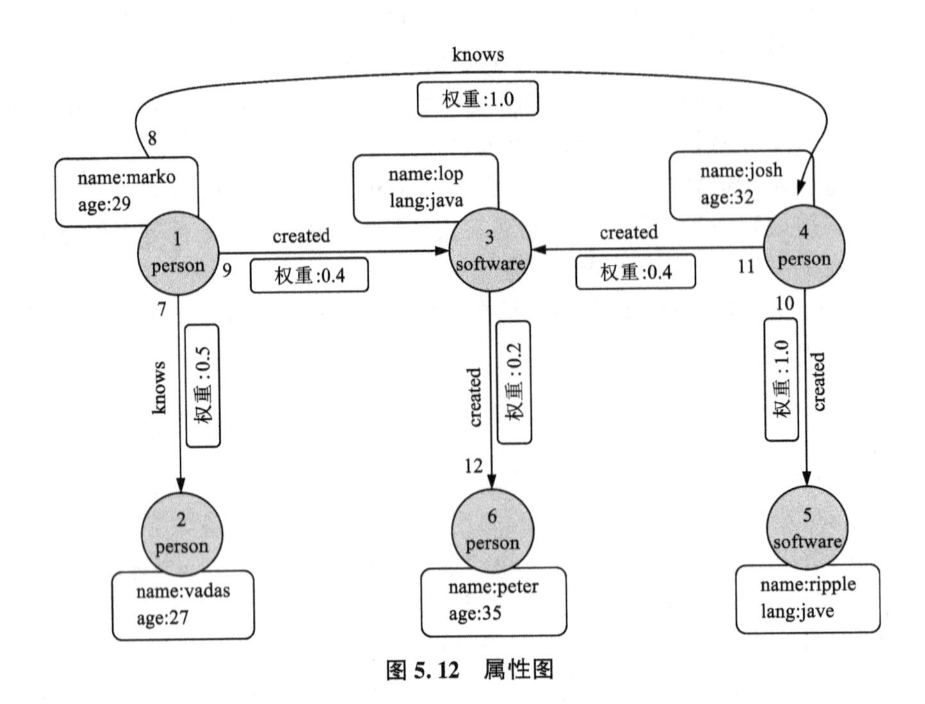

图 5.12 属性图

据进行存储的图存储是目前主流的知识图谱存储方式，相较于关系表存储，它在关联查询的效率上有着显著的提升，尤其在深度关联查询时表现更为优异。根据图谱数据格式，常见的图存储方案分为面向 RDF 的三元组数据库及面向属性图的图数据库两种。

1. 面向 RDF 的三元组数据库

面向 RDF 的三元组数据库是专门为存储大规模 RDF 数据而开发的知识图谱管理系统，被称为 Triple store 或 RDF store，支持声明式查询语言——SPARQL。三元组数据库是一种通用的、用于描述事物的图模型，通过统一资源标识符 URI 标识资源，用户可对网络中的资源基于特定的协议进行交互操作。目前，主要的 RDF 三元组数据库包括 Virtuoso、GraphDB、MarkLogic 和 BlazeGraph 及源自学术界的 RDF-3X(仅支持 Linux 的科研原型系统)和 gStore。如图 5.13 所示，给出了 DB-Engines 上排名靠前的三元组数据库，其中，MarkLogic、Virtuoso、GraphDB 常年稳居前列，下面将分别进行详细介绍：

多模型数据库 MarkLogic 是美国同名软件公司推出的多模型数据库，具备 NoSQL 和可信的企业数据管理功能，至今已有 20 多年的发展历程，是集文档、语义图、地理空间和关系型模型优点于一体设计的可扩展、高性能数据库，内置的搜索引擎可为 JSON、XML、文本、RDF 三元组、地理空间和二进制文件(如 PDF、图像、视频)提供统一的搜索和查询界面，减少标准查询构建、配置索引的时间。MarkLogic 在文档、图形数据和关系型数据的存储和查询方面具备极高的灵活性且可通过三元组在文档间建立关联。MarkLogic 的最大特点在于其数据集成的功能敏捷且简单，无须预先定义模式(数据可按照原本的格式存储)或依赖复杂的 ETL 过程。它可在商用硬件的集群中水平扩展到数百个节点、PB 级数据、数十亿个文档，每秒可处理数万笔事务，集群随着数据或访问需求的增长或收缩而水平扩展，并提供自动故障

☐ include secondary database models　　20 systems in ranking, January 2022

Rank			DBMS	Database Model	Score		
Jan 2022	Dec 2021	Jan 2021			Jan 2022	Dec 2021	Jan 2021
1.	1.	1.	MarkLogic	Multi-model	9.19	+0.25	-0.87
2.	2.	↑4.	Virtuoso	Multi-model	5.37	+0.31	+3.23
3.	3.	↑5.	GraphDB	Multi-model	2.86	-0.02	+0.75
4.	4.	↓2.	Apache Jena - TDB	RDF	2.84	+0.13	-0.34
5.	5.	↓3.	Amazon Neptune	Multi-model	2.63	+0.07	+0.32
6.	6.	6.	Stardog	Multi-model	1.89	-0.04	+0.42
7.	7.	7.	AllegroGraph	Multi-model	1.24	+0.02	+0.05
8.	8.	8.	Blazegraph	Multi-model	0.96	+0.00	+0.09
9.	9.	9.	RDF4j	RDF	0.68	+0.01	+0.14
10.	↑11.	↑11.	4store	RDF	0.43	+0.01	-0.02
11.	↓10.	↓10.	Redland	RDF	0.38	-0.04	-0.10
12.	12.	↑15.	AnzoGraph DB	Multi-model	0.33	-0.01	+0.17
13.	13.	↓12.	CubicWeb	RDF	0.18	-0.01	-0.04
14.	14.	↓13.	Mulgara	RDF	0.11	-0.01	-0.08
15.	15.	↓14.	Strabon	RDF	0.11	0.00	-0.05
16.	16.	↑17.	Dydra	RDF	0.04	-0.02	-0.06

图 5.13　DB-Engines 上排名靠前的三元组数据库

转移、复制和备份服务。

混合数据库管理系统 Virtuoso 是语义网项目常用的一种多模型混合关系数据库管理系统(RDBMS)，支持对关系表和属性图的数据管理，是一个高性能、可扩展、安全和基于开放标准的平台。其基础源自开发了多年的传统关系数据库管理系统，因此具备较为完善的事务管理、并发控制和完整性机制。Virtuoso 作为较成熟的语义数据库，在其数据库基础上可支持关联数据的发布和应用，并支持查询语言 SPARQL。作为知识存储系统，Virtuoso 支持客户端和服务器后台两种数据加载方式，客户端数据加载适用于单个较小文件的上传加载，服务器后台批量加载则适用于多个大文件加载。

图形数据存储引擎 GraphDB 是基于 OWL 标准开发的，具有高效推理、聚类和外部索引同步支持的企业 RDF 三元组库，同时支持属性图管理，可链接到大型知识图谱中的文本和数据，具备支持任何类型数据(CSV、XLS、JSON、XML 等)的解析与 RDF 转换格式和存储、SPARQL 编辑器、FTS 连接器、可视化等功能。还可基于 RDF 数据进行语义推理，通过使用内置的基于规则的“前向链”(Forward Chaining)推理机，由显式知识推理得到导出知识并优化存储。导出的知识会在知识库更新后相应地同步更新，支持数据调和、本体可视化和高性能可扩展的聚类，可与 MongoDB 集成，用于大规模元数据管理、基于图嵌入的语义相似性搜索及快速灵活的全文搜索。

2. 面向属性图的图数据库

原生图数据库主要是以属性图的方式存储、处理、查询和展示数据，在关系遍历和路径发现等应用中性能优越，主要代表有 Graph1.0 时期最为流行和成熟的 Neo4j。随着业界在图数据库扩展性方面的挑战逐渐凸显，JanusGraph、OrientDB 等开源分布式大规模图数据库应运而生，其中 OrientDB 功能相对全面，支持文件、图(包括原生图)、键值对等多模型数据管理和 SQL、Gremlin 多种查询语言，JanusGraph 则在底层数据库之上封装一层，实现图的语义，可基于第三方分布式索引库 Elasticsearch、Solr 和 Lucene 实现数据快速检索，作为图计算引擎使用。如图 5.14 所示，下面对部分 DB-Engines 上排名靠前的图数据库进行说明。

☐ include secondary database models　　36 systems in ranking, March 2022

Rank			DBMS	Database Model	Score		
Mar 2022	Feb 2022	Mar 2021			Mar 2022	Feb 2022	Mar 2021
1.	1.	1.	Neo4j	Graph	59.67	+1.43	+7.35
2.	2.	2.	Microsoft Azure Cosmos DB	Multi-model	40.90	+0.94	+8.49
3.	3.	3.	ArangoDB	Multi-model	5.61	+0.21	+0.55
4.	4.	↑5.	Virtuoso	Multi-model	5.57	+0.18	+2.70
5.	5.	↓4.	OrientDB	Multi-model	4.92	-0.10	+0.22
6.	↑7.	↑7.	GraphDB	Multi-model	2.84	-0.09	+0.57
7.	↓6.	↑8.	Amazon Neptune	Multi-model	2.69	-0.30	+0.83
8.	8.	↓6.	JanusGraph	Graph	2.47	+0.11	+0.04
9.	9.	↑11.	TigerGraph	Graph	2.18	-0.06	+0.68
10.	10.	10.	Stardog	Multi-model	1.90	-0.08	+0.39
11.	11.	↑13.	Dgraph	Graph	1.70	-0.02	+0.46
12.	12.	↓9.	Fauna	Multi-model	1.35	+0.03	-0.49
13.	13.	↑14.	Giraph	Graph	1.32	+0.01	+0.19
14.	14.	↓12.	AllegroGraph	Multi-model	1.24	-0.07	-0.07
15.	15.	15.	Nebula Graph	Graph	1.13	-0.03	+0.16
16.	16.	16.	Blazegraph	Multi-model	0.93	+0.02	+0.10

图 5.14　DB-Engines 上排名靠前的图数据库

Neo4j 是由 Java 实现的开源 NoSQL 图数据库，常年处于 DB-Engines 图数据库排名首位，是基于数学中的图论所实现的一种数据库，数据对象/实体被保存为节点，关系则被保存为链接地址的形式。Neo4j 存储管理层为属性图结构中的节点、节点属性、边、边属性等均设计了存储方案，因此与其他数据库相比，它可更加高效地存储、查询、分析和管理高度关联的图谱数据。

JanusGraph 是一种面向分布式集群的开源图形数据库管理系统，可存储千亿级节点和边的大规模图，支持高并发复杂实时图遍历和分析查询，大型图上的复杂遍历查询效率达毫秒级。JanusGraph 集成第三方分布式索引库 Elasticsearch、Apache Solr、Apache Lucene 作为索引后端，可作为图形数据库引擎使用，支持全文检索。

TigerGraph 是一款“实时原生并行图数据库”，可在云端、本地等多终端部署，支持水平和垂直扩展，可对集群中的图数据自动分区，具有非常强大的查询语言和算法库。相较其他图数据库，TigerGraph 在多跳路径查询、批量数据加载和实时更新方面优势尽显，2 跳路径查询可比其他图数据库快 40~337 倍，数据加载速度是其他图数据库的 1.8~58 倍，存储相同原始数据所需的磁盘空间更小。TigerGraph 支持查询语言 GSQL，该语言结合 SQL 风格的查询

 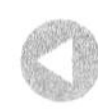

语法和 Cypher 风格的图导航语法，并加入过程编程和用户自定义函数。

基于知识图谱的流调信息知识库系统可实现对大规模、多模态数据的有效分析、管理和应用。通过知识图谱技术的业务分析、针对不同类型的数据挖掘形成卫生检疫本底，涵盖入境人员、检疫人员、管理人员、流调内容及涉疫场所等方面，聚合大规模数据形成知识图谱，并根据不同的用户角色提供不同权限的知识服务，实现知识检索、知识更新、关联查询等功能，能有效提升知识管理能力，提高流调工作质量和效率。在知识图谱的基础上可持续地提供智能化知识库服务，在数据处理方面可更进一步集成自然语言处理算法实现对非结构化数据的信息自动化抽取，在知识服务方面逐步完成基于知识图谱的用户画像、知识可视化分析等功能，不断提升数据挖掘和分析能力。

十、计算机视觉技术

计算机视觉技术是研究如何让机器“看”的科学，可模拟、扩展和延伸人类智能，从而帮助人类更好地解决视觉相关的大规模复杂问题。目前，计算机视觉已成为人工智能的重要应用领域，它通过使用光学系统和图像处理工具等来模拟人的视觉捕捉能力及处理场景的三维信息，理解并通过指挥特定的装置执行决策。目前，计算机视觉技术应用相当广泛，如人脸识别、车辆或行人检测、目标跟踪、图像生成等，在科学、工业、农业、医疗、交通、军事等领域都有着广泛的应用前景。

计算机视觉技术的基本原理是利用图像传感器获得目标对象的图像信号，并传输给专用的图像处理系统，将像素分布、颜色、亮度等图像信息转换成数字信号，并对这些信号进行多种运算与处理，提取出目标的特征信息进行分析和理解，最终实现对目标的识别、检测和控制等。

计算机视觉与其他人工智能技术有所不同。首先，计算机视觉是一个全新的应用方向，而非像预测分析那样只是对原有解决方案的一种改进。其次，计算机视觉能够以无障碍的方式改善人类的感知能力。当算法从图像当中推断出信息时，它并不像其他人工智能方案那样对本质上充满不确定性的未来做出预测，而通常只对关于图像或图像集中当前内容的分类做出判断。这意味着计算机视觉将随着时间推移而变得愈发准确，直到达到甚至超越人类的图像识别能力。最后，计算机视觉能够以远超其他人工智能工具的速度收集训练数据。

从学术研究角度看，计算机视觉从现实世界中提取高层次的信息，产生特征和语义信息，并将图像(视网膜的输入)转换为可与其他个体交互并产生影响的信息，其过程可看作利用几何学、物理学、统计学习理论构建模型，并从视觉数据中提炼符号信息的过程。研究人员希望计算机可像人类一样，将外界输入的光信号转换为对外界的理解与认知，这将在一定程度上促进人类科技与社会的发展，创造更高的科研价值。而对于计算机视觉相关专业的从业者来说，计算机视觉旨在将其理论和模型应用于计算机视觉系统的构建。由于计算机视觉的主要任务是模拟人类视觉，从而可代替人类完成某些基于人类视觉的任务，因此与人类视觉系统的主要任务是一致的。计算机视觉的主要任务包括场景重建、事件检测、视频跟踪、对象识别、三维姿态估计、运动估计和图像恢复等。

在采集图像、分析图像、处理图像的过程中，计算机视觉的灵敏度、精确度、快速性都是人类视觉所无法比拟的，它克服了人类视觉的局限性。计算机视觉系统的独特性质使得其在各个领域的应用中显示出了强大生命力。目前，计算机视觉系统的应用已遍及航天、工业、农业、科研、军事、气象、医学等领域。因此，研究及利用计算机视觉系统对当今世界来说十分重要，它将推动科学和社会更快地向前发展，为人类做出日益重要的贡献。

(一) 光学字符识别技术

由于传统流调工作中需整理大量的纸质资料，引入光学字符识别(Optical Character Recognition，OCR)技术，可充分提升资料采集效率。其过程通过电子设备(如扫描仪或数码相机)检查纸上打印的字符，检测暗、亮的模式确定其形状，然后用字符识别方法将形状翻译成计算机文字。OCR 提供基于深度神经网络模型的端到端文字识别服务，将图片(来源如扫描仪或数码相机)中的文字转化为计算机可编码的文字。

1. 建立图像处理算法

识别文字前，对原始图片进行预处理，以便后续的特征提取和算法批量学习。这个过程通常包含灰度化、二值化、降噪、倾斜矫正、文字切分等子步骤。每一个步骤都涉及了不同的算法。

- **建立灰度化机制：**构建灰度化 RGB 模型中，灰度图像每个像素只需一个字节存放灰度值(又称强度值、亮度值)，灰度范围为 0~255，并通过分量法、最大值法、平均值法、加权平均法四种方法对彩色图像进行灰度化。
- **建立二值化机制：**设定一个阈值 T，用 T 将图像的数据分成两部分：大于 T 的像素群和小于 T 的像素群。二值化的黑白图片不包含灰色，只有纯白和纯黑两种颜色。基于双峰法、P 参数法、迭代法和 OTSU 法等进行二值化阈值的选取。
- **建立图像降噪机制：**现实中的数字图像在数字化和传输过程中常受到成像设备与外部环境噪声干扰等影响，这样受到影响的图像称为含噪图像或噪声图像。减少数字图像中噪声的过程称为图像降噪，通过构建均值滤波器、自适应维纳滤波器、中值滤波器、形态学噪声滤除器、小波去噪等进行图像降噪处理。
- **建立倾斜矫正机制：**基于霍夫变换处理，将图片进行膨胀处理，将断续的文字连成一条直线，便于直线检测。计算出直线的角度后就可利用旋转算法，将倾斜图片矫正到水平位置。
- **建立文字切分机制，**将倾斜矫正后的文字投影到 Y 轴，并将所有值累加，这样就能得到一个在 Y 轴上的直方图。直方图的谷底就是背景，峰值则是前景(文字)所在的区域，从而实现文字位置的准确识别。
- **建立字符切分机制：**字符切分和行切分类似，将每行文字投影到 X 轴。预先设定一个字符宽度的期望值，切出的字符如果投影超出期望值太大，则认为是两个字符；如果远远小于这个期望值，则忽略这个间隙，把间隙左右的字符合成一个字符来识别。

2. 建立文字识别算法

预处理完毕后，就到了文字识别的阶段，这个过程主要包括特征提取和降维、分类器设计、训练。

(1)建立特征提取和降维机制。特征是用来识别文字的关键信息，每个不同的文字都能通过特征来和其他文字进行区分。对于数字和英文字母来说，归类为小字符集。对于汉字来说，归类为大字符集。而国标中最常用的第一级汉字就有3755个，汉字结构复杂，形近字多，特征维度就比较大。

（2）在确定了使用何种特征后，还可能要进行特征降维。这种情况下，如果特征的维数太高，分类器的效率会受到很大的影响，为了提高识别速率，往往需要进行降维，这个过程也很重要，既要降低特征维数，又得使得减少维数后的特征向量还保留了足够的信息量（以区分不同的文字）。

（3）完成分类器设计、数据模型训练。对一个文字图像，提取出特征，对接识别分类器，分类器对预处理的文字进行分类，通过特征识别文字。基于模板匹配法、判别函数法、神经网络分类法、基于规则推理法等完成分类器设计。在进行实际识别前，往往还要对分类器进行数据模型训练，通过大量图像样本进行批量识别。

（二）人脸识别技术

为满足个人体征快速采集，加速个人信息系统读取，可引入人脸识别技术。人脸识别所需的图像素材是通过摄像头获取的，经过图像预处理后，即可作为素材进行使用。人脸图像预处理的目的是规范化图像质量，以提高人脸特征提取的准确度。常见的用于人脸图像预处理的操作有调整明暗、裁剪、滤波、旋转等，可使得采集到的图像能够更有利于人脸图像的特征提取。

1. 人脸检测与定位

搭建人脸识别系统，利用摄像机、相机等设备采集包含人脸数据信息的图像或视频，在此基础上利用机器自动定位人脸，分析输入图像中的人脸大小、位置与姿态。人脸检测与定位的主要目的是确定图像和图像系列中有无人脸，在机器检测出图像中存在人脸后，对人脸的位置、空间范围进行定位，实现人脸位置、数目、尺寸等参数的初步分析。传统的生物身份验证方法，如虹膜、基因、指纹等属于接触式识别，需要在人为采样的基础上才能实现身份的鉴别。人脸识别技术综合了多个领域的知识，与神经网络、模式识别、图像处理、人工智能、计算机视觉等学科的发展密不可分。对于人类而言，识别人脸并记忆人脸的特征并非一件难事，但要实现机器的自动人脸识别，则有着非常大的难度。人脸的结构复杂，机器在识别过程中，不仅会受到光照、角度等外界因素的影响，还会受到表情、姿态等人为因素的影响，同样的人脸在不同的采集条件下会发生巨大的变化。近年来，人脸识别技术被广泛应用于安保、金融、教育等领域，各个行业对这项技术的精准度要求也变得越来越高，人工智能技术的应用已成为人脸识别技术未来重要的发展方向。

基于人工智能的人脸识别技术与传统人脸识别技术的最大区别就是前者应用了机器的智能行为，基本研究路径从人脸特征转变为深度学习方法。二者识别流程基本无异，如图5.15所示。

2. 特征提取

通过检测与定位后，机器以检测与定位的特定人脸区域为研究对象，对人脸的特征进行提取。这个阶段，要对人脸数据信息继续预处理，强化与表现图像中的人脸特征，并利用特

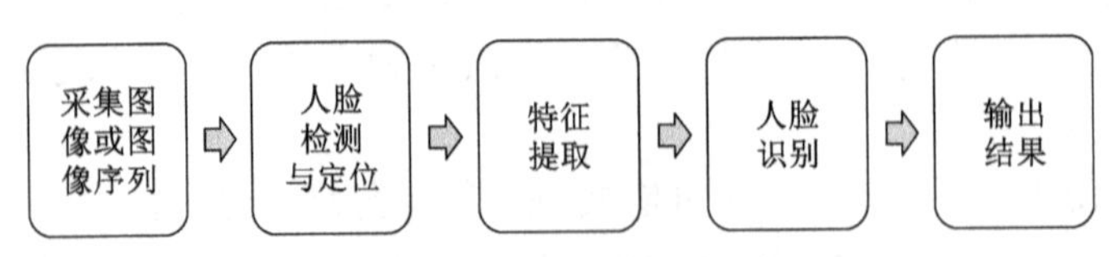

图 5.15　人脸识别技术流程

定的算法识别人脸的特征矢量。人脸识别技术中应用的特征识别方法没有统一的形式与过程，根据人脸识别技术应用领域的不同，可选择不同的特征识别方法满足不同领域的需求。例如：几何特征法中，利用特征点构成特征向量；统计识别法中，利用图像相关矩阵的特征值、特征矢量构成特征向量；模板匹配法中，利用相关系数构成特征向量；隐马尔科夫过程法中，利用多样本图像空间系列训练构成 HMM 模型，该模型的参数即为特征向量；神经网络法中，将归一化灰度图像作为输出，将网络输出结果作为识别结果。

3. 人脸识别

现有的人脸识别技术都是根据已知的人脸，分析未知人脸的具体归属。因此，人脸识别技术会将待识别人脸与数据库内已有人脸的特征进行匹配，通过分类器设计、决策、分类识别信息等流程，确定人脸识别的结果。

（三）红外热成像机器视觉技术

红外热成像机器视觉技术的基本原理涉及计算机软硬件、图像处理、自动控制、模式识别、光学成像、模拟/数字视频等多学科理论与技术。红外热成像机器视觉系统通过自动获取、处理和解释真实物体的红外辐射信息，以获取所需信息或控制机器的运动或过程。典型的红外热成像机器视觉系统包括红外热成像镜头、红外热成像机芯、图像采集模块、图像处理识别模块、决策和控制模块和机械执行模块。探测目标的红外辐射分布通过红外热成像镜头被红外热成像机芯拍摄，拍摄到的二维红外辐射分布经过图像采集模块转换成探测目标的红外图像信号，之后该图像被传输到图像处理识别模块，根据红外图像的像素分布、灰度分布、亮度、纹理等信息，运用各种机器视觉算法计算得到探测目标的形状、尺寸等信息，从而提取探测目标的特征，并传送到决策和控制模块，最后根据判断决策的结果输出相应的控制指令以控制现场的机器。具体的工作流程可简要地描述如下：

- 当探测目标移动到红外热成像镜头的视场中心时，图像采集卡根据写入的控制程序，向红外热成像机芯发出脉冲。
- 红外热成像机芯收到脉冲信号后停止目前的等待或扫描状态，打开曝光机构并达到程序中设置的曝光时间，然后重启新一轮的扫描和输出。
- 将红外热成像机芯拍摄的探测目标经图像采集卡以图像的形式储存到计算机内存中。
- 图像处理识别模块将红外图像进行有效的处理、分析和测量等，然后将分析结果或测量值输出到决策和控制模块。
- 决策和控制模块根据检测结果或测量值，发出控制指令控制机械执行模块的后续动作，比如调整机器姿态，进行目标筛选等。

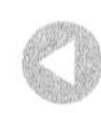

(四)微表情识别技术

在流调过程中，流调人员往往难以分辨流调对象答案的真实性，因此可能会错过多个涉疫嫌疑点导致疫情进一步扩散，通过利用微表情识别技术进行智能验证，可针对长视频中的面部表情进行分析，从而识别流调对象回答的真伪。因此，智慧流调系统首先需要研究微表情和宏表情联合检测技术，并对检测到的面部序列进行纠正，然后以纠正过的面部序列为基础，对其中包含的情绪进行分类识别，进而建立从检测到识别的系统体系。

微表情自动分析可分为检测和识别两个过程。相比于可借鉴宏表情检测技术的微表情监测，微表情的识别技术具有更大的研究挑战，这也是目前微表情领域的研究重点。由于微表情具有持续时间短和动作幅度小两大识别难点，目前的识别率仍有很大的提升空间。传统大多采用基于聚类的方法，联合 3D 高斯滤波器和 K 均值算法，来测量微表情的开始、峰值和结尾阶段，但在这个方法中，聚类的数量很难决定。另一种基于分类的方法可利用时空局部纹理描述器来表示特征，随后通过支持向量机 SVM 分类器来进行分类。这些工作大都致力于在特征的层面上进行改进，使微表情识别的性能得到一定提升，但是计算得到特征的可解释性仍然还存在欠缺。

通过人工智能深度学习概念结合微表情识别方法，可解决人机问答智能验真判断的难点。微表情识别的工作流程包括以下 4 个步骤：

• **准备数据集**：包含微表情的视频片段采集，视频图像归一化处理，训练/验证/测试集分割等。

• **设计学习模型**：选择基本模型框架为卷积神经网络(CNN)+循环神经网络(RNN)，调整网络层数，确定损失函数，设计学习率等超参数。

• **训练模型**：将模型输出误差通过 BP 算法反向传播，利用随机梯度下降 SGD 或 Adam 算法优化模型参数。

• **验证模型**：利用未训练的数据验证模型的泛化能力，如果预测结果不理想，则需要重新设计模型，进行新一轮的训练。

基于深度学习的微表情技术主要采用卷积神经网络(CNN)、循环神经网络(RNN)或其变体结构来提取微表情的特征，并通过几种分类器(如支持向量机、随机森林等)来判断微表情的种类。

深度学习技术在微表情识别方面的主要优势是可自动学习和提取微表情特征，避免了传统手动特征提取方法的繁琐和不准确问题。常见的基于深度学习的微表情技术包括：

• **基于 CNN 的微表情识别**：利用 CNN 对微表情的空间特征进行建模，提取特征后使用分类器对微表情进行分类。

• **基于 RNN 的微表情识别**：利用 RNN 对微表情的时间序列特征进行建模，以将微表情的历史信息与当前信息结合起来进行分类。

• **基于深度卷积网络(DCN)的微表情识别**：通过混合 CNN 和 RNN 模型的方法，利用 DCN 对微表情进行全局建模。

• **基于多任务学习的微表情识别**：利用多任务学习框架来同时识别多种表情，从而提高微表情识别效果。

微表情技术可用于智慧流调系统中对流调对象的情绪状态进行监测和分析，在以下方面具有应用潜力：

- **情绪识别：**利用微表情技术可对流调对象的微表情进行识别和分析，推测其当前情绪状态（例如，是否紧张、是否疲劳、是否有隐瞒、是否有疑虑等），有助于更好地理解流调对象的访谈态度和反应，也有助于人机对话更好地进行。
- **笑脸检测：**笑脸通常代表流调对象感到轻松和愉快，系统可根据微表情技术快速检测出流调对象的笑脸，从而了解其对访谈问题的态度，有助于更好地进行流调。
- **意见反馈：**利用微表情技术可对流调对象非语言性的反馈进行分析，通过观察受访者的脸部表情、肢体动作等非语言性意见反馈，系统可判断该流调对象对流调问题的态度，方便进行针对性的调整。
- **非语言性分析：**微表情技术可分析流调对象的非语言性信息和行为，从而给出更为全面和准确的流调结果，例如发现流调对象偷瞄手机或其他不相关的活动，说明流调对象可能在心理上与流调问题失去了联系，需要加强引导。

十一、物联网技术

将物联网技术应用到流调中，可辅助了解和评估某类人群的健康现象与涉疫情况，监测和预测传染病暴发、评估健康方案效果、实施健康数据跟踪溯源等，并可有效降低时间和资源成本。

物联网的概念分为广义和狭义两方面。广义来讲，物联网是一个未来发展的愿景，等同于“未来的互联网”或者“泛在网络”，能够实现人在任何时间、地点，使用任何网络与任何人与物的信息交换以及物与物之间的信息交换；狭义来讲，物联网是物品之间通过传感器连接起来的局域网，不论接入互联网与否，都属于物联网的范畴。

物联网是通过射频识别（Radio Frequency Identification，RFID）、红外感应器、全球定位系统（Global Positioning System，GPS）、激光扫描器等信息传感设备，按约定的协议，把任何物品与互联网连接起来，进行信息交换和通信，以实现智能化识别、定位、跟踪、监控和管理的一种网络。显然，物联网的这一概念来自同互联网的类比。根据物联网与互联网的关系分类，不同的专家学者对物联网给出了各自的定义，归纳起来有如下四种类型：

- **物联网是传感网而不接入互联网。**有的专家认为，物联网就是传感网，只是给人们生活环境中的物体安装传感器，这些传感器可更好地帮助我们认识环境，这个传感器网可不接入互联网。例如，上海浦东机场的传感器网络，其本身并不接入互联网，却号称是中国第一个物联网。物联网与互联网的关系是相对独立的两张网。
- **物联网是互联网的一部分。**物联网并不是一张全新的网，实际上早就存在了，它是互联网发展的自然延伸和扩张，是互联网的一部分。互联网是可包容一切的网络，将会有更多的物品加入这张网中。也就是说，物联网是包含于互联网之内的。
- **物联网是互联网的补充网络。**通常所说的互联网是指人与人之间通过计算机结成的全球性网络，服务于人与人之间的信息交换。而物联网的主体则是各种各样的物品，通过物品间传递信息从而达到最终服务于人的目的，两张网的主体是不同的，因此物联网是互联网的扩展和补充。互联网好比是人类信息交换的动脉，物联网就是毛细血管，两者相互联通，且物联网是互联网的有益补充。

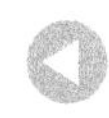

• **物联网是未来的互联网。** 从宏观的概念上讲，未来的物联网将使人置身于无所不在的网络之中，在不知不觉中，人可随时随地与周围的人或物进行信息的交换，这时物联网也就等同于泛在网络，或者说未来的互联网。物联网、泛在网络、未来的互联网，它们的名字虽然不同，但表达的都是同一个愿景，那就是人类可随时、随地、使用任何网络、联系任何人或物，达到信息自由交换的目的。

物联网需要对各类型的概念和物体具有全面感知能力，对信息具有可靠传送和智能处理能力，从而形成一个连接物体与物体的信息网络。全面感知、可靠传送、智能处理是物联网的基本特征。

• "全面感知"是指利用 RFID、二维码、GPS、摄像头、传感器、传感器网络等感知、捕获、测量的技术手段，随时随地对物体进行信息采集和获取；

• "可靠传送"是指通过各种通信网络与互联网的融合，将物体接入信息网络，随时随地进行可靠的信息交互和共享；

• "智能处理"是指利用云计算、模糊识别等各种智能计算技术，对海量的跨地域、跨行业、跨部门的数据和信息进行分析处理，提升对物理世界、经济社会各种活动和变化的洞察力，实现智能化的决策和控制。

因此，"物联网"概念的问世，打破了之前的传统思维。过去的思路一直是将物理基础设施和 IT 基础设施分开，一方面是机场、公路、建筑物等，而另一方面是数据中心、个人电脑、宽带等。在"物联网"时代，钢筋混凝土、电缆将与芯片、宽带整合为统一的基础设施，换句话说，基础设施更像是一块新的地球工地，世界的运转就在它上面进行，其中包括经济管理、生产运行、社会管理乃至个人生活。具体地说，就是把感应器嵌入和装备到电网、铁路、桥梁、隧道、公路、建筑、供水系统、大坝、油气管道等各种物体中，通过现有的互联网整合起来，实现人类社会与物理系统的整合。在这个整合的网络当中，存在能力超级强大的中心计算机群，能够对整个网络内的人员、机器、设备和基础设施进行实时的管理和控制。在此基础上，人类可用更加精细和动态的方式管理生产和生活，达到"智慧"状态，提高资源利用率和生产力水平，改善人与自然间的关系。

智慧流调系统可应用的物联网设备以无线传感器为主，包括图像传感器、红外传感器、声波传感器、雷达传感器等。

• **图像传感器，** 属于光电产业里的光电元件类，随着数码技术、半导体制造及网络技术的迅速发展，目前市场和业界都面临着跨越各平台的影音、通信大整合时代的到来，将勾画出未来人类更美好的日常生活场景。

• **红外传感器，** 是利用红外线来探测物体的测量器件，内部发射特殊红外线光波，相当于数据流，也就是数字信号转成红外信号、红外信号转成数字信号(达到控制、传输信号的效果)。

• **声波传感器，** 是把外界声场中的声信号转化成电信号的传感器。声波传感器包含一个专用压电晶体和滤波电路，从而能对 75 kHz 到 175 kHz 之间的高频频带做出有效响应。声波传感器在通信、噪声控制、环境检测、音质评价、文化娱乐、超声检测、水下探测和生物医学工程及医学方面有广泛的应用。

• **雷达传感器，** 是利用微波波段的电磁波探测目标的电子设备。雷达包括发射机、发射天线、接收机、接收天线及显示器五个基本组成部分，还有电源设备、数据录取设备、抗干扰设备等辅助设备。随着科技的发展，雷达技术日臻完善，现代雷达不仅能完成对目标的探测和测距，还能完成测角、测速、跟踪和成像等功能。虽然雷达技术主要用于军事方面，但其在民用领域也发挥着越来越大的作用。

在当前新的形势下，入境人员流行病学调查工作面临着更大的挑战和更高的要求，无线传感器等物联网技术的应用为数据无缝采集、传送、处理和感知提供了便利的技术条件，不仅可有效提升口岸卫生检疫工作的质量和效率，还可通过融入和践行“无感通关模式”为流调对象带来更好的口岸通关服务和体验。

十二、GPS 定位技术

全球定位系统(GPS)作为移动感知技术，是物联网延伸到移动物体采集移动物体信息的重要技术，更是物流智能化、智能交通的重要技术。现在 GPS 与现代通信技术相结合，使得测定地球表面三维坐标的方法从静态发展到动态，从数据后处理发展到实时的定位与导航，极大地扩展了它的应用广度和深度。载波相位差分法 GPS 技术可极大提高相对定位精度，在小范围内可达到厘米级精度。GPS 技术能够快速、高效、准确地提供点、线、面要素的精确三维坐标及其他相关信息，具有全天候、高精度、自动化、高效益等显著特点，广泛应用于军事、民用交通(船舶、飞机、汽车等)导航、大地测量、摄影测量、野外考察探险、土地利用调查、精确农业及日常生活(人员跟踪、休闲娱乐)等不同领域。

全球定位系统由三部分组成：空间部分——GPS 星座，地面控制部分——地面监控系统，用户设备部分——GPS 信号接收机。

• **空间部分。**GPS 星座由 21 颗工作卫星和 3 颗在轨备用卫星组成，记作(21+3)GPS 星座。24 颗卫星均匀分布在 6 个轨道平面内，轨道倾角为 55°，各个轨道平面之间相距 60°，即轨道的升交点赤经各相差 60°。每个轨道平面内各颗卫星之间的升交角距相差 90°，轨道平面上的卫星比西边相邻轨道平面上的相应卫星超前 30°。当地球对于恒星来说自转一周时，在 20000 km 高空的 GPS 卫星绕地球运行两周，即绕地球一周的时间为 12 恒星时，这样对于地面观测者来说每天将提前 4 分钟见到同一颗 GPS 卫星。位于地平线以上的卫星颗数随着时间和地点的不同而不同，最少可见到 4 颗，最多可见到 11 颗。当用 GPS 信号导航定位时，为了结算测站的三维坐标必须观测 4 颗 GPS 卫星(称为定位星座)。这 4 颗卫星在观测过程中的几何位置分布对定位精度有一定的影响。对于某地某时不能测得精确的点位坐标，这种时间段称为间隙段。但这种间隙段是很短暂的，并不影响全球绝大多数地方的全天候、高精度、连续实时的导航定位测量。GPS 工作卫星的编号和试验卫星基本相同。

• **地面控制部分。**GPS 工作卫星的地面监控系统负责监控和控制 GPS 卫星，包括一个主控站、三个注入站和五个监测站。对于导航定位来说，GPS 卫星是一动态已知点，其位置依据卫星发射的星历——描述卫星运动及其轨道的参数而计算得出。每颗 GPS 卫星所播发的星历是由地面监控系统提供的。卫星上的各种设备是否正常工作，以及卫星是否一直沿着预定轨道运行都要由地面设备进行监测和控制。地面监控系统的另一重要作用是保持各颗卫星处于同一时间标准——GPS 时间系统。这就需要地面站监测各颗卫星的时间求出钟差，然后由地面注入站发给卫星，再由导航电文发给用户设备。

• **用户设备部分。**GPS 信号接收机的任务是捕获到按一定卫星高度截止角所选择的待测卫星的信号，并跟踪这些卫星的运行对所接收到的 GPS 信号进行变换、放大和处理，以便测

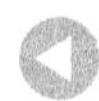

量出 GPS 信号从卫星到接收机天线的传播时间，解译出 GPS 卫星所发送的导航电文，实时地计算出测站的三维位置甚至三维速度和时间。GPS 卫星发送的导航定位信号是一种可供无数用户共享的信息资源。陆地、海洋和空间的广大用户只要拥有能够接收、跟踪、变换和测量 GPS 信号的接收设备（即 GPS 信号接收机），就可在任何时候用 GPS 信号进行导航定位测量。根据使用目的的不同，用户要求的 GPS 信号接收机也各有差异。

国内最具代表性的全球定位系统为北斗卫星导航系统（以下简称“北斗系统”），是中国着眼于国家安全和经济社会发展需要，自主建设运行的全球卫星导航系统，是为全球用户提供全天候、全天时、高精度的定位、导航和授时服务的国家重要时空基础设施。

北斗系统提供服务以来，已在交通运输、农林渔业、水文监测、气象测报、通信授时、电力调度、救灾减灾、公共安全等领域得到广泛应用，服务国家重要基础设施，产生了显著的经济效益和社会效益。基于北斗系统的导航服务已被电子商务、移动智能终端制造、位置服务等厂商采用，广泛进入中国大众消费、共享经济和民生领域，应用的新模式、新业态、新经济不断涌现，深刻改变着人们的生产生活方式。中国将持续推进北斗应用与产业化发展，服务国家现代化建设和百姓日常生活，为全球科技、经济和社会发展做出贡献。

智慧流调系统通过利用 GPS 定位技术，为卫生检疫资源调配及预警提供可靠的数据底座，可实现对检疫人员与医护人员的实时指挥调度，以及对突发公共卫生事件及时有效的处置和应对。

第三节　流调系统研发设计

一、总体架构

智慧流调系统的总体架构如图 5.16 所示。整体功能包括对外服务展示、流调预置信息采集、现场流调管理、决策分析应用管理、智能辅助管理、系统后台管理以及数据库和标准数据接口管理功能。通过这些功能的有机组合，系统能够提供完整、高效、智能的流调服务，为决策者提供科学依据，从而更好地提高国境卫生检疫智能化水平，提升国门安全总体防控能力，有效应对重大传染病公共卫生事件，保护好公众的健康，为落实党的二十大“健康中国”战略要求提供技术支撑和保障。

对外服务展示功能是系统的前端交互界面，用于展示系统的功能和服务。通过直观的界面设计，用户可轻松了解系统功能、操作流程和使用方式。其功能包括用户认证、用户权限管理、数据展示、数据导出等。

流调预置信息采集功能是系统的核心功能之一，用于采集流行病学调查过程中需要的信息，包括病例信息、病情描述、流行病学特征、流调表、流调问卷等。其功能需支持多种数据类型的采集，包括文本、图片、音频、视频等，并能对数据进行合理的验证、清洗和存储。

现场流调管理功能是系统的核心功能之一，实现流调过程全面管理，包括流调任务分配、流调进度监控、现场数据采集、数据上传、数据质量检查、异常数据处理等。通过对流调全过程的管理，可保证数据的准确性、完整性和可靠性。

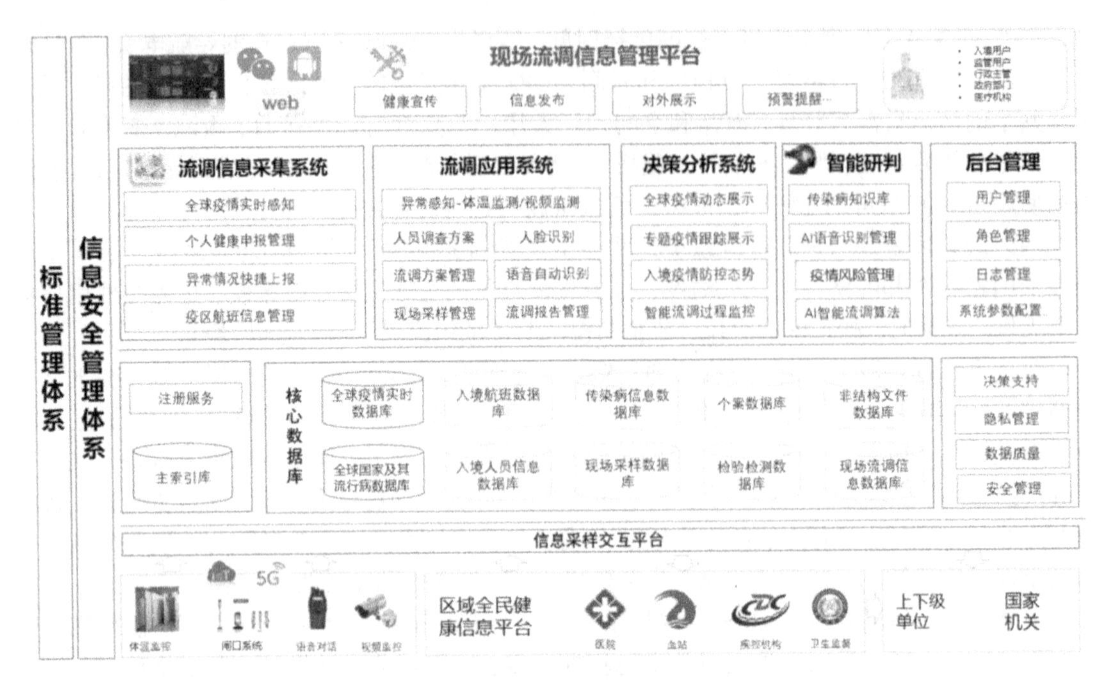

图 5.16　总体架构

决策分析应用管理功能是系统的高级功能之一，可对流调数据进行分析和应用，包括数据统计、数据挖掘、模型建立、模型评估、模型优化等功能。通过对流调数据的深入挖掘和分析，可提取有价值的信息，为决策者提供科学依据。

智能辅助管理功能是系统的创新功能之一，可为流调人员提供智能化的辅助工具，包括自然语言处理、图像识别、声音识别、数据可视化等技术，通过智能化的算法和模型，可帮助流调人员高效地完成流调任务，提高流调质量。

系统后台管理功能是系统的管理功能之一，可对系统进行维护和管理，包括用户权限管理、系统配置管理、系统日志管理、系统备份与恢复、系统安全管理等。通过合理的系统管理，可确保系统的稳定运行和数据的安全性。

数据库和标准数据接口管理功能是系统的核心功能之一，可对系统中的数据进行管理，实现对外数据接口管理，包括数据存储、数据备份、数据恢复、数据权限管理、数据接口设计、数据接口测试等。通过合理的数据管理和数据接口管理，可确保系统中的数据的安全性和一致性，亦可满足不同用户的数据需求。

二、流调信息采集系统

高风险疫情的出现和扩散，对社会和个人而言，都是极大的安全隐患。对入境人员信息的采集、预处理和保管是实现对重点关注人员的全面感知，实时预知预警，掌控疫情势态变化的重要前提。疫情防控以预防为先，前期预防工作的质量直接影响到后期管控的工作效率。在疫情防控数据采集和分析研判过程中，如涉及姓名、年龄、家庭住址、出行、住宿、联系方式等个人隐私和敏感信息，务必充分做好网络信息安全和个人隐私利益的保护工作。

 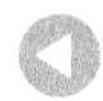

开发流调信息采集系统将为传统流调带来巨大的进步和变化，具体体现在：

• 过去，传统信息采集依靠录入人员个人对疫情新闻的认识和经验，具有主观性、局限性，缺乏科学性、及时性，并且需通过手工到各类网页搜索，再复制粘贴到对应的系统。操作繁琐且耗费人力物力，时效性得不到保障。传统个人信息采集依靠入境人员在入境前填写的入境申报卡，无系统支持，导致数据真实性无法校验，缺乏科学性、及时性、标准化、数据化、清单式的信息，易操作的申报指引。入境人员体验感差、通关效率不高。

• 现在，管理人员可通过系统配置需要采集的地址或接口，系统自动实现对所收集疫情信息的自检、自测，能及时提取有效信息，时效性得到质的飞跃。通过移动端可自行申报个人健康信息，具备系统标准化、数据化、清单式的校验规则化等特点，入境人员个人信息准确性大幅提高，也为检疫人员提供了工作便利，进一步加速通关效率，优化了个人体验。

（一）基础信息采集

流调信息采集中的基础信息采集功能包括语音信息和人脸信息的采集。该功能指为便于进行流行病的追踪和防控，通过语音识别和人脸识别技术，从流调对象的语音和人脸中提取有用的信息，如涉及身份、年龄、性别、地理位置、健康状况、接触史个人隐私和敏感信息，务必充分做好网络信息安全工作，务必严格遵守相关法律法规和伦理道德规范、尊重流调对象的隐私权和知情同意权、保障流调对象的利益和尊严。

语音信息的采集可通过语音识别技术，将流调对象的语音转换为文本，并从中提取相关的信息。语音识别技术是一种利用计算机对人类语音进行分析和理解的技术，它可将语音信号转换为对应的文字或命令。语音识别技术包括特征提取和模式匹配两方面。特征提取是指从语音信号中提取出能够反映语音内容和特征的参数，如声学特征、语言特征、情感特征等。模式匹配是指根据特征参数，将语音信号与预先建立的模型进行比较，从而识别出语音信号所代表的文字或命令。

语音信息的采集功能有以下几个优点：

• **提高流调的效率和质量：** 因为语音信息比文本信息更容易获取和表达，尤其是对于一些不方便或不习惯使用文字输入的人群，如老年人、文盲、残障人士等。语音信息的采集可让这些人群更方便地参与流调，提供更真实和完整的信息，从而提高流调的覆盖率和准确性。

• **节省流调的成本和资源：** 因为语音信息比文本信息更节省物理空间和处理成本，也更容易传输和存储。语音信息的采集可减少流调所需的纸张、笔、电脑等物资，也可减少检疫人员的工作量和压力，从而降低流调的人力成本和资源消耗。

• **增强流调的安全性和保密性：** 因为语音信息比文本信息更难以篡改和泄露，也更容易加密和解密。语音信息的采集功能可保护流调中涉及的个人隐私和敏感数据，防止被恶意利用或泄露给第三方，从而增强流调的安全性和保密性。

• **支持多国语言实时转译：** 多国语言实时转译可以使流调询问突破语言壁垒，消除双方的语言障碍，从而可更加流畅、快速地实施流调。实时转译让流调对象更轻松地参与流调并提升沟通效率，多国语言服务可体现口岸人文关怀、提高服务满意度。

语音信息的采集功能主要包括以下几个步骤：

• **语音录制：** 检疫人员通过手机或其他设备录制流调对象的语音回答，并将录制好的语音文件上传到服务器。

- **语音识别：** 服务器上运行的语音识别软件将上传的语音文件转换为文本文件，并将文本文件保存在数据库中。
- **语音分析：** 数据库中存储的文本文件经过自然语言处理技术的分析，提取出关键词、主题、情感等信息，并生成相应的报告或图表。
- **语音反馈：** 流调人员根据分析结果给出相应的反馈或建议，如提醒流调对象注意防护措施、引导流调对象进行核酸检测或隔离等，可通过手机或其他设备将反馈或建议以语音形式发送给流调对象。

人脸信息的采集功能主要包括以下几个方面：

- **人脸检测：** 通过图像处理算法，从视频或照片中定位出人脸的位置和大小，以及人脸的角度和姿态。
- **人脸对齐：** 通过几何变换，将人脸的位置和大小统一到一个标准的坐标系中，以便于后续的特征提取和比对。
- **人脸特征提取：** 通过深度学习模型，从人脸图像中提取出一组高维度的数值向量，作为人脸的特征表示。这些特征向量可反映出人脸的形状、纹理、颜色等信息，以及人脸的年龄、性别、表情等属性。
- **人脸特征比对：** 通过相似度计算，将待识别的人脸特征向量与已知的人脸特征向量进行比较，得出两者之间的匹配程度。如果匹配程度超过一个预设的阈值，则认为两个人脸属于同一个人，否则认为不属于同一个人。

人脸信息的采集功能可应用于以下几个场景：

- **流调问卷填写：** 在填写流调问卷时，可通过人脸信息的采集功能，验证填写者的身份，检测填写者是否有发烧、咳嗽等症状。这样可提高问卷的真实性和有效性，及时发现潜在的感染者。
- **流调现场核实：** 在进行流调现场核实时，可通过人脸信息的采集功能，确认流调对象的身份，记录流调对象的面部表情和情绪。这样可增加核实的效率和准确性，了解流调对象的心理状态和合作意愿。
- **流调数据管理：** 在存储和传输流调数据时，可通过人脸信息的采集功能，对数据进行加密和解密，进行数据质量检验和异常检测。这样可确保数据的安全性和完整性，发现数据错误，纠正数据缺失。
- **流调安全管理：** 人脸信息的采集功能是一种先进而有效的技术手段，可为流行病防控工作提供有力的支持。但是，在使用该功能时，须严格遵守相关法律法规和伦理道德规范、尊重流调对象的隐私权和知情同意权、保障流调对象的利益和尊严。

（二）全球动态疫情信息采集

1. 传染病监测体系

1）传染病监测基本特征

传染病监测是一种长期、系统地收集某些传染病在人群中的发生情况和各种影响因素的方法。流行病监测系统是对流行病在人群中发生、发展、分布规律和变动趋势等相关因素进行连续、系统准确地收集、整理和分析的过程，通过分析传染病的动态分布和变动趋势，预测未来传染病发生的水平和规模，为控制和消灭流行病的流行、制定防治对策提供依据。

2) 传染病监测目的

传染病监测目的是通过定期、定点的系统监测，掌握流行病的发生、发展规律，以及与其相关的社会因素、自然因素，为制定防治对策，开展防治工作，评价防治效果提供科学依据，具体包括：

- 估计人群中流行病发生的频率与人、地、时“三间分布”；
- 动态监测流行病的发展趋势；
- 通过人群中趋势的变化，评价干预措施的效果；
- 找出某种传染病的高危人群组和低危人群组，为制定合理的干预措施提供依据；
- 估计流行病蔓延的危险因素；
- 验证流行病预测结果与实际情况的偏差，达到准确地预测；
- 为制定控制策略确定突破点；
- 制定合理的干预措施并为社会服务机构提供信息。

2. 流行病病例监测

流行病病例监测支持各区域采集或报告流行病个例信息、样本与实验室结果报告信息、症状信息等，并支持根据传染病的管理规范和要求进行病例和个案特征的核实与分析。

病例监测模块的个案病例信息可通过接口与智慧流调系统进行数据交换；对于首次报告的病例系统可自行添加相关信息。实现平时或战时对各区域相关监测信息实时或定时的采集和上报功能，为监测、分析、预警、研判和决策等提供依据。

3. 症候群监测预警

通过对口岸重点关注症候群(如发热呼吸道、发热伴出疹、发热伴出血、腹泻、脑炎脑膜炎等)的实时的监测和分析，及时发现某类症候群的时间和空间聚集现象，及时发现某类传染病潜在的暴发或流行趋势，或在某类传染病暴发或流行时，进行提示和预警，具体包括：

- 主要症候群监测；
- 病例病历列表；
- 症候群统计分析；
- 预警历史；
- 预警设置管理。

1) 症候群监测汇总

- 采集病例总数；
- 重点关注症候群病例总数；
- 重点关注症候群病例同比、环比；
- 重点关注症候群病例分布；
- 风险预警(高风险、中风险、低风险)。

2) 发热呼吸道症候群

发热呼吸道症候群监测预警部分包括针对区域的发热呼吸道症候群监测情况、区域分布分析图、同期和往期趋势图、临床症状和智能预警信息提醒，查看预警详情，如图 5.17 所示。

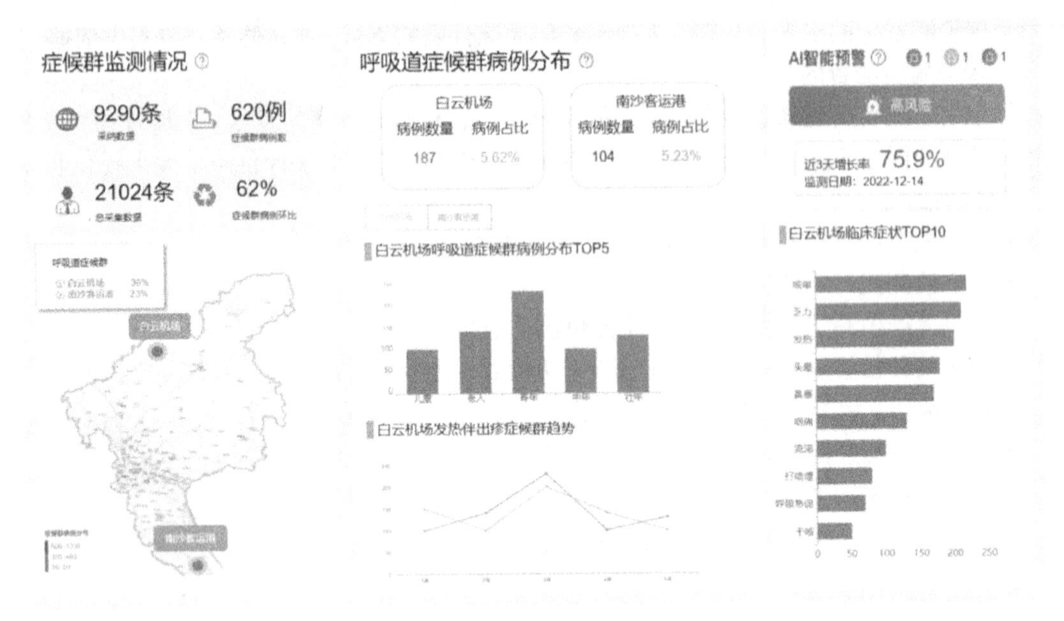

图 5.17　发热呼吸道症候群

3)腹泻症候群

腹泻症候群监测预警包括区域的腹泻症候群监测情况、区域分布分析图、同期和往期趋势图、临床症状和智能预警信息提醒，查看预警详情，如图 5.18 所示。

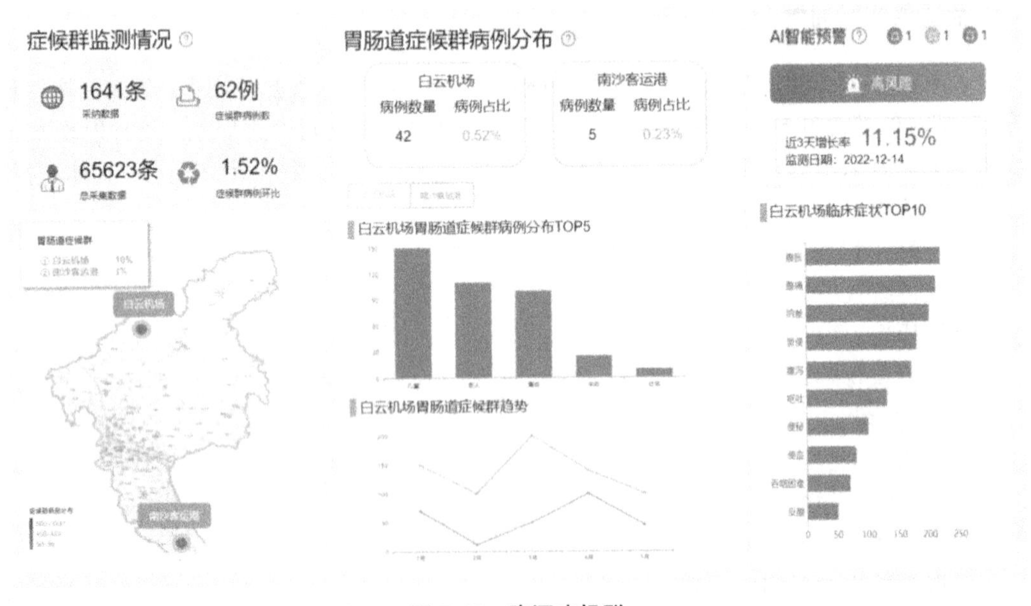

图 5.18　腹泻症候群

4)发热伴出疹症候群

发热伴出疹症候群监测预警包括区域的发热伴出疹症候群监测情况、区域分布分析图、同期和往期趋势图、临床症状和智能预警信息提醒，查看预警详情，如图 5.19 所示。

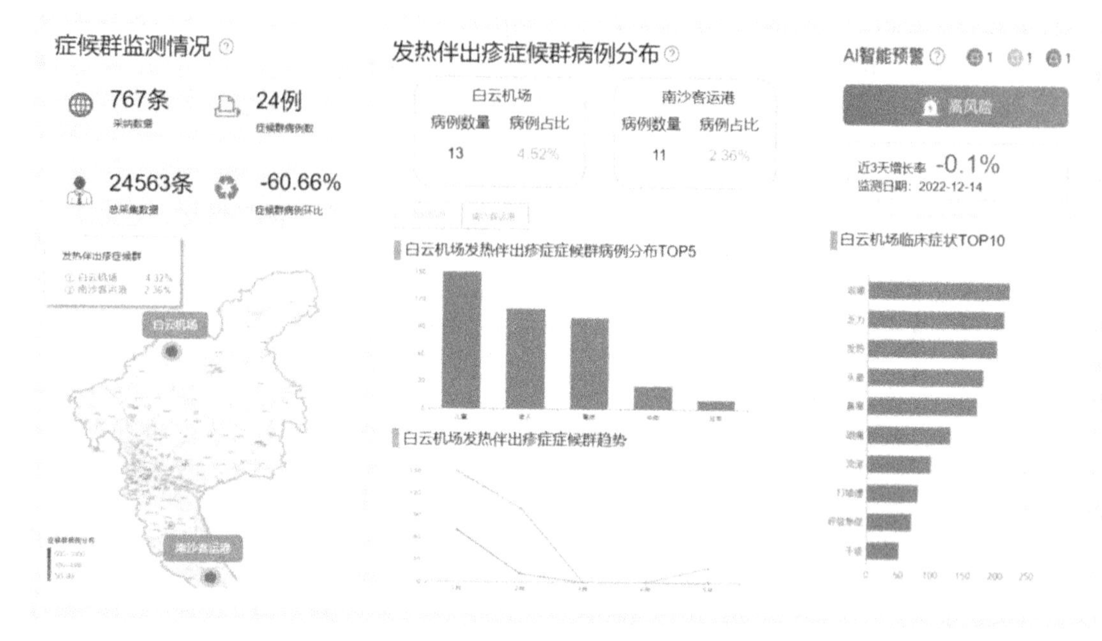

图 5.19　发热伴出疹症候群

5）发热伴出血症候群

发热伴出血症候群监测预警包括区域的发热伴出血症候群监测情况、区域分布分析图、同期和往期趋势图、临床症状和智能预警信息提醒，查看预警详情，如图 5.20 所示。

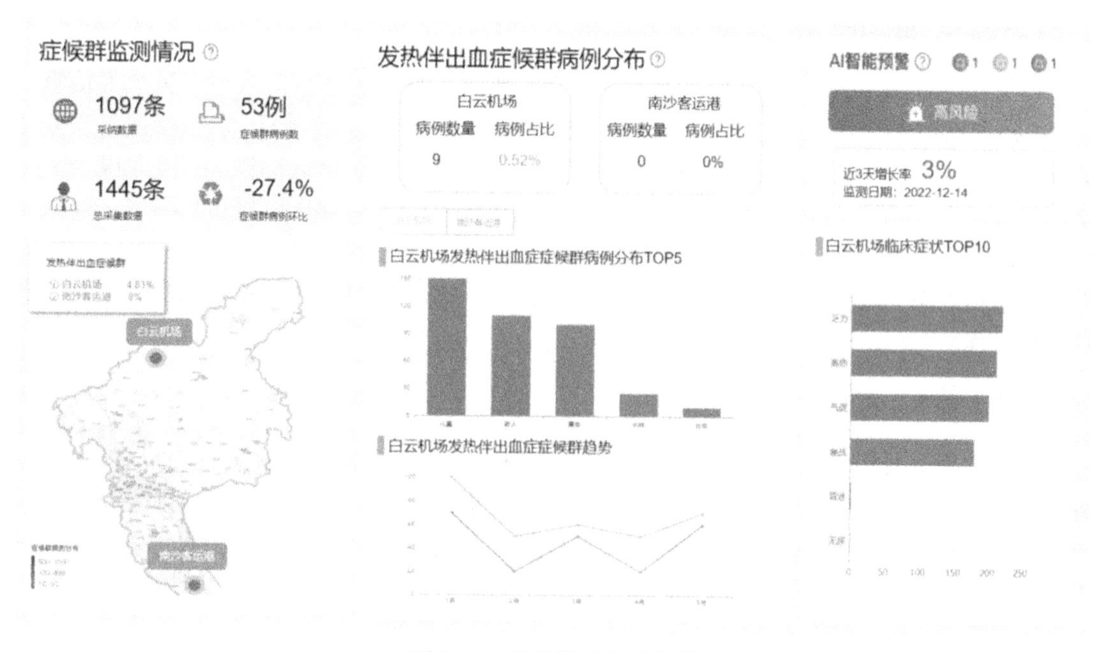

图 5.20　发热伴出血症候群

6) 脑炎脑膜炎症候群

脑炎脑膜炎症候群监测预警包括区域的脑炎脑膜炎症候群监测情况、区域分布分析图、同期和往期趋势图、临床症状和智能预警信息提醒，查看预警详情，如图 5.21 所示。

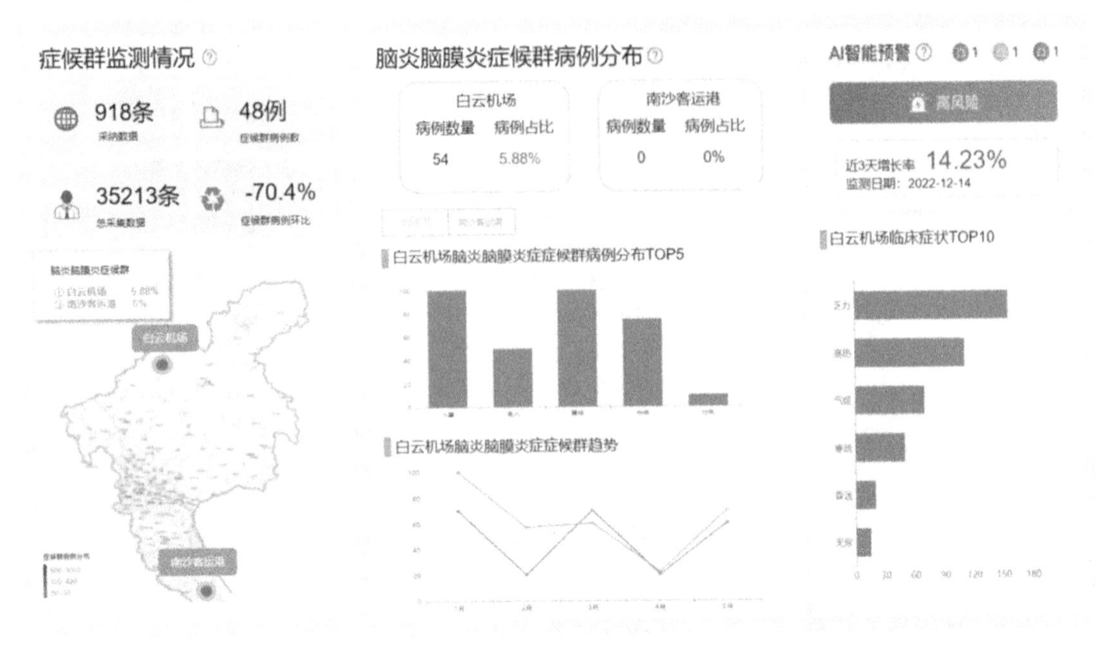

图 5.21　脑炎脑膜炎症候群

(三) 个人健康申报信息采集

疫情的出现和扩散，对社会和个人而言，都是极大的安全隐患。对入境人员个人信息的采集、预处理和保管是实现对重点关注人员的全面感知，实时预知预警，掌控疫情势态变化的重要前提。基于网页、微信小程序、App 等，入境人员通过简单的操作，即可完成个人健康档案的建立，实现人员信息的全面采集，建立人员档案。个人健康申报信息采集应建立统一标准的数据汇聚机制，针对不同的数据来源规范数据上报；应规范数据传输标准，将固定采集数据和动态采集数据相结合，为系统建立稳定、完整、实时的数据汇聚机制，以简化数据对接过程。

1. 个人健康申报功能

支持用户通过扫描二维码打开网页端、微信小程序或 App 等填写基本信息，基本信息根据工作规范和要求决定是否包括姓名、证件类型、证件号、国籍、出生日期、入境交通工具、手机号、联系人姓名、联系方式(可填亲人朋友的)、居住地等。

根据检疫要求可适当配置检疫问题，如：

- 过去 14 天是否感染、是否密接、社区是否有报告病例等；
- 过去 14 天是否服用感冒药，以及是否核酸检测等。

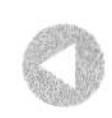

2. 人脸识别授权功能

支持通过调用人脸识别，获取个人基础信息功能，可通过调用公安等部门数据传输接口，实时通过人脸授权获取个人基础信息，有效缩短入境人员申报填写资料时间。

3. 个人信息采集配置

后台支持动态配置所需采集的个人信息，个人信息采集配置应根据当前工作规范和要求以及传染病风险监控和卫生检疫需求来决定。

4. 实时人体监测功能

结合无线传感器与红外摄像头监测技术，以人像识别及红外热成像机器视觉技术为基础，在入境口岸摄像机范围内，快速鉴别人群中的体温异常人员，再根据疑似发热者的人脸信息与人脸库进行比对，快速甄别出疑似发热者。针对入境人员佩戴口罩出行造成人脸难以辨识或部分场景无法识别到人脸时，提供包括多模态算法对人的衣着、头发颜色、体型等体态特征识别，利用人体步态的唯一性，提升准确度，形成全域感知、可管可控的精准定位。在后端基于人工智能、大数据分析、深度研判、人脸识别等技术，支撑体温异常等重点监控人员行动轨迹回溯、密切接触人员追踪等需求，为下一步针对性开展卫生检疫和疫情防控工作提供重要基础保障和技术支撑。

5. 个案管理

对入境人员流调的个案管理可从传染病种、流调日期、确诊日期、检疫人员、病例姓名、身份证号、流调病例编号、行政区域划分等不同维度对流调表内容进行筛查和分析，并对个案进行编辑、删除、任务分发、结案处理等。

6. 数据安全保密功能

对敏感和保密信息在传输和存贮时进行加密处理，重点通过通信加密技术确保系统中的服务器、身份认证及权限控制等通信和数据安全。可采用 SSL(Secure Socket Layer)安全套接层协议，使用公开密钥机制和 X. 509 数字证书技术保护信息传输的机密性和完整性，主要适用于点对点之间的信息传输，也可采用 MD5 算法等对敏感信息进行加密。

(四)异常人员信息采集

该功能主要提供给航班乘务人员或卫生检疫管理人员使用，可对航班途中、口岸现场监测或巡查等过程中发现的健康异常人员提供快速登记服务，可根据工作规范和要求决定是否登记姓名、性别、年龄、基本病史、当前症状等乘客基本信息，系统通过算法模型分析后可自动生成相应的个案流调建议方案。

(五)疫区航班信息采集

该功能主要用来获取暴发疫情或局部有疫情的其他国家的航班及相关信息，采集的来自疫区的航班信息可根据工作规范和要求决定是否包括航班信息、途经地、成员名单、当前有症状成员信息等，便于及时开展现场流调工作，实时跟踪管理及其他后续疫情防控工作。

三、流调应用系统

随着入境人员跨境交流日益频繁，口岸卫生检疫工作压力也随之增大，为有效降低检疫人员的工作量和感染风险，使入境人员流调工作更加安全、精准、高效，开发流调应用系统并引入机器学习技术、自然语言处理技术，实现入境风险辅助判断功能、智慧分流功能、人机对话等功能，将能实现前方现场与后方决策可视化，快速、精准、高效的调度与协作，满足智能流调、多端协作，数据快速、高效、实时掌握等需求，为流调工作提供了顺畅的信息化“工作流”，确保信息的及时、准确对接，全要素提升流调处置工作质量和效率。

（一）现场流调方案管理

• **依据疫区航班情况自动生成流调方案：**系统实现现场流调方案的智能规划和生成，依据入境航班出发地或途经地是否暴发疫情，以及涉及的传染病类型，实现对航班机组人员及航班乘客生成相应的现场流调方案，即针对不同的病种实现不同的流调流程，并在航班落地后及时发出提醒，实现全流程跟踪管理。

• **依据个人健康申报情况自动生成流调方案：**系统根据个人健康申报信息自动创建流调任务，通过智慧流调辅助设备实现现场流调，并依据其提供的来源地、目前症状等信息生成合理的现场流调方案。

• **依据异常人员情况自动生成流调方案：**通过自主巡查和智能温控感知设备获取的异常人员信息，自动创建流调任务，并结合入境申报信息初步拟定流调方案，然后全程跟踪执行。

• **依据预警通知人工制订流调计划及方案：**通过系统后台传染病预警模型研判生成的预警通知，实现相关匹配特征的人员进行流调任务创建，并制订初步流调方案。

（二）检疫人员监控端

检疫人员监控端功能，根据流调及传染病分类处置的规定和有关流调工作的规范要求，提炼出涉疫风险要素和流调要点；可运用人工智能的微表情识别、智能语音识别、自然语言处理、机器学习等多种技术和大数据、云计算技术的支撑，构建任务型语音对话模型，将其嵌入智慧流调系统。在流调活动中，检疫人员监控端可自动提示、追溯入境人员行动轨迹，辅助检疫人员梳理传染病传播链条、指引检疫人员高效精准询问可疑风险点，辅助检疫人员梳理涉疫事实、及时发现矛盾点，避免因经验不足造成询问细节缺失，保证流调过程的真实性、准确性、完整性、合法性，使其按照涉疫风险要素和询问要点进行询问和记录。对流调报告进行后评估，不断修正和完善个人风险判断模型并进一步优化涉疫风险规则，提高个人风险判断模型的有效性，提升通用个人风险判断模型对各类型传染病的适配程度。利用计算机视觉技术，对入境人员体征及行为进行监控，针对涉疫风险行为提前告警并及时甄别风险人员。

借助人工智能技术，检疫人员监控端可为坚守好国境卫生检疫第一道防线发挥重要的作用，具体体现如下：

• 检疫人员监控端，强化了检疫人员的风险判断意识，保证了流调记录的真实性、准确性、完整性。人机问答的涉疫风险要素指引功能，可根据传染病风险要素，自动列明流调问答过程中的涉疫要点，为检疫人员提供流调指引，避免检疫人员经验不足造成传染病涉疫细节缺失的情况，保证了流调过程的真实性、准确性、完整性；

• 检疫人员监控端，强化了检疫人员的程序意识，保证了人机流调的规范、合法，有助于以程序实现高效精准流调。办理好每一起入境人员流调，都必须把好流调的事实关、证据关、程序关、传染病风险要素关，确保人机流调真实有效；

• 检疫人员监控端（全程录音录像，全程留痕，全程监督）规范了检疫人员询问行为，通过智能验真功能，有效防止虚假问答的产生，有助于以程序实现智慧流调，保证流调的真实、准确、完整、合法，保证入境人员的合法权益。

检疫人员监控端将为传统流调带来的变化体现在：

• 过去，传统检疫人员对流调问答的认识和经验，具有主观性、局限性，缺乏科学性、及时性，难以校验流调对象回答问题的真伪；

• 现在，可通过系统对被访人员进行实时监控，对疑似病例、染疫风险人员进行机器辅助判断和识别，通过后评估手段对风险模型进一步优化，对所收集的微表情及流调回答进行自检、自测，能及时发现流调过程中的瑕疵，及时进行验真。

1. 消息管理——内控端

主要用来接收平台智能研判算法模型发出的预警信息以及群发的公告信息、异常信息通知。

• **预警信息**：主要包括主动信息和被动信息。主动信息是由系统的传染病预警算法分析模型通过后台不断的分析研判，当满足预警规则时所发出的信息；被动信息为接收到的已经暴发疫情的区域信息或发布的应急通知信息。

• **相关疫情防控政策信息**：主要用来接收相关单位发布的疫情防控相关政策，如核酸检测要求、隔离管控政策等。

• **异常信息通知**：主要指在现场流调过程中出现异常情况而需及时干预的信息通知，例如现场流调应用系统故障，对流调流程不理解需要人工辅助等。主要由现场流调应用系统发出的信息。

2. 流调视频监控

流调应用系统借助实时视频监控技术帮助流调人员实时观察流调对象的行动和症状，以便更快速、更准确地确定潜在的疫情风险。在流调中，实时视频监控技术已经成为一种常见工具。

实时视频监控技术还可用于监控隔离区域，确保被隔离者不会离开该区域，从而有效地控制疫情的传播，可提高疫情控制的效率和准确性，并更好地保障公共卫生安全。

流调视频监控在流调应用系统中主要应用如下：

• **全面展示流调记录**：运用自然语言处理技术，让流调人员通过电子屏幕查看和提取人机问答过程中所有流调问答记录，使流调记录以电子化的形式呈现。系统根据人机问答进程自动抓取被访人员语音或文字信息，同步在流调人员面前展示，提高机器辅助流调的实时性，提升流调结果的公信力和说服力；

• **自动提示风险要素**：流调视频监控功能通过与流调信息知识库进行数据对碰后，采集人机流调问答数据，将流调对象谈话中的涉疫风险要素，采用深度神经网络模型技术对个人风险判断模型、涉疫规则进行机器学习，从真实性、合法性、关联性三个方面对涉疫风险要素进行自动校验，针对校验发现的涉疫风险要素，自动提示流调问答过程中予以重点关注的要点，后台流调人员可通过人工干预对相关情况进行核实查明，从而提高风险要素审查的科学性、精确性、全面性；

• **高效审查流调记录：** 运用深度学习技术，采取音字转换及智能检索技术，帮助流调人员在流调过程中快速查找传染病的关键内容并将其与个人风险判断模型进行综合运算，快速对人机流调结果进行智能研判，提高通关质效。

流调视频监控功能在流调应用系统中的应用是十分必要的，它可帮助流调人员更好地掌握流调的工作流程，及时采取有效的措施并进行人工干预，从而更好地保障公众的健康和安全。

3. 智能验真功能

在入境人员人机流调过程中，可能存在说谎的情况，仅通过表面的问答无法完全呈现被刻意隐瞒或误导的客观真实情况。为此可在人机对答的过程中引入微表情识别等人工智能技术，针对性地提供智能验真功能予以应对和解决。

传统流调对于流调人员的专业素养要求特别高，仅依靠检疫人员自身理论或经验来分析流调回答真实性和有效性，不仅耗时费力，分析结果也较粗糙。而借助微表情识别技术，对符合特定条件的视频进行微表情的系统、综合的识别和分析，可辅助检疫人员有效提高验真分析判断的准确率和客观性。

研究表明，人说谎时，通常笑得更少，会更多地控制表情，因此更难被人识破。当人处在一个特殊的环境中，感觉人身自由受到影响，说谎者可能会倾向于编造故事、歪曲事实，此时说谎人的面部微表情与实验样本的面部微表情会有区别，即便在模拟谎言的情景下也是存在差异的。因此，现场微表情数据库的建立和应用可在一定程度上弥补纯样本微表情分析的局限性，结合说谎人的微表情与数据库中的微表情可提高识别的速度和准确度。要积极收集、积累询问实践中说谎人的微表情，掌握大量、真实、具有代表性的说谎人的微表情图片，并在这一基础上建立微表情数据库，完善微表情识别和分析系统。同时，为了更好地发挥微表情分析技术的效率，提高准确性，可在此基础上，建立不同询问对象类型的微表情数据库。

流调工作不仅是入境流调人员与被流调人员信息互相交流的过程，也是双方心理较量的过程。由于具有生理自发性和真实情绪性的特点，微表情在流调工作的问答验真过程中是重要的参考因素。将微表情技术应用到流调应用系统的智能验真功能中，将有效提高流调工作的真实性、准确性。

在人机问答过程中，前端识别到入境人员有说谎嫌疑时，将推送预警指令提示后台管理人员及时进行相应处置，可为降低口岸入境人员疫情传播风险及高风险传染病入境风险发挥积极的作用。

4. 入境人员轨迹跟踪

入境人员轨迹跟踪是同流调相关联的一项重要工作，可帮助流调人员更好地追踪疫情传播路径，确定病例活动范围和接触史，从而更好地掌握疫情发展趋势，以便及时应对并采取有效措施。

涉疫轨迹追溯需要依托于大数据技术，可包括移动定位数据、交通运输数据、公共场所出入记录等多种数据源。通过数据挖掘和分析，可更好地识别潜在的疫情传播风险和密切接

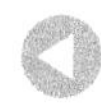

触者，及时进行隔离和排查。涉疫轨迹追溯技术的应用可提高流调工作的质量和效率，更好地保障公众的健康和安全。

此外，涉疫轨迹追溯技术还可应用于预测疫情的发展趋势。通过分析疫情传播的轨迹，可预测未来疫情的发展趋势，从而及时采取相应的措施。该技术的应用有利于政府和公共卫生机构更好地制定疫情防控策略，为整体疫情防控工作发挥重要的作用。

5. 流调报告后评估

流调报告后评估是复盘流调工作流程和数据，不断分析、优化和完善流调应用系统的过程，它可帮助流调人员更好地了解病例和疫情的情况，做出更准确的分析和判断，从而采取更有效的措施；它针对系统自动判断的风险情况及时作出调整，并对个人风险判断模型进行相应的优化。

首先，要对后评估相关数据进行数据收集。收集病例的基本情况、症状、就诊史、接触史等并进行记录。这些数据是后续评估的重要基础，对于分析疫情的传播趋势和密切接触者的定位至关重要。

其次，要对后评估相关数据进行数据清洗。对收集到的数据进行清洗，去除不准确、冗余或缺失的信息。这样可保证后续评估的准确性和可靠性，同时减少数据分析的工作量。

再次，实施后评估数据分析。要对清洗后的数据进行深入分析，包括对病例的特点、传播途径、高危人群等进行分析，从而得出更准确的结论。数据分析的结果可帮助决策者更好地掌握疫情的发展趋势，采取更科学、更有效的防控措施。

第四，进行结果反馈。要将评估结果反馈给上级机构或相关部门，以便更好地制定和实施防控措施。结果反馈不仅可帮助决策者更好地掌握疫情的发展趋势，还可提高公众的健康意识和防控意识。

第五，根据后评估结果不断优化完善系统。为使智慧流调系统更“智慧”，通过对碰流调数据、复盘流调流程，不断地修正和完善个人风险判断模型并进一步优化涉疫风险规则，提高个人风险判断模型的有效性，提升通用个人风险判断模型对各类型传染病的适配程度。

流调报告后评估在流调中具有重要的应用价值。可帮助流调人员更好地了解病例和疫情的情况，从而采取更有效的措施，保障公众的健康和安全。流调报告评估的每一个步骤应尽量到位，以确保评估结果的准确性和可靠性。

6. 风险人员甄别

流调应用系统结合人工智能技术，通过部署视频监控摄像头，匹配对应的计算机视觉算法，实现风险人员甄别功能，通过监控摄像头读取入境人员的体温、动作、人脸，进一步与个人本底信息进行比对，对涉及预设定敏感症状的人员进行标识，如发热、咳嗽、呕吐等高风险人员及时预警，其优势主要体现在以下几个方面：

- **实时视频监测：** 风险人员甄别功能可实现对涉疫人员的实时监测和管控，及时发现异常情况并采取相应的措施，避免疫情的扩散和风险的提高。
- **数据分析和预警：** 风险人员甄别功能可对视频数据进行分析，预测涉疫人员的行动轨迹和可能的风险点，及时发出预警，帮助防控疫情的发生和扩散。
- **多场景适应：** 风险人员甄别功能可应用于不同的场景，如机场、车站、码头等，实现对入境涉疫人员的多场景监测和管理，提高监测效率和覆盖范围。

除此之外，风险人员甄别功能还可借助大数据和云计算等技术，进一步提高涉疫风险人员视频监测的效率和精确度。例如，通过对大量涉疫人员的数据进行分析和建模，可更准确地识别涉疫人员，并预测其可能的行动轨迹和风险点。

风险人员甄别功能在涉疫风险人员视频监测方面具有广泛的应用前景。通过自动识别和实时监测，风险人员甄别功能可帮助检疫人员和公共卫生机构更好地控制和防范传染病的传播，保障公众的健康和安全。

7. 智能采样管理

该功能主要用来实现异常情况以及疑似病例人员的现场采样情况跟踪管理，实现对每个流调对象的采样情况实时跟踪，对超过设定时长未完成采样人员进行人工干预，发送消息提醒至管理端，相关负责人将收到信息后，可实现相关的干预，完成后反馈结果。

8. 异常情况干预

主要用来处理现场流调过程中各类异常情况，例如：

人工协助申请：在现场流调智能问答过程中，如相关人员无法理解或程序异常的情况下，可发起人工协助，此时管理员可进入人工对话窗口，实现人工流调工作的开展；

远程终端故障处理：当智能终端监控平台发现设备状况异常或故障时，技术人员及时到现场进行处理或调度其他人员来完成异常情况处理。

（三）入境人员流调端

入境人员流调端功能通过人工智能机器人设施来实现，供口岸进行入境人员流调时应用，并通过机器人的屏幕展示流调进行到何处，系统跟踪到何处，健康申报信息到何处。其展示界面包括三个方面：

- 一是语音自动识别区，即系统即时、高效、准确地将语音转换为流调记录并予以展示；系统运用关键要素智能抓取、语音信息的识别理解等技术，根据机器人与入境人员两方的问答，自动抓取语音文字材料并予以展示；
- 二是健康申报展示区，系统通过人脸识别功能，自动调取入境人员的健康申报记录，进行辅助研判，申报信息可供入境人员修改；
- 三是流调结果展示区，系统运用个人信息甄别功能、风险校验功能、个人风险判断功能，对流调中发现的涉疫风险瑕疵、问答矛盾等进行相关材料的显示，并对流调结果进行快速研判。

通过三个区域的即时联动，为人机问答的流调全过程提供智能辅助。可通过人工智能技术利用机器人对话的形式进行语音问答及对话询问，避免流调人员因人而异造成细节缺失的情况，确保流调证据的全面、准确。数据及时同步传送到后台，可供后台管理人员实时监督系统流调情况。

1. 信息管理——客户端

主要用来实现疫情预警提醒、疫情防控政策查询、涉疫人员流调问询、现场采样通知提醒等。

• **疫情预警提醒**：一方面，通过传染病预警算法针对信息系统后台数据进行分析，当满足预警规则时发出预警提醒；另一方面，当接受到疫情区域发布应急通知时，发出的预警提醒；

• **疫情防控政策查询**：接收或查询相关单位发布的疫情防控政策，如：核酸检测要求、隔离管控政策等；

• **涉疫人员流调问询**：针对参与现场流调的人员，根据流调中自诉的临床症状有针对性地开展详细问询，如症状出现时间、持续时间、频次、严重程度、部位、疼痛的性质等；

• **现场采样通知提醒**：完成现场流调后，根据相关的防控要求开展的现场采样检测通知，如咽拭子采集通知等。

2. 人机流调问答

流调应用系统通过构建人机对话实现流调，以提高流调效率和准确性。人机对话技术可通过自然语言处理技术和机器学习技术等，实现对流调对象的快速问询和数据收集，同时可自动分析和汇总数据，减轻检疫人员的工作负担，提高流调效率。人机问答功能主要基于任务型对话系统，即计算机以人机对话的形式向使用者提供所需信息或服务的系统，这类系统通常是为了满足带有明确目的并期望得到解答的用户，通常具有广泛的应用场景，例如使用淘宝小蜜查询订单、移动智能客服查询话费、携程智能助手订车票、政府智能助手办理各类公共服务等。

人机流调问答功能主要建立于移动端，支持语音输入与文字输入，支持多轮对话，能够完成以下功能：

• **个人信息匹配**：可根据个人信息查找前期申报的个人健康档案并匹配对应的流调问题等，支持人脸识别、扫码、自动读取等技术，直接读取个人信息免去手动输入的繁琐。

• **问卷模型智能匹配**：根据传染病风险的特点与入境人员本底数据的碰撞，自动匹配特定传染病适用的检疫信息、流调问卷、处置方案等。

• **流调问卷智能生成**：运用文本信息智能提取等技术，以系统内置的流调问卷模型为框架，结合不同传染病的特性，基于人机问答记录和个人申报记录进行信息点智能抽取与回填，可智能生成流调报告。

• **流调问题对话**：根据用户回答的流调问题答案进行自然语言处理，转换成文字进行记录，并根据回答情况匹配下一个问题或做出异常提示。

• **要素抽取功能**：根据流调场景以及传染病风险的特点，对与流调相关的核心要素进行提取和结构化存储，提示流调问答中涉及的核心要素。

• **远程协同功能**：实现与现场即时通信、流调记录互查互享和快速审核，辅助后台检疫人员发现流调问答矛盾点及缺失的健康证据，解决传染病风险信息难以实时共享的问题。

• **流调建议反馈**：根据人机对话情况，进行后台风险判断，可通过语音或文字提供处置建议。

• **电子签名、指纹捺印功能**：流调问答完成后，移动端支持直接在线采集入境人员的指纹和签名，可无需纸质打印或手动签名，可通过电子签名实现无纸化操作。同时，可关联对应的问答信息并直接同步到流调应用系统，简化流调材料传输和处理流程。

• **检疫信息咨询**：支持检疫信息查询，对于咨询关键字的录入和查询结果的播报均支持语音方式。

- **记录保存功能：** 支持自动记录现场流调的语音、文字以及采集的图片和视频等信息，用于后期流调溯源。
- **综合管理分析：** 后台支持对现场流调信息的集中管理、全文搜索，可记录入境人员流调的日程并按照日期进行整理。
- **自动问卷流调：** 人机问答可根据入境人员本底数据、全球疫情信息并结合预先设定的问题模板，自动向流调对象发起问卷调查，实现对流调对象的快速问询和数据收集。流调对象可通过语音、文字或情景选择等交互方式回答问题，人机对话可自动识别并记录答案。
- **疫情预警和管理：** 可通过对收集到的数据进行分析，实现实时疫情预警和管理，例如，当发现某个区域的病例数量快速增长时，可自动发出预警，提醒相关部门采取相应措施。
- **数据分析和汇总：** 可自动分析和汇总数据，快速生成报告和分析结果。检疫人员可通过系统查看数据分析结果，快速了解疫情传播趋势和影响范围等信息。

人机流调问答功能可通过语音、文字或情景选择等交互方式，提高流调效率和准确性；可通过自动问卷调查和数据分析汇总功能，便于快速掌握疫情的传播趋势和影响范围，从而采取更加有效的措施进行疫情防控。

人机流调问答功能的系统界面如图 5.22 所示。

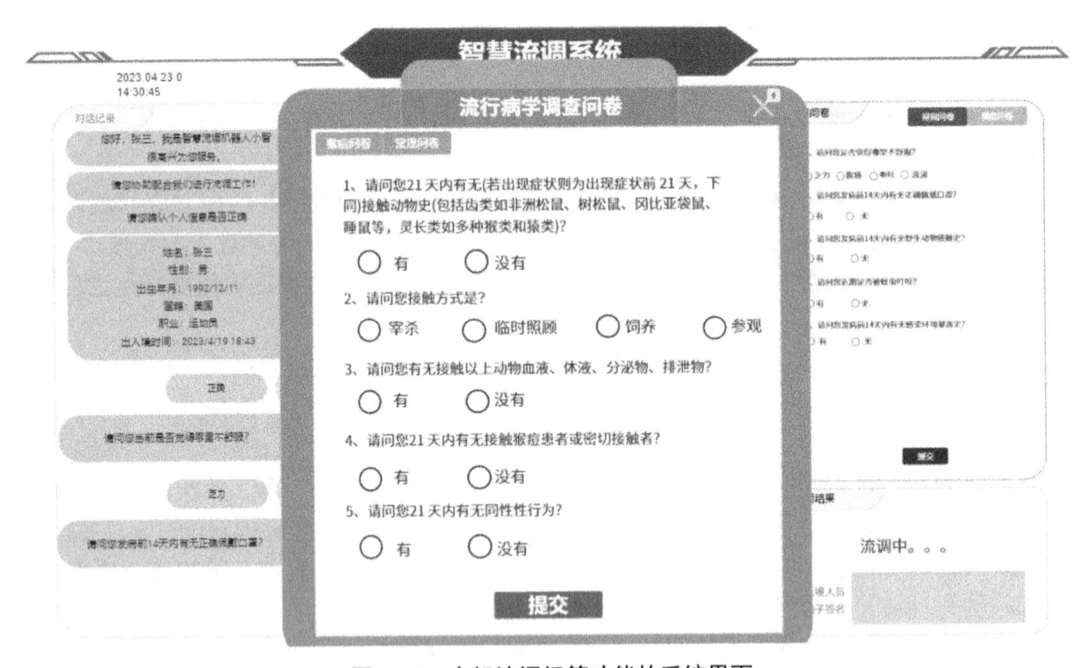

图 5.22　人机流调问答功能的系统界面

3. 入境人员智能分流

在登记信息、流调排查、查验抽样等口岸卫生检疫环节，排队等候时间和入境人员感受同口岸通关效率和服务水平紧密相关。近年来，随着人员跨境交流日趋频繁，各口岸入境人数持续攀升，入境人员公共卫生风险不断提高，生物样本采集量相应增加，给口岸卫生检疫工作带来了巨大挑战。一方面在通关效率和服务水平上对抽样等口岸卫生检疫工作的要求日益提高；另一方面各口岸具备熟练卫生检疫业务能力的流调人员数量有限，无形中可能让出错机会、公共卫生风险和管理成本等都提高了，随着卫生检疫人员工作强度的加大，入境人员采样过程的等候时长也可能相应增加，将对入境人员通关体验和满意度造成不良的影响。

结合物联网与大数据技术，开发实现入境人员智能分流功能，将可创造良好的采样环境，并较好地解决入境人员通关服务水平需求与卫生检疫资源紧张之间的矛盾，对提高口岸通关效率和入境人员满意度有重要意义。

首先，入境人员智能分流功能将实现入境人员排队预分配，提高排队速度，缩短病例等候时间。信息采集系统将入境人员本底数据与口岸信息等数据推送到智能研判系统，通过信息预处理快速获得入境人员已有数据，提高信息的准确度和效率；入境人员信息研判完成后，智能研判系统将分流信息回传给流调应用系统，系统将分析现有等候情况与口岸检疫人员情况，实现入境人员智能分流功能。

其次，可实现对卫生资源的合理调度和管理，提高卫生资源的利用效率和服务质量。可结合物联网技术对卫生资源进行实时监测和分析，实现包括检疫人员、医疗用品等在内的卫生资源的实时管理，及时预判并处置口岸卫生资源紧张的状况。通过对卫生资源位置的实时定位和状态监测及分析，实现医疗资源的共享，提高口岸检疫工作效率。

四、智能研判系统

为了给入境人员的风险研判提供“智力”支撑，可开发智能研判系统作为智慧流调系统的大脑，高效审查流调结果，通过多环节链条的即时联动，为流调全过程提供智能辅助。

- **辅助构建涉疫链条：**智能研判系统通过个人本底数据与入境轨迹自动梳理涉疫风险，在涉疫数据材料与涉疫路径间建立关联关系，形成初步涉疫链条。系统自动根据流调的实际情况和风险研判的需要，对涉疫链条审核完善后，就可将其用于风险研判。检疫人员也可根据涉疫链条的完整性，在涉疫研判过程中快速对入境人员流调结果是否存在矛盾作出审查判断，有针对性地展开排查工作，有效节约卫生检疫资源。
- **涉疫风险自动研判：**涉疫风险自动研判运用涉疫风险校验功能，采取深度神经网络模型技术对传染病症状标准、涉疫风险规则进行机器学习，优化与完善流调信息知识库，从真实性、合规性、关联性三方面对入境人员风险进行自动校验。针对校验发现的涉疫风险点，在人机流调过程中自动提醒重点关注，对相关情况进行核实排查，从而提高入境人员智慧流调的科学性、精确性、全面性。
- **高效分析流调问卷：**运用流调问题及答案快速匹配分析功能，采用音字转换及智能检索技术，可通过人工智能技术在流调过程中快速查找到音视频资料的关键内容并将其定位到对应片段，实现笔录等言词证据与音视频资料的快速比对，强化对入境人员流调的回答过程的全面核验，提高涉疫风险研判质效。

智能研判系统将对传统流调带来的变化体现在：

- 过去，传统流调工作中流调标准、流调规则通常“看不见、摸不着、难操作”；
- 现在，研究并制定流调标准、流调规则、流行病学模型、个人风险判断模型，并将其嵌入流调系统，为一线检疫人员收集、固定证据提供统一、适用的标准化、数据化、清单式、易操作的工作指引，在流调工作中访谈、查证、分析、判断时，需要做什么、怎么做，一目了然，使一线检疫人员如同一个卫生检疫流调专家。人工智能技术还会根据流调流程和数据不断辅助优化知识库，有效提升知识库的时效性与有效性。

（一）全球常见传染病管理

智慧流调系统提供全球常见传染病管理功能，用于创建相应的基础库数据。构建全球各个国家及其常见的传染病信息，主要包括的数据层级结构信息如下：

- **国家及城市信息管理：**国家名称、代码、城市、经纬度、天气情况、人口情况、经济情况、政治情况、外贸情况和备注等。
- **常见传染病管理：**关联城市、常见传染病名称、传染病编码、传染病简介、首发时间、传染病基本特征、波及范围能力、目前免疫等处置防控情况，季节性相关因素以及高发地区情况等。
- **关联算法模型：**支持后续智能流程算法模型的智能关联与应用，对现场流调方案的自动创建提供数据支撑，可通过关键词自动进行关联匹配，并可手工解除绑定。

（二）人工智能辅助应用管理

1. 语音识别管理

人工智能语音识别主要用来实现对语音对话、语音控制和语音输入的应用，同时支持对不同音频格式文件的识别，包括 pcm、wav、amr、m4a 等，且支持采样率在 16000 Hz、8000 Hz，16bit 深、单声道的音频编码格式文件。

通过该模块可实现语音自动识别，且支持多语言，包括普通话、粤语、英语、法语、德语、西班牙语等。

通过语音自主训练模块，可实现对专业名词，特别是疫情防控以及传染病相关的行业术语的准确识别。可上传词汇和长文本进行模型训练，可根据疫情防控信息不断迭代训练，并可构建现场流调语音问答的规则库。同时在自主训练过程中可针对不同的语音模型进行针对性处理，增加系统对不同语音的自动识别的能力，并能快速应用到现场的流调过程中。系统还支持纠错管理，对不够理想的模型进行重新构建和训练。

语言模型的训练过程如下：

- **创建模型：**选择需要训练的语音识别类型（中文、英语、法语等），可支持训练短语音识别、短句识别、实时语音识别等模式，可构建独立的模型，可为其命名并提供功能描述。
- **模型评估：**上传现场流调业务场景中的真实音频和对应的正确标注文本（尽可能覆盖全部的场景），同时客观科学地评估基础模型的识别率。根据评估结果，系统可自动推荐最佳的基础模型，可选择任一基础模型进行训练。例如：黄热病现场流调管理模型等。
- **训练模型：**上传现场流调业务场景中出现的高频词汇或者长句文本，可有效提升业务用语的识别率，可迭代训练并持续优化。
- **启用模型：**当得到满意的训练模型则可申请投入使用，审批通过后自动上线模型。模型上线后，在语音识别的接口中配置好模型参数即可使用训练好的模型。

语音识别应用接口管理包括：实时语音识别接口采用 WebSocket 协议的连接方式，边上传音频边获取识别结果，同时通过识别的内容，自主匹配不同的传染病流调模型，实现自主的流调对话；可将现场保存的音频流实时识别为文字，并应用到现场流调报告中；进行对话过程中返回的结果包含每句话的开始和结束时间，适用于现场流调过程中长句语音输入以及现场求助语音音频应答等场景。

2. 图像识别管理

主要实现对图像识别算法模型的管理，同时可对其进行不断的训练，提升系统图像识别的准确率和识别广度。

可创建人工智能图像识别的模型，自定义模型的名称和应用范围，并实现自主应用管理。同时可对创建的模型进行训练，评估其准确率，并确定是否投入应用。

人工智能图像识别模型的训练过程如下：

- **创建模型：**点击“图像识别模型管理”，点击新增模型，分别输入确定的模型名称，同时记录好该模型实现的具体功能。
- **验证数据管理：**依据不同的模型，分别上传相应的数据，模型分类包括：具有分类功能的模型、具有检测功能的模型、具有分割功能的模型。
- **训练模型并评估效果：**选择具体需要训练的模型，然后调整部署方式和算法模式，上传相应的数据进行一键式训练。过程中可不断的修正数据，可对同类数据或相同数据进行反复验证。模型训练完成后，也可在线校验模型效果。
- **启用模型：**通过对模型的在线验证，如果评估其应用效果已经达到启用程度，则对该数据模型进行发布，投入应用。可将模型发布至服务端(可是云端服务器或本地服务器)。

3. 流调算法管理

主要用来管理针对不同传染病的流调算法，可通过不断的训练学习，实现对聚合性和相关性分析的不断成长。

流调算法管理用于处理开发人员在数据开发系统提交的算法或管理员在后台上传的算法，还可用于接收算法需求信息，并对算法进行测试、标记和发布。

系统根据不同传染病模型的流调过程，通过语音识别转换后，自动匹配相应的流调程序，并在流调过程中不断获取相应的数据分析，根据实际情况合理推荐切换方案，达到真正匹配业务场景应用需求的目的。

(三)流行病学模型

1. 流行病学数学模型基本概念

流行病学数学模型使用数学公式定量地表达病因、宿主和环境之间构成的传染病流行规律，同时从理论上探讨不同预防控制措施的效应。理论流行病学是在已知某传染病的流行过程、影响流行的主要因素及其相互制约关系的基础上，用数学表达式定量地阐述传染病流行特征，模拟流行过程，并以实际的流行过程进行检验和修正，同时以正确反映实际流行过程的数学模型在计算机上预测各种可能发生的流行趋势，提出各种传染病预防控制措施并进行筛选，从而推进防治理论研究。要建立一个符合实际的流行病学数学模型，除深刻理解有关流行病学原理并通过描述、分析实验流行病学工作，掌握传染病流行规律外，还必须掌握必要的数学知识和计算机技术，复杂的数学模型研究往往需要流行病学、数学和计算机专家密切合作才能完成。

流行病学数学模型是用不同的数学符号代表有关病因、环境和机体诸元素，把传染病的流行过程及传播规律用各种符号和数字组成数学公式，当此公式能经受流行病学实际工作考验时，即可将此公式做进一步深入的理论研究。以下是流行病学数学模型相关名词概念：

• **有效接触率(β)**，是指由于接触而被感染的概率。β 值等于研究人群的接触率与该病在易感者每次接触感染的概率之积，表示一个传染源感染易感者的能力，这与传染源的活动能力、环境条件以及病原体的毒力等有密切关系。当研究人群中除了有易感者、感染者，还包含传染病免疫者和处于潜伏期者等人群时，β 值就等于研究人群的接触率、该病在易感者每次接触感染的概率和易感者在人群中所占比例三者之积，也就是每一个感染者平均对易感者的传染率。

• **移出率**，是移出率系数(γ)的简称，表示单位时间内移出者在感染者中所占的比例。当移出者仅包含康复者时，移出率也称为恢复率，或称恢复率系数。移出率倒数($1/\gamma$)表示平均移出时间，即平均感染期。若感染者数量为 n，则单位时间内移出者的数目为 $n \cdot \gamma$。所以，经过 $1/\gamma$ 后，感染者全部移出。在研究非传染性传染病、职业或环境暴露相关传染病时，也可被理解为致病源的移出率。

• **传染病的发生率**，当人口数量很大时，单位时间内传染源与易感者接触是有限的，此时接触率与人口数不成正比，则传染病的发生率即为有效接触率，易感者数(S)占人群总数(N)的比例和现有感染人数(I)之积，这种发生率称为标准发生率。

• **基本再生数**，在传染病流行初期，基本再生数(R_0)是区分传染病是否流行的阈值，它表示在研究人群均为易感者时，一个感染者在平均传染期内所传染的人数。当 $R_0<1$ 时，即一个感染者在平均传染期内能传染的最多人数小于 1，此时意味着流行将逐渐停止；当 $R_0>1$ 时，即一个感染者在平均传染期内能传染的最多人数总是大于 1，此时意味着传染病将持续流行并可能进一步蔓延。对于不同的数学模型，R_0 的计算公式不同。

常见的流行病学数学模型按照具体的传染病的特点可分为 SI(Susceptible-Infectious)、SIS(Susceptible-Infectious-Susceptible)、SIR(Susceptible-Infectious-Recovered)、SIRS(Susceptible-Infectious-Recovered-Susceptible)、SEIR(Susceptible-Exposed-Infectious-Recovered)模型。其中"S""E""I""R"的现实含义如下：

• **S(Susceptible)**，易感者，指缺乏免疫能力的健康人，与感染者接触后容易受到感染。

• **E(Exposed)**，暴露者，指接触过感染者但不存在传染性的人，可用于存在潜伏期的传染病。

• **I(Infectious)**，患病者，指有传染性的病人，可传播给 S，将其变为 E 或 I。

• **R(Recovered)**，康复者，指病愈后具有免疫力的人，如是终身免疫性传染病，则不可被重新变为 S、E 或 I，如果免疫期有限，就可重新变为 S，进而被感染。

2. 流行病学数学模型的主要用途

1)研究传染病的流行规律

流行病学数学模型的作用在于可帮助对传染病流行机制进行深入理解，通过对模型中变量的设定、比较等，能够发现对传染病发生、发展及消亡的影响因素，并能发现自我经验判断的误区，及时修正，同时有助于多方面试探预防控制措施的效果并能丰富对预防控制决策问题的认识。在掌握传染病流行现状及相关影响因素的基础上，理论流行病学模型可很方便地模拟预测出未来某个时点传染病流行的情况，甚至可模拟出未来整个流行过程。

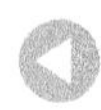

2)研究传染病的传播过程

从传染病的传播过程来看，理论流行病学模型在构建时引入了相关的一些流行因素，包括各种传播途径、传染病的潜伏期、免疫接种和免疫效果、宿主种群变化、不同年龄结构、传染病流行的空间迁移和扩散等。这些因素可作为待研究因素以可变参数的形式进入模型的数学表达式。在流行模拟中，若其中一个或多个因素的取值发生改变，模拟结果可用来定量地研究各因素对流行过程的影响。通过对实际传染病流行过程的提炼，抽象出传染病流行的数学模型，求出模型的解，验证模型的合理性，并用所建立的数学模型的解来解释传染病的传播。通过这种虚拟的流行试验，可帮助人们更深入地了解该传染病的传播机制和流行规律，从而更好地服务于传染病防治实践。

3)设计和评价控制传染病的方案

为了设计和评价控制传染病流行的方案，可在理论流行病学模型构建时引入一些控制措施相关的参数。在模型拟合过程中，根据传染病防治措施的方式和力度改变其中一个或一组参数的赋值，以探讨各种措施组合控制疫情的效果。通过上述模拟试验，在流行开始或流行过程中可为优选控制传染病的策略与方案提供科学依据，在流行结束时可评价各项措施效果，定量估计各项措施在流行控制中的贡献大小。

总之，通过对流行病学模型的研究来揭示传染病流行规律，预测流行趋势，可为发现、预防和控制传染病的流行提供理论依据和策略。比如，通过流行病学数学模型的研究可验证双剂量的预防接种方案对麻疹将产生群体免疫，而单剂量方案则不可能；通过艾滋病数学模型研究，人们可看到若有一半的男男同性性行为人群(MSM)变成独身者或采用安全措施，HIV 病毒将在 MSM 人群中得到较有效的控制。

流行病学模型的飞速发展和应用在如下几个方面表现得尤为显著：

- 传统流行病学研究发展到以流行病学数学模型为主，研究传染病的发生与流行以及有关的卫生和保健条件，流行病学数学模型逐步成为现今流行病学研究不可缺少的手段和工具；
- 流行病学研究的数理化，不仅推动了新的数学理论和方法的引进，而且促成了新的数学理论和方法的产生；
- 模型由简单、一般型进入到综合型，随着“移除”“宿主”“媒介”等因素的引入，使多种状态模型日趋完善；借助人工智能及大数据批量模拟，可开展更复杂的综合型模型的研究，大大增加了研究的实用性；
- 非传染性传染病如肿瘤理论流行病学研究得到快速发展，导致了新的方法如时空聚集性模型的产生。

通过人工智能技术构建用于传染病预测的数学模型，不仅能够根据长期监测和现场流调等方式得到的数据研究传染病的流行规律，还能预测传染病的流行趋势，为传染病的防制提供理论研究和系统应用的依据。

3. 流行病学数学模型建模步骤

流行病学数学模型的构建是一个多次迭代的过程，每一次迭代大体上包括实际流行病学问题的抽象、简化和假设；明确参数和变量；形成明确的数学问题，建立相应的各简化层次上的数学模型；求解该数学模型；对结果进行解释、分析、验证。如果符合实际则所建立的数学模型可应用于解决实际问题，否则进行下一次迭代。如此循环，直至得到满意结果为止，如图 5.23 所示。

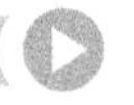

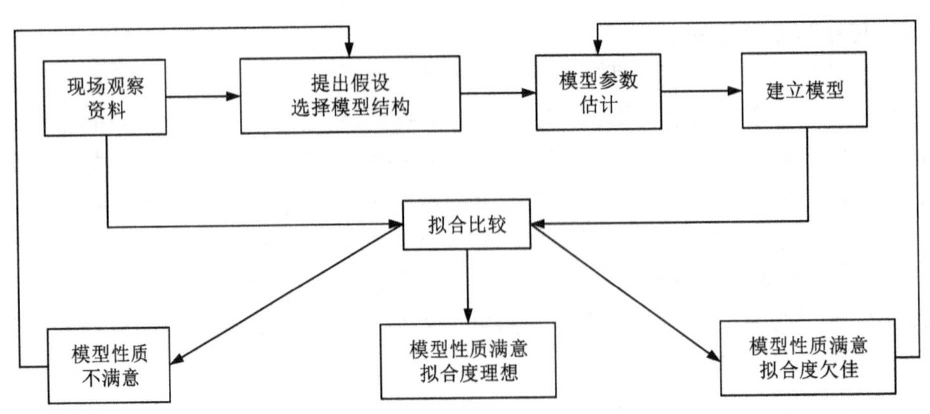

图 5.23　流行病学数学模型建模

1) 明确建模目的

在建模开始前，要明确建模的目的，因为建模目的直接影响到模型类型和结构的选择。首先需要对所研究传染病的流行过程有一个较深的了解，这是形成模型假设、建立模型结构所必需的前提条件。模型准备具体工作包括：了解问题的实际背景，明确构建模型的目的，并收集所需的各种信息(现象、数据)。此过程中要尽量使对象特征清晰化，以确定选用哪一类模型。

2) 提出模型假设

根据研究对象的特征和构建模型的目的，对问题进行必要的、合理的简化，并用精确的数学语言做出假设。假设的依据一是基于对传染病流行过程内在规律的认识，二是基于对数据、现象的分析，或者是两者的结合。一般地，在模型假设时要充分利用各方面的综合信息，分清问题中的主要因素和次要因素。流行病学数学模型的基本假设是根据传染病流行过程中的相关人群、传染病传播机制以及选用的数学模型这三个方面而提出的。

(1) 人群方面

- **人群结构：**是同质的群体还是异质的群体？是否有亚群群体？
- **人群变化：**人群是否为动态的？是否需要考虑出生、死亡、迁入和迁出？
- **人群的传染病状态：**人群中易感者、处于潜伏期内的感染者、传染者、病原携带者、死亡、隔离或免疫者的比例。近年来，群体的遗传易患性也被考虑。

(2) 传染病的传播机制方面

- **传播途径：**如呼吸道传播、消化道传播、接触性传播、媒介传播等。
- **感染结局：**感染者死亡或痊愈的可能性。
- **免疫力：**如痊愈者是否获得较强的或持久的免疫力。

对实际问题的简化假设是十分必要的，如果不对传染病的流行进行简化假设，就很难将传染病的流行转化成一个数学问题，即使可能，也很难求解。模型的假设应尽可能合理，否则会导致模型的失败或部分失败。值得注意的是，从传染病流行过程的不同角度出发，模型的简化假设也会不同。

3) 选择适当模型类型

根据建模目的、具体的研究条件以及对传染病流行规律的了解，分析研究对象的因果关系，选择合适的模型类型。在此基础上，按照所作的假设，选取具有决定作用的流行因素作为模型中的元素，确定元素间的转换关系，从而构建出数学模型的结构。

4)模型求解

利用解方程、画图形、证明定理、逻辑运算、数值计算等各种传统的和近代的数学方法，特别是计算机技术，进行模型的参数估计和模型求解。

5)模型分析

结合人工智能与大数据技术对模型的解进行数学分析，主要包括误差分析、稳定性分析及灵敏性分析等。不断通过深度学习算法对模型进行优化，并对传染病流行病学的意义进行解释。

6)模型检验

把模型分析结果与传染病实际流行数据相结合，进行模拟、比较和分析，检验模型的合理性和适用性，并根据实际数据对模型进行校正和优化。如果模型的结果与实际相差较大，说明理论假设不合理，应修改模型的结构。如果曲线特征与传染病的实际流行相符，只是数量上有差异，则可能是参数估计不准确，应调整模型的参数值。经过反复修正，直至模型计算出的理论值能够符合传染病的实际流行过程，才可完成模型的构建过程。

7)模型应用

建立模型的目的是进行应用，即对传染病的实际流行进行预测、预报并提供相应的决策和控制评价。

4. 流行病数学模型实践

新冠疫情发生后，科研人员基于疫情发展的相关数据和传播流程做了大量的研究工作，通过数据分析和模型创建对疫情的发展和防治措施进行了预测和分析并提出了相应的建议，提出了基于时变参数的 SIR 模型，利用时变参数对疫情发展进行了预测；部分专家通过在传统的 SEIR 模型的基础上加入潜伏期传染率、感染人群变化率等新参数对疫情发展进行预测，评价新冠疫情中相关干预措施的作用；部分专家在传统动力学模型的基础上引入时滞过程，构建基于时滞动力学系统的传染病模型，进行疫情的预测和防控措施的有效程度评价；部分专家通过在 SEIR 模型中加入隔离易感者和隔离潜伏者建立了非自治的动力学模型预估疫情发展的趋势，提出对有效再生数的敏感性分析去强调追踪隔离在疫情防控中的有效性。在传统 SEIR 传染病动力学的模型的基础上，根据湖北省疫情发展中的传播流程和相关的检疫举措创建了 CSEIR 传染病动力学模型。考虑到潜伏期病例具有传染性，在模型中新增了确诊入院舱室；由于没有确切完整的隔离者统计数据，为模拟实际疫情防控中对潜伏者和发病者的追踪隔离的防控机理，在 CSEIR 模型中增加了潜伏追踪入院和发病入院两条疫情发展机理，描述潜伏者、发病者被直接检测入院的过程。通过参数反演对后期的疫情发展趋势进行预测，对比实际的疫情发展数据，该模型对疫情有良好的预测能力，同时利用调控潜伏追踪率和发病追踪率分析病例追踪的有效性，肯定了病例追踪在疫情防控中的有效性。

训练数据选取 2019 年末统计的湖北省人口总人数 5927 万人作为总人数；利用迭代反推可得到模型的初始数据中潜伏人数约为 4829 人；发病人数约为 1152 人，入院治疗人数为 399 人；累计治愈人数为 28 人；累计死亡人数为 17 人。在选取的湖北省自 2020 年 1 月份起的新冠疫情数据集中(如图 5.24)，由于 2020 年 2 月 12 日卫生部门采用了新的新冠病毒诊断方法，将临床诊断方法加入新冠病毒检测判断中导致累积了前几日的临床诊断病例全部加入当日统计数据中去，导致当日新增病例数暴增到 13436 人，数据的严重失真将会影响到实验数据的真实性。因此在模型创建之前需要对疫情数据进行修正以反映真实的疫情发展状况。

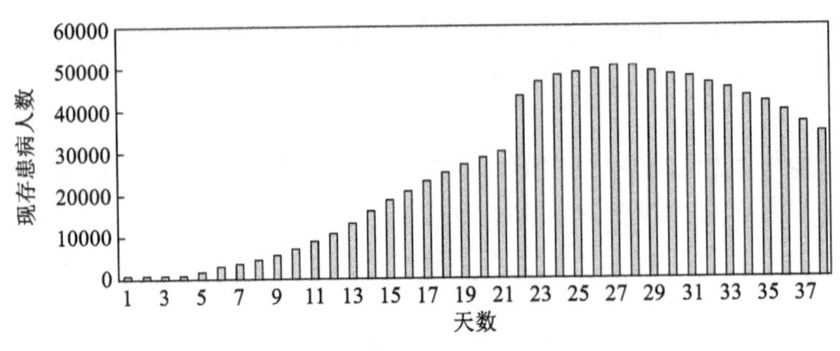

图 5.24　训练数据

通过多次演练与修正所创建的 CSEIR 传染病动力学模型，对 2019 年 2 月 18 日以后的湖北省疫情发展情况进行预测。改进的 CSEIR 模型对疫情发展趋势的预测与实际的疫情发展情况对比如图 5.25 所示，在第 20 天左右的疫情预测与实际数据存在误差，由于 2 月 12 日"临床诊断"病例人数的加入导致数据失真；模型预测患病人数将在第 50 天左右当日现存病例人数将下降到 10000 以下，70 天左右现存患病人数将会基本消亡。如图 5.26 所示，模型的疫情预测数据和疫情实际数据之间的拟合优度为 0.9976，拟合优度值接近于 1，显示改进的 CSEIR 模型的疫情预测与实际的疫情发展趋势较为吻合，表明模型预测具有较好的准确性。

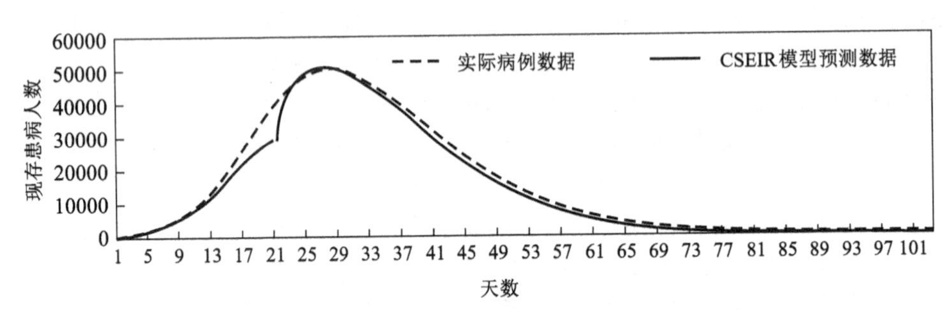

图 5.25　对疫情发展趋势的预测与实际的疫情发展情况对比

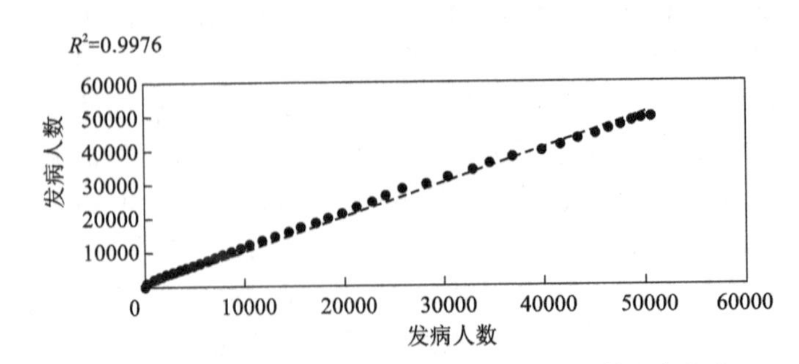

图 5.26　疫情预测数据和疫情实际数据之间的拟合优度

基于湖北省的确诊、死亡、发病、疑似病例数据，使用创建的CSEIR模型对预处理后的数据进行拟合和参数推演，通过传染病动力学模型对疫情的发展进行拟合预测，并通过潜伏追踪入院率、发病追踪入院率和感染抑制因子进行敏感性分析去探究中国实行疫情防控措施的有效性。模型显示中国新冠肺炎疫情防控开始之后，随着湖北省实施封城封村、居家隔离、减少接触等措施之后，感染抑制因子不断上升，显示这些措施的实施使病毒的传播得到了有效控制；与此同时全国医护人员和大量医疗资源被送往湖北和大量方舱医院的建设，使得湖北省的医疗压力得到极大的缓解，医疗机构有充足的能力加强对确诊接触者的追踪溯源，提高了对潜伏者和发病者的追踪入院率，充分证明了流行病学数学模型可为传染病的传播及监测提供有效的依据。

智慧流调系统通过大数据技术充分采集与挖掘全球疫情数据与个人本底数据，结合涉疫风险模型，进行大批量数据模拟与整合，对流行病学数学模型通过深度学习进行调整与优化，可实现入境人员流行病学调查的智能化和涉疫风险的辅助研判，并不断提高口岸卫生检疫和医学排查的能力和水平。

(四)流行病预测预警

1. 流行病预警管理

流行病预警管理设置传染病预防控制所需要的预警流行病、预警信息、预警规则和预警通知等信息。

1)流行病预警病种设置

设置全区域内需要进行预警的流行病病种，针对预警病种，根据各国报告的流行病比例信息，利用数学模型和信息技术，自动探测发现可能的流行病时空聚集信号，通过各种预警方法和预测模型，发掘流行病可能出现爆发的风险点，从而发出流行病早期预警信息，提前预防并降低流行病聚集发生的可能性及存在的风险。

流行病预警病种管理如图5.27所示，可管理病种，包括增删改查和发布等操作。

2)预警流行病设置

针对不同的流行病病种，可设置不同的预警方法，主要预警方法及原理有以下三种：

- **单病例预警：**针对一些特殊的流行病，一旦发现1例，系统即实时发出预警信息。
- **病例案例数阈值数值预警：**针对流行病病种设置病例预警阈值，当报告的病例案例达到一定阈值范围后，系统自动发出流行病预警信息。
- **移动百分位数法预警：**依托平台，以国家/地区为单位，建立当地流行病报告病例历史数据库，采用移动百分位数法动态计算该区域内流行病病例数历史基线(基线是指近几年来相应的前一个月、当前月和后一个月的传染病发病数的平均值)，建立将当地当前观察周期(7天)内病例数与其相应历史基线实时进行比较的预警模型。当观察周期内发现的流行病病例数达到预先设定的预警阈值时，预警系统将在24小时内自动发出预警信息，如图5.28、图5.29所示。

3)预警信息设置

预警任务设置关联预警周期和预警数据两部分功能，如图5.30所示。

预警信息设置可根据流行病监测预警的2种常见方式分别进行设置：

病种类型列表

- 呼吸病
- 神经内科疾病
- 传染病
- 分类三

新增病种　删除

编码	病种名称	所属科室	所属分类	描述	状态	操作
COPD-001	慢阻肺	医院代码(YS0003) 呼吸科,医院代码(YS0001) 呼吸科,医院代码(YS0002) 呼吸科	呼吸病	慢性阻塞性肺疾病（急性加重期住院）	有效	···
PUFI-002	肺部真菌感染	医院代码(YS0001) 胸外科,医院代码(YS0001) 呼吸科,医院代码(YS0001) 未分配科室,医院代码(YS0001) 演示医院1,医院代码(YS0001) 呼吸内科(沿江)	呼吸病	null	有效	···
INLD-003	间质肺	医院代码(75640) 未分配的科室,医院代码(75640) 广州医科大学附属第一医院,医院代码(75640) 呼吸科,医院代码(YS0001) 胸外科,医院代码(YS0001) 呼吸科,医院代码(YS0001) 未分配科室,医院代码(YS0001) 演示医院1,医院代码(YS0001) 呼吸内科(沿江)	呼吸病	243	有效	···
VIPN-004	病毒性肺炎	医院代码(YS0001) 呼吸科	呼吸病	新增病种	有效	···
CHAS-005	儿童哮喘	医院代码(75640) 妇产科	呼吸病	null	无效	···
ADAS-006	成人哮喘	医院代码(YS0001) 胸外科,医院代码(YS0001) 呼吸科,医院代码(YS0001) 未分配科室,医院代码(YS0001) 演示医院1,医院代码(YS0001) 呼吸内科(沿江)	呼吸病	null	有效	···
BRON-007	支气管扩张	医院代码(75640) 内科,医院代码(75640) 妇产科,医院代码(75640) 未分 0) 呼吸科,医院代码(YS0001) 胸外科,医院代码(YS0001) 呼吸科,医院代码(YS0001) 未分配科室,医院代码(YS0001) 演示医院1,医院代码(YS0001) 呼吸内科(沿江)	呼吸病	null	有效	···
HEFA-010	心力衰竭	医院代码(75640) 呼吸科	呼吸病		无效	···
POHE-011	产后出血	医院代码(YS0001) 呼吸科	呼吸病	慢阻肺	有效	···

图 5.27　病种管理页面

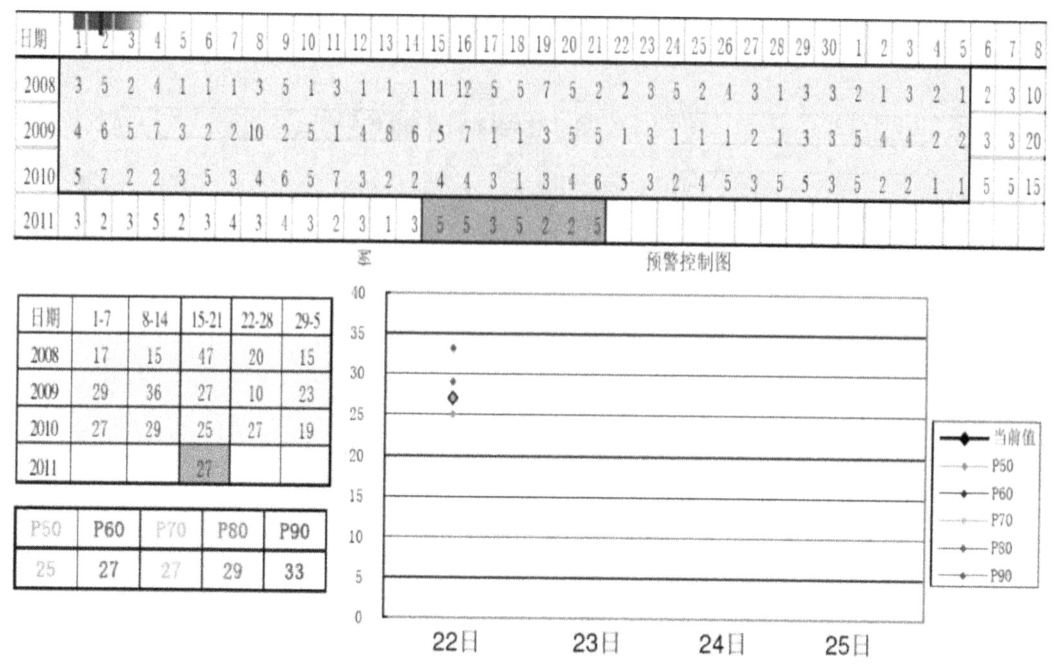

日期	1	2	3	4	5	6	7	8	9	10	11	12	13	14	15	16	17	18	19
2008	3	5	2	4	1	1	1	3	5	1	3	1	1	1	11	12	5	5	7
2009	4	6	5	7	3	2	2	10	2	5	1	4	8	6	5	7	1	1	3
2010	5	7	2	2	3	5	3	4	6	5	7	3	2	2	4	4	3	1	3
2011	3	2	3	5	2	3	4	3	4	3	2	3	1	3	5	5	3	5	2

日期	20	21	22	23	24	25	26	27	28	29	30	1	2	3	4	5	6	7	8
2008	5	2	2	3	5	2	4	3	1	3	3	2	1	3	2	1	2	3	10
2009	5	5	1	3	1	1	1	2	1	3	3	5	4	4	2	2	3	3	20
2010	4	6	5	3	2	4	5	3	5	5	3	5	2	2	1	1	5	5	15
2011	2	5																	

日期	1-7	8-14	15-21	22-28	29-5
2008	17	15	47	20	15
2009	29	36	27	10	23
2010	27	29	25	27	19
2011			27		

P50	P60	P70	P80	P90
25	27	27	29	33

图 5.28　移动百分位数法预警模型

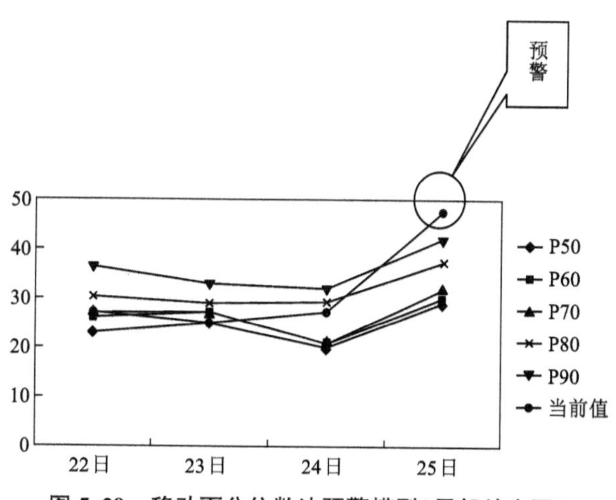

图 5.29　移动百分位数法预警模型(局部放大图)

(1)阈值预警法

根据一些特定的统计分布和以往的监测数据，在一定的置信水平下计算数据统计的阈值；如果从实际测量值中得到的当前统计水平高于阈值，则发出预警信息。

建立各国家和地区的当地流行病报告病例历史数据库，采用移动百分位数预警模型或传染病时空预警模型动态计算流行病发病数历史基线，建立当地当前观察周期(7 天)内流行病病例与其相应历史基线实时进行比较的预警数据模型，当观察周期内发生的病例数达到预警阈值时，系统将在 24 小时内自动发出预警信息，如图 5.31 所示。

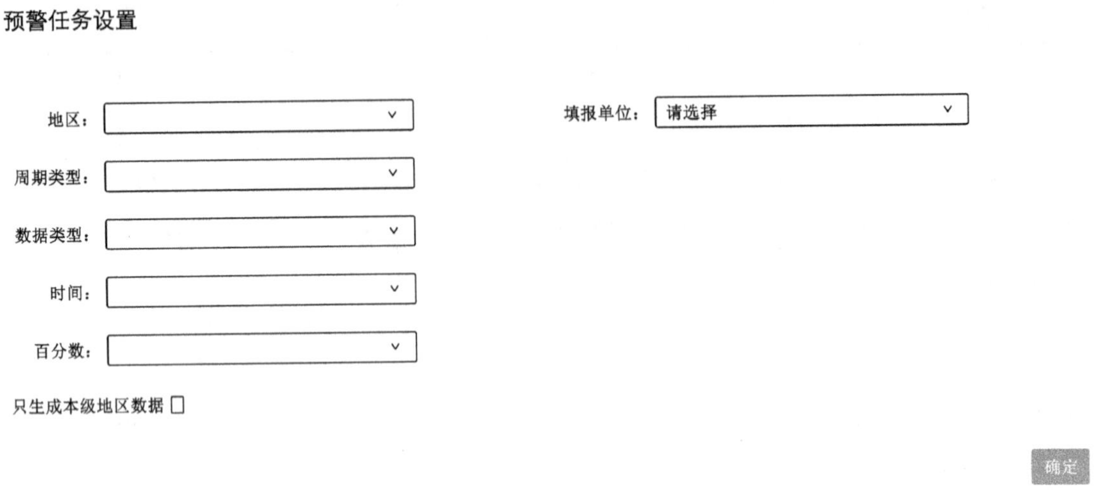

预警任务设置

地区：

填报单位： 请选择

周期类型：

数据类型：

时间：

百分数：

只生成本级地区数据 □

确定

图 5.30　预警任务设置

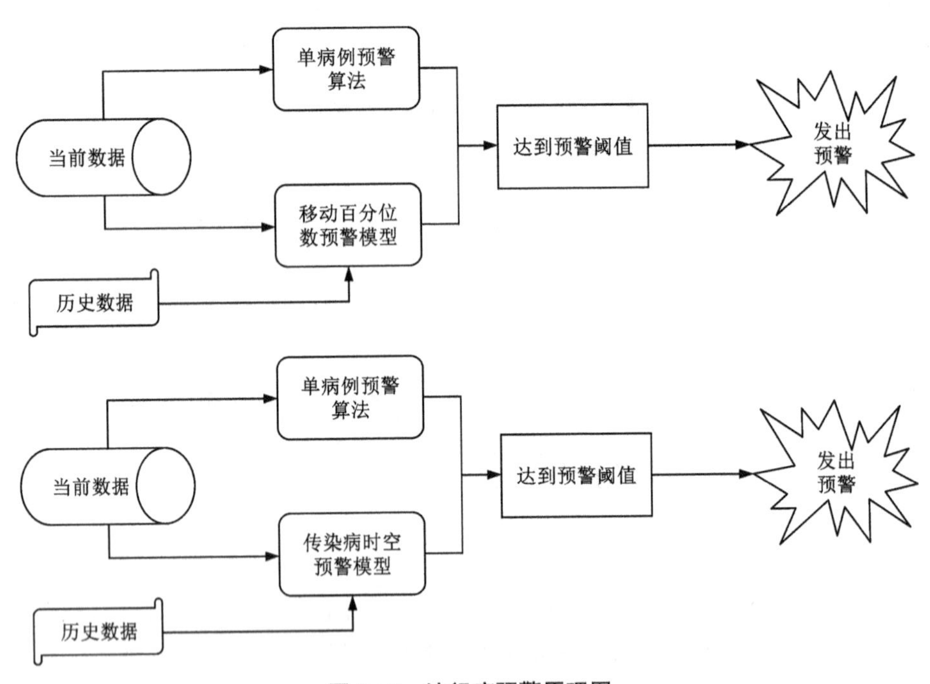

图 5.31　流行病预警原理图

(2)基于模型预测值的预警

根据特定的统计分布和以往的监测数据构建模型计算预期病例数，当实际值高于预期病例数时，发出预警信息。

可建立一套“大数据条件分析模型”作为离线预测、预警支持库，采集系统外部的“流行病风险性症状数据”和“流行病相关的互联网数据”，例如机票预订、药品供应、搜索引擎的舆情信息数据等，构建覆盖流行病顶层离线预警网络，实现流行病自动化早期预警功能。依托于多级流行病卫生检疫数据链实时同步能力，建立基于规则模型的数据实时判断预警能力；将目前各国的全球流行病自动预警功能下沉到流行病卫生检疫数据链中，形成实时预警网络。

4）预警规则设置

系统可通过设置流行病预警规则控制传染病预警。

5）预警规则列表

如图 5.32 所示，预警规则列表可显示所有预警规则，并可进行增删改查。

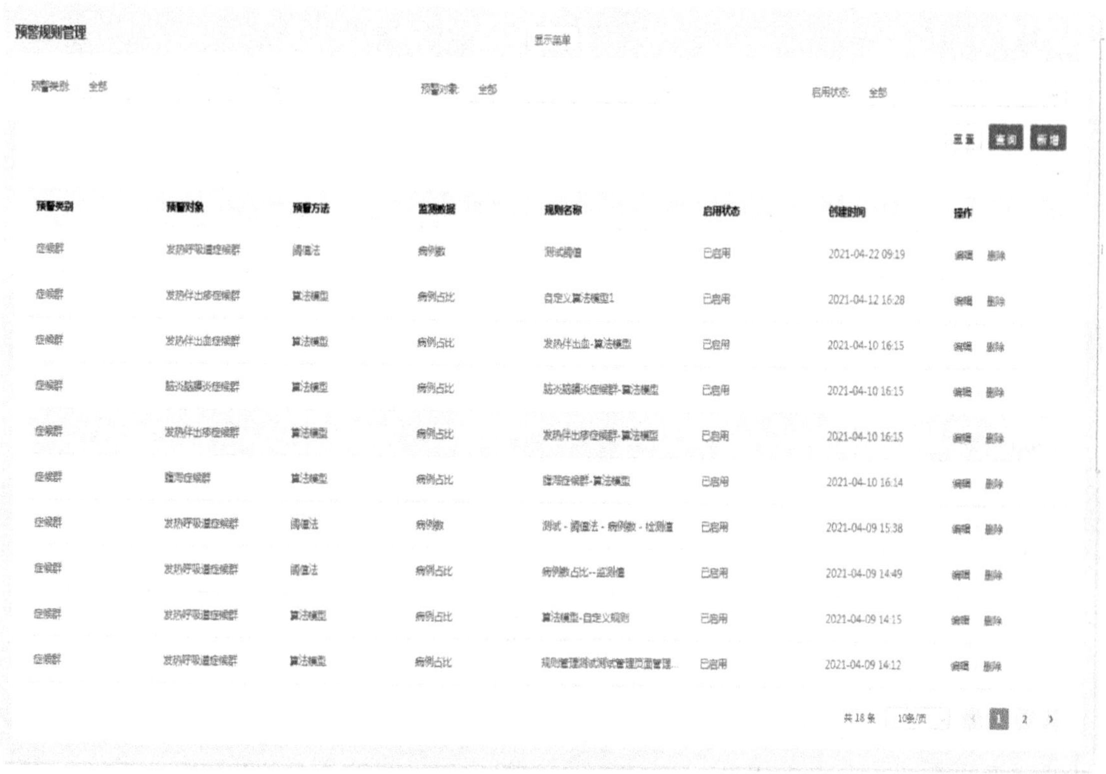

预警规则管理

显示菜单

预警类别　全部　　预警对象　全部　　启用状态　全部

重置　查询　新增

预警类别	预警对象	预警方法	监测数据	规则名称	启用状态	创建时间	操作
症候群	发热呼吸道症候群	阈值法	病例数	测试阈值	已启用	2021-04-22 09:19	编辑　删除
症候群	发热伴出疹症候群	算法模型	病例占比	自定义算法模型1	已启用	2021-04-12 16:28	编辑　删除
症候群	发热伴出血症候群	算法模型	病例占比	发热伴出血-算法模型	已启用	2021-04-10 16:15	编辑　删除
症候群	脑炎脑膜炎症候群	算法模型	病例占比	脑炎脑膜炎症候群-算法模型	已启用	2021-04-10 16:15	编辑　删除
症候群	发热伴出疹症候群	算法模型	病例占比	发热伴出疹症候群-算法模型	已启用	2021-04-10 16:15	编辑　删除
症候群	腹泻症候群	算法模型	病例占比	腹泻症候群-算法模型	已启用	2021-04-10 16:14	编辑　删除
症候群	发热呼吸道症候群	阈值法	病例数	测试 - 阈值法 - 病例数 - 检测值	已启用	2021-04-09 15:38	编辑　删除
症候群	发热呼吸道症候群	阈值法	病例占比	病例数占比--监测值	已启用	2021-04-09 14:49	编辑　删除
症候群	发热呼吸道症候群	算法模型	病例占比	算法模型-自定义规则	已启用	2021-04-09 14:15	编辑　删除
症候群	发热呼吸道症候群	算法模型	病例占比	规则管理测试测试管理页面管理…	已启用	2021-04-09 14:12	编辑　删除

共 18 条　10条/页　‹ 1 2 ›

图 5.32　预警规则列表

支持过滤条件包括预警类别、预警对象和启用状态。

6）新增或修改预警规则

预警规则可设置的信息包括：预警指标类型、触发预警条件、预警阈值（低风险）、预警阈值（中风险）、预警阈值（高风险）、是否启用规则和不重复预警天数，如图 5.33 所示。

7）预警阈值设置和调整

系统可通过算法自动预设预警阈值，并可根据需要进行人工调整，当监测到的当前病例数高于该阈值时，预警系统将自动发出预警信息，以便于疫情监测与相应的专业人员及时采取相应的分析、核实、流调或应急防控等措施。

8）预警阈值设置算法

可将基线历史数据的第 50 百分位数（P50）设置为所有预警病种的预警阈值；采用移动百

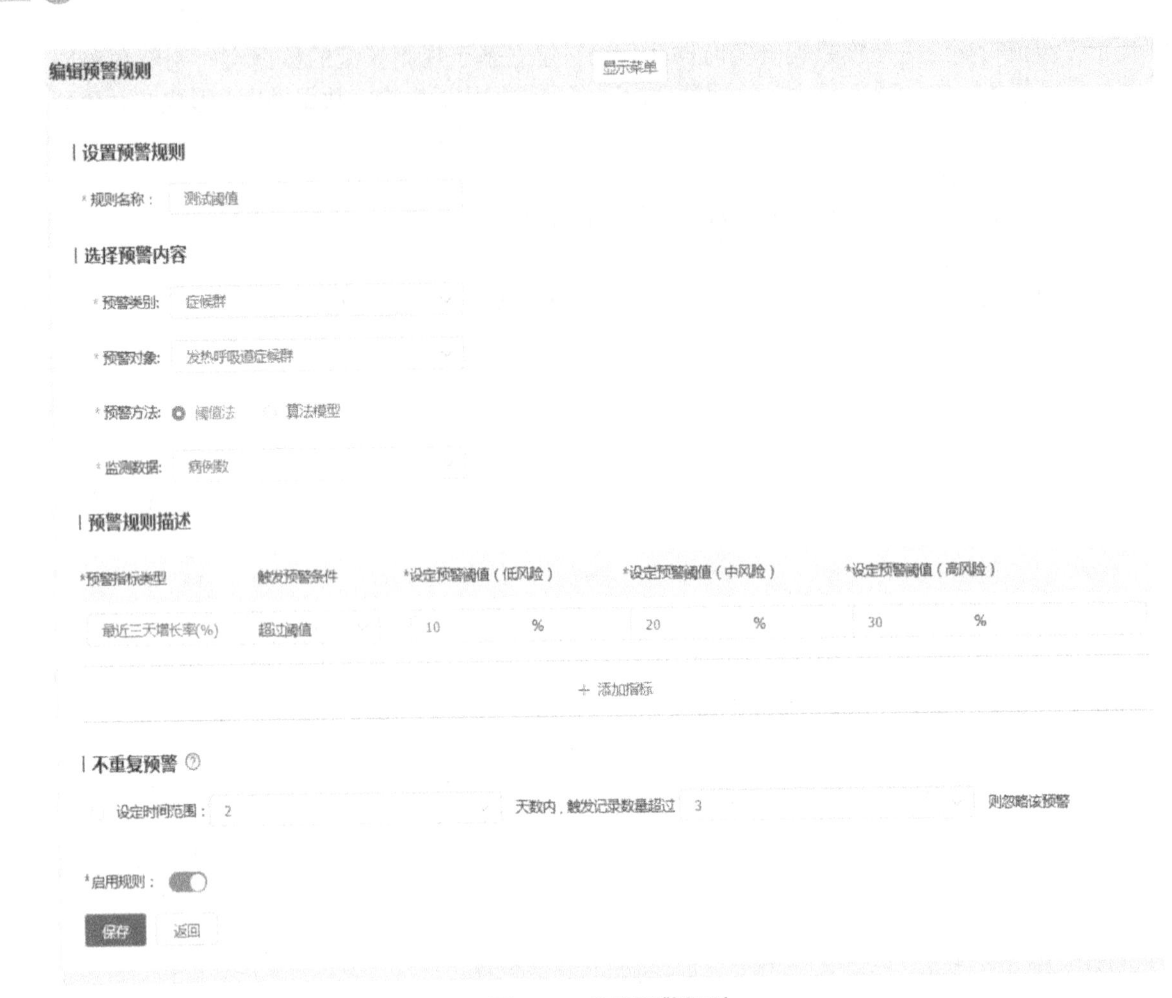

图 5.33　编辑预警规则

分位数法针对不同流行病设置不同阈值探测传染病暴发的效果进行比较分析，分别采用历史发病水平的第 50 百分位数(P50)、第 60 百分位数(P60)、第 70 百分位数(P70)、第 80 百分位数(P80)、第 90 百分位数(P90)，从而为下一步调整和优化各病种预警阈值提供依据。支持根据地区、病种的敏感性、特异性要求设定阈值参数。

9)动态参数配置

通过灵活的参数配置，根据实时动态病例报告特点，实现对监测的流行病以天为单位进行动态预警。

观察周期日数 n：从观察当日回溯日数，系统支持动态调整，具体调整根据流行病平均或者最长潜伏期的长短进行设置。

周期值 W：观察周期日数 n 发病数之和：

$$W = \sum_{i=1}^{n} D_i \tag{5.2}$$

其中 D_i 为 i 日发病数。

参比历史年数 Y：不含观察当日所在年往后回溯的年数，常规设置为 3~5 年，特殊病种

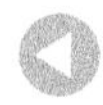

允许灵活调整配置参数。

参比历史周期数 N：同期历史前后摆动周期数 T 的 2 倍加 1 的和乘以参比历史年数，即

$$N = (2 \times T + 1) \times Y \tag{5.3}$$

预警参数动态配置：通过动态调整观察周期日数 n、参比历史年数 Y、同期历史前后摆动周期数 T，满足对不同流行病病种灵敏度和特异度的综合评价。

特殊病种——针对爆发风险高及致死率较高的病种，如埃博拉、疟疾、霍乱等采用单病例预警，即为一旦监测到发生 1 例传染病时，系统实时发出预警信息。

预警模型设置如图 5.34 所示。

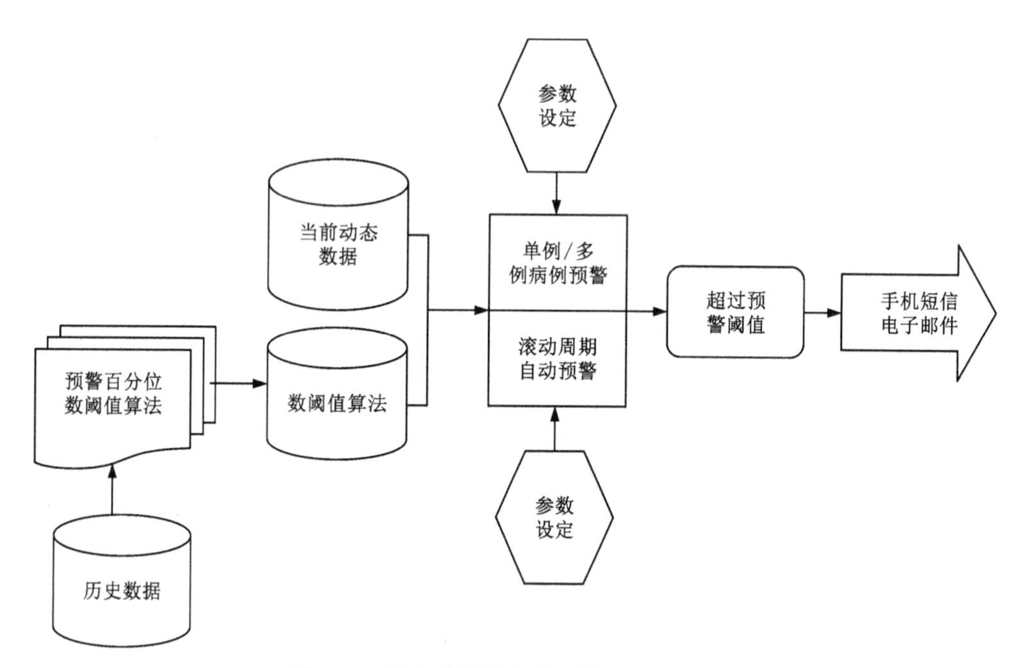

图 5.34　流行病爆发自动预警参数配置过程

2. 预警模型管理

基于大数据的传染病监测预警方法为提高传染病预警的灵敏度、特异度、准确度提供了重要途径。采用多源、多维度传染病监测数据开展的传染病时空分析和症状监测分析，其采用的方法包括时间模型、空间模型、时空模型、症候群监测。目前，伴随传染病监测系统的不断成熟，需加强对医疗、人口、地理信息、流调大数据进行综合利用，建立传染病卫生检疫和监测信息平台，提高对传染病的预警能力；发挥数据模型优势，加强对新发传染病的早期识别和预警；建立基于大数据的传染病常态化防控机制，助力公共卫生应急管理，切实提高口岸卫生检疫智能化水平，不断完善常态化、精准化的口岸疫情防线。

1) 预测模型管理平台

开发传染病预测模型管理平台，研究传染病预测预警算法，建立自助式的模型训练及服务平台，支持样本管理、数据标注、模型训练、模型部署等一站式人工智能开发流程。用户可根据自己的应用场景，选择对应的算法任务类型和模型。可通过上传自定义的训练数据集，产生定制化的模型，并生成应用以供调用。

模型管理通过算法中心实现。算法中心的核心模块包括算法管理、模型数据管理、任务管理、算法组合四个模块；系统所有的算法集成、模型管理、任务预测等都在这个模块进行管理。

(1)算法管理

进入算法管理界面，可看到目前算法分类主要有四种标准类，分别为深度学习算法、统计算法、机器学习算法和规则，如图 5.35 所示。

搜索

- 深度学习算法
  - 分类算法
  - 聚类
  - 数据筛选
  - 命名实体识别
- 统计算法
- 机器学习算法
- 规则

查询　新增算法实例

序号	算法名称	算法说明	算法版本	操作
1	测试数据预处理		v1	···
2	[illegible]		v1	···
3	问句分类	[illegible]	v1	···
4	RCNN问句分类（17类）		v1	···
5	诊断预测	诊断预测	v2	···
6	诊断预测	诊断预测	v1	···
7	[illegible]		v1	···
8	[illegible]		v1	···
9	K近邻分类		v1	···
10	支持向量机		v1	···
11	支持向量机		v1	···
12	gpuTest	测试gpu	v1	···
13	[illegible]	测试gpu	v1	···
14	基于RCNN的问句分类	[illegible]	v1	···
15	命名实体识别batch	[illegible]	v1	···

图 5.35　算法管理

①算法分类：这里可添加算法分类，暂限制只能添加标准类下 1 级分类和 2 级分类，界面如图 5.36 所示。

• **算法标准类：**如前所述，算法标准类目前只有四种：深度学习算法、统计算法、机器学习算法和规则；添加算法分类时可根据需要选择某种标准分类。

• **分类级别：**分类级别可选择 1 级和 2 级，1 级是算法标准类下的 1 级目录，2 级是算法标准类下的 2 级目录，如果 1 级目录已建立，可直接在该目录下建立 2 级目录。

②新增算法实例：用于添加算法及设置训练、测试参数，进入新增算法案例界面，如图 5.37 所示。

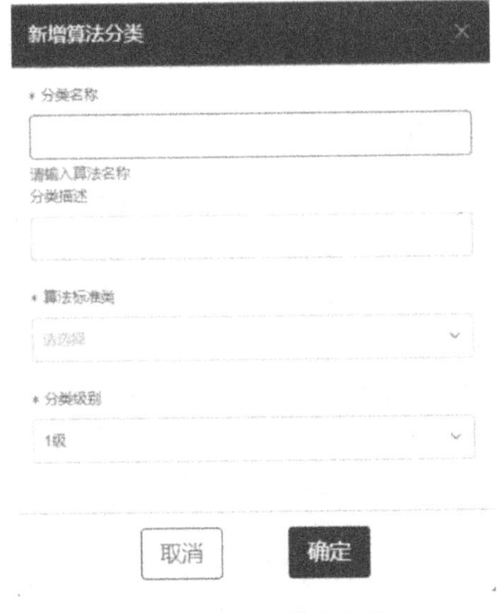

图 5.36　新增算法分类

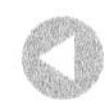

基本信息
算法类型 请选择
一级分类 请选择
二级分类 请选择
算法名称 现有算法 请先选择算法分类
算法主文件名称 仅支持英文、数字、字符，无需包含文件后缀
实现框架 请选择
实现语言 请选择
算法说明
算法文件 只能上传zip类型文件
描述文件 只能上传pdf类型文件
汇报文件
算法接口
接口名称 请选择
添加

图 5.37　新增算法实例

- **算法类型**：这里选算法标准类，共四类，即机器学习算法、深度学习算法、统计算法和规则；
- **算法名称**：根据要上传的算法是新增算法还是已有算法来选择，算法主文件名称可根据实际算法主文件来命名，尽量不要用 main 来命名算法主文件；
- **实现语言**：根据实际算法语言选择，若算法为 python 语言开发，这里即为 python，若为其他语言，则选其他相应语言；
- **算法文件**：上传的为算法压缩包文件，需要注意的是压缩包解压后应该直接是算法文件，不能是一层文件夹，否则不会生效；
- **算法接口**：一般算法会有训练和测试两个接口，若有数据处理接口，则这里都需要一并添加接口，然后选择对应接口参数名称，如图 5.38 所示。

算法接口
接口名称 train
添加
参数名称
参数解析方法
参数说明
默认值
操作
请选择
返回信息
返回值名称
返回值类型
返回值说明
操作
请选择
确定

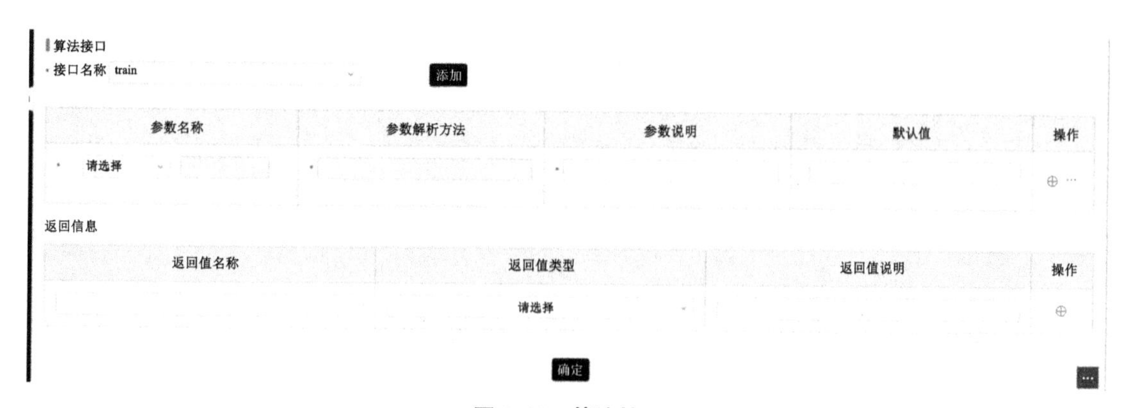

图 5.38　算法接口

③对两类算法的支持：对规则类算法和非规则类算法的支持有所区别。规则类算法支持：查看算法实例、应用算法预测、修改算法实例、查看说明文档、添加说明文档；非规则类算法支持：查看算法实例、查看模型数据、修改算法实例、查看说明文档、添加说明文档。

• **应用算法预测(规则类算法)**：这里没有模型的训练，可选择要预测的文件或者选择已上传的数据集，这里以诊断预测为例，选择诊断预测数据集后点击参数配置，这里要求输入要预测的文本，以列表的形式输入，如图 5.39 所示。

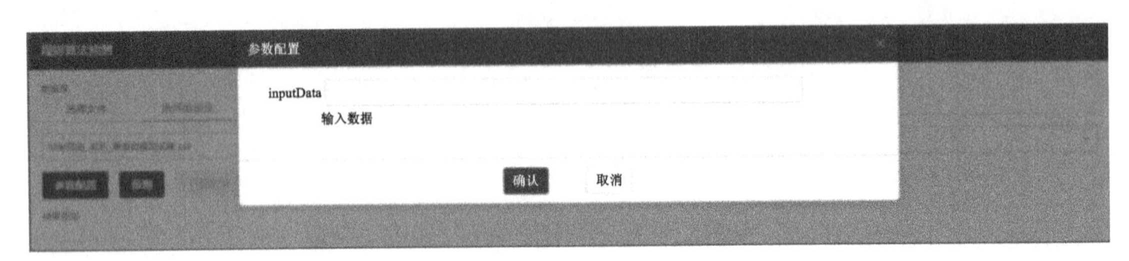

图 5.39　参数配置

• **查看算法实例**：可查看算法的接口名称、算法参数配置、算法文件、算法分类、主文件名称等；

• **修改算法实例**：可修改算法接口参数配置、算法文件、算法分类等；

• **查看模型数据(非规则类算法)**：选择查看模型数据后进入到模型数据管理界面，如图 5.40 所示。

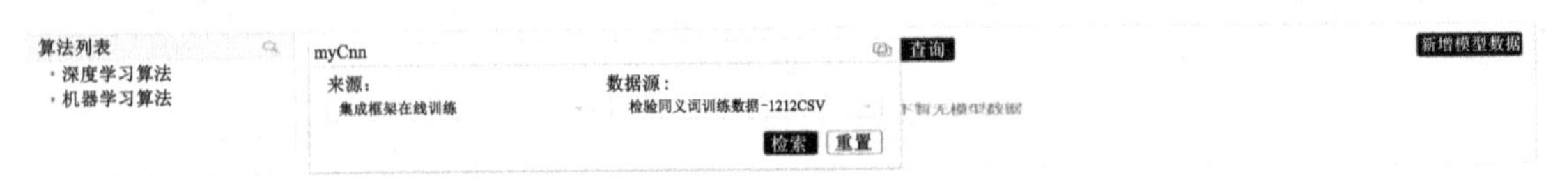

图 5.40　查看模型数据

(2)模型数据管理

可支持算法列表查询、算法名称查询、新增模型数据等，如图 5.41 所示。

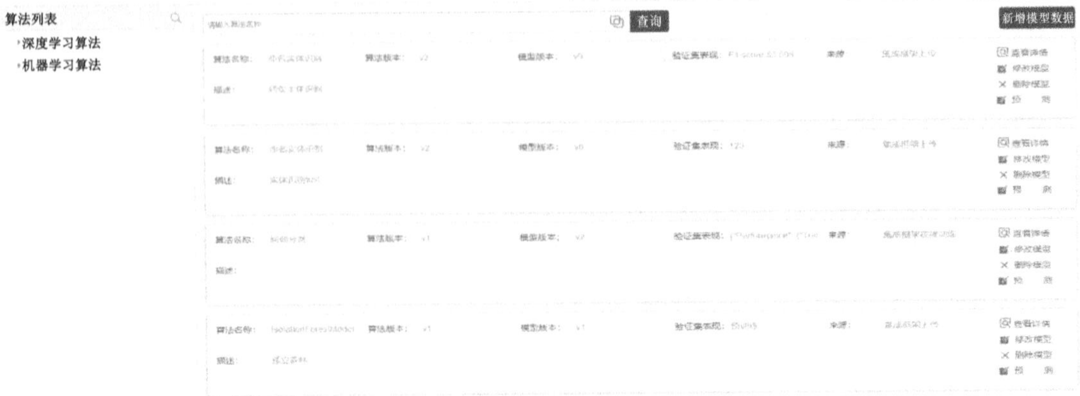

图 5.41　算法列表

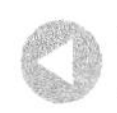

• **算法列表：** 支持按算法分类搜索，可在深度学习算法和机器学习算法里面搜索。

• **查询：** 输入算法名称，然后需要选择数据来源及数据集。数据来源有三种选项：集成框架在线训练、集成框架上传、研究服务平台在线训练。

• **新增模型数据：** 点击新增模型数据后页面会跳转到模型数据管理页面，新增模型数据中填入的信息有算法类型、算法名称、版本、算法参数等，如图 5.42 所示。

新增模型数据
基本信息
* 算法标准类
深度学习算法
* 一级分类
分类算法
* 二级分类
单标签多分类
* 算法名称
myCnn
* 算法版本
v2
* 描述
CNN检验数据归一
* 模型表现
95%
* 模型文件
算法参数
cudaValue
训练模式，-1CPU，0第0张卡，1第1张卡
epoch
50
迭代次数
trainData
检验同义词训练数据-1212.csv
训练数据（数据集ID）
sentenceMaxlen
256
句长
devData
检验验证集.csv
验证数据（数据集ID）
dataColumns
列名数据（需要选取的列名信息）
batchSize
批大小

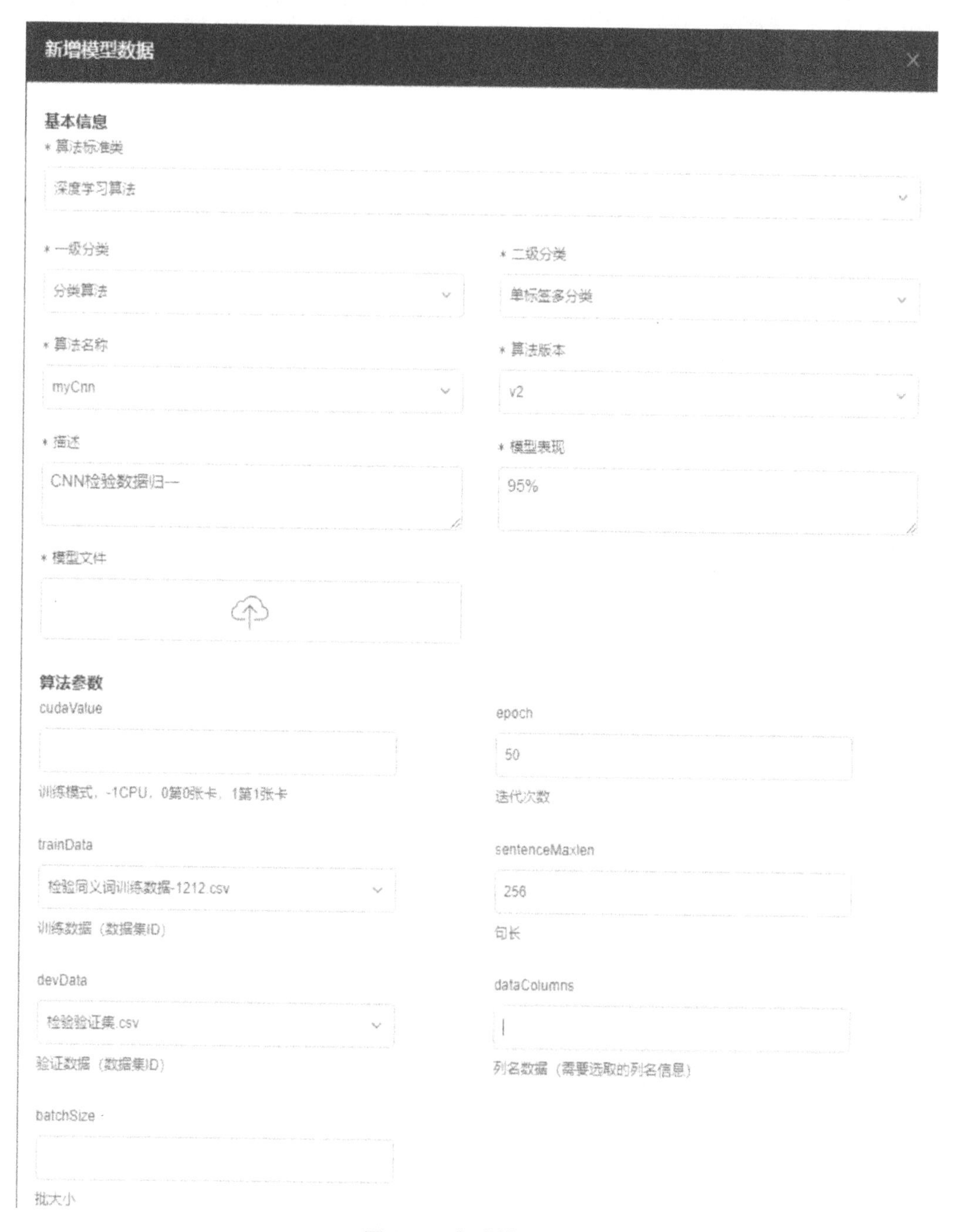

图 5.42 新增模型数据

对于单个算法模型，可查看算法详情(包括模型版本、算法名称、算法参数、验证集表现、模型来源)、修改模型(算法类型、算法版本、算法名称、模型版本、模型文件、算法参数)、删除模型、模型预测。

- **修改模型：**支持修改模型的算法类型、模型文件、算法参数等，如图 5.43 所示。

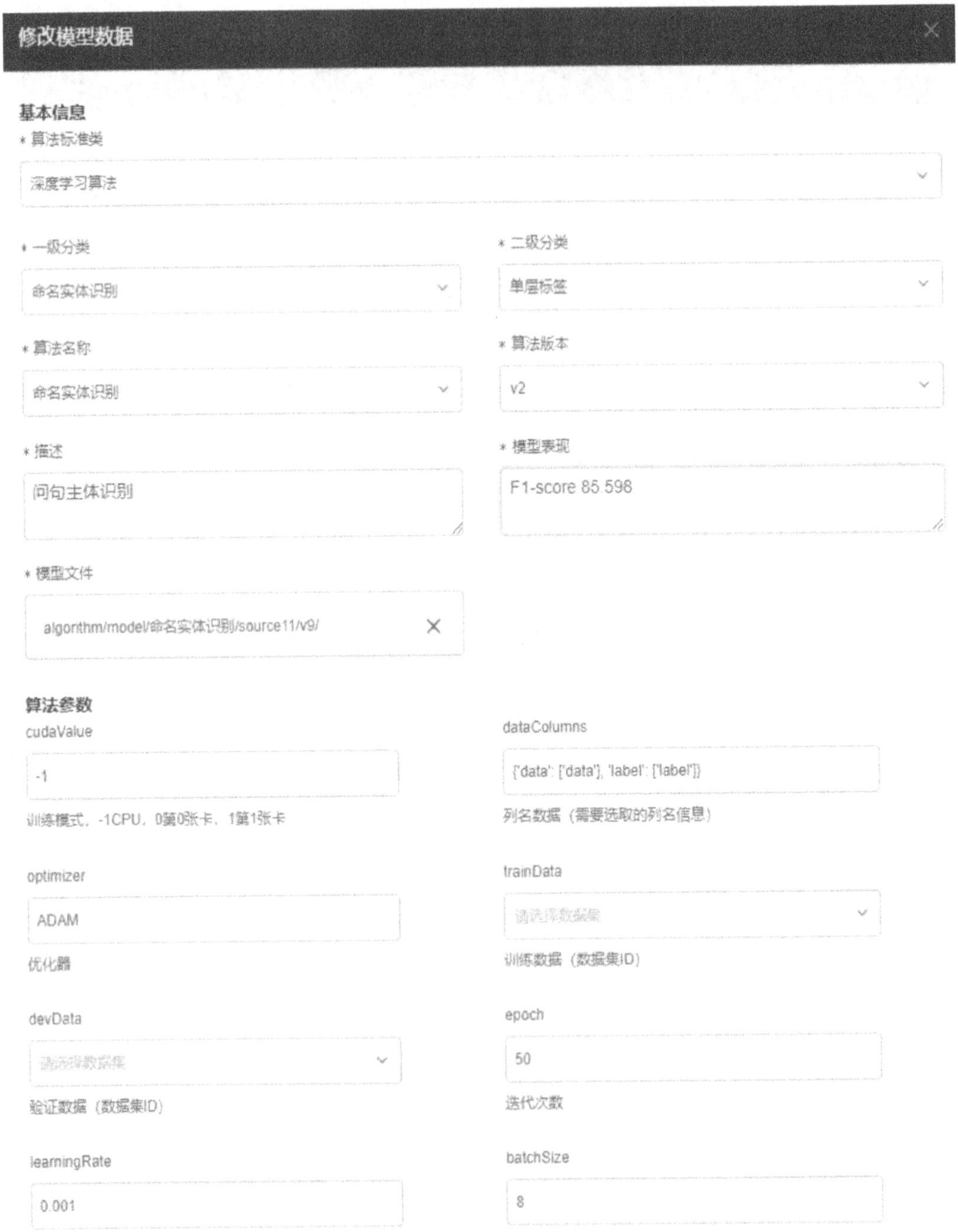

修改模型数据

基本信息

* 算法标准类

深度学习算法

* 一级分类

命名实体识别

* 二级分类

单层标签

* 算法名称

命名实体识别

* 算法版本

v2

* 描述

问句主体识别

* 模型表现

F1-score 85.598

* 模型文件

algorithm/model/命名实体识别/source11/v9/

算法参数

cudaValue

-1

训练模式，-1CPU，0第0张卡，1第1张卡

dataColumns

{'data': ['data'], 'label': ['label']}

列名数据（需要选取的列名信息）

optimizer

ADAM

优化器

trainData

请选择数据集

训练数据（数据集ID）

devData

请选择数据集

验证数据（数据集ID）

epoch

50

迭代次数

learningRate

0.001

batchSize

8

图 5.43　修改模型数据

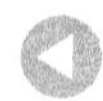

(3)任务管理

支持根据算法名称、任务名称查找任务；支持新增训练模型。

新增训练模型：需要填写算法类型、算法名称、算法参数(包括训练集和测试集数据)，如图 5.44 所示。

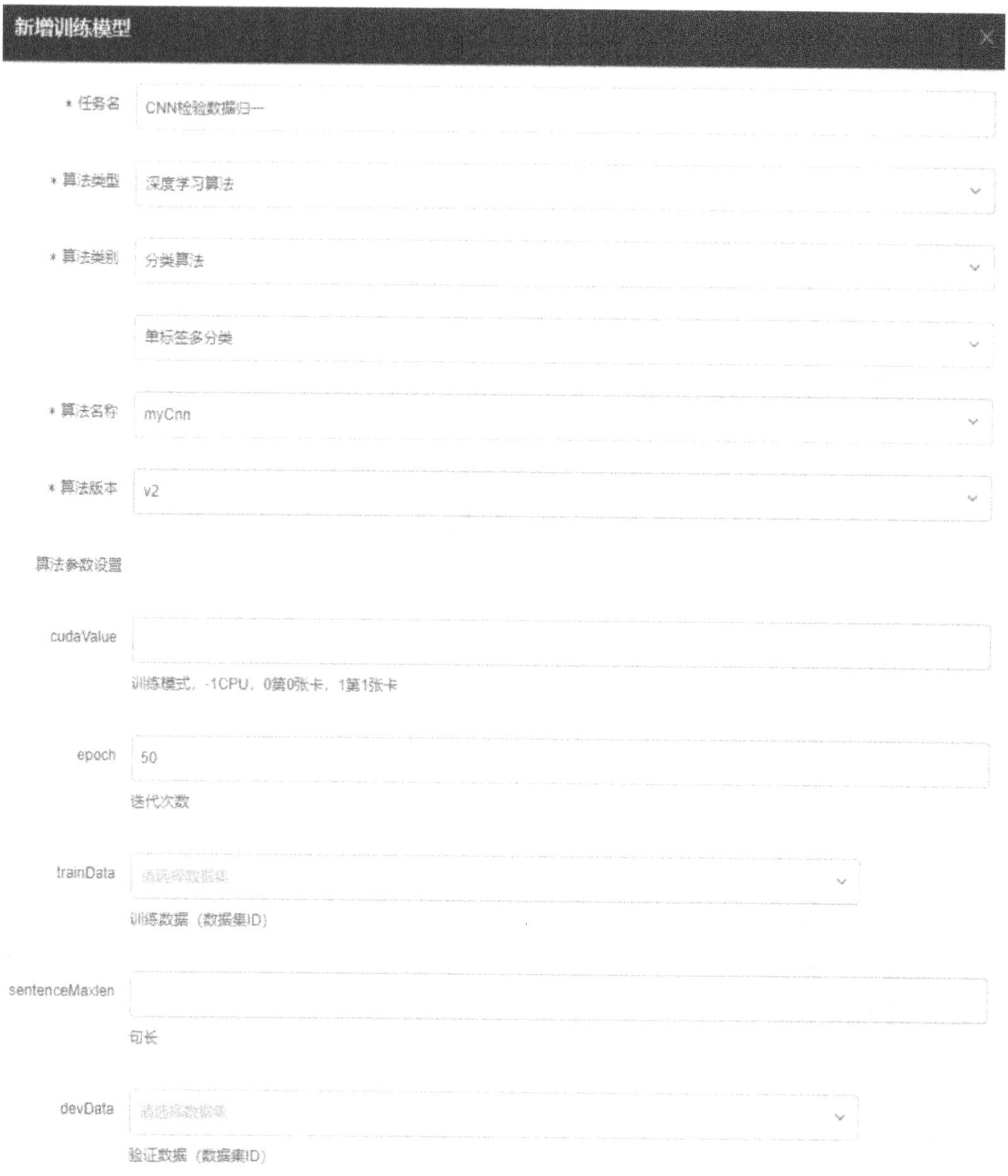

新增训练模型

* 任务名　CNN检验数据归一

* 算法类型　深度学习算法

* 算法类别　分类算法

单标签多分类

* 算法名称　myCnn

* 算法版本　v2

算法参数设置

cudaValue

训练模式，-1CPU，0第0张卡，1第1张卡

epoch　50

迭代次数

trainData　请选择数据集

训练数据（数据集ID）

sentenceMaxlen

句长

devData　请选择数据集

验证数据（数据集ID）

图 5.44　新增训练模型

对于单个算法任务，支持查看任务详情(任务信息、接口信息、日志信息、日志下载)、删除任务、修改任务(任务名、算法名、算法类型、算法版本、算法类别、算法参数)、模型预测，如图 5.45 所示。

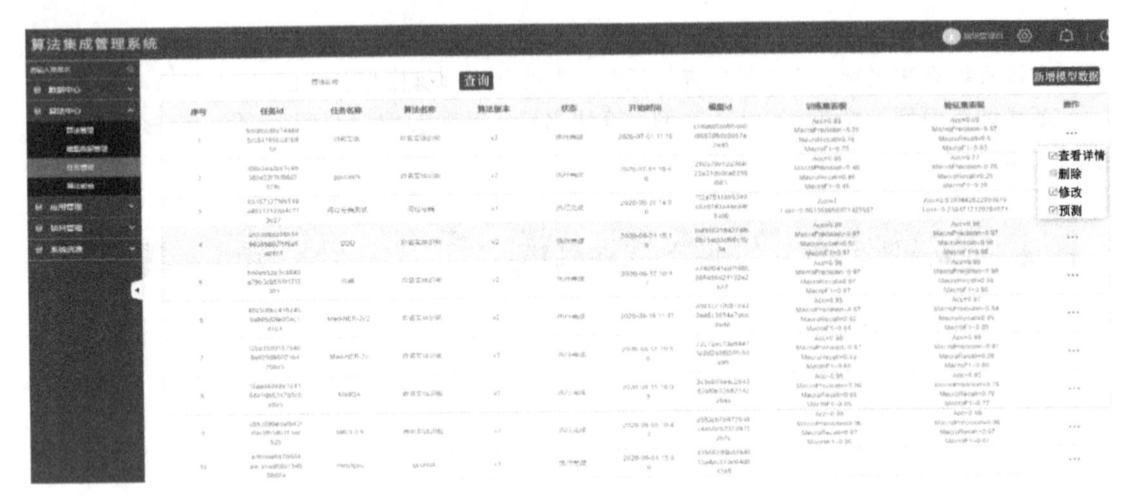

图 5.45　任务管理

• **模型预测**：选择本地预测数据或者平台数据后，配置参数，以问答系统模型为例，左边的列为数据集列名，如图 5.46 所示。

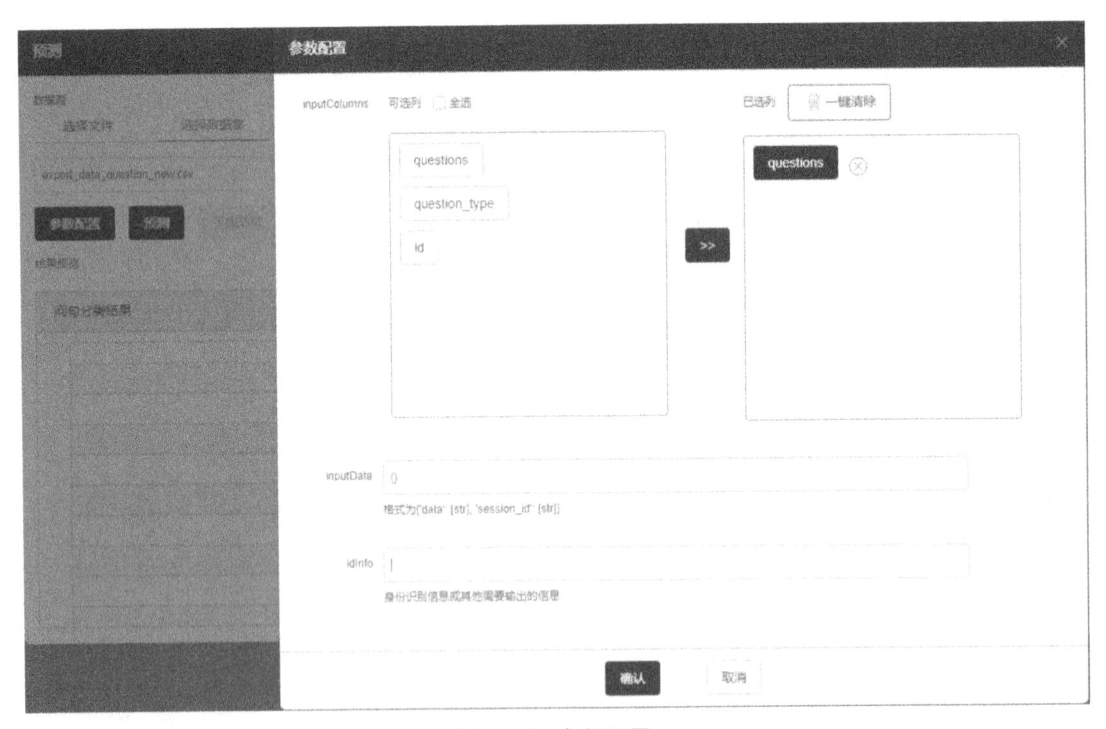

图 5.46　参数配置

(4)算法组合

算法组合目前主要是实体识别+关系抽取算法，可选择实体识别、选择算法版本、选择实体识别模型、选择关系抽取算法。

针对组合算法，可配置参数、预测、下载结果、结果保存为数据集，如图 5.47 所示。

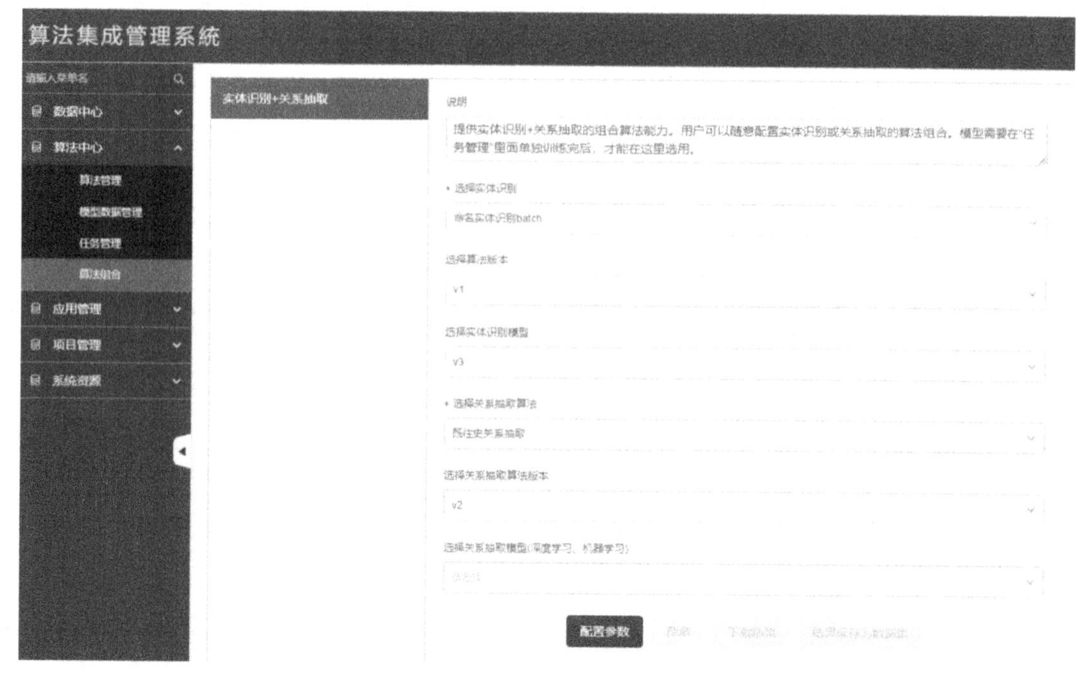

图 5.47　算法组合

2)传染病预警算法和模型概述

传染病预警方法主要包含定性和定量两种。定性预警方法主要包括综合预测法、控制图法、比数图法、专家咨询法等；定量预警方法大多是基于模型的方法，包含单纯基于时间序列预测模型、空间预测模型，以及同时考虑时间和空间维度因素的预测模型。常见的传染病预测模型如表 5.2 所示。

表 5.2　传染病预测模型

数据类型	模型/方法	
时间序列数据	微分模型	经典传染病动力学模型 SI、SIR、SEIR、SIRS 等
		灰色预测模型
	时间序列模型	时序图(查看变化趋势)
		向量自回归(VAR)
		差分整合移动平均自回归模型(ARIMA)
		指数加权移动平均(EWMA)
		其他，如灰色模型、马尔科夫链预测法、回归分析法等
	神经网络	BPNN
		LSTM
		RNN
		组合模型，如 SARIMA-NARNN，ARIMA-GRNN 等

续表5.2

<table>
<tr><th>数据类型</th><th colspan="2">模型/方法</th></tr>
<tr><td rowspan="4">时间加空间序列数据</td><td>时空聚集性分析</td><td>时空聚集性探测(Knox 方法)</td></tr>
<tr><td>回归模型</td><td>WSARE 模型</td></tr>
<tr><td rowspan="2">贝叶斯模型</td><td>广义线性混合模型、广义相加模型、地理加权回归模型(GWR)</td></tr>
<tr><td>贝叶斯时空层次模型</td></tr>
<tr><td rowspan="8">考虑协变量数据</td><td rowspan="2">回归和机器学习</td><td>Logistic 回归、泊松回归、负二项回归，广义相加模型等</td></tr>
<tr><td>其他常用的用于分类的模型，如 SVM、RF、GBDT 等</td></tr>
<tr><td rowspan="3">神经网络</td><td>RNN</td></tr>
<tr><td>GRNN，NARNN 等</td></tr>
<tr><td>贝叶斯人工神经网络 BANN(Bayesian Artificial Neural Network)</td></tr>
<tr><td colspan="2">贝叶斯网络</td></tr>
<tr><td colspan="2">马尔科夫模型</td></tr>
<tr><td colspan="2">复杂网络模型</td></tr>
</table>

3)单病例预警模型管理

单病例预警的特殊病种，主要是针对爆发危险性高、致死率高的传染病种，包括黄热病、基孔肯雅热、埃博拉、疟疾、霍乱、传染性非典型肺炎、脊髓灰质炎、人感染高致病性禽流感、肺炭疽等传染病。针对这一类特殊的传染病，预警值直接设置为 $n(n \geqslant 1)$ 例，一旦监测到发现 1 例，系统即实时发出预警信息。

4)时间预警模型管理

第一：定性预警模型

定性预警模型包括固定阈值法、移动百分位数法、比数图法和流行控制图法。

- **固定阈值法：**该方法是指当报告病例数达到某一个数值时系统即生成预警信息。
- **移动百分位数法：**该方法是以城市或区域为空间范围，若当前观察周期的病例数(C)大于历史同期基线数据的第 50 百分位数(P50)时，预警系统将发出预警信息，其中当前观察周期为最近 7 d，历史同期指过去 3 年，每年对应于当前观察周期的 7 d，以及前后各摆动 2 个 7 d，即历史同期基线数据由 15 个数据块组成。
- **比数图法：**比数图法又叫作历史极限法，通过计算某病连续几年内每月的发病均数比的波动范围，并将其绘制成条形图来预测未来的月发病比数。当预测比数超出波动范围的上限，则认为该病有流行的趋势。这种方法假设发病数据呈正态分布，一般是将某地传染病某月(或某周)发病数与历史基线进行比较，采用当前月的合计发病数除以前面几年的发病均数(μ)，得到该月发病均数比值。在这个比值的基础上，利用公式 $1 \pm 2\sigma$(δ 为标准差)当前得到比值的历史极限，其中均数 μ 和标准差 σ 是用历史数据计算的。若这几年内该月发病均数比值超出了比值历史极限，说明在当前月份该传染病的发病水平与近几年同期相比有明显差异，即病例出现明显增多的现象，以此来预测该传染病流行的趋势。
- **流行控制图法：**流行控制图法主要是在比数图法的基础上将传染病有记录以来每月发病情况的最大值、最小值和中位数进行计算，并绘制出半对数图，以此来估计当年某月发病

情况，它是控制图法中最为简单的形式。这种方法假设传染病病例数相互独立且服从正态分布，通过统计每月发病率的最大值、最小值和中位数并绘制其流行曲线图（主要包括各指标的上限线、下限线和中位数线）来判断传染病流行的情况。在流行控制图法中，只要传染病在某个时刻首次超出预先设定的控制界限，即认为此传染病已经偏离了原有水平，就会发出警报。常用的方法主要有移动平均（MA）图、指数加权移动平均（EWMA）图、休哈特（Shewhart）图、累积和控制（CUSUM）图等。

第二：定量预警模型

定量预警模型包括经典的舱室模型（SIR、SEIR）、线性时间序列模型、灰色模型、机器学习模型，以及基于神经网络的时间序列模型（EEMD-ARMA）和时间扫描统计量等。

（1）SIR 模型

SIR 感染传染病模型使用以下方程描述：

$$\frac{\mathrm{d}S}{\mathrm{d}t} = -r\beta IS/N \tag{5.4}$$

$$\frac{\mathrm{d}I}{\mathrm{d}t} = \frac{r\beta IS}{N} - \mu I \tag{5.5}$$

$$\frac{\mathrm{d}R}{\mathrm{d}t} = \mu I \tag{5.6}$$

其中，r 是和感染人群接触的人数；β 是感染率；μ 是退出率。

基于上面定义的经典 SIR 模型可进一步发展为一个包含温度、湿度、城市人口密度和对传染病感染的控制强度的新颖模型。模型定义如下：

$$\mathrm{d}I/\mathrm{d}t = r\beta IS/N - \mu I^2 - \eta IR \tag{5.7}$$

$$\mathrm{d}R/\mathrm{d}t = \mu I \tag{5.8}$$

为了引入温度、湿度和政府管控措施，假定：

$$\beta = \beta_0 + \beta_1 F_1(T_{2m}) + \beta_2 F_2(RH_{2m}) \tag{5.9}$$

$$\mu = \mu_0 + \mu_c F_3(c_{NO_2}) \tag{5.10}$$

其中，$F_1(T_{2m})$ 和 $F_2(RH_{2m})$ 分别是局地温度、相对湿度与每日新增确诊人数的函数关系；c_{NO_2} 是局地 NO_2 浓度的变化率，反映了隔离措施等的强度。严格的隔离措施等有助于增加社交距离和减少感染概率。

（2）SEIR 模型

SEIR 模型类似于 SIR 模型，但是增加了对潜伏期的定义，适用于具有一定潜伏期的传染病。

SEIR 模型定义了六种人群：易感者（S），不易感者（P），潜在感染者（E，处在潜伏期的感染者），传染者（I，尚未隔离的感染者），隔离者（Q，已确诊且已被隔离的感染者），康复者和死亡者（R）。这六种人群的总和始终等于总人口（N）。

$$S + P + E + I + Q + R = N \tag{5.11}$$

状态间的转换如图 5.48 所示。

其中，λ 表示易感人群的输入（人口增加）；μ 表示死亡率；k 表示从暴露人群到确诊感染者的比率；γ 是感染者的移除率。该模型由以下方程式组成：

$$\mathrm{d}S(t)/\mathrm{d}t = -\beta(t)I(t)S(t)/N - \alpha S(t) \tag{5.12}$$

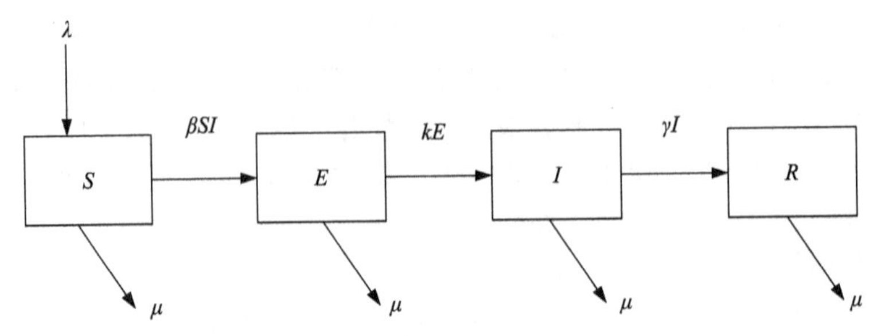

图 5.48 状态转换

$$dP(t)/dt = \alpha S(t) \tag{5.13}$$

$$dE(t)/dt = \beta(t)I(t)S(t)/N - \gamma(t)E(t) \tag{5.14}$$

$$dI(t)/dt = \gamma(t)E(t) - \delta(t)I(t) \tag{5.15}$$

$$dQ(t)/dt = \delta(t)I(t) - \mu(t)Q(t) \tag{5.16}$$

$$dR(t)/dt = \mu(t)Q(t) \tag{5.17}$$

(3)线性模型和广义线性模型

对于传染病流调的病例数据或者易感人群，可按照其是否发病二分类变量构建相应的影响因素模型，如常见的 logistic 回归模型，通过影响因素分析和监测，从而达到高危风险因素预警的作用。

Logistic 回归模型是广义的线性回归分析模型，分为二分类和多分类的回归模型，常用于数据挖掘、传染病自动诊断、经济预测等领域。

二分类的 Logistic 回归：因变量 Y 只有“是、否”两个取值，分别记为 1 和 0。这种值为 0/1 的二值品质型变量，称其为二分类变量。假设在自变量 X_1，X_2，…，X_i 作用下，Y 取“是”的概率是 P，则取“否”的概率是 $1-P$，研究的是当 Y 取“是”发生的模率 P 与自变量 X_1，X_2，…，X_i 的关系。Logistic 回归模型的公式为：

$$\ln\left(\frac{P}{1-P}\right) = b_0 + b_1X_1 + b_2X_2 + \cdots + b_iX_i + \varepsilon \tag{5.18}$$

其中，P 为 $Y=1$ 的概率，b_0 称为常数项/截距，b_i 称为自变量 X_i 的回归系数，ε 为残差。

多分类的 logistic 回归分为有序多分类变量和无序多分类变量。有序分类的多分类 logistic 回归分为有序 logistic 回归和无序 logistic 回归。有序 logistic 回归，采用比例优势模型，又称累积比数 logit 模型或有序 logit 模型。无序分类的 logistic 回归，采用多项 logit 模型。有序多分类 logistic 回归用于因变量为有序多分类的情况，如病例对药物的反应 Y 共有三种情况：疗效差、一般和好。定义 $Y=1$（疗效差）、$Y=2$（疗效一般）、$Y=3$（疗效好）。对于有序多分类 logistic 回归，模型将因变量的多个分类依次分割为多个二元 logistic 回归。

有序因变量 Y 的 k(1，2，…，j，…，k)个等级，分成(1，2，…，j)和(j+1，…，k)两类。

属于前 j 个等级的累积概率与后 k 个等级的累积概率的比数之对数，称为累积比数 logit 模型。

$$\ln\left(\frac{P(Y \leqslant j)}{1-P(Y \leqslant j)}\right) = \ln\left(\frac{P(Y \leqslant j)}{P(j+1 \leqslant Y \leqslant k)}\right) = b_{0j} + b_1X_1 + b_2X_2 + \cdots + b_mX_m \tag{5.19}$$

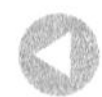

因变量为无序多分类资料的 logistic 回归：因变量的水平数 $k \geqslant 3$，且 k 个水平间不存在等级递增或递减关系的资料为无序多分类资料。将因变量中 k 个无序分类的一个分类设为对照，其他分类与之比较，拟合 $k-1$ 个广义 logit 模型。

设有 m 个自变量，因变量 Y 有 a，b，c 三个无序分类，以 a 为对照，可得如下三个 logit 模型：

b 与 a 比较：

$$\log(P_{b/a}) = \ln\left(\frac{P(Y=b \mid X)}{P(Y=a \mid X)}\right) = b_{01} + b_{11}X_1 + b_{21}X_2 + \cdots + b_{m1}X_m \tag{5.20}$$

c 与 a 比较：

$$\log(P_{c/a}) = \ln\left(\frac{P(Y=c \mid X)}{P(Y=a \mid X)}\right) = b_{02} + b_{12}X_1 + b_{22}X_2 + \cdots + b_{m2}X_m \tag{5.21}$$

将 $\text{logit}(P_{b/a})$ 与 $\text{logit}(P_{c/a})$ 相减即可得到 j 与 k 比较的 logit 模型。

一般形式：

$$\log(P_{j/k}) = \ln\left(\frac{P(Y=j \mid X)}{P(Y=k \mid X)}\right) = b_{0j} + b_{1j}X_1 + b_{2j}X_2 + \cdots + b_{mj}X_m \tag{5.22}$$

(4)时间序列模型

由于传染病具有覆盖面广、信息量大和连续动态等特点，同一观测对象在时间尺度上存在着相关性和季节性，因此基于时间维度的定量分析是有必要的。构建相关的时间序列模型，探索传染病发生趋势和预测未来发展趋势，能为相关的预警和防控提供理论依据。

常用的时间序列模型有指数平滑法、移动平均法(Moving Average Model)、自回归滑动平均混合模型(Autoregressive Integrated Moving Average Model，ARIMA)、向量自回归模型(Vector Auto Regression Model)等。

①指数平滑法

设时间序列为 X_1，X_2，…，X_t，…对新数据和前一数据点(老数据)不是同等对待的，α 为权重系数，其取值范围为[0，1]，平滑值计算的思想为：平滑值 $=\alpha\times$(新数据)$+(1-\alpha)\times$(老数据)。于是指数平滑的基本公式为：

$$S_t = \alpha x_t + (1-\alpha)S_{t-1} \tag{5.23}$$

其中，S_t 为时间 t 的平滑值；X_t 为时间 t 的实际值；S_{t-1} 为时间 $t-1$ 的平滑值。在实际计算中，需要根据序列的趋势进行不同的平滑：当时间序列无明显的趋势变化，序列值在一个常数均值上下随机波动时，可用一次指数平滑；当时间序列值呈现线性趋势时，可用二次指数平滑；当时间序列呈现二次曲线时，需要采用三次指数平滑。

②移动平均法

移动平均法是一种简单平滑预测技术。它的基本思想是，根据时间序列资料、逐项推移，依次计算包含一定项数的序时平均值，以反映长期趋势。因此，当时间序列的数值由于受周期变动和随机波动的影响，起伏较大，不易显示出事件的发展趋势时，使用移动平均法可消除这些因素的影响，显示出事件的发展方向与趋势(即趋势线)，然后依趋势线分析预测序列的长期趋势。

移动平均法可分为简单的移动平均和加权移动平均。

简单的移动平均是假设各项元素的权重相等，直接相加求平均，其计算公式为：

$$M_i = \frac{1}{w}\sum_{j=0}^{w-1} x_{i-j} = \frac{x_i + x_{i-1} + \cdots + x_{i-(w-1)}}{w} \tag{5.24}$$

加权移动平均就是给各项赋予不相等权重，计算不同权重下各项的和除以权重和，其计算公式为：

$$WMA_i = \sum_{j=0}^{w-1} \text{weight}_j \cdot X_{i-j} \tag{5.25}$$

这里为方便计算假设所有权重和为 1。

将加权移动平均进一步推广为指数加权移动平均(Exponential Weight Moving Average)。其计算公式为：

$$S_t = \begin{cases} Y_1,\ t = 1 \\ \alpha \cdot Y_{t-1} + (1-\alpha) \cdot S_{t-1},\ t \geqslant 2 \end{cases} \tag{5.26}$$

③ARIMA

ARIMA 模型是时间序列分析中极为重要的模型，又称为差分整合自回归滑动平均模型，它是多个模型的混合。ARIMA 试图解决以下两个问题：第一，分析时间序列的随机性、平稳性和季节性；第二，在对时间序列分析的基础上，选择适当的模型进行预测。

ARIMA 模型可分为自回归(Auto Regressive, AR)模型、滑动平均(Moving Average, MA)模型、自回归滑动平均 Auto Regressive Moving Average, ARMA)模型、自回归滑动平均混合(ARIMA)模型。

a. 自回归(AR)模型：

其数学公式为：

$$Y_t = \varphi_1 Y_{t-1} + \varphi_2 Y_{t-2} + \cdots + \varphi_p Y_{t-p} + e_t \tag{5.27}$$

其中，p 是自回归模型的阶数，Y_t 是时间序列在 t 期的观测值，Y_{t-1} 是该时间序列在 $t-1$ 期的观测值，类似地，Y_{t-p} 是时间序列在 $t-p$ 期的观测值；e_t 是时间序列在 t 期的误差或偏差，表示不能用模型说明的随机因素。

b. 滑动平均(MA)模型：

其数学公式为：

$$Y_t = e_t - \theta_1 e_{t-1} - \theta_2 e_{t-2} - \cdots - \theta_q e_{t-q} \tag{5.28}$$

其中，Y_t 是时间序列在 t 期的观测值；q 是滑动平均模型的阶数；e_t 是时间序列在 t 期的误差或偏差，e_{t-1} 是时间序列在 $t-1$ 期的误差或偏差，类似地，e_{t-q} 是时间序列在 $t-q$ 期的误差或偏差。

c. 自回归滑动平均混合(ARIMA)模型：

该模型为自回归模型与滑动平均模型的有效组合，其数学公式为：

$$Y_t = \varphi_1 Y_{t-1} + \varphi_2 Y_{t-2} + \cdots + \varphi_p Y_{t-p} + e_t - \theta_1 e_{t-1} - \theta_2 e_{t-2} - \cdots - \theta_q e_{t-q} \tag{5.29}$$

其参数的解释与上述两个模型的解释一致。

关于自回归滑动平均(ARMA)模型，实际上是 ARIMA 模型的一种特殊情况。当序列表现出某种上升或者下降趋势构成非零均值的非平稳序列时，需要先对时间序列进行零均值化和差分平稳化处理，这就构成了 ARMA 模型。

ARIMA 模型的基本思想是：将预测对象随时间推移而形成的数据序列视为一个随机序列，即除去个别的因偶然原因引起的观测值外，时间序列是一组依赖于时间 t 的随机变量。

 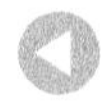

这组随机变量所具有的依存关系或自相关性表征了预测对象发展的延续性，而这种自相关性一旦被相应的数学模型描述处理，可从时间序列的过去值和现在值预测未来值。

ARIMA 模型有综合考虑随机干扰、周期性变化和序列趋势的优势，在短期预测中有着广泛的应用。魏崇崇对呼吸道感染症候病例中的呼吸道感染以及流感、流感样病例建立 ARIMA 模型，并对 2015 年第 47~52 周就诊或发病情况进行预测。结果显示预测病例的就诊或发病实际监测值均在模型预测值的 95%的可信区间之内，可见模型预测值的趋势与监测实际值基本相吻合。

d. 季节性 ARIMA 模型：

ARIMA 模型还可用于拟合季节性的时间序列数据。首先应确定周期，其次把观测序列后移一个时间点进行考察。其计算公式如下：

$$\Phi(B^S)\varphi(B)(x_t-\mu)=\Theta(B^S)\theta(B)w_t \tag{5.30}$$

$$\varphi(B)=1-\varphi_1 B-\cdots-\varphi_p B^p \tag{5.31}$$

$$\theta(B)=1+\theta_1 B+\cdots+\theta_q B^q \tag{5.32}$$

$$\Phi(B^S)=1-\Phi_1 B^S-\cdots-\Phi_P B^{PS} \tag{5.33}$$

$$\Theta(B^S)=1+\Theta_1 B^S+\cdots+\Theta_Q B^{QS} \tag{5.34}$$

其中，B 为滞后算子，S 表示季节性介数。

④VAR

向量自回归模型是一个用于捕捉多元时间序列间的线性独立性的随机过程模型，用于多元时间序列数据的描述、预测、结构推断和政策分析，实际为一元自回归模型的扩展。

针对多元时间序列数据，向量自回归模型采用了一种更为灵活的时序建模策略：给定多元时间序列数据为 $Y\in R^{N\times T}$，则对于任意第 t 个时间间隔，存在如下的线性表达式：

$$y_t=\sum_{k=1}^{d}A_k y_{t-k}+\varepsilon_t,\ t=d+1,\ d+2\cdots,\ T \tag{5.35}$$

其中，$A_k\in R^{N\times N}$，$k=1,2,\cdots,d$ 表示向量自回归模型系数的矩阵；ε_t 为误差或偏差。

当存在多个时间序列，且它们之间相互影响时，则向量自回归模型就可作为分析这类数据的有效模型。朱莞琪等依据甘肃省 2011—2015 年发热呼吸道症候群病例病毒谱，确定主要病毒，构建向量自回归模型（VAR），分析症候群病例数与主要病毒的动态响应关系。

（5）灰色预测模型

灰色系统理论用时间序列建立系统的动态模型，把一组离散的、随机的原始数据序列经 m 次累加生成规律性强的累加生成序列，从而达到使原始序列随机性弱化的目的。然后对累加生成序列建模，最后进行 m 次累加还原成预测值。

GM(1, 1)模型是灰色预测中最基本的模型，它是将无规律的原始数据经生成变为较有规律的数据后再建立微分方程，并以此预测未来的发展趋势。

如果原始序列为 $x^{(1)}=(x^1(1),x^1(2),\cdots,x^n(n))$，定义 $x^{(1)}$ 的灰导数为：

$$d(k)=x^{(0)}(k)=x^{(1)}(k)-x^{(1)}(k-1) \tag{5.36}$$

令 $z^{(1)}(k)$ 为数列 $x^{(1)}$ 的邻值生成数列，即：

$$z^{(1)}(k)=\alpha x^{(1)}(k)+(1-\alpha)x^{(1)} \tag{5.37}$$

于是定义 GM(1, 1)的灰微分模型为：

$$d(k)+\alpha z^{(1)}(k)=b \text{ 或 } x^{(0)}(k)+\alpha z^{(1)}(k)=b \tag{5.38}$$

其中，$x^{(0)}(k)$称为灰导数，α称为发展系数，$z^{(1)}(k)$称为白化背景值，b称为灰作用量。

对于GM(1，1)的灰微分方程，如果把时刻$k=2，3，\cdots，n$视为连续变量t，则$x^{(1)}$可视为关于时间t的函数，于是灰导数$x^{(0)}(k)$变量连续函数的导数为$\mathrm{d}x^{(1)}(t)/\mathrm{d}t$，白化背景值$z^{(1)}(k)$对应于导数$x^{(1)}(t)$，于是GM(1，1)的灰微分方程对应的白微分方程为：

$$\frac{\mathrm{d}x^{(1)}(t)}{\mathrm{d}t}+\alpha x^{(1)}(t)=b \tag{5.39}$$

(6)机器学习

机器学习包括支持向量机、随机森林、Adaboost、梯度提升决策树(Gradient Boosting Decison Tree，GBDT)、极度梯度提升树(eXtreme Gradient Boosting，XGBoost)、人工神经网络(Artificial Neural Network，ANN)等。其中神经网络使用反向传播神经网络(Back-Propagation Neural Network，BP)、循环神经网络(RNN)和长短期记忆网络(Long and Short Term Memory Network，LSTM)。

①支持向量机

支持向量机SVM是一种二分类模型，它的基本模型是定义在特征空间上的间隔最大的线性分类器，学习策略是间隔最大化，优化问题最终可转化为一个凸二次规划问题的求解。SVM还包括核技巧，这使得它还能解决非线性问题。

如图5.49所示，间隔最大超平面将两个类别分隔开来。

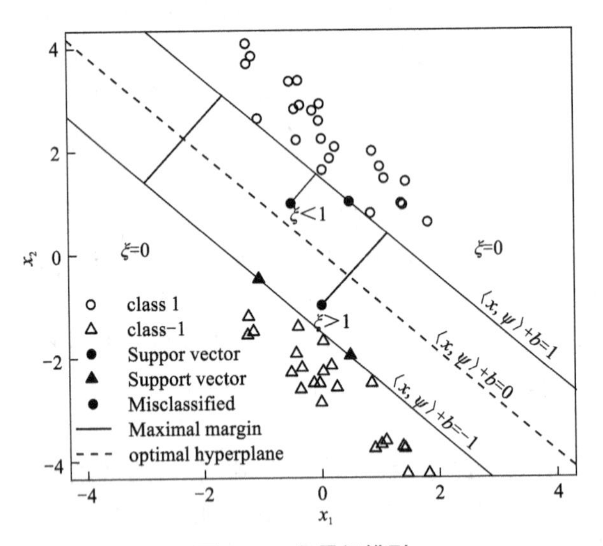

图5.49　向量机模型

为了获得上面的间隔最大超平面，需要优化以下目标函数：

$$\min_{\psi,b,\zeta}\frac{1}{2}\|\psi\|^2+\gamma\sum_{i=1}^{n}\zeta_i \tag{5.40}$$

$$\text{Subject to }-(y_i(\langle x_i,\psi\rangle+b)+\zeta_i-1)\leqslant 0 \tag{5.41}$$

$$\text{and }\zeta_i\geqslant 0,\ i=1,2,\cdots,n \tag{5.42}$$

其中，ψ和b为要求解的模型参数，ξ_i为松弛变量，γ为控制最大间隔和误分类惩罚的正则化参数。

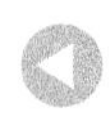

②随机森林

随机森林模型决策方法如图5.50所示。随机采样(Bootstrap)就是从训练集里面采集固定个数的样本，但是每采集一个样本后，都将样本放回。也就是说，之前采集到的样本在放回后有可能继续被采集到。对于Bagging算法，一般会随机采集和训练集样本数 m 一样个数的样本。这样得到的采样集和训练集样本的个数相同，但是样本内容不同。如果对有 m 个样本训练集做 T 次的随机采样，则由于随机性，T 个采样集各不相同。

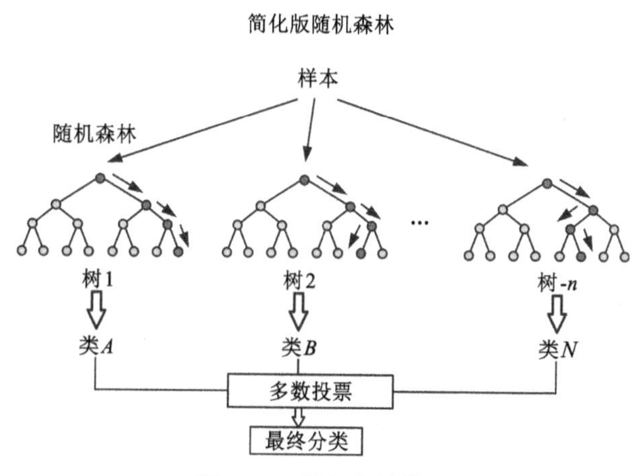

图5.50 随机森林算法

对于一个样本，它在某一次含 m 个样本的训练集的随机采样中，每次被采集到的概率是 $1/m$，不被采集到的概率为 $(1-1/m)$。如果 m 次采样都没有被采集到的概率是 $(1-1/m)^m$，当 $m\to\infty$ 时，$(1-1/m)^m\to 1/\mathrm{e}\approx 0.368$。也就是说，在bagging的每轮随机采样中，训练集中大约有36.8%的数据没有被采样到。

对于这部分大约36.8%的没有被采样到的数据，常常称之为袋外数据(Out Of Bag，简称OOB)。这些数据没有参与训练集模型的拟合，因此可用来检测模型的泛化能力。

第一：bagging算法流程

输入为样本集 $D=\{(x_1,y_1),(x_2,y_2),\cdots,(x_m,y_m)\}$，弱学习器算法，弱分类器迭代次数为 T。

输出为最终的强分类器 $f(x)$。

对于 $t=1,2,\cdots,T$：

对训练集进行第 t 次随机采样，共采集 m 次，得到包含 m 个样本的采样集 D_t。

用采样集 D_t 训练第 t 个弱学习器 $G_t(x)$。

如果是分类算法预测，则 T 个弱学习器投出最多票数的类别或者类别之一为最终类别。如果是回归算法，T 个弱学习器得到的回归结果进行算术平均得到的值为最终的模型输出。

第二：随机森林建模过程

首先，随机森林RF使用了CART决策树作为弱学习器，可以联想到梯度提升决策树GBDT。第二，在使用决策树的基础上，RF对决策树的建立做了改进，对于普通的决策树，会在节点上所有的 n 个样本特征中选择一个最优的特征来做决策树的左右子树划分，但是

RF 先随机选择节点上的一部分样本特征，这个数字小于 n，假设为 nsub，然后在这些随机选择的 nsub 个样本特征中，选择一个最优的特征来做决策树的左右子树划分。这样进一步增强了模型的泛化能力。

如果 nsub = nnsub = n，则此时 RF 的 CART 决策树和普通的 CART 决策树没有区别。nsub 越小，则模型越健壮，当然此时对于训练集的拟合程度会变差。也就是说 nsub 越小，模型的方差会减小，但是偏倚会增大。在实际案例中，一般会通过交叉验证调参获取一个合适的 nsub 值。

除了上面两点，RF 和普通 bagging 算法的建模基本相同。

输入为样本集 $D=\{(x, y_1), (x_2, y_2), \cdots, (x_m, y_m)\}$，弱分类器迭代次数为 T。

输出为最终的强分类器 $f(x)$。

对于 $t=1, 2, \cdots, T$：

对训练集进行第 t 次随机采样，共采集 m 次，得到包含 m 个样本的采样集 D_t。

用采样集 D_t 训练第 t 个决策树模型 $G_t(x)$，在训练决策树模型的节点的时候，在节点上所有的样本特征中选择一部分样本特征，在这些随机选择的部分样本特征中选择一个最优的特征来做决策树的左右子树划分。

如果是分类算法预测，则 T 个弱学习器投出最多票数的类别或者类别之一为最终类别。如果是回归算法，T 个弱学习器得到的回归结果进行算术平均得到的值为最终的模型输出。

第三：随机森林参数

n_estimators：森林中决策树的数量。

criterion：分裂节点所用的标准。

max_depth：树的最大深度。

min_samples_split：拆分内部节点所需的最少样本数。

min_samples_leaf：在叶子节点处需要的最小样本数。

min_weight_fraction_leaf：在所有叶节点处（所有输入样本）的权重总和中的最小加权分数。

max_features：寻找最佳分割时要考虑的特征数量。

max_leaf_nodes：最大叶子节点数，整数，默认为 None。

min_impurity_decrease：如果分裂指标的减少量大于该值，则进行分裂。

第四：评价标准

a. Decrease Gini：

对于分类问题（将某个样本划分到某一类），也就是离散变量问题，CART 使用 Gini 值作为评判标准。定义为 $\text{Gini}=1-\sum(P(i)*P(i))$，$P(i)$ 为当前节点上数据集中第 i 类样本的比例。例如：分为 2 类，当前节点上有 100 个样本，属于第一类的样本有 70 个，属于第二类的样本有 30 个，则 $\text{Gini}=1-0.7\times0.7-0.3\times0.3=0.42$，可看出，类别分布越平均，Gini 值越大，类分布越不均匀，Gini 值越小。在寻找最佳的分类特征和阈值时，评判标准为：argmax（Gini-GiniLeft-GiniRight），即寻找最佳的特征 f 和阈值 th，使得当前节点的 Gini 值减去左子节点的 Gini 值和右子节点的 Gini 值最大。

对于回归问题，相对更加简单，直接使用 argmax（Var-VarLeft-VarRight）作为评判标准，即当前节点训练集的方差 Var 减去左子节点的方差 VarLeft 和右子节点的方差 VarRight 值最大。

b. Decrease Accuracy：

对于一棵树 Tb(x)，用 OOB 样本可得到测试误差 1；然后随机改变 OOB 样本的第 j 列，保持其他列不变，对第 j 列进行随机的上下置换，得到误差 2。至此，可用误差 1-误差 2 来刻画变量 j 的重要性。基本思想就是：如果一个变量 j 足够重要，那么改变它会极大地增加测试误差；反之，如果改变它测试误差没有增大，则说明该变量不是那么的重要。

c. Adaboost：

Adaboost 是一种迭代算法，其核心思想是：针对同一个训练集训练不同的分类器（弱分类器），然后把这些弱分类器集合起来，构成一个更强的最终分类器（强分类器）。

该算法其实是一个简单的弱分类算法提升过程，这个过程通过不断的训练，可提高对数据的分类能力。其算法如下：

先通过对 N 个训练样本的学习得到第一个弱分类器；

将分错的样本和其他的新数据一起构成一个新的 N 个训练样本，通过对这个样本的学习得到第二个弱分类器；

将上两次都分错了的样本加上其他的新样本构成另一个新的 N 个训练样本，通过对这个样本的学习得到第三个弱分类器；

某个数据被分为哪一类要由各分类器权值决定，最终经过提升形成强分类器。

由 Adaboost 算法的描述过程可知，该算法在实现过程中根据训练集的大小初始化样本权值，使其满足均匀分布，在后续操作中通过公式来改变和规范化算法迭代后样本的权值。样本被错误分类导致权值增大，反之权值相应减小，这表示被错分的训练样本集包括一个更高的权重。这就会使在下轮时训练样本集更注重于难以识别的样本，针对被错分样本的进一步学习来得到下一个弱分类器，直到样本被正确分类。在达到规定的迭代次数或者预期的误差率时，则强分类器构建完成。

第五：参数

划分时考虑的最大特征数 max_features：可使用很多种类型的值，默认是“None”。

决策树最大深度 max_depth：常用的可取值 10~100。

内部节点再划分所需最小样本数 min_samples_split：默认是 2。

叶子节点最少样本数 min_samples_leaf：默认是 1，可输入最少的样本数的整数，或者最少样本数占样本总数的百分比。

叶子节点最小的样本权重和 min_weight_fraction_leaf：默认是 0。

最大叶子节点数 max_leaf_nodes：默认是“None”。

③GBDT

GBDT 使用的决策树是 CART 回归树，无论是处理回归问题还是二分类以及多分类问题，GBDT 使用的决策树都是 CART 回归树。因为 GBDT 每次迭代要拟合的是梯度值，是连续值，所以要用回归树。

对于回归树算法来说最重要的是寻找最佳的划分点，那么回归树中的可划分点包含了所有特征的所有可取的值。在分类树中最佳划分点的判别标准是熵或者基尼系数，都是用纯度来衡量的，但是在回归树中的样本标签是连续数值，所以再使用熵之类的指标不再合适，取而代之的是平方误差，它能很好地评判拟合程度。

回归树生成算法：

输入：训练数据集 D；

输出：回归树 $f(x)$。

在训练数据集所在的输入空间中，递归地将每个区域划分为两个子区域并决定每个子区域上的输出值，构建二叉决策树：

步骤(1)选择最优切分变量 j 与切分点 s，求解：

$$\min_{j,\ s}\left[\min_{c_1}\sum_{x_i\in R_1(j,\ s)}(y_i-c_1)^2+\min_{c_2}\sum_{x_i\in R_2(j,\ s)}(y_i-c_2)^2\right] \tag{5.43}$$

遍历变量 j，对固定的切分变量 j 扫描切分点 s，选择使得上式达到最小值的对$(j,\ s)$。

步骤(2)用选定的对$(j,\ s)$来划分区域并决定相应的输出值：

$$R_1(j,\ s)=x\mid x^{(j)}\leqslant s,\ R_2(j,\ s)=x\mid x^{(j)}>s \tag{5.44}$$

$$\hat{c}_m=\frac{1}{N}\sum_{x_1\in R_1(j,\ s)}y_i,\ x\in R_m,\ m=1,\ 2 \tag{5.45}$$

继续对两个子区域调用步骤(1)和(2)，直至满足停止条件。

将输入空间划分为 M 个区域 R_1，R_2，…，R_M，生成决策树：

$$f(x)=\sum_{m=1}^{M}\hat{c}_m I(x\in R_m) \tag{5.46}$$

初始化弱学习器：

$$f_0(x)=\arg\min_{c}\sum_{i=1}^{N}L(y_i,\ c) \tag{5.47}$$

对 $m=1$，2，…，M 有：

对每个样本 $i=1$，2，…，N，计算负梯度，即残差。

$$r_{im}=-\left[\frac{\partial L(y_i,f(x_i))}{\partial f(x_i)}\right]f(x)=f_{m-1}(x) \tag{5.48}$$

将上步得到的残差作为样本新的真实值，并将数据$(x_i,\ r_{im})$，$i=1$，2，…，N 作为下棵树的训练数据，得到一棵新的回归树 $f_m(x)$，其对应的叶子节点区域为 R_{jm}，$j=1$，2，…，J。其中 J 为回归树 t 的叶子节点的个数。

对叶子区域 $j=1$，2，…，J 计算最佳拟合值：

$$r_{jm}=\arg\min_{r}\sum_{x_i\in R_{jm}}L(y_i,f_{m-1}(x_i)+r) \tag{5.49}$$

更新强学习器：

$$f_m(x)=f_{m-1}(x)+\sum_{j=1}^{J}r_{jm}I(x\in R_{jm}) \tag{5.50}$$

得到最终学习器：

$$f(x)=f_M(x)=f_0(x)+\sum_{m=1}^{M}\sum_{j=1}^{J}r_{jm}I(x\in R_{jm}) \tag{5.51}$$

④XGBoost

XGBoost 模型是基于特征选择的机器学习方法。传统的机器学习方法通常是将图像数据提取为半径、纹理、周长、平滑度、对称性等一系列特征再建立数据集，通过统计学习方法建模，改进使其更加适用于所选的数据集。传染病数据特征的高维度会影响模型分类结果，为

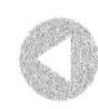

提高分类精度，考虑从特征选择层面解决分类问题。

传统的 GBDT 目标函数是将迭代后不同轮次的残差树叠加继而预测目标类别。XGBoost 对传统 GBDT 目标函数加以改进，在原函数的基础上加上正则项，减少了过拟合可能的同时加快了收敛速度。式(5.52)中 $L(y_i,\hat{y}_i)$ 是真实值 y_i 和预测值 $\hat{y}_i$ 的平方差损失函数，$\Omega(\varphi)$ 是正则化项。

$$\mathrm{Obj}^{(i)}=\sum_{i=1}^{n}\left(L(y_i+\hat{y}_i)+\Omega(f_i)\right) \tag{5.52}$$

式(5.53)中 γ 表示用于控制树生成的树分割的难度系数，T 表示叶子节点的个数，λ 表示 L2 正则系数。

$$\Omega(f)=\gamma T+\frac{1}{2}\lambda\|\boldsymbol{w}\|^2 \tag{5.53}$$

XGBoost 不同于 GBDT，它将损失函数按照泰勒公式二阶导数展开，这样新的目标函数就会比原 GBDT 具有更快的收敛速度和更高的准确性。目标函数最后就变为式(5.55)，其中 $I_j\in\{i\mid q(x_i)=j\}$，h_i 为损失函数 $L(\varphi)$ 的二阶导数，g_i 为损失函数 $L(\varphi)$ 的一阶导数。

$$\mathrm{Obj}^{(i)}=-\frac{1}{2}\sum_{j=1}^{T}\frac{\left(\sum_{i\in I_j}g_i\right)^2}{\sum_{i\in I_j}h_i+\lambda}+\gamma T \tag{5.54}$$

流行病数据量小、特征维度高和大量冗余的特征会影响模型构建效果，因此特征选择是必要的，常用的方法包括 PCA、RFE-SVM、互信息等。但因大部分流行病数据方差小，难以体现样本标签及特征间的关联性，因此并不能满足传染病数据特征提取的要求。XGBoost 采用梯度提升的方法进行数据分类，在小样本数据中，分类效果较好，健壮性强，所选特征更适用于分类器。为提取传染病数据的最佳特征，宜使用基于 XGBoost 的特征选择方法。XGBoost 特征选择取决于各个特征对模型贡献的重要度，重要度则是特征用于树分割次数的总和。XGBoost 中树的每次分割都采取贪婪方式选择特征，即选择当前信息增益最大的特征用于树的分割。信息增益计算公式如下：

$$G_{\mathrm{ain}}=\frac{1}{2}\left[\frac{g_{\mathrm{L}}^2}{h_{\mathrm{L}}^2+\lambda}+\frac{g_{\mathrm{R}}^2}{h_{\mathrm{R}}^2+\lambda}-\frac{(g_{\mathrm{L}}+g_{\mathrm{R}})^2}{(h_{\mathrm{L}}+h_{\mathrm{R}})^2+\lambda}\right]-\gamma \tag{5.55}$$

XGBoost 建模过后即可统计传染病数据特征的重要度，同时将各个特征的重要度按从高到低进行排序并建立循环。首先对第一维度特征建模，并计算准确率；随后逐渐增加用于建模的维度，同时记录准确率，准确率最高的维度即为 XGBoost 特征选择的维度。

原始数据的量纲问题会影响特征选择的结果，因此要对原始数据进行标准化，将数据映射到[0，1]的空间，再交给 XGBoost 模型建模，进行特征选择。在 XGBoost 模型参数设置时，用网格搜索法调参，优点是方法简单，模型中涉及模型参数设置，通过缩放法可确定最佳参数。

⑤人工神经网络

人工神经网络是为模拟人脑神经网络而设计的一种计算模型，它从结构、实现机理和功能上模拟人脑神经网络。人工神经网络与生物神经元类似，由多个节点(人工神经元)互相连接而成，可用来对数据之间的复杂关系进行建模。不同节点之间的连接被赋予了不同的权重，每个权重代表了一个节点对另一个节点影响的大小。每个节点代表一种特定函数，来自其他节点的信息经过其相应的权重综合计算，输入到一个激活函数中并得到一个新的活性值(兴奋或抑制)。从系统观点看，人工神经元网络是由大量神经元通过极其丰富和完善的连接而构成的自适应非线性动态系统。

神经元是构成神经网络的基本单元，其主要是模拟生物神经元的结构和特性，接收一组输入信号并产生输出。假设一个神经元接收 D 个输入 x_1，x_2，…，x_D，令向量 $\boldsymbol{x}=[x_1; x_2; \cdots; x_D]$来表示这组输入，并用净输入(NetInput)$z \in R$ 表示一个神经元所获得的输入信号 x 的加权和。

$$z=\sum_{d=1}^{D} w_d x_d+b=\boldsymbol{w}^{\mathrm{T}} \boldsymbol{x}+b \tag{5.56}$$

其中，$\boldsymbol{w}=[w_1; w_2; \cdots; w_D] \in \boldsymbol{R}^D$ 是 D 维的权重向量，$b \in R$ 是偏置。

净输入 z 在经过一个非线性函数 $f(\cdot)$后，得到神经元的活性值(Activation)a，$a=f(z)$，其中非线性函数 $f(\cdot)$称为激活函数(Activation Function)。

以下是一个典型的神经元结构实例，如图 5.51 所示。

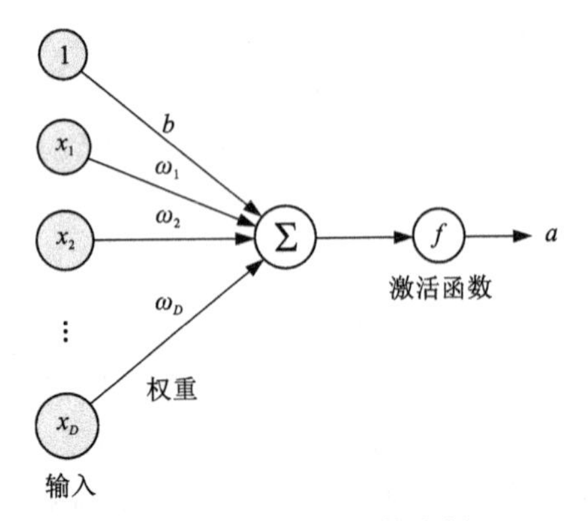

图 5.51　神经元结构实例

神经元只是生物神经细胞的理想化和简单实现，功能较为简单，要想模拟人脑的能力，单一的神经元是远远不够的，需要通过很多神经元一起协作来完成复杂的功能。这样通过一定的连接方式或信息传递方式进行协作的神经元可看作一个网络，即神经网络。本项目可使用 BP(Back Progagation)神经网络、RNN 和 LSTM 等。

第一种：BP 神经网络

BP 神经网络的网络结构如图 5.52 所示。

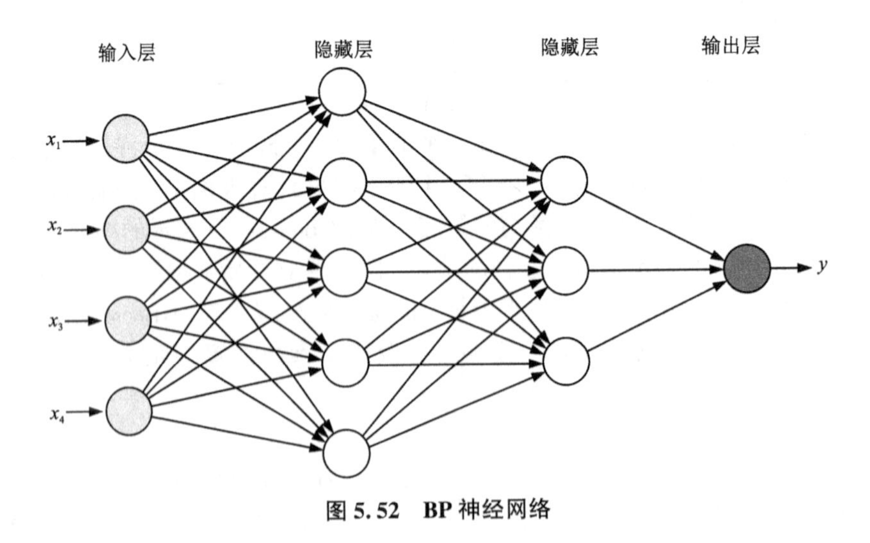

图 5.52　BP 神经网络

BP 神经网络的过程主要分为两个阶段：第一阶段是信号的前向传播，从输入层经过隐

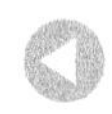

含层，最后到达输出层；第二阶段是误差的反向传播，从输出层到隐含层，最后到输入层，依次调节隐含层到输出层的权重和偏置，输入层到隐含层的权重和偏置。

第二种：RNN

循环神经网络（RNN）是一类具有短期记忆能力的神经网络。在 RNN 中，神经元不但可接受其他神经元的信息，也可接受自身的信息，形成具有环路的网络结构。

RNN 通过使用带自反馈的神经元，能够处理任意长度的时序数据。给定一个输入序列 $x_{1:T}=(x_1, x_2, \cdots, x_t, \cdots, x_T)$，RNN 通过下面的公式更新带反馈边的隐藏层的活性值 h_t：

$$h_t=f(h_{t-1}, x_t) \tag{5.57}$$

其中，$h_0=0$，$f(\cdot)$为一个非线性函数，可是一个前馈网络。

其基本的网络结构如图 5.53 所示。

如果把每个时刻的状态都看作前馈神经网络的一层，RNN 可看作在时间维度上权值共享的神经网络。图 5.54 为按时间展开的 RNN 结构。

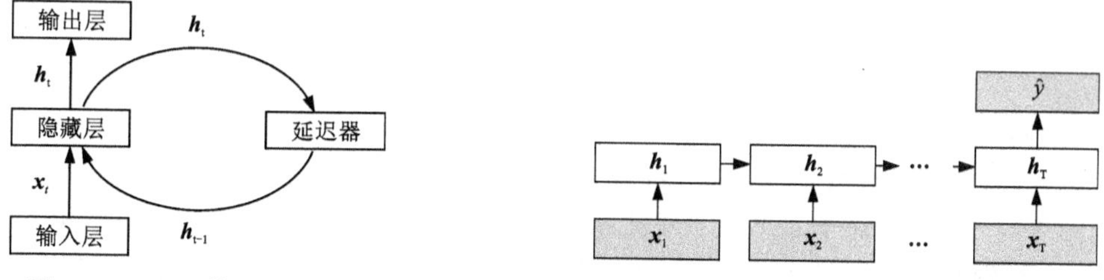

图 5.53 RNN 基本网络结构

图 5.54 按时间展开的 RNN 结构

其公式可简单地表述为：

$$h_t=f(Uh_{t-1}+Wx_t+b) \tag{5.58}$$

$$y_t=Vh_t \tag{5.59}$$

其中，h 为隐状态，$f(\cdot)$为非线性激活函数，U、W、b 和 V 为网络参数。

第三种：LSTM

LSTM 是 RNN 的一个变体，可有效地解决 RNN 梯度爆炸或消失的问题。其网络结构的循环单元如图 5.55 所示。

通过 LSTM 循环单元，整个网络可建立较长距离的时序依赖关系。其公式可简单地表述为以下形式：

$$\begin{bmatrix} \tilde{c}_t \\ o_t \\ i_t \\ f_t \end{bmatrix} = \begin{bmatrix} \tan h \\ \sigma \\ \sigma \\ \sigma \end{bmatrix} \left(W \begin{bmatrix} x_t \\ h_{t-1} \end{bmatrix} + b \right) \tag{5.60}$$

$$c_t=f_t \odot c_{t-1}+i_t \odot \tilde{c}_t \tag{5.61}$$

$$h_t=o_t \tan h \odot (c_t) \tag{5.62}$$

其中，$x_t \in R^M$ 为当前时刻的输入，$W \in R^{4D \times (D+M)}$ 和 $b \in R^{4D}$ 为网络参数。

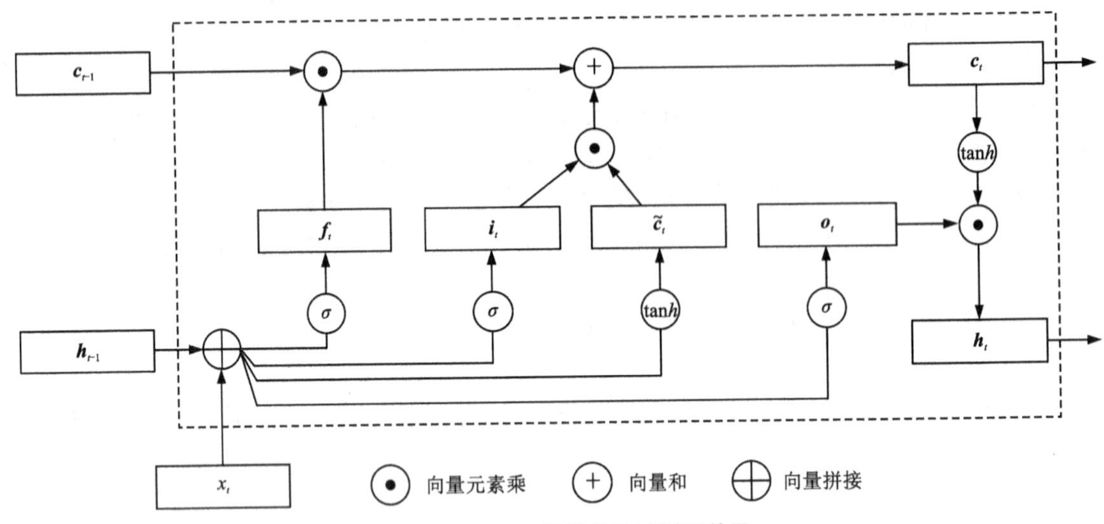

图 5.55　LSTM 网络结构的循环单元

(7)EEMD-ARMA 修正方法

集合经验模态分解(Ensemble Empirical Mode Decomposition，EEMD)方法可将序列分解为不同频率的分量，其对于非平稳非线性序列的处理有较好的效果。ARMA 方法可用于序列的预测，其预测仅取决于时间序列，不需要其他信息。使用 EEMD 方法将七点平滑后的原始残差序列分解为若干分量(包括余量)，然后通过 ARMA 方法对除余量外的每个分量进行预测。将各个分量预测值相加即可得到最终的预测值。混合 EEMD-ARMA 预测方法流程如图 5.56 所示。

(8)时间扫描统计量

时间扫描统计量即圆柱形的底(扫描空间区域)固定为各个扫描行政区域不再变动，单纯时间窗口按照一定的顺序和步长在变动，然后采用似然比检验比较时间窗口内外观测病例数和期望病例数之比，就能判断时间扫描窗口内是否具有传染病聚集性。

5)空间预警模型管理

(1)贝叶斯网络(时空)

利用历史数据，结合先验知识，根据实际情况使用基于评分搜索的网络结构学习方法或者基于条件独立性测试的结构学习方法，确定合适的贝叶斯网络拓扑结构。在给定贝叶斯网络拓扑结构的情况下，确定贝叶斯网络的参数。

贝叶斯时空模型基于贝叶斯统计思想，对于传染病数据的建模，贝叶斯理论主要是通过运用随机效应，在时间和空间上，展示传染病的发病或死亡风险变异情况。空间效应是指研究对象在某一个空间区域上受到相邻区域空间影响的效应，时间效应是指研究对象在某一时间点受到上一时间点影响的效应，时空交互效应是指空间效应随时间的改变而变化，并由此产生的效应。其理论基础一般解释如下：假设某种传染病第 s 个区域第 t 个时间点上发病或死亡的例数为 Y_{st}，因某种传染病分配到每个区域的每个时间点的发病例数较少，甚至可能存在为 0 的情况，因此认为 Y_{st} 服从负二项分布，即：

$$Y_{st} = \mathrm{Negbin}(\mu_{st},\ r_t) \tag{5.63}$$

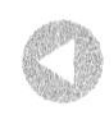

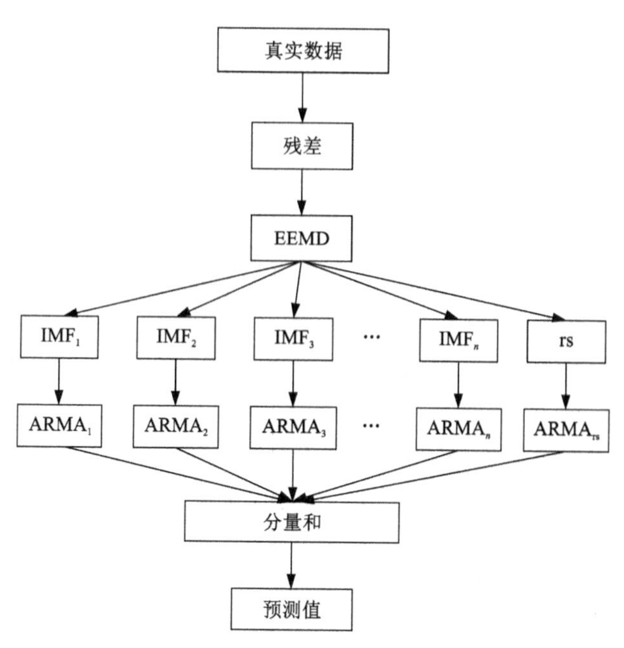

图 5.56　EEMD-ARMA 修正方法

而负二项分布的参数 μ_{st} 可表示为：

$$\mu_{st} = \frac{r_s(1-p_{st})}{p_{st}} \tag{5.64}$$

其中，μ_{st} 表示期望发病的人数；r_s 表示聚集系数，反映传染病发病数的离散程度；p_{st} 表示发病率的后验估计值。

通过对各国家、地区历史本地病例数进行了时空贝叶斯模型的建模，解释变量包括了人口密度、传播密度、GDP、当月的日均气象因素以及 2 个月前的传染病相对风险，其公式如下：

$$y_{st} \mid \varphi_s, v_s, \omega_s \sim \text{Negbin}(\mu_{st} = e_{st}\rho_{st}, k), s = 1, 2, \cdots, 583, t = 1, 2, \cdots, 108 \tag{5.65}$$

$$\log(\mu_{st}) = \log(e_{st}) + \log(\rho_{st}) = \log(e_{st}) + \alpha + \sum_{j=1} \beta_j x_{jst} + \sum_{j=1} \gamma_j \omega_{jst} + \varphi_s + v_s + \omega_{t'(t)} + \delta z_{st} \tag{5.66}$$

$$\alpha \sim U(-\infty, +\infty) \tag{5.67}$$

其中，y_{st} 为 t 时 s 地的传染病本地病例数；x_{jst} 为 t 时 s 地的气象因素，包括气温和相对湿度；ω_{jst} 则为传播密度和社会经济学因素；v_s 为空间结构随机效应，反映不同街道间的空间相关性；φ_s 为空间非结构随机效应，反映空间尺度上潜在混杂效应；δz_{st} 为 2 个月前传染病本地病例数；$\omega_{t'(t)}$ 为时间自回归项。基于贝叶斯框架，将固定效应参数 β_j 和 γ_j、随机效应参数 φ_s、v_s 及 δ 视为随机变量，并赋予先验分布为：

$$\beta_j \sim N(0, 10^6), \gamma_j \sim N(0, 10^6), j = 1, 2, \cdots, n \tag{5.68}$$

$$\delta \sim N(0, 10^6) \tag{5.69}$$

$$v_s \mid v_{j \neq s} \sim \text{CAR}(\sigma_\varphi^2) \tag{5.70}$$

$$\omega_1 = 0, \omega_{t'(t)} \mid \omega_{t'(t)-1} \sim N(\omega_{t'(t)-1}, \sigma_\omega^2), t'(t) = 2, 3, \cdots, 12 \tag{5.71}$$

$$\tau_{\varphi} = \frac{1}{\sigma_{\varphi}^2} \sim \text{Ga}(0.5, 0.0005) \tag{5.72}$$

$$\tau_{v} = \frac{1}{\sigma_{v}^2} \sim \text{Ga}(0.5, 0.0005) \tag{5.73}$$

$$\tau_{\omega} = \frac{1}{\sigma_{\omega}^2} \sim \text{Ga}(0.5, 0.0005) \tag{5.74}$$

$$k \sim \text{Ga}(0.5, 0.0005) \tag{5.75}$$

利用 MCMC 中的 Metropolis-Hastings 算法估计参数：给出其先验分布，接着根据极大似然值不断拟合模型病例数与报告病例数，由此获得参数的后验分布，把后验分布的平均值作为参数的估计值。为了提供预测，计算传染病本地发病数落入预定类别的概率以及低风险、中风险、高风险阈值。

支持对模型初始值的参数设置，默认的参数如下：$a=0$，$b_0=0$，$r=1$，beta1=0，beta2=0，beta3=0，delta=0，sigma_u=1，sigma_s=1，sigma_gamma_overall=0.5，gamma_overall_temp=rep(0，T)。

其中，a 表示发生相对风险的平均值；b_0 表示随时间趋势变化的回归系数，b_0 为正，表示随时间风险增加；r 表示离散程度；beta1、beta2 和 beta3 分别表示自变量的偏回归系数；delta 表示时空交互项；sigma_u 表示非结构化的空间随机效应；sigma_s 代表结构化的空间随机效应；gamma_overall_temp 代表时间项的随机效应。模型中设置的步长为 10，迭代次数为 10000，退火界值设置为 1000。

(2)隐马尔科夫模型

在隐马尔科夫模型的双重随机过程中，一个是隐含的状态，它的状态不能直接观察到；另一个是观测向量序列，每一个观测向量是由一个具有相应概率密度分布的状态序列产生。首先根据已知的测试数据，用 Baum-Welch 算法获得最可能的状态转移概率矩阵及发射概率矩阵，将 Baum-Welch 算法的结果作为 Viterbi 算法的参数获得最可能的输出状态的隐含状态集，利用隐含状态集和发射概率矩阵从而获得预测值，如图 5.57 所示。

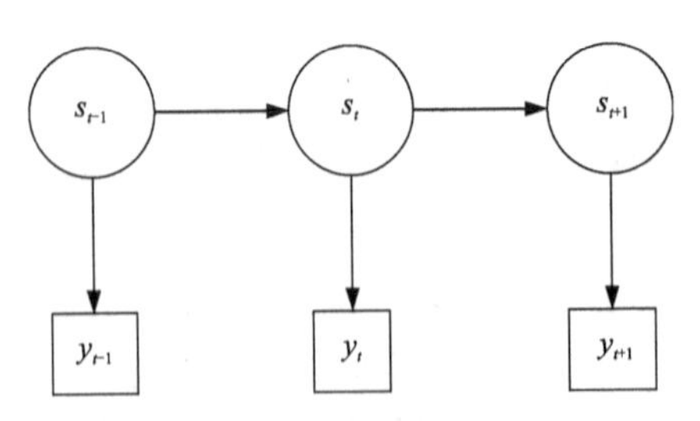

图 5.57　隐马尔科夫模型

(3)前瞻性时空重排扫描统计量

时空重排扫描统计量，能同时融合传染病的时间和空间信息，探测出传染病聚集性。根据传染病实际发病情况设置扫描参数，在研究区域内随机选择一个地理坐标作为扫描圆柱体的中心。该圆柱体的底和高分别代表时间和空间变量。每次扫描的过程中圆柱体的底和高会根据扫描区域内时间和空间变量的变化而改变。根据选择概率模型对应的似然函数，依照实

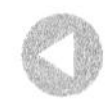

际时空信息模拟扫描窗口内传染病统计的理论发病数，将模拟得到的理论发病值与相应扫描窗口内的实际发病例数进行比较，作为扫描窗口内研究区域聚集性程度的判断标准。在传染病的聚集性研究中，前瞻性时空重排扫描统计量以病例数据、地理坐标数据为基础，采用时空重排模型逐日扫描，能够探测出不同区域传染病的爆发时间，获得聚集区的预警日期和预警信息持续天数。由于前瞻性时空扫描同时包括地理和爆发时间相关信息，使得传染病防控决策者能够及时且有针对性地采取应对措施。

假设某随机选择区域 z 在 d 天中的发病数为 C_{zd}，那么所有扫描区域内总时间内的总发病例数 C 为：

$$C=\sum_{z}\sum_{d}C_{zd} \tag{5.76}$$

每个区域内每天的预期发病例数 μ_{zd} 为：

$$\mu_{zd}=\frac{1}{C}\Big(\sum_{z}C_{zd}\Big)\Big(\sum_{d}C_{zd}\Big) \tag{5.77}$$

每个圆柱体 A 对应的预期发病例数 μ_A 为：

$$\mu_A=\sum_{(z,d)\in A}\mu_{zd} \tag{5.78}$$

设定 C_A 为每个圆柱体 A 中的实际发病例数，当 $\sum_{z\in A}C_{zd}$ 及 $\sum_{d\in A}C_{zd}$ 相对于 C 来说足够小的时候，那么 C_A 就近似服从泊松分布。可应用泊松广义似然函数来衡量每个圆柱体 A 中发病例数是否存在异常。

$$\left(\frac{C_A}{\mu_A}\right)^{C_A}\left(\frac{C-C_A}{C-\mu_A}\right)^{(C-C_A)} \tag{5.79}$$

在每个圆柱体中，泊松广义似然函数的最大似然比用来评价传染病的空间聚集性，最大的似然比是最不可能由于个体变异引起的，因此是最有可能的空间聚集区域。最后应用蒙特卡罗法计算出相应的概率 P 值。

(4) Knox 法

Knox 法是一种全局时空聚集探测方法。它首先人为设定空间阈值 s 和时间阈值 t，将所有事件点两两配对，并计算空间距离 s_{ij} 和时间距离 t_{ij}。当 $s_{ij}\leqslant s$ 时，认为事件点空间邻近；当 $t_{ij}\leqslant t$ 时，认为事件点时间邻近。根据事件是否时空邻近，对不同类别的事件对数进行计数，其中时空邻近事件对数即为 Knox 指数，假设检验采用卡方检验。

构建检验统计量 X：

$$X=\sum_{i=1}^{n}\sum_{j=1}^{i-1}s_{ij}t_{ij} \tag{5.80}$$

其中，s_{ij} 是空间邻接值，如果病例 i 和 j 之间的距离小于设定的空间临界值则为 1，否则为 0；t_{ij} 是时间邻接值，如果病例 i 和 j 之间的等待时间小于设定的临界值则为 1，否则为 0。当时空交互作用存在的时候，处于临界内的每对病例会相互靠近，统计量会变得很大。X 的期望和方差为：

$$E[X|N_s,N_t]=N_sN_t/N \tag{5.81}$$

$$V(X|N_s,N_t,N_{2s},N_{2t})=\frac{N_sN_t}{N}+\frac{4N_{2s}N_{2t}}{n(n-1)(n-2)}+\frac{4[N_s(N_s-1)-N_{2s}][N_t(N_t-1)-N_{2t}]}{n(n-1)(n-2)(n-3)}-\left(\frac{N_sN_t}{N}\right)^2 \tag{5.82}$$

其中，N_s、N_t 分别是空间和时间上距离小于界值的病例对子数；N_{2s}、N_{2t} 分别是空间和时间上小于界值的病例对子的对子数。

(五)个人风险判断模型

为了给卫生检疫人员提供智慧流调研判功能，需要结合人工智能与大数据分析技术，研究、应用和开发个人风险判断模型，嵌入智慧流调系统内核中，并通过大量的境外疫情风险与个人本底数据等数据样本，不断地进行数据对碰、模型训练和自动优化，使个人风险判断模型持续性得到优化完善，为快速识别和研判入境人员涉疫风险发挥出核心和关键的作用。

1. 传入风险评估体系与风险等级设定

传入风险评估体系共包括 40 个影响因素并分为病原学特性、传染源特性、传播途径、病原体传播媒介特性、易感人群特性、社会因素、口岸传染病防控能力等 7 个方面。对每个影响因素进行风险评分，评分分值为 0、1、2 或 0、1、2、3；同时设置影响因素的权重系数，系数分值为 2、3。根据风险评分和权重系数计算加权评分，并按照总加权评分占最大分值的百分比判断事件发生的可能性。传染病传入风险等级水平评估结果分为 A(几乎确定)、B(很可能)、C(可能)、D(不太可能)、E(罕见)五个风险等级水平，如表 5.3 所示。

表 5.3　传染病传入风险等级水平

水平	描述词	影响因素总加权评分占最大分值的百分比
A	几乎确定	80%~100%
B	很可能	60%~80%
C	可能	40%~60%
D	不太可能	20%~40%
E	罕见	0%~20%

1)病原学特性与影响因素

病原学特性与影响因素主要包括病原体传染力、病原体致病力、病原毒力、病原体变异等 4 个因素。其中病原体传染力指标用“引发感染所需最小病原微生物量”衡量，人群中可通过易感者在暴露于病原体后发生感染的比例(继发率)来衡量；病原体致病力是指病原体侵入宿主后引发临床传染病的能力，风险指标用“病原体在体内的繁殖速度、组织损伤的程度以及病原体能否产生特异性毒素”来衡量，人群中拟用发病率来衡量；病原毒力是指机体感染发病后引起严重病变的能力，人群中拟用病死率来衡量；病原体变异是指在长期进化过程中，受各种环境的影响，当外环境改变影响遗传信息时，引起一系列代谢上的变化，其结构形态、生理特性均发生改变。变异因素包括基因变异、耐药性变异、抗原性变异、毒力变异等。病原学特性与影响因素评分如表 5.4 所示。

表 5.4 病原学特性与影响因素评分

影响因素类别	影响因素评分		权重系数	影响因素加权评分
	描述	分值		
病原体传染力（继发率）	具有极低强度或无传染力	0	3	0
	具有较低强度的传染力	1		3
	具有中等强度的传染力	2		6
	具有非常强的传染力	3		9
病原体致病力（发病率）	具有极低强度或无致病力	0	3	0
	具有较低强度的致病力	1		3
	具有中等强度的致病力	2		6
	具有非常强的致病力	3		9
病原毒力（病死率）	1%以下	0	3	0
	1%～10%	1		3
	10%～30%	2		6
	30%以上	3		9
病原体变异	未发生变异，或变异后病原体毒力变弱，人群免疫力、对药物敏感性增加	0	2	0
	发生变异，毒力稍增强，人群免疫力减弱，出现一定的耐药性，有效药物种类减少	1		2
	发生变异，毒力增强，人群免疫能力低，耐药性增强，仅有少数几种药物可用	2		4
	发生变异，毒力变得非常强，大众人群易感，无免疫能力，耐药性增强，无有效药物	3		6
影响因素总加权评分				
影响因素总加权评分最大值(满分)				33
影响因素总加权评分占最大分值的百分比				

备注：
“影响因素评分”，是根据表中“描述”项目进行评价后得出的分数。
“影响因素加权评分”=“影响因素评分”×“权重系数”。
“影响因素总加权评分”为表中各项“影响因素加权评分”的总和。
“影响因素总加权评分最大值(满分)”，是“影响因素评分”均为最大值时的表中各项“影响因素加权评分”的总和。
影响因素总加权评分占最大分值的百分比 = 影响因素加权评分/影响因素总加权评分最大值(满分)×100%。

2）传染源特性与影响因素

传染源特性与影响因素主要包括传染源地域分布、季节分布、种类、潜伏期长短、传染期长短以及输入性病例等6个因素，如表5.5所示。

表 5.5　传染源特性与影响因素评分

影响因素类别	影响因素评分		权重系数	影响因素加权评分
	描述	分值		
地域分布	全球范围内未见报道	0	2	0
	南美洲有暴发、流行	1		2
	非洲有暴发、流行	2		4
	亚洲有暴发、流行	3		6
季节分布	全年无暴发、流行	0	2	0
	局限单一季节暴发、流行	1		2
	单一季节暴发、流行，其他季节散发	2		4
	全年暴发、流行	3		6
种类	无传染源	0	2	0
	传染病病人	1		2
	传染病病人、陆地动物	2		4
	传染病病人、陆地动物、飞行动物	3		6
潜伏期长短	1 天以内	0	2	0
	3 天	1		2
	5 天	2		4
	7 天以上	3		6
传染期长短	传染病无传染期	0	2	0
	传染期较短，续发病例呈簇状出现	1		2
	传染期较长，续发病例陆续出现，持续时间较长	2		4
	传染期非常长，续发病例陆续出现，持续时间极长	3		6
输入性病例	未发现有输入性病例	0	3	0
	发现 1 例及以上输入性病例，但尚未发现二代病例	1		3
	发现 1 例及以上输入性病例，而且已发现有二代病例	2		6
影响因素总加权评分				
影响因素总加权评分最大值(满分)				36
影响因素总加权评分占最大分值的百分比				

备注：传染期长短(infection period)——传染期短，续发病例呈簇状出现；传染期长，续发病例常陆续出现，持续时间较长。传染期是决定病人隔离期限的重要依据。

3)传播途径与影响因素

传播途径与影响因素主要包括空气传播、媒介生物传播、接触传播、水或食物传播、垂直传播及复合途径传播等6个因素，如表5.6所示。

表5.6　传播途径与影响因素评分

影响因素类别	影响因素评分		权重系数	影响因素加权评分
	描述	分值		
空气传播	不经空气途径传播	0	3	0
	经空气、液滴或尘埃传播，传播途径不易形成	1		3
	经空气、液滴或尘埃传播，传播途径较易形成	2		6
	经空气、液滴或尘埃传播，传播途径极易形成	3		9
媒介生物传播	不经病媒生物传播	0	3	0
	经鼠、蚊媒之外生物传播	1		3
	主要经鼠媒传播	2		6
	主要经蚊媒传播	3		9
接触传播	不经接触途径传播	0	2	0
	经直接、间接接触途径传播，传播途径不易形成	1		2
	经直接、间接接触途径传播，传播途径较易形成	2		4
	经直接、间接接触途径传播，传播途径极易形成	3		6
水或食物传播	不经水或食物传播	0	2	0
	经水或食物传播，卫生条件好，传播途径不易形成	1		2
	经水或食物传播，卫生条件差，传播途径较易形成	2		4
	经水或食物传播，且卫生状况非常差，传播途径极易形成	3		6
垂直传播	不经垂直传播	0	2	0
	经垂直传播，传播途径不易形成	1		2
	经垂直传播，传播途径较易形成	2		4
	经垂直传播，传播途径极易形成	3		6

续表5.6

影响因素类别	影响因素评分		权重系数	影响因素加权评分
	描述	分值		
复合途径传播	经以上一种途径传播	0	3	0
	经以上两种途径传播	1		3
	经以上三种及以上途径传播	2		6
影响因素总加权评分				
影响因素总加权评分最大值(满分)				42
影响因素总加权评分占最大分值的百分比				

4)病原体传播媒介特性与影响因素

病原体传播媒介特性与影响因素主要包括病原体传播媒介生物种类、地域分布状况、季节消长、繁殖率与生命周期、输入性媒介生物的截获情况、输入性媒介生物的适生性、截获输入性媒介生物病原体检测情况等7个因素，如表5.7所示。

表5.7　病原体传播媒介特性与影响因素评分

影响因素类别	影响因素评分		权重系数	影响因素加权评分
	描述	分值		
种类	病原体不经媒介生物传播	0	2	0
	病原体仅通过一种媒介生物传播	1		2
	病原体通过两种及以上媒介生物传播	2		4
地域分布状况	全球范围内未发现	0	2	0
	全球有发现，亚洲未发现	1		2
	亚洲有发现，国内未发现	2		4
	国内有发现	3		6
季节消长	全年未发现	0	2	0
	单一季节	1		2
	一年双季节	2		4
	全年发现	3		6
繁殖率与生命周期	生命周期短，体内病原不能完成发育	0	2	0
	生命周期长，体内病原能够发育	1		2
	生命周期很长，体内病原能够发育并增殖	2		4
	生命周期非常长，病原在其体内能够发育、大量增殖，能够有效传播病原	3		6

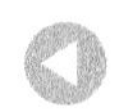

续表5.7

影响因素类别	影响因素评分		权重系数	影响因素加权评分
	描述	分值		
输入性媒介生物的截获情况	未在入境交通工具上截获病媒生物	0	2	0
	在入境交通工具上截获病媒生物，但密度很低，未超过控制标准	1		2
	在入境交通工具上截获病媒生物，且密度超过控制标准1~3倍	2		4
	在入境交通工具上截获病媒生物，且密度超过控制标准3倍以上	3		6
输入媒介生物的适生性	在非输入媒介生物的适宜生长区，不能够完成其生长生活史	0	2	0
	输入媒介生物在我国有分布，有一定的适生性	1		2
	输入媒介生物在我国多数省份有分布，适生性非常强	2		4
	输入媒介生物在我国各省均有分布，适生性极强	3		6
截获输入性媒介生物病原体检测情况	未在截获的输入性媒介中检测出病原体	0	2	0
	在截获的输入性媒介中检测出病原体弱阳性，但带毒率或传播效能很低	1		2
	在截获的输入性媒介中检测出病原体阳性，且带毒率或传播效能高	2		4
	在截获的输入性媒介中检测出病原体强阳性，且带毒率或传播效能很高	3		6
影响因素总加权评分				
影响因素总加权评分最大值(满分)				40
影响因素总加权评分占最大分值的百分比				

5)易感人群特性与影响因素

易感人群特性与影响因素主要包括免疫状况、基础性传染病人群比重、人口密度、文化水平、卫生习惯和人口流动等6个因素，如表5.8所示。

表 5.8 易感人群特性与影响因素评分

<table>
<tr><th rowspan="2">影响因素类别</th><th colspan="2">影响因素评分</th><th rowspan="2">权重系数</th><th rowspan="2">影响因素加权评分</th></tr>
<tr><th>描述</th><th>分值</th></tr>
<tr><td rowspan="4">免疫状况</td><td>易感人群分布局限，免疫能力强，有有效的疫苗或预防用药，免疫几乎覆盖所有易感人群，易于控制</td><td>0</td><td rowspan="4">3</td><td>0</td></tr>
<tr><td>易感人群分布相对局限，部分具有免疫能力，有有效的疫苗或预防用药，较易推广应用</td><td>1</td><td>3</td></tr>
<tr><td>易感人群分布广，免疫能力低，有有效的疫苗或预防用药，但由于经济及适用性等原因，难以推广应用</td><td>2</td><td>6</td></tr>
<tr><td>大众均为易感人群，无免疫能力，无有效的疫苗或预防用药</td><td>3</td><td>9</td></tr>
<tr><td rowspan="4">基础性传染病人群比重</td><td>10%以下</td><td>0</td><td rowspan="4">3</td><td>0</td></tr>
<tr><td>10%～20%</td><td>1</td><td>3</td></tr>
<tr><td>20%～30%</td><td>2</td><td>6</td></tr>
<tr><td>30%以上</td><td>3</td><td>9</td></tr>
<tr><td rowspan="4">人口密度</td><td>人口稀少</td><td>0</td><td rowspan="4">2</td><td>0</td></tr>
<tr><td>40 人/平方公里</td><td>1</td><td>2</td></tr>
<tr><td>80 人/平方公里</td><td>2</td><td>4</td></tr>
<tr><td>大于 120 人/平方公里</td><td>3</td><td>6</td></tr>
<tr><td rowspan="4">文化水平</td><td>基本普及大学教育</td><td>0</td><td rowspan="4">2</td><td>0</td></tr>
<tr><td>普及中学教育</td><td>1</td><td>2</td></tr>
<tr><td>普及小学教育</td><td>2</td><td>4</td></tr>
<tr><td>基本不上学</td><td>3</td><td>6</td></tr>
<tr><td rowspan="4">卫生习惯</td><td>卫生习惯好，传染病防范意识强</td><td>0</td><td rowspan="4">2</td><td>0</td></tr>
<tr><td>卫生习惯较好，传染病防范意识较强</td><td>1</td><td>2</td></tr>
<tr><td>卫生习惯一般，传染病防范意识一般</td><td>2</td><td>4</td></tr>
<tr><td>卫生习惯不好，传染病防范意识差</td><td>3</td><td>6</td></tr>
<tr><td rowspan="4">人口流动</td><td>很少流动</td><td>0</td><td rowspan="4">3</td><td>0</td></tr>
<tr><td>小规模流动</td><td>1</td><td>3</td></tr>
<tr><td>大规模流动</td><td>2</td><td>6</td></tr>
<tr><td>超大规模流动</td><td>3</td><td>9</td></tr>
<tr><td colspan="4">影响因素总加权评分</td><td></td></tr>
<tr><td colspan="4">影响因素总加权评分最大值(满分)</td><td>45</td></tr>
<tr><td colspan="4">影响因素总加权评分占最大分值的百分比</td><td></td></tr>
</table>

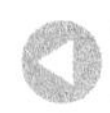

6)社会因素与影响因素

社会因素与影响因素主要包括政府重视程度、法规与标准建设状况、国家公共卫生体系建设状况(应急预案)、宣传教育与公众认知度、社区卫生状况等5个因素,如表5.9所示。

表5.9 社会因素与影响因素评分

影响因素类别	影响因素评分		权重系数	影响因素加权评分
	描述	分值		
政府重视程度	高度重视,全国范围内有应急预案与技术能力储备	0	2	0
	重视,重点地区有应急预案与技术能力储备	1		2
	一般重视,口岸有应急预案与技术能力储备	2		4
	不重视,全国无应急预案与技术储备	3		6
法规与标准建设状况	相关法律法规、条例标准非常完善,成体系	0	2	0
	有一些法律法规、条例标准,但未成体系	1		2
	有一定的相关法律法规、条例标准	2		4
	缺乏相关法律法规、条例标准	3		6
国家公共卫生体系建设状况	地方疾控机构完善,经费充足,技术能力较好	0	3	0
	地方疾控机构完善,经费较充足,技术能力较好	1		3
	部分地区地方疾控机构完善,经费不充足,技术能力一般	2		6
	地方疾控机构不完善,经费不充足,技术能力不好	3		9
宣传教育与公众认知度	科普宣传力度大,公众认知程度高	0	3	0
	科普宣传力度较大,公众认知程度较高	1		3
	科普宣传力度小,公众认知程度较低	2		6
	尚未开展科普宣传工作,公众认知度很低	3		9
社区卫生状况	很好,不利于病媒滋生与传染病传播	0	2	0
	部分地区很好,不利于病媒滋生与传染病传播	1		2
	部分地区很差,有利于病媒滋生与传染病传播	2		4
	很差,有利于病媒滋生与传染病传播	3		6
影响因素总加权评分				
影响因素总加权评分最大值(满分)				36
影响因素总加权评分占最大分值的百分比				

7) 口岸传染病防控能力与影响因素

口岸传染病防控能力与影响因素主要包括 WHO 及疫情国关注度与官方疫情通报情况、口岸传染病防控机构建设状况、口岸联防联控机制建设状况、口岸早期识别能力、口岸应急处置能力以及与疫源地国家人员、交通工具及货物往来频度等 6 个因素，如表 5.10 所示。

表 5.10　口岸传染病防控能力与影响因素评分

影响因素类别	影响因素评分		权重系数	影响因素加权评分
	描述	分值		
WHO 及疫情国关注度与官方疫情通报情况	引起了 WHO 及疫情国高度关注，能及时通报疫情	0	2	0
	引起了 WHO 及疫情国关注，不能及时通报疫情	1		2
	引起了 WHO 及疫情国关注，选择性通报疫情	2		4
	未引起 WHO 及疫情国关注，不通报疫情	3		6
口岸传染病防控机构建设状况	全国口岸有健全的检疫机构，经费充足，技术能力好	0	3	0
	全国口岸有健全的检疫机构，经费较充足，技术能力较好	1		3
	部分口岸有检疫机构，经费不充足，技术能力一般	2		6
	全国各口岸有健全的检疫机构，经费不足，技术能力不足	3		9
口岸联防联控机制建设状况	有预案，有演练，响应有效	0	2	0
	有预案，少演练，能响应	1		2
	有预案，不演练，响应缓慢	2		4
	无预案，无演练，响应无效	3		6
口岸早期识别能力	技术力量好，通道设施全，现场快速排查能力强	0	3	0
	技术力量较好，有主要通道设施，现场快速排查能力较强	1		3
	技术力量一般，通道设施不全，现场快速排查能力一般	2		6
	技术力量差，无通道设施，无现场快速排查能力	3		9

续表5.10

影响因素类别	影响因素评分		权重系数	影响因素加权评分
	描述	分值		
口岸应急处置能力	隔离设施完善，转送病人渠道畅通，卫生处理能力强，上报信息及时	0	3	0
	隔离设施较完善，转送病人渠道较畅通，卫生处理能力较强，上报信息较及时	1		3
	部分口岸有隔离设施，部分转送病人渠道畅通，部分卫生处理能力强，部分上报信息及时	2		6
	无隔离设施，转送病人渠道不畅通，卫生处理能力差，上报信息不及时	3		9
与疫源地国家人员、交通工具及货物往来频度	几乎无往来	0	2	0
	有间接往来	1		2
	有直接往来	2		4
	直接往来频密	3		6
影响因素总加权评分				
影响因素总加权评分最大值(满分)				45
影响因素总加权评分占最大分值的百分比				

2. 传染病危害水平

传染病危害水平共包括9个因素，并分为对个人与家庭的危害、对国家与社会的影响2个方面。对每个影响因素进行危害评分，评分分值为0、1、2或0、1、2、3；同时设置影响因素的权重系数，系数分值为2、3。根据危害因素评分和权重系数计算影响因素加权评分，并按照影响因素总加权评分占最大分值的百分比判断事件的危害程度，传染病危害水平分为5个等级：危害水平1、危害水平2、危害水平3、危害水平4和危害水平5，水平越高代表危害越大，如表5.11所示。

表5.11　传染病危害水平分级

危害水平	描述词	影响因素总评分占总分的百分比
1	可忽略的	0%~20%
2	较小的	20%~40%
3	中等的	40%~60%
4	较大的	60%~80%
5	灾难性的	80%~100%

1）对个人与家庭的危害因素

对个人与家庭的危害因素主要包括对个人健康生命的危害、对家庭成员生命健康的危害、对家庭经济负担的影响、对人们生活习惯的影响等4个因素，如表5.12所示。

表5.12　传染病对个人与家庭的危害因素评分

影响因素类别	危害因素评分		权重系数	影响因素加权评分
	描述	分值		
对个人健康生命的危害	不需治疗即可自愈	0	3	0
	有有效的预防措施与治疗方法	1		3
	有有效的预防措施或治疗方法，病死率高	2		6
	无有效的预防措施与治疗方法，病死率高	3		9
对家庭成员生命健康的危害	不会人传人	0	3	0
	需密切接触传播	1		3
	一般接触传播	2		6
	容易家庭聚集性暴发	3		9
对家庭经济负担的影响	医疗费用低，政府全额负担	0	2	0
	医疗费用较高，政府负担大部分	1		2
	医疗费用高，政府负担小部分	2		4
	医疗费用很高，政府不负担	3		6
对人们生活习惯的影响	对人们日常生活与活动无影响	0	2	0
	对人们日常生活与活动有影响	1		2
	人们不能外出活动	2		4
影响因素总加权评分				
影响因素总加权评分最大值（满分）				28
影响因素总加权评分占最大分值的百分比				

2）对国家与社会的影响因素

对国家与社会的影响因素主要包括对国家人口资源的危害、对国家社会稳定的影响、对国家经济运行的影响、对国际往来的影响、对国家声誉的影响等5个因素，如表5.13所示。

表 5.13　传染病对国家与社会的影响因素评分

影响因素类别	危害因素评分		权重系数	影响因素加权评分
	描述	分值		
对国家人口资源的危害	几乎不影响	0	3	0
	局部影响	1		3
	全国较小影响	2		6
	全国较大影响	3		9
对国家社会稳定的影响	影响可忽略	0	2	0
	造成一定的影响	1		2
	造成较大的影响	2		4
	造成严重的影响	3		6
对国家经济运行的影响	影响可忽略	0	3	0
	造成一定的影响	1		3
	造成较大的影响	2		6
	造成严重的影响	3		9
对国际往来的影响	影响可忽略	0	2	0
	造成一定的影响	1		2
	造成较大的影响	2		4
	造成严重的影响	3		6
对国家声誉的影响	影响可忽略	0	2	0
	造成一定的影响	1		2
	造成较大的影响	2		4
	造成严重的影响	3		6
影响因素总加权评分				
影响因素总加权评分最大值(满分)				36
影响因素总加权评分占最大分值的百分比				

3. 综合风险评估

根据“传染病传入风险等级水平”和“传染病的危害水平分级”的评估结果，对照“风险水平评价的矩阵评估指数表”，综合评估传染病的风险水平，由确定的传染病风险等级，决定采取相应的处置措施，如表 5.14、表 5.15 所示。

表 5.14 风险水平评价的矩阵评估指数表

事件发生可能性		危害水平				
		危害水平 1（可忽略的）	危害水平 2（较小的）	危害水平 3（中等的）	危害水平 4（较大的）	危害水平 5（灾难性的）
A	几乎确定	H	H	E	E	E
B	很可能	M	H	H	E	E
C	可能	L	M	H	E	E
D	不太可能	L	L	M	H	E
E	罕见	L	L	M	H	H

备注：

表中的纵坐标“事件发生可能性”，从“传染病传入风险等级水平”中得出；

表中的横坐标“危害水平”，从“传染病的危害水平分级”中得出；

风险水平评价分级包括 4 类：E：极严重风险；H：高危险度风险；M：中等危险度风险；L：低危险度风险。

表 5.15 风险等级及处置建议

风险等级	处置建议
E（极高）	（1）对在入境人员中发现有官方通报、境外大使馆确认及联防联控明确要求的、法律明确规定患有不准入境疾病的外国人，应不准入境 （2）对在入境人员中发现疑似患有阻止入境传染病的外国人，尽量劝说其暂停旅程，自愿离境
H（高）	对发现符合鼠疫、霍乱、黄热病等检疫传染病疑似病例判定指征的，应该立即隔离，告知其检疫判定结论及国家有关法律法规规定，要求配合做好转诊诊治，安排转诊
M（中）	告知其引发传染病传播风险，说服其入院诊治，视情况转诊，上报上级口岸检疫单位，并通报当地卫生行政部门。拒绝转交医疗机构的，检疫人员要详细记录其个人信息、有效联系方式、下一站旅行目的地等信息，发放就诊方便卡，嘱其尽快前往医院就诊，并根据要求将有关信息转交当地卫生部门
L（低）	通关放行

（六）流调信息知识库

主要针对入境人员流调过程中的轨迹信息、疫情风险、感染风险等数据，根据业务流程设计本体，构建基于知识图谱的流调信息知识库系统，面向卫生检疫人员、管理人员等在不同的业务需求基础上设计不同的功能应用及业务规则。

流调信息知识库主要功能有知识管理、知识库服务和数据管理。

（1）知识管理：对业务建模构建本体，将数据与本体进行映射形成知识图谱。具备针对不同的实体进行数据融合、合并相同的数据，并支持知识动态更新等管理功能。知识管理的流程是知识图谱的构建，首先根据业务需求构建本体，依赖已经标签化的数据与本体映射完成图谱的构建；其次，根据数据内容和本体结构完成知识融合：对实体消歧和对齐操作，将相同但表述不一致、来源不一致的数据进行合并操作；最后，进行图数据的存储。

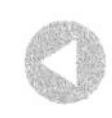

（2）知识库服务：基于知识图谱提供相关的知识服务功能，将用户输入的信息与图进行匹配，然后根据元数据的映射获取关联数据并封装返回结果，包括知识检索、关联搜索、知识推荐和知识问答等。

- **知识检索**：通过用户的检索词与知识实体进行匹配获取对应的源数据；
- **关联搜索**：通过知识图谱的关联性质，可获取相关的关联数据；
- **知识推荐**：与关联搜索被动推送数据不同，知识推荐通过用户检索和查询的数据类型和领域，基于知识图谱主动推荐相关的数据内容；
- **知识问答**：根据用户的意图匹配到相关的本体，返回对应的实体数据，主要实现方式是规则匹配。

（3）数据管理：数据管理的流程主要是上传数据、采集数据，实现基础数据的线上维护，将新产生和需要更新的数据上传到系统，根据数据内容录入相关的数据标签，登记数据类别然后对源数据进行存储。数据标签是根据上传数据的内容项进行标签记录，便于对数据的内容进行分析和挖掘。数据类别则是针对上传的数据划分对应的数据领域，便于后续的数据映射操作。数据管理功能主要包括疫情防控处理规则库、流行病学模型库、流调问题库、个人风险判定模型。

- **疫情防控处理规则库**：支持根据当前政策指引和作业规范要求，对各种传染病类型配置处置规则，当系统判断入境人员存在某种传染病风险时，则可调用配置规则进行处置。
- **流行病学模型库**：对各类流行病学模型进行配置管理，包括症状、致死率、传播率等。
- **流调问题库**：对不同传染病的流调问题进行配置，对问题的答案及规则进行配置，通过知识图谱技术定期对问题进行增减，对于过时的问题及时提示优化。
- **个人风险判定模型**：支持通过手工配置的模式与智能算法自动优化的模式构建风险判断模型，入境人员完成流调问答后系统根据风险判定模型给予相应的处置意见，检疫人员也可通过后评估模式进一步调整模型算法。

基于知识图谱的流调信息知识库系统聚合大规模数据形成知识图谱，可实现对大规模、多领域数据的有效分析、管理和应用。通过知识图谱技术对业务分析、针对不同类型的数据挖掘形成流调信息本体，涵盖入境人员、检疫人员、卫生专家等角色，疫情风险，检疫措施及涉疫场所等方面，根据不同的用户角色提供不同权限的知识服务，实现知识检索、知识更新、关联查询等功能，有效提高了疫情防控过程中知识获取效率，提高流调工作效率和体验。在知识图谱的基础上后续可持续地构建智能化的知识库服务，在数据处理方面可进一步集成自然语言处理等算法实现对非结构化多模态数据的管理，在知识服务方面可进一步实现基于知识图谱的用户画像、知识可视化分析等功能，不断优化和提升数据挖掘和分析能力。

知识库可汇集传染病概述、发病机制、临床表现、流行病学特征、并发症、指南共识、文献链接等信息，并在文献模块提供主题词、发文趋势、期刊分布等数据分析，作为知识库中全面的、可追溯的传染病知识数据，便于卫生检疫人员查阅、参考。

1. 流行病知识图谱

流行病知识图谱是结构化的语义知识库，用于以符号形式描述物理世界中的概念及其相互关系，实体间通过关系相互联结，构成网状的知识结构，赋予知识库以快捷的检索入口和基本的推理能力。知识图谱基于专项流行病的相关症状、病因、并发症、治疗、预防等维度，在知识库数据中抽取医学实体，使用知识图谱、词云分析、文字推理等技术，来提升机器的文字理解能力，实现知识可视化与图谱构建，如图 5.58 所示。

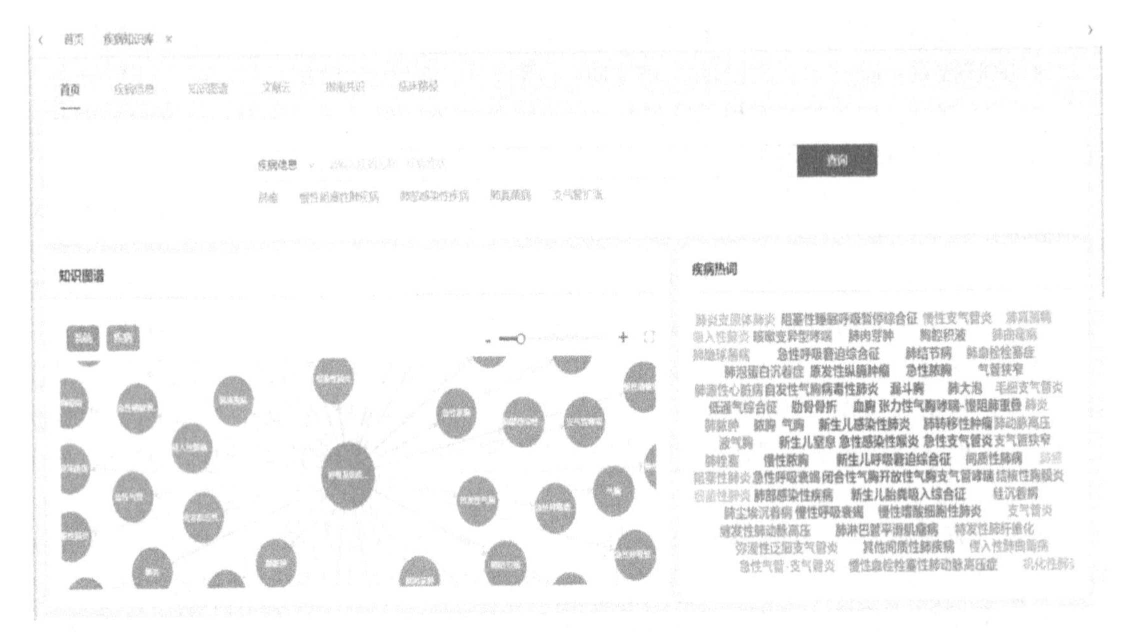

图 5.58　流行病知识图谱

2. 流行病文献库

流行病文献库基于 PubMed 等权威医学数据库对专科领域核心期刊进行检索，对检索结果进行多维统计分析，帮助卫生检疫人员迅速找到相关领域的最新研究进展和专业知识。

流行病文献库主要面向卫生检疫人员，以卫生检疫工作为核心，遵循诊疗和检疫的客观过程，为卫生检疫人员提供数据支持，为诊断预测、推荐排查、推荐处置等功能提供循证医学证据，如图 5.59 所示。主要功能包括：

- 实现流行病检索功能，并以知识库、知识图谱形式查看流行病知识；
- 实现文献检索功能，可通过关键字及高级检索功能对指南、文献进行检索，并以影响因子、相关性、发表时间进行排序；
- 统计搜索数据，为用户提供热门搜索信息；
- 实现词云分析功能，对文献标题、文献全文、流行病知识、搜索引擎进行词云分析，为卫生检疫人员提供热点信息。

3. 知识库页签

知识库首页签展示知识图谱、传染病热词、推荐文献以及最新指南共识，如图 5.60 所示。

进入疾病信息页签，选择某个传染病，得到该传染病的结果，如图 5.61 所示。

进入文献云页签，选择某类传染病，得到文献云结果，如图 5.62 所示。

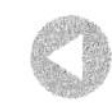

首页　疾病知识库 ×

推荐文献

IF 223.679 Differential diagnosis of upper gastrointestinal bleeding and cancer

IF 223.679 Virilizing hepatoblastoma: precocious sexual development and partial response of pulmonary metastases to cis-platinum

IF 223.679 Inguinal hernia and colon carcinoma

IF 223.679 A method of performing abdomino-perineal excision for carcinoma of the rectum and of the terminal portion of the pelvic colon (1908)

最新指南共识

中文指南 新型冠状病毒肺炎合并肝脏损伤的预防及诊疗方案

2020-04-13T00:00:00　中国医师协会消化医师分会　《临床肝胆病杂志 2020 36(4):754-757》

指南 2020 AHA科学声明：2型糖尿病患者稳定性冠心病的临床管理

2020-04-13T00:00:00　美国心脏协会(AHA American Heart Association)　《Circulation 2020 Apr 13》

指南 2020 芬加哥胸膜表面恶性肿瘤共识：腹膜间皮瘤的管理

图 5.59　流行病文献库

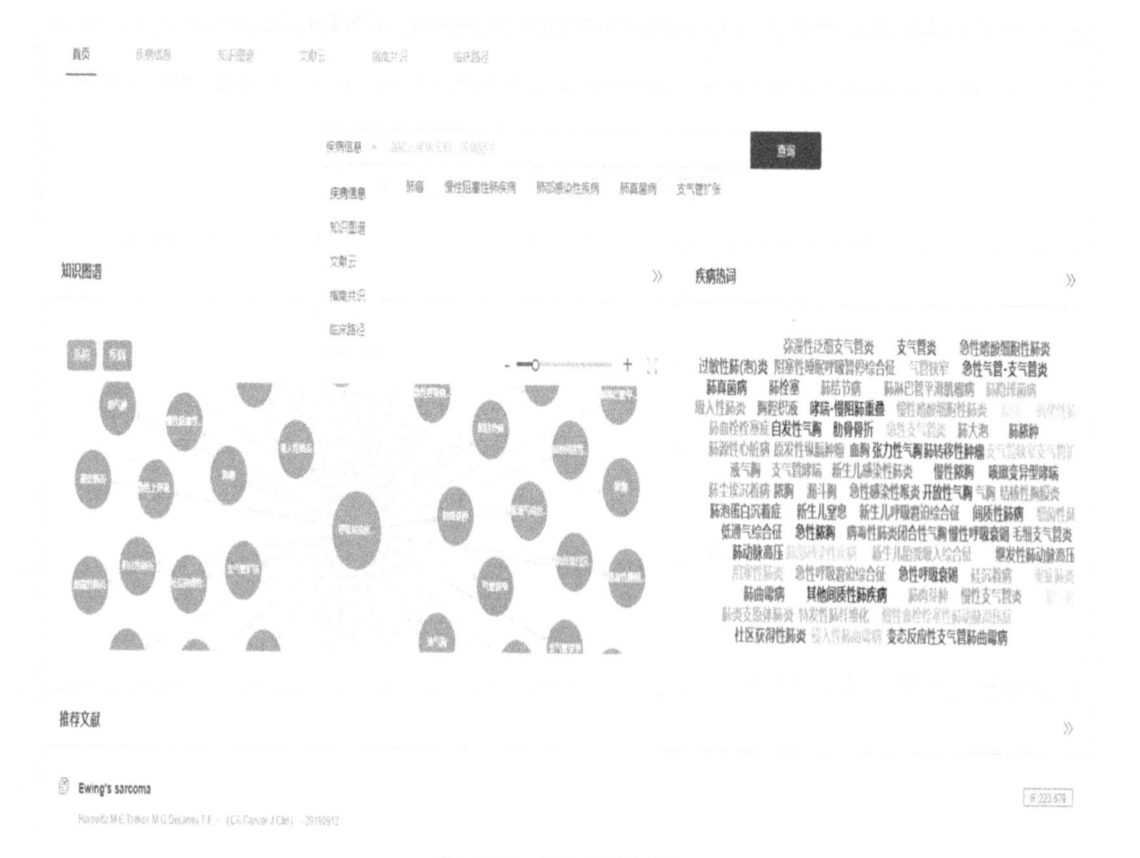

图 5.60　知识库首页签

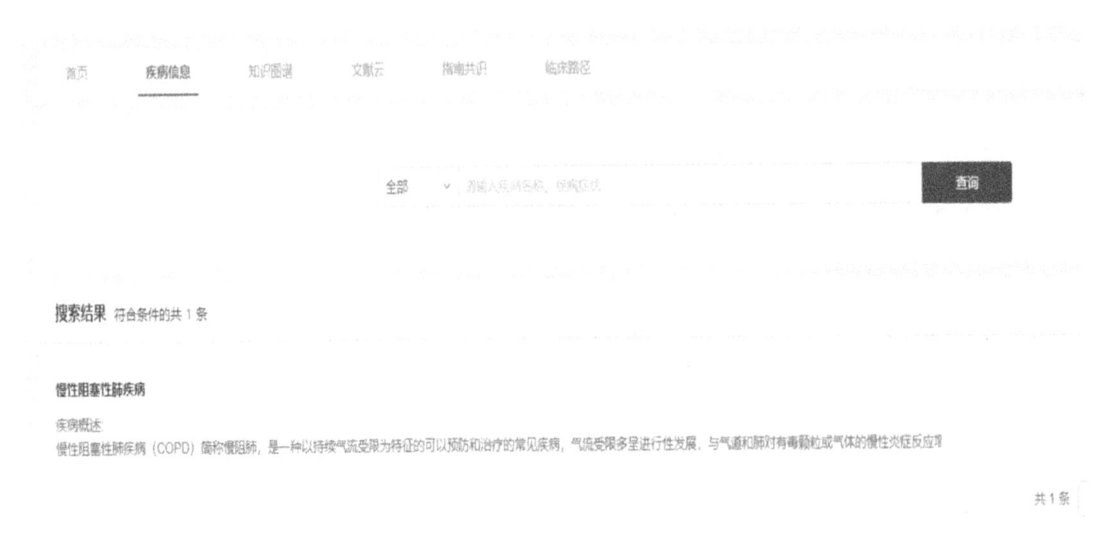

图 5.61 疾病信息页签

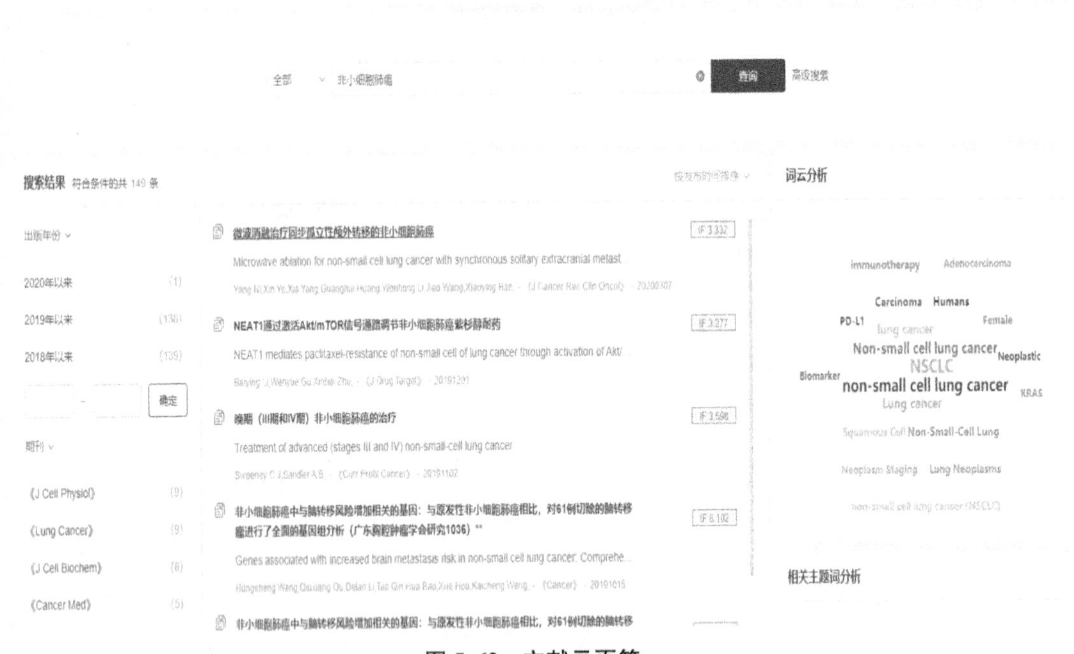

图 5.62 文献云页签

（七）入境人员风险智能研判

发现传染病染疫人员和排查密切接触者是防控各类传染病流行病的重中之重，要想明确识别密切接触者，需要精准锁定传染病染疫人员，对密切接触到传染病染疫人员的活动轨迹进行排查，只有明确了传播途径才能有效地阻断传染病的传播。入境人员风险判断的研究与流调需要采集当事人相关信息，由于人口具有流动性，需要对当事人近期所到达的场所和出

 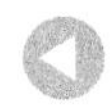

行轨迹进行排查，对当事人出行乘坐的交通工具进行分析，对可能接触的人员进行追踪，入境人员染疫风险的研判工作难度较大，仅依赖传统人工流调方式，往往会因缺乏手段和干扰因素而容易产生误判，人工的筛选与甄别可能导致信息遗漏。在对入境人员分析判断的研究与流调中引入人工智能与大数据技术，将有助于辅助手工作业，协助准确还原真实场景，避免信息遗漏和当事人因主观因素而导致的误判，还能够辅助追踪染疫人员的活动轨迹，锁定密切接触人员，提高疫情防控的效率和准确性。

智慧流调系统预设机器学习规则，训练机器风险判断思维。目前，人工智能技术在入境人员风险智能研判的运用主要包括数据规范、风险校验与涉疫分析三方面。

1. 数据规范

人工智能系统与检疫风险判断实践相联结的首要前提是个人健康与疫情风险实现数据化、算法化。具体到卫生检疫领域，要求分析并构建系统能够识别、理解及运用的疫情风险防控标准和规则等。依托流调信息知识库，研发人员根据疫情风险判断标准和规则进行指引功能开发，对流调表及常用流调问答进行资料收集、整理和分析，对流调问答的程序、形式和内容等进行设计和开发，为人工智能机器学习提供清单式指引。将研究制定并不断完善的风险判断标准嵌入系统之中，是推进实现以风险判断为中心的人工智能辅助研判功能以及开发相应软件的关键所在。疫情风险防控标准和规则既包括针对不同疫情处置办法所要求收集的构建完整疫情研判链条的静态疫情风险防控数据标准，如涉及对入境人员症状表现证明力强弱、实际传播风险以及疫情整体风险的判断等，还包括对入境人员的流调结果、动态性个人信息及问答作出评价等动态疫情风险防控标准。在具体事件之中，二者关联紧密，依据疫情风险防控标准和规则收集数据在前，以疫情风险防控标准和规则进行综合判断在后。

2. 风险校验

风险校验主要运用于单一风险判定规则的判断，其目的在于发现风险信息的瑕疵与不足，严格把控风险信息采集的入口。在单一风险校验方面，流调应用系统主要参照风险判定规则所规定的涉疫风险要素进行检验分析。具体而言，系统在数据采集阶段即对相关涉疫风险要素进行校验。当缺乏必要涉疫风险要素时，系统将校验并自动拦截流程。在流程通过前述阶段的校验之后，系统将进一步判断涉疫风险要素是否满足具体要求。以某流行病毒为例，系统第一步将匹配满足涉疫风险的校验规则，依据规则检查客源地、个人申报信息、航班风险信息等材料。第二步检验个人入境体征、是否具备相关症状检查依据等，在此过程中若发现入境人员存在异常，系统将会给出提示。在该入境人员通过系统之后，系统将对其进行排查，并安排人机对话流调工作。第三步是依据上述流程，依次根据流调问答情况，安排其他卫生检疫排查或处置流程，直至入境人员按规范等要求完成卫生检疫流程。

综上，单一风险判定规则的校验流程如下：首先，在入境人员数据采集阶段，系统自动采集对应的风险判断数据。其次，在风险信息要素的提取阶段，由系统对风险信息所包含的信息要素进行提取，要素的提取主要参照疫情风险防控标准。这一过程涉及以下操作程序：一是对风险信息深加工，使之符合具体形式要求；二是将信息要素与疫情风险防控标准要求进行比对，判断入境人员个人信息是否符合要求；三是系统输出入境人员相关信息的审查结果，提示卫生检疫人员是否给予放行或安排流调等卫生检疫排查或处置流程。与传统人力判断不同，系统判断更加便捷化，大大节省人力资源。更重要的是，系统在个人数据的基础上充分结合了宏观数据的分析和处理能力。其基于程序的预设，可更详细地核验个人信息，避免人力筛查的主观偏好与疏忽，充分体现可视化与客观性的优势。

3. 涉疫分析

与单一风险判定规则功能不同，涉疫分析主要运用于判断多个风险信息的关联性。个人风险判断模型不仅要有涉疫风险指引功能，还要有单一风险判定校验功能、风险信息和个人信息间互相印证的功能以及风险信息之间的逻辑判断功能。在多个风险信息的分析判断问题上，入境风险智能研判功能主要对个人入境信息链条的完整性以及风险信息之间是否存在矛盾进行审查、提示，确保个人健康信息确实充分，并排除可疑不合理信息。运用命名实体识别技术，定位个人信息中出现的来源国、行动轨迹、时间、同行人员等，然后运用实体关系分析技术深入挖掘其中的人物关系、时间关系、入境来源与去向以及相互间的逻辑关系等，形成完整的入境全景图。最后，系统将根据入境信息链模型判断入境人员各待核验事项是否印证、不同涉疫风险之间逻辑的符合性、各类疫情信息间是否存在矛盾等。

入境风险智能研判功能主要包括入境人员信息核验与涉疫风险间的内在关联分析两个模块。在入境人员个人信息核验方面，系统通过自然语言分析等技术，结合相应的个人申报资料里的涉疫风险要素。个人风险判断模型通过排查和分析，可找到涉疫风险之间的内在关联性，辅助系统进行智能研判，便于卫生检疫人员更好地分析入境人员的涉疫风险。

五、决策分析系统

决策分析系统实现对境外疫情风险的智能感知，实时预知预警。在疫情防控工作中，前期预防工作的质量直接影响到后期管控的工作效率。决策分析系统对不同维度的疫情风险进行智能感知，刻画重点涉疫地区的分析情况。重点涉疫地区被智能感知后，可根据多个条件进行设控报警，及时应对可能出现的突发状况。

通过实时统计入境人员涉疫风险信息、实时展示当前中高风险地区人员预警信息和入境口岸场所病例分布情况等方式，实现对区域整体宏观态势的实时感知和把握，既是有效应对疫情突发公共卫生事件，也是解决微观、具体口岸卫生检疫问题的前提和基础。实现区域整体态势感知并根据区域整体态势开展数据分析，能为疫情防控指挥调度工作提供决策依据，对正确落实疫情防控政策具有重要的意义。

在整体疫情防控工作中，还可通过部署大数据指挥调度平台，构建专题模型，利用技术手段对重点区域、入境风险进行智能化、精细化管控，组织开展智能感知网络建设。针对疫情分布和人员流动的实时状况，对各入境口岸情况进行实时摸底，对各类疫情信息进行碰撞、分析和预警，将生成的预警信息或核查信息推送至卫生检疫人员终端。指挥调度平台管理人员根据事件分类和预案等级，下发有针对性的指令，通过指挥中心统一调度实现辅助决策“一张图”、疫情防控可视化和决策指挥扁平化。

决策分析系统在建设过程中可包含以下特性：

- **完整性：**是指决策分析系统所包含的监测内容或指标多样且充分。它包括报告哨点与监测形式的完整性、病例报告的完整性以及监测数据的完整性。

- **敏感性**：是指决策分析系统发现和确认疫情问题的能力。它主要包括两个方面：一是指决策分析系统采集的报告病例占实际病例的比例；二是指决策分析系统判断传染病或其他公共卫生事件暴发或流行的能力。
- **特异性**：是指决策分析系统排除非公共卫生问题的能力，即决策分析系统能够正确识别传染病群体现象的随机性波动，从而避免发生预警误报的能力。
- **及时性**：是指从某病例的发现或从某公共卫生事件发生到决策分析系统发现并反馈给有关部门的时间间隔，它反映了决策分析系统的信息上报和反馈速度。及时性对急性传染病暴发和突发公共卫生事件尤为重要，它将直接影响到干预的效果和效率。
- **代表性**：是指决策分析系统发现的公共卫生问题能在多大程度上代表目标人群的实际发生情况。缺乏代表性的监测信息可能导致决策的失误和卫生资源的浪费。
- **简单性**：是指决策分析系统的资料收集、监测方法和系统运作简便易行，具有较高工作效率，省时且节约卫生资源。
- **灵活性**：是指监测系统能针对新的公共卫生问题、操作程序或技术要求进行及时的调整或改变的能力，以适应新的需要。
- **阳性预测值**：是指监测系统报告的病例中，真正的病例所占的比例。阳性预测值很低时，对假阳性病例的流调以及对非暴发或流行疫情的干预，将造成卫生资源的浪费，有时还可能引起恐慌。
- **可接受性**：是指监测系统各个环节的工作人员对监测工作的参与意愿程度，它可由工作人员能否持续、及时地提供准确、完整的信息来反映。

（一）境外疫情风险预警

为守好入境卫生检疫第一道关卡，境外疫情风险预警模块利用先进的大数据可视化技术，采集不同国家的疫情信息、疫情风险、确诊人数、流量等基础数据，在系统后台对疫情基础数据进行深度解析和处理后，可使用统计图形、热力图等方式将境外信息在监控大屏上进行多维度显示，让口岸卫生检疫工作人员直观监控到疫情的趋势变化。

同时，引入深度学习算法，分析并持续完善口岸入境客流规律，结合预先设定的客流密度、风险要素、入境人数等预警阈值，自动输出疫情风险状态预警，建立起有效的境外疫情风险预警分析体系。

为有效应对口岸入境人流量持续增长的现状和趋势，通过技术手段提升风险预警和卫生检疫监管水平，借助大数据分析技术辅助卫生检疫人员构建境外疫情风险分析系统，对收集到的境外疫情情况与疫情数据进行综合分析，按照规范体系，综合各方面情况，对来源国家、入境人员、时间节点等风险因素进行评估，将入境人员与客源国根据风险因素，区分出高、中、低 3 个风险级别，从而将入境人员流调的重点放在高风险客源国上，对高风险客源国加大抽查比例，确保抽查的有效性，而对中、低风险的入境人员则适当降低抽查比例。通过有效的疫情风险分析体系，有效提升口岸卫生检疫监管效率和水平。

通过大数据可视化技术与 GIS 技术在地图上采集更新地区内带有时间维度的人流、航班、疫情风险、疫情数据等基本信息，形成区域信息的时空数据。通过系统分析展示，结合地图，动态直观地展示各种区域信息数据统计情况，多维度监控全球疫情情况排名，如疫情类型、疫情描述、发送国家、发生时间等信息。为疫情管理提供全新的管理方向和服务视角，既能实时了解当地疫情情况，又可查看全球疫情风险，这对卫生检疫人员履行工作职责，提高职能部门处理突发公共卫生事件效率，分析疫情动态变化及发展趋势和空间分布趋势等方面具有重要意义。其主要内容包括：

- **全球疫情总览**：支持匹配用户键入的全球疫情关键词和起止时间，将各疫情信息网站上采集和预处理后的相关数据根据疫情信息、整体分类和相关疫情在时间段内的关联趋势等维度进行可视化展示。
- **最新疫情展示**：将48小时内的最新疫情依据数据源和疫情类别进行分类展示，如其中的“专业网站”栏目是以疫情来源网站为单位显示48小时内最新的疫情；“新闻资讯”“疫情动态”等栏目为用户自定义的疫情名称分类显示48小时内的最新疫情。
- **疫情信息查看**：可保存用户的查看状态，用户可便利地查看系统通过抽取接口或自动爬取等方式获取到的信息，包括疫情名称、发生的国家/地区等关键疫情信息。可编辑疫情信息并按规定要求进行上报。

（二）国际航线追踪评估

口岸卫生检疫机构通过分析国际航线携带传染病的风险，评价入境人员来源国、主要流行的传染病、入境时间等风险，从而根据风险分析的结果通过如提高抽查比例等严密排查方式重点加强风险级别高的国际航线的卫生检疫监管要求，尽可能防范疫情输入。在日常国际航班卫生检疫过程中，进行电子登记等工作，将产生大量的业务数据。可通过对涉疫国际航班数据全方位分析，根据其潜在的关联关系发现其中的风险因素，从而根据不同的来源国、航空公司、船运公司或入境时间来判断国际航班的风险，同时以风险评估结果，为制订国际航班风险管理方案提供决策和参考依据。

通过调用航空公司及船运公司等外部接口数据，获取航班客流信息，结合流调应用系统处置日志数据，生成国际航线追踪评估分析结果并可通过大屏展示。国际航线追踪评估包括以下功能：

- **各航空公司及船运公司入境航班实时大屏展示**：通过GIS技术联动国际航班入境信息，对各个来源国的入境航线动态展示，可结合涉疫风险模型评估入境航班的传染病风险，对风险航线进行实时标记预警。
- **各航空公司及船运公司入境航班客流分析**：可实现入境航空公司及船运公司数量统计、入境航班数量统计、入境客流数量统计等，对入境口岸的客流量形成趋势分析，对大客流量的到来做好提前预判，便于精准调配口岸卫生检疫人员和资源。
- **各航空公司及船运公司入境航班客源国分析**：针对各来源国航班数量进行时间趋势分析，对来源国航班的涉疫种类进行趋势分析，为来源国的入境风险评估提供预判依据。
- **各航空公司及船运公司入境航班涉疫风险分析**：针对涉疫航班的入境趋势进行时间分布分析，可按时间维度动态分析涉疫航班入境情况，根据涉疫航班数量进一步评估疫情增长趋势，动态评估是否进行航班熔断，结合涉疫风险模型与流调信息知识库，动态展示即将入境的涉疫航班与到达时间，为卫生检疫人员提前部署提供保障，使口岸高风险传染病防控工作更加精准和高效。

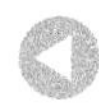

(三)智慧溯源综合展示

对入境人员病例进行溯源的过程就是追踪传染病来源、掌握传染病传播规律的过程。要有效控制疫情扩散并战胜疫情，就要开展传染病溯源工作，消除疫情的源头、切断疫情的传播途径。智慧流调系统可利用大数据与人工智能手段，建立大数据分析功能，充分利用病例数据，构建病毒溯源和传染关系网，为追踪传染源、控制疫情扩散提供有效的辅助手段。智慧溯源综合展示包括以下内容：

- **时间分布：**根据时间趋势，利用图表形式展现入境人员涉及的传染病的感染情况。
- **空间分布：**根据地区分布，利用GIS和图表形式展现入境人员涉及的传染病的感染情况。
- **人群分布：**根据人群种类，利用图表形式展现入境人员涉及的传染病的感染情况。
- **密接数据统计：**支持统计总的密接/次密接人数，并可统计不同轨迹点、途经地点、不同接触方式的密接/次密接人数，以及具体对应密接/次密接的状态有无管控和采样等的报表展现。可按照接触方式、具体轨迹点或不同人群设置多类型报表，并支持不同颗粒度和不同细化程度的统计。
- **传播链分析：**支持利用个案轨迹和疫区疫点进行碰撞和展现，从而辅助分析传播链和传播方式。
- **密接图谱：**支持利用图例直观展示病例和密接之间的关系。
- **疫情传播链：**支持利用图谱直观展现整个疫情传播链。

(四)智慧流调过程监控

智慧流调过程监控主要用于实现对所有智能终端设备的运行情况、当前流调人员情况、任务执行情况、异常情况等的展示，可实时对异常情况进行干预。主要包括以下内容：

- **设备监控：**智能终端开关机情况、运行时长、运行能耗、当前工作状态等。
- **当前流调人员情况：**参与流调的人员数量、疑似病例情况、已完成人数、进行中人数、环比数据展示。
- **异常情况：**终端异常情况、流调过程异常及怀疑异常人员情况。
- **其他数据：**其他扩展数据情况。

(五)全流程时长可视化

全流程时长可视化用于实现对入境人员通关时长的实时分析。入境人员疫情传入风险随时间变化而不断变化，且随着入境人员客流量逐步增大，对于风险决策管理的实时性要求非常高，因此，迫切需要对入境人员通关时长与流调时长进行实时的分析及可视化展示，作为入境人员染疫风险分析决策管理的技术支撑。而全流程时长可视化可有效解决这一问题，满足风险分析的实时性要求，提升入境人员通关效率，加强入境人员通关的人文关怀，提高口岸卫生检疫服务满意度。

为满足后台管理人员对全流程时长可视化的有效监控，系统将实现以下功能：

- 根据信息采集系统与流调应用系统的记录，实现入境人员通关全流程时长及各环节时长展示。
- 系统将及时预警入境人员通关时长过长的记录，并及时通知一线人员处置。

• 系统将对流调问答的各环节平均时长进行分析，通过人工智能技术分析耗时过长的环节给予管理员优化建议。

• 系统支持对不同类型人员的通关时长进行统计，对行动不便、孕妇、外籍人士、残障人士等，及时通知一线人员提供针对性服务和关怀。

(六)流调报告分析

流调报告分析是智慧流调管理工作中的重要组成部分，采集上报的流调信息和流调日志记录是核查流调实施质量的重要依据。流调报告分析对入境人员的流调报告按数量、类型、区域、时间等提供多维度、多方位的查询统计功能，能准确反映入境人员流调的实施情况与质量。可在流调报告分析模块实时查看入境人员的流调情况以及分析结果，供后台管理人员及时回溯入境人员的流调结果，促进系统优化和改善，提升人员的积极性和主动性，为科学高效监督和完善入境人员流调工作提供决策依据。

根据流调应用系统记录的流调结果，系统可自动生成对应的流调报告，流调报告分析包括以下功能：

• **流调结果分析功能：**用户可通过大屏展示查看当前流调报告的分析结果，可根据传染病种类进行流调质量分析。

• **支持流调报告在线协同：**支持多方同时在线共享流调报告内容。

• **流调验真分析功能：**支持对智能验真情况进行统计分析。

• **支持流调报告背景水印：**在流调报告查看过程中系统可自动添加工作人员名字作为水印生成报告背景，防止拍照保护信息安全。

• **流调报告实时轮播功能：**后台可实时监控当前流调的完成情况，包括流调报告的完整性、真实性和针对性，可用轮播或查询等方式直观查阅与验证。

• **流调人员趋势：**支持按时间区间查看流调人员趋势，可根据趋势进行卫生检疫部署调整。

• **流调问卷模板：**支持查看当前不同类型流行病的流调问卷配置情况，对过时或不合适的流调问题进行相应调整，提升流调问卷的精准性。

• **流调人群分析：**支持查看不同类型人群整体流调的情况，提前预判各类人群的涉疫趋势。

• **流调地区分析：**支持查看不同地点的入境人员流调趋势，根据需求对不同地点的卫生检疫人员和资源进行合理优化配置。

(七)流行病多维可视化分析

流行病多维可视化分析提供可视化的数据概览，对病种时空维度进展等重点指标进行实时监测，支撑科学决策、指挥和调度。支持折线图、柱状图、饼状图和 GIS 地图等方式，依据对比统计图表法、分区统计图表法等方法的基本原理，采用不同符号标记、不同高度的二维柱状图、不同颜色区分等形式反映流行病数据在不同时间、不同空间的变化情况，突出对比展示各类指标，并且在时间维度可展示对历史病例的追溯和对未来流行病发展的预测，在空间维度方面，通过钻取技术(上钻、下钻)灵活分析国家、省市和区域数据。

流行病多维可视化分析将抓取汇总的各类数据经过数据的过滤清洗与整合，经过分析处

 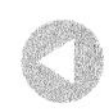

理得到各个地区详细流行病数据。主要对以下信息对象进行可视化：

- **整体流行病数据汇总**：主要字段包括国家名称、流行病类别、现存确诊人数、累计确诊人数、累计疑似人数、累计治愈人数、累计死亡人数等。
- **各国流行病数据汇总**：主要字段包括各国下辖省份名称以及各类流行病现存确诊人数、累计确诊人数、累计疑似人数、累计治愈人数、累计死亡人数等。
- **整体流行病数据分析**：主要字段包括各类流行病现存确诊、新增确诊、治愈率、病死率以及各类流行病病死率 Top10、治愈率 Top10 等。通过流行病数据的对比展示流行病中心区域与其他地区流行病数据差别。
- **各国流行病数据分析**：主要字段包括各国各类流行病现存确诊 Top10 省市、累计确诊 Top10 省市、现存疑似 Top10 省市、治愈率 Top10 省市、死亡率 Top10 省市等。通过各国流行病发展数据分析，展示各类流行病在不同国家的暴发、流行、发展情况。
- **流行病情况汇总大屏展示**：流行病大屏的首屏，重点展示流行病的整体情况、发展趋势、流行病病例的分析及各国流行病数据。以流行病地图、热力图、散点图、折线图、条形图、饼状图等多种图表形式结合，直观地体现从流行病暴发到目前为止的发展趋势以及各项数据之间的差异，做到让用户“即看即懂”，如图 5. 63 所示。

展示大屏基本设置

<table>
<tr><td colspan="6">标题+logo</td><td>时间</td><td>天气</td></tr>
<tr><td colspan="4">疫情信息预警提示</td><td colspan="4">疫情处置信息反馈</td></tr>
<tr><td>疫情传播风险</td><td>疫情变化趋势</td><td rowspan="2">各类疫情数量统计</td><td colspan="2" rowspan="2">疫情分布地图</td><td rowspan="2">各类疫情转化情况</td><td>医院情况</td><td>人员流动情况</td></tr>
<tr><td>舆情热榜</td><td>疫情管控情况</td><td>医疗药品</td><td>交通工具</td></tr>
<tr><td>舆情摘要</td><td>疫情排查检测情况</td><td colspan="2">各国疫情分布统计</td><td colspan="2">各国疫苗接种统计</td><td>医疗物资</td><td>物资调度</td></tr>
</table>

图 5. 63　展示大屏基本设置

以地图展示流行病地理位置相关的数据分析，用地图统计各地区确诊人数的数量。地图上不同地区色块根据数值大小由浅到深渐变，不同的颜色代表大概确诊人数区间，颜色的深浅表示流行病的严重程度，可直观了解高危区域。

以流行病热力图展示区域内流行病严重程度，按照流行病类别进行展示，结合时间轴功能，还能显示流行病传播发展趋势。提供流行病信息查询功能，可查看历史流行病情况。

以折线图反映流行病随时间而变化的趋势，展示流行病暴发、流行、转归、确诊、治愈、死亡人数，并且使用可拖动的时间轴将流行病数据进行动态可视化，生动地展现流行病信息大数据的内容，丰富流行病数据的表现形式。还支持选择图表上的点显示当前横纵坐标对应数值，显示详细的数据信息，如图 5. 64 所示。

以丰富的统计图形展示各项流行病数据的变化趋势，直观地体现出不同指标下的数据差异，比如以条形图显示各类流行病指标的对比关系，以饼状图显示构成比例，以散点图显示流行病影响因素的关系等。

折线图

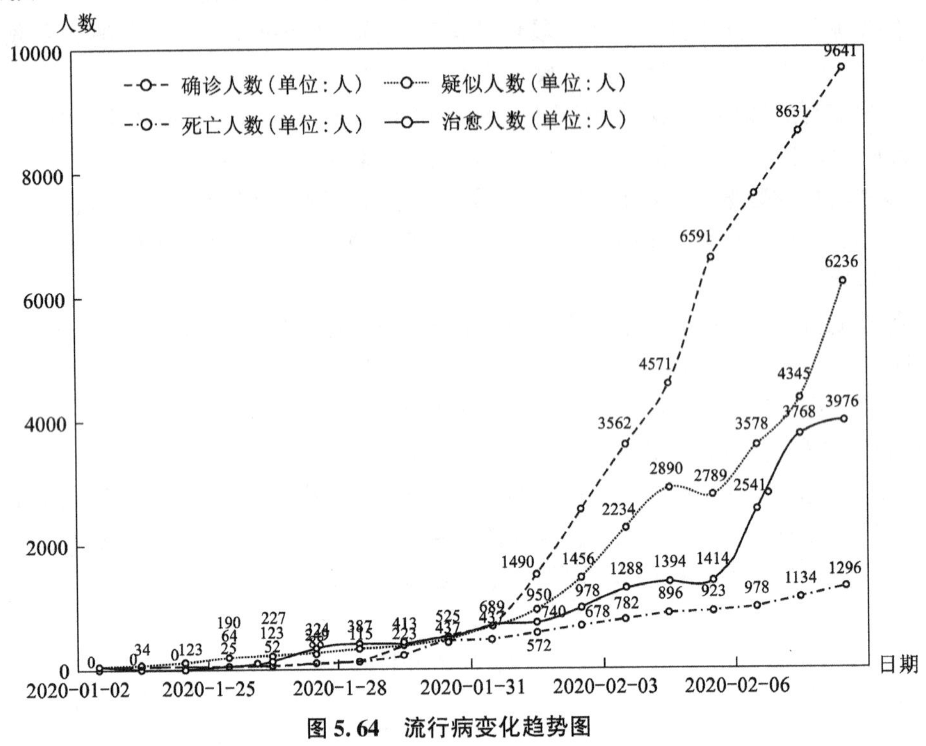

图 5.64　流行病变化趋势图

为了实时展示在时间维度上的人口迁入迁出的情况，并以天为最小时间单位对比迁入迁出的情况，通过日期选择的方法，可灵活对比任意两天的迁入迁出情况。可视化方法采用了地图的方式，将迁入的密集来源地和迁出的主要目的地通过不同的颜色属性进行标度，以线路图的方式动态展示这一效果，对用户而言具有视觉友好性，直观展示出那些可能因为人员的大量流动需要带来的流行病防控压力。同时辅助流行病感染等数据视图展示人口空间移动管控对卫生检疫的积极影响。

根据网络平台相关热点话题下的评论与数据，结合网络平台的语言特点以及流行病相关文本数据的情感特点，构建情感关键词匹配库，并随着话题的变化进行不断的优化补充。基于这个匹配库，对评论进行情感分析，得到公众对于该话题的情感极性表征(分为消极、中性、积极)。可视化方法采用径向堆叠柱图，其中每一个扇形区域对应一个话题，该扇形区域内的红黑蓝三种颜色的径向长分别表示对该话题表达消极、中性、积极情感的评论数，情感分析图如图 5.65 所示。

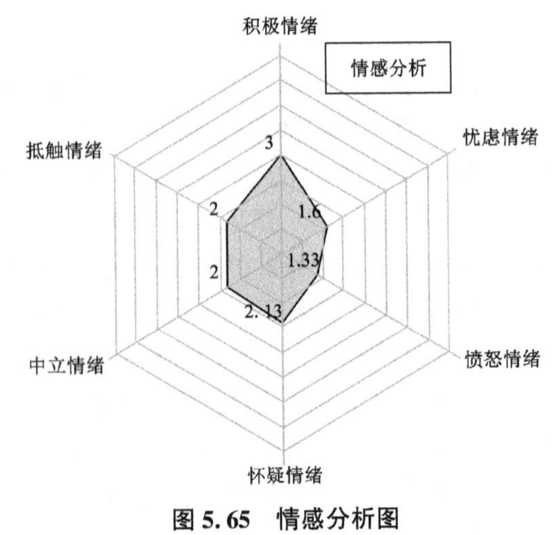

图 5.65　情感分析图

流行病地图主要展示了各国流行病分

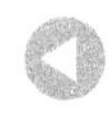

布情况，确诊、治愈、死亡人数随时间的变化情况，地图上色块的深浅可直观展示各区域流行病的严重程度。通过时间轴的动态演示，可观察流行病从开始、传播到暴发、控制的变化。同时，可通过鼠标选择地图观察各区域内流行病的演变情况，方便更进一步了解各区域流行病的发展情况。作为可视化部分的核心图表，流行病地图可实现与其他图表的联动，从多个角度展示流行病信息。可视化方法采用地图下钻的模式，可实现由地图聚焦到各国家地图。同样可通过选择国家地图并与其他图表联动的方式来观察各省市流行病情况，也可通过选择按钮回到国家地图，观察其他国家流行病信息。

第四节　智慧流调系统实施路径

智慧流调系统的实施路径及其开发建议规划为近期、中期、远期三个阶段。

一、近期阶段

主要是在现有的管理要求和流程上，增加智能化和数字化的元素，提高入境人员信息采集、流调等工作的便捷性和准确性。具体措施包括：

● 提供统一的入境健康申报平台，通过网页、手机 App 和微信小程序等方式，入境人员可提前在线填写健康申报表，并生成二维码或条形码等电子证明，方便相关部门快速核验和登记。

● 提供统一的检验平台，通过扫描入境人员的电子证明或身份证件，自动生成采样条码，并与检测机构实时对接，实现检测结果的快速反馈、推送和检验。

● 提供统一的流调平台，通过网页、手机 App 或微信小程序等方式，入境人员可提前在线填写流调表，并生成二维码或条形码等电子证明，方便检疫人员快速核验和登记。同时，利用大数据分析，对入境人员的出发地、中转地、目的地、旅行史、接触史等信息进行风险评估，并根据评估结果提供检疫判定及分类处置建议。

● 提供统一的密切接触者追踪平台，通过手机 App 或微信小程序等方式，根据入境人员开启的位置服务和蓝牙功能，与其他使用同一平台的用户进行匹配，实现密切接触者的自动识别和记录。同时，利用大数据分析，对密切接触者的风险等级和处置措施进行动态调整。

二、中期阶段

主要是在建立入境人员智慧流调系统的基础上，进一步完善和优化系统的功能和性能，提高入境人员信息共享、流行病监测排查、流调等卫生检疫工作的协同性和智能性。具体措施包括：

● 建立统一的入境人员信息管理平台，通过互联网、移动通信、物联网等技术，实现入境人员信息的实时采集、传输、存储、分析和共享，为各部门提供及时、准确、全面的数据支撑。

● 建立统一的流行病监测排查管理平台，通过标准化、自动化、智能化的监测排查流程和设备，实现监测排查的高效率、高质量、高安全性，缩短检测时间和成本，提高检测覆盖率和准确率。

- 建立统一的流调管理平台，通过人工智能、大数据分析、可视化展示等技术，实现流调的快速启动、精准定位、动态追踪、科学评估，为风险判断和防控决策提供科学依据。
- 建立统一的密切接触者管理平台，通过电子围栏、健康码、追踪器等技术，实现密切接触者的精准识别、有效隔离、健康监测、及时干预，防止疫情扩散和反弹。

三、远期阶段

主要是在完善和优化入境人员智慧流调系统的基础上，进一步拓展和创新系统的应用和服务，提高入境人员信息利用、检疫排查、流调等工作的前瞻性和创新性。具体措施包括：

- 建立统一的入境人员信息利用平台，通过数据挖掘、机器学习、知识图谱等技术，实现入境人员信息的深度分析、智能推理、知识发现，为预警预测、政策制定、科学研究等提供数据支持。
- 建立统一的监测排查创新平台，通过生物芯片、基因编辑、纳米技术等技术，实现监测排查的新方法、新技术、新产品的研发和应用，为提高快速检测筛查的灵敏度、特异性、稳定性等提供技术支持。
- 建立统一的流调创新平台，通过云计算、区块链、人工智能等技术，实现流调的新模式、新方法、新工具的研究和应用。

第五节　同行典型应用案例

一、智能病史采集系统

在医院诊疗过程中，常常不可避免地存在不同程度的医生接诊时间短的问题。主要有两方面的原因：一方面是因为就诊病例多；另一方面是因为在有限的接诊时间内，医生还要花费一部分时间来书写病历。接诊时间短会造成医患沟通不充分、病情了解不全面，进一步造成病例看病难、就医体验不好、时间利用率低等问题。随着互联网医疗的发展，电子病历正日益扮演着重要的角色。如何快速准确地记录电子病历，是提高现代医疗效率的关键。在诊疗之外，医生可采用多种医疗服务手段，如远程医疗和移动医疗。目前，随着智能手机的普及，通过便捷的智能医疗服务，医生可较好地掌握病例的病情并提早进行干预。医生可在病例就诊前定制问诊服务，允许病例将自己的健康状况和相关的病情数据添加到病历中，这样医生能更准确地做出判断，这就需要诊前问诊和电子病历相结合。考虑到信息化对于效率提升和科研数据积累方面的意义，资料显示，国内有些医院从几年前就开始大力推进医院信息化的建设，当前已通过电子病历、互联互通等医院信息化评审。在门诊层面，电子病历的覆盖率基本达到100%，这也对临床医生提出了较大的考验，需要每天在处理海量病例、高质量完成诊疗的同时，还要详细进行病历撰写、医嘱开具等文书工作，迫切需要提升某些环节的

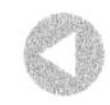

效率，让医生将更多精力集中到临床场景的切入点。病史采集的出现，就是从病例和医生双方的角度去优化就医流程。病史采集的核心是诊前问诊，目的就是在正式就诊前采集病例的患病信息。这样做一方面能够有效利用病例的诊前时间，另一方面能够降低医生了解病例病情的成本，减少医生在电子病历书写上的工作量，从而使医生有更多的时间来思考针对病例的诊疗建议，让医生更加专注于诊断和治疗，提升了医疗服务质量和病例就医体验。

智能病史采集系统应用的核心人工智能技术包括自然语言理解、诊断追问模型、医学知识图谱、自然语言生成。首先通过自然语言理解能力，拆解临床电子病历，把电子病历识别成实体语义、实体属性及从属关系，构建医学模板（Schema Construction）和 QA 问答模型（Question Answer Extraction Model）。基于解析后的电子病历汇总信息，结合临床医生的经验和疾病鉴别诊断体系中标准的诊断思路，以传染病为例，利用随机森林算法进行每个非叶子节点上的特征判断，其中包含多个决策树的分类器，实现引导式追问的效果，如图 5. 66 所示。

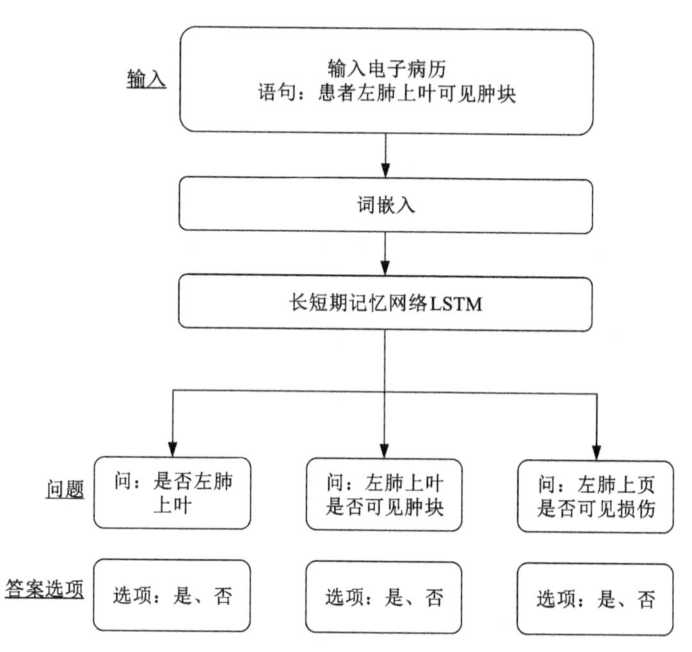

图 5. 66 智能病史采集系统引导式追问

该系统结合经典临床教科书、临床实践指南等当前最佳的循证医学证据，构建专科-传染病-症状的知识图谱，建立不同医学主体术语之间的相互联系，从而完成传染病信息的全局化认知，实现针对某一症状计算机自动化的病情信息采集。依据目标科室的门诊电子病历数据，用作算法训练和分析；临床医生通过医院的数据集和算法分析结果对各科室输出符合科室问诊特点的医学逻辑定义。当采集到足够的病情信息后，可不加以组合地直接呈现给医生。系统参考临床医生的病历书写经验，并按照国家卫生健康委规定的《病历书写与管理规范》将结构化的不同语素连接成句子，组成临床医生认可的门诊电子病历。实际应用起来会让临床医生以为系统后台有一位实时在线的临床医生或临床背景的医学生，因为按这种方法写出来的病历和自己撰写的基本没有差异。总结下来，该系统在人工智能技术亮点层面有

2大特点：

- **模拟医生问诊思维：**通过一问一答的方式将问诊内容在手机端以微信小程序的形式呈现，直接面向病例提供有人工智能内核驱动的智慧服务。自动生成的电子病历符合不同专科临床医生的书写习惯，可直接用于门诊中。
- **具有较强的算法可解释性：**通过知识图谱、专家系统等方式学习提炼，模拟临床医生的问诊和病历撰写能力，让临床医生判断起来没有明显问诊思路的纰漏，并且对比真实场景下生成的电子病历，也具有较高的可用性，不逊于传统的门诊电子病历。

在应用成效方面，该系统嵌入临床诊疗链路，针对在线挂号和院内自助机挂号等病例端使用场景，以及医生门诊工作站的医生端使用场景，都做了深度的系统融合、嵌入。在不影响诊疗主流程的基础上，提升诊疗服务效率，将人工智能智慧化应用通过前置机、H5页面、后台API等工程技术手段，实现了原就诊流程的智慧化升级。

- **病例端：**病例通过微信预约挂号后，即收到填写预问诊内容的消息，点击消息后，后台自动完成身份信息的匹配和核对，引导病例开始预问诊；病例在医院完成挂号的，来到诊区候诊时，在院内自助机上插入实体就诊卡，识别病例身份后点击屏幕"预问诊"按钮，即生成带有用户身份信息的专属小程序码，通过微信扫描后，就可进入预问诊流程，同时完成身份信息的匹配认证。
- **医生端：**在医生接诊填写完预问诊内容的病例时，打开电子病历后，后台匹配病例的身份信息，会自动跳转至预问诊医生端页面，让医生查看提炼好的病历信息。医生在查看系统采集的病史时，可在界面右侧选择或自助输入对系统生成病历的意见，以及对产品设计、操作或使用的建议和想法，后台收集到信息后会进一步对产品进行迭代与优化；除此之外，还通过面对面访谈和远程调查等形式，采集使用过智能病史采集软件的临床医生的主观评价。

二、语音电子病历

语音电子病历系统，现已在国内有所应用（如安徽省立医院等），产品应用科室涉及口腔科、儿科门诊，传染病种类包括口腔科、儿科常见传染病，涉及语音识别、自然语言理解等相关人工智能技术。据不完全统计，通过系统建设，在口腔医学中心，利用语音电子病历系统完成电子病历，大幅提升了科室病历书写效率与规范度。以新型技术手段为依托，院前、院中、院后的工作流程进一步优化，工作效率得以提高，使各类卫生资源得到更合理的利用，既符合全社会信息化的发展趋势，又打破了传统的医院信息化在时间、空间的局限性。依托信息化、智能化来建立"以病例为中心"的新型医疗服务模式，将时间还给医生，将医生还给病例，深入优化门诊流程，高效利用医疗资源，提升了医院服务质量和效率，极大地改善了病例的就医感受。

现阶段大部分医院已经完成了住院电子病历的建设，实现了住院医生站无纸化、信息保存的信息化。但由于门诊人流量、时间、空间及临床医生的关系，门诊电子病历推进非常棘手。门诊是医院服务窗口单位，门诊的服务水平能够体现出医院整体的医疗水平、医疗风貌及人文关怀，是展现医院服务理念的前沿阵地。因此，为病例提供优质的门诊服务已成为医院生存和发展的必要条件。目前，门诊医护人员主要通过手写纸质病历或者通过键盘录入电

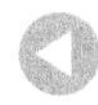

子病历的方式完成病历编写。前者耗费医护人员大量时间，且纸质文档不便于数据的采集、存储和再利用；后者一般通过电子病历编辑器进行自然语言录入或通过结构化模板的方式记录，而模板操作存在大量的点选等复杂操作，且无法覆盖复杂的口腔专科等医学分科。如何能随着治疗过程直接完成病历的录入，或是彻底变革目前的病历录入方式从而极大地提升工作效率，降低门诊病历的书写压力，是门诊医生在日常工作中的主要需求。

应用案例所在的医院作为大型综合性三级甲等医院，门诊病例非常多，医务人员工作门诊病历任务繁重，传统信息化厂商提供的电子病历系统软件，医生使用时过于依赖病历模板，导致病例的病历内容重复度高，且模板操作存在大量的点选等复杂操作容易干扰医生诊疗，而且模板无法覆盖复杂的医学分科，应用效果不佳。门诊医护人员急需通过更加智能的信息输入工具和技术提高门诊病历输入效率，采用语音输入方式进行病历录入，可提高门诊的工作效率、降低医护人员的工作强度，为病例节省就诊时间创造了良好条件，能够增加每天就诊人数，进而提升医院整体服务效能。

在语音电子病历系统构建过程中，利用人工智能核心技术，构建医学知识库，共收集了医院几百万份真实的病历数据，同时包含 60 余本教科书、2 千余篇指南文献等医学专业材料。一方面涵盖共计 9000 余种传染病的概念、病因病理、临床表现、体征、并发症、检查、诊断标准、鉴别诊断、治疗、预后、特殊人群处理等，另一方面也包括 3 万余种药品的用法用量、适应证、注意事项、禁忌、药物相互作用、特殊人群用药、服药等多种不同方面。通过对病历数据与用户使用系统中产生的真实音频数据的训练，建立了定制版的医疗语言模型，并通过和海量语料训练语言模型相互融合获得更好的语言模型，从而保证了医生在真实使用场景中识别准确度越来越精准。利用语音识别引擎技术，提供关键字语音识别和连续语音识别，具备优秀的识别率，提供全面的开发支持及丰富的工具，易于使用。

语音识别最大的挑战是识别背景噪声与不同说话人口语上的差异，针对语音识别应用中面临的方言口音、背景噪声等问题，基于实际业务系统中所收集的涵盖不同方言和不同类型背景噪声的海量语音数据，通过先进的区分性训练方法进行语音建模，使语音识别在复杂应用环境下均有良好的效果表现。在语音的内容提取与分析技术研究方面采用的技术路线分别是：

- **面向口语化风格的声学模型**：针对口语化发声更加多样化的问题，一是计划用万小时以上的海量语音数据进行声学建模，通过收集各种发声风格，提高声学模型对发声变化的覆盖性；二是针对口语化导致的语速快、吞音、回读等问题，采用基于模型域、特征域、特殊音素建模的方法，减少口语化问题的影响；三是采用具有时序建模能力的循环神经网络(RNN)，结合对音素、说话人、环境的预测，进一步提高声学建模能力。
- **面向口语化风格的语言模型**：针对口语对话产生的回读、不通顺、语气词等问题，使用基于字与基于词结合的循环神经网络(RNN)建模技术、语义语言模型技术等逐步减少口语化问题的影响。针对语音转写可充分利用长时信息的特点，采用基于 N-Gram 的篇章级语言模型技术以及基于循环神经网络(RNN)的篇章级自适应技术，进一步提高语言模型建模能力。

语音电子病历系统的建设，是基于一套成熟标准的数据接口协议实现数据的互联互通，避免病例信息、电子病历信息的复制粘贴或者二次录入，需要与院内现有的 HIS、LIS、RIS 等系统进行无缝集成，包括病例数据、电子病历信息、LIS 结果、RIS 报告结果等。对接主要内容包括医生工作站对接、数据接口对接、电子签名接口对接。

在系统的隐私保护、数据保护、医疗风险等方面，系统所有应用数据均存储在院内，可满足信息系统安全等级保护相关要求，同时制定了以下信息安全措施：

- 对电子病历设置保密等级的功能，对操作人员的权限实行分级管理，用户根据权限访问相应保密等级的电子病历资料；
- 当医务人员因工作需要查看相关病例的电子病历资料时，警示使用者要依照规定使用病例电子病历资料；
- 提供对电子病历进行病例匿名化处理的功能，以便在必要情况下保护病例健康情况等隐私。

面向业务系统提供语音服务，使用语音云平台为业务应用程序提供多路并发的语音识别、语音合成、自然语言理解功能，通过架设在语音云平台上的语音应用服务，用户可随时随地获得高质量的语音服务；同时可实现基于桌面平台的语音应用客户端，提供统一的语音应用开发接口，通过该接口用户可方便、快速地开发语音应用。结合成熟的语音识别、语义理解技术，利用特殊的多阵列麦克风，满足在嘈杂的环境中快速转写的需要，基于人工智能能力平台对拾得语音进行实时转录，能够大大提升医生工作效率和医疗文书的规范性，做到所说即所见。系统的建设可大大缩短就医时间，为病例提供安全、便利、优质的诊疗服务，助力解决"看病难、看病贵"等问题。

资料显示，医院对应用较复杂的口腔科使用者进行了调研，医生每天常态化使用电子病历系统；大部分医生使用模板方式书写病历、小部分医生选择用语音模式或"语音+模板"方式录入病历；大多数医生对当前语音电子病历系统表示满意；绝大多数医生表示已不愿再换回传统纸质书写模式，医生总体接受度良好。

通过实施门诊语音电子病历系统，促进医院全面向"智慧医院"迈进，切实体现"以病例为中心"的思想。从简化就医流程、方便病例就医的思路出发，构建语音电子病历系统，总结医院现有信息化优点的基础上，根据医院管理流程和未来医院的发展模式，结合智慧医疗未来发展趋势，利用新兴技术手段对医疗活动各阶段进行优化，达到模式先进、流程优化、管理配套、支撑有力、运作高效的效果，使数字化建设真正融入并成为医院改进业务流程、合理配置资源、降低质量成本、提升服务质量的核心环节，实现"大智慧、大医疗、大卫生、大发展"的宏伟目标。

三、人工智能助力疫情监测

在人流聚集区域的公共场所环境相对复杂，采用传统的手持式"额温枪""耳温枪"难以满足需求，面对密集人流，高铁站、机场等不少交通枢纽都增加了 5G+红外热成像体温检测仪，以快速检测出体温异常的旅客。这类设备通过非接触式红外测温方式，将物体发射的红外线具有的辐射能转变成电信号，根据电信号的大小确定物体的温度。可对大规模移动人群进行快速、精准的体温测定，使得管理人员可通过画面上呈现出的不同颜色，直接判断"异常温度"。当有人员体温超过告警温度阈值，如疑似发烧时，设备将告警，提醒人员进行进一步检查，与传统人工测温相比，红外测温仪不但可 24 小时不间断工作，更高效便捷，还能在很大程度上降低接触性传染的概率。为避免背景温度或旅客携带的高温物品误触警报，浪费检测的人力且阻碍通行效率，不少企业已提出运用人工智能技术，精准识别检测区域内的旅客，与周围环境切割开来。同时借助高速率、低时延的5G网络，以快速热成像技术配合环境数据算法，将数据回传到大屏或疾控中心、指挥中心，实现规模化人群快速精准体温筛查和数据记录。测温精度可达±(0.1~0.3)℃。

四、VTE预警系统

静脉血栓栓塞症(Venous Thrombosis Embolism，VTE)预警系统基于医疗大数据，面向静脉血栓栓塞症用户提供辅助决策方案。该系统从医疗数据入手，专注于医疗数据的挖掘与分析、医学术语的分析与处理，依托人工智能技术，基于医学自然语言处理的智能化预测及辅助诊疗系统，改善了以往手工填写风险评估量表的模式，通过提取与静脉血栓风险相关的指标变量，建立风险评估模型，借助自然语言处理技术从既往病史、检查报告、病理报告、临床诊断、手术记录识别出指标信息，通过归一化处理、逻辑推理等操作，实现自动量表评分，大幅提升效率和效果。VTE预警系统面向医务人员提供智能化辅助决策，根据病例病症指标、医学知识图谱等数据提供预防措施或者治疗建议；面向管理者提供科学合理的医疗质控平台，优化院内医疗资源分配，提升单病种质量管理；面向科研人员提供一体化互动平台，提升精准医学研究能力。

国内外数据显示，VTE是第三大致死性血管性疾病，40%~60%病例存在着VTE的风险，全球每年每16秒就有1人发生VTE，而每37秒就有1人因VTE死亡，每年全球超过8.43万病例死于VTE或相关并发症，呈现发病率高、误诊漏诊率高、死亡率高三大特点，成为医务人员和医院管理者面临的严峻考验。目前，国内关于VTE防治仍处于探索阶段，尚未形成统一的诊疗路径。由于缺少VTE风险评估机制、缺少肺栓塞(PE)处理的应急预案，VTE主动预防和规范处理比率低，住院病例致死性PE发生率高，甚至引发纠纷。

自2014年我国开展VTE风险控制行动以来，大部分医院都已启动相应的VTE防治机制。但从防治效果来看，各级医院在住院病例VTE风险评估预警、预防诊疗和质量监控等方面仍存在诸多问题。

在治疗过程中，由于未能及时掌握病例的某些信息，仅按照评分结果使用某些抗凝药物，将增加病例的出血风险，尤其是合并使用抗凝、抗血小板或溶栓等药物，接受手术、腰穿和硬膜外麻醉等有创诊疗操作，合并活动性出血、既往颅内出血史或大出血史、未控制的高血压或可能导致严重出血的颅内传染病等基础传染病，或高龄、凝血功能障碍、血小板异常等病例。在病例病情涉及多学科时，由于对跨学科情况不够了解，更增加了医疗风险，VTE也是其中的风险之一，稍有疏忽，便会出现不可弥补的错误，这也是涉及多学科病例难入院的原因之一。另外，不同病例、不同分级、不同专科，对应预防诊疗方案各不相同。市场上尚缺乏能够实现从VTE评估、预防、诊治和质控全过程闭环的智能化分析软件产品解决方案。因此，为增强住院病例临床VTE防治能力、诊疗质量，解放军总医院卫勤部与企业联合设计研发了VTE风险评估与预警监控系统。

VTE预警系统是一种采用人工智能技术实现疾病预测干预的系统，利用自然语言识别、数据挖掘和机器学习等人工智能技术，应用文本挖掘、语义分析技术深度分析HIS中的医疗文书、诊断、手术、检查检验、医嘱等相关高危致病信息，将非结构化文本形式的病历数据变成可用于统计、查询和分析的结构化数据。该系统可实现：

- 利用智能化、自动化 VTE 预警风险评估技术开展全样本筛查，有效预测在院病历的 VTE 风险等级，准确地筛查出高危病历；
- 根据风险级别、出血风险、病历特征等信息生成个性化的预防措施以及针对性的治疗方案，从而实现 VTE 的早评估、早预防、早诊断和早治疗；
- 基于临床路径方法建立标准化干预诊疗路径，实现病例评估、预防、诊断、治疗等全过程各个节点的全面质控；
- 智能生成质控专题报告，进一步丰富完善了医院病种质量全面管理体系。

VTE 预警系统改变了传统病种质量管理模式，基于循证医学模式，探索研究标准化 VTE 诊疗路径，实现了信息化全程监管，市场需求潜力巨大，具有广阔的应用前景。

五、基于远程语音体征监测机器人的健康管理系统

基于远程语音体征监测机器人的居家健康管理系统，目前已经在试点医院（镇江市第四人民医院）及镇江市辖市区内 50 多个社区落地应用。涉及本体知识库构建、知识图谱、语音体征采集等相关人工智能技术。通过系统的建设，解决妇幼家庭健康管理的困扰，通过远程语音机器人监测居家居民的健康体征数据，上传存储于卫生健康管理机构，衔接居民健康管理中心、各级医疗机构、社区卫生服务中心、居民及行政主管部门，实现居民健康管理信息的居家采集、转换、上传、存储与加载，形成统一存储管理的个人健康数据中心，同时融合个人医疗康复数据后形成个人健康管理档案。语音功能替代人工进行健康教育与健康随访工作，为孕妇和社区实现了个人健康管理信息系统的互联互通与数据共享。

系统注重从改善用户体验入手，主要面向备孕、怀孕、待产、生产、产后康复的妇女开展健康服务，通过语音技术实现语音体征采集、健康状态监测、健康知识宣教、跟踪随访、量表评估及居家陪护等全过程远程居家健康管理服务。系统使用的技术包括：

- **本体知识库 OWL 构建技术：**在健康管理系统本体知识库的构建过程中，收集相关权威医学知识（健康教育、营养处方、运动处方、血糖标准、并发症等），并结合医院近 20 万份电子病历数据，运用信息抽取技术结合医学领域特征对文献进行关键词提取、概念关系抽取，运用本体构建技术将信息以本体的形式存储，并构建概念间的规则，通过推理机智能推理，以此构建本体知识库。
- **语音识别体征录入技术：**通过智能语音机器人中转实现血压、心率、体重、体温、血糖等基础个人健康体征数据的采集、识别、清洗与上传存储，实现体征数据的语音化录入，解决居家或远程管理时基础体征数据难获取、体验差的困局，突破以往居家远程监测前端数据获取难的不足，解决传统的蓝牙连接匹配困难，设备、型号、版本互不通用的缺点，实现不同健康体征设备统一数据上传，提升用户体验，使健康管理机构管理效果得到提高与居民健康得到保证。
- **健康状态智能辨识技术：**居民自助测量体征状态，通过设备播报或由被测者语音复述体征值，经过机器人语音识别，进行数据采集、清洗、采样、转换、加载并上传至个人健康档案，系统将个人体征数据与健康模型阈值进行匹配辨识，自动判别体征数据的差异，并给出不同可能的健康状态，进而提供建议方案供测量者进行健康管理参考，或作为选择就医的依

据。实现健康状态的预测、预警功能。

• **精准知识推送技术：**通过云平台与大数据技术，将老年保健知识、慢性病保健知识、妇幼保健知识及常见病健康管理等集中云部署，实现知识互通与共享服务。通过对接院内信息系统及病例在平台上的使用信息等为病例画像，基于临床医学知识库和宣教知识库，应用智能计算引擎，运算出病例对宣教、随访、就医提醒等的需求，实现自动化、场景化精准推送。

该系统的所有数据均存储在院内，需要利用数据进行科研时，可将病例的隐私信息进行脱敏处理。

通过人工智能自然语言处理等技术，形成医疗概念、术语、实体关系。从场景应用的角度来看，用户居家时就能够远程提交体征数据，解决了前端数据获取困难的问题。用户可随时录入体征数据，体征数据收集更加简便，从原先录入体征需要 15 分钟，缩减到现在只需要 8 分钟，提升效率将近达 100%。

六、新冠肺炎流行病学智能采集系统

流调作为新冠疫情防控期间的重要手段，对于锁定感染者、搜索密切接触者以及梳理传播链条发挥着不可替代的作用。疫情期间全国多个地区先后启动重大突发公共卫生事件一级响应机制时，各地传染病预防控制机构派出流行病学专业人员，深入现场展开流调和疫情分析，与病例面对面交流，询问病例发病前后的暴露情况、接触情况、活动轨迹以及就医情况，寻找与传染源以及传播途径有关的蛛丝马迹，为判定密切接触者并采取隔离措施、划定消毒范围提供依据。然而，随着确诊病例不断增多，疫情进入暴发期后，持续及多点位的流调工作使得流调人员的工作量极大增加。传统的人工问卷流调方式暴露出效率低、准确性差、数据传输不及时和利用率低等诸多问题。此外，新冠病毒以呼吸道飞沫传播和密切接触传播为主要传播途径，传统的信息采集方式无法避免与流调对象的大量交流与接触，增加了现场流调人员交叉感染的风险。因此，开发一种针对新冠病毒的流行病学智能采集系统，将现场流调工作中的信息收集流程智能化、标准化，帮助流调人员及时收集完备信息的同时最大限度地减少人员之间的交流与接触，将极大地提升流调工作效率，避免交叉感染，遏制疫情蔓延。

（一）流行病学智能采集系统技术架构

新冠病毒流行病学智能采集系统利用智能人机交互技术，根据《中华人民共和国传染病防治法》《突发公共卫生应急条例》等文件要求，并结合现场实践建立标准化的流行病学信息收集模板，构建文字与图片智能识别平台，并实现结构化信息与预设模板的自动映射与分析，为流行病学现场调查提供更加智能高效的信息采集模式。

智能人机交互系统的核心是人机对话服务引擎，主要由对话管理系统、知识库管理系统及人工智能技术管理系统三部分组成。前端可根据现场需要采用智能手机 App、智能平板 App 等为载体，如图 5.67 所示。

• **对话管理系统：**对话逻辑模块负责生成问题，通过与后台知识库管理系统交互获得新的问题。对话交互模块负责展示问题并回收答案，同时负责与人工智能技术管理系统进行交互，调用对应的接口获得识别结果。健康报告模块负责将所有对话内容转换为符合相关文件

各级疾控中心信息系统平台

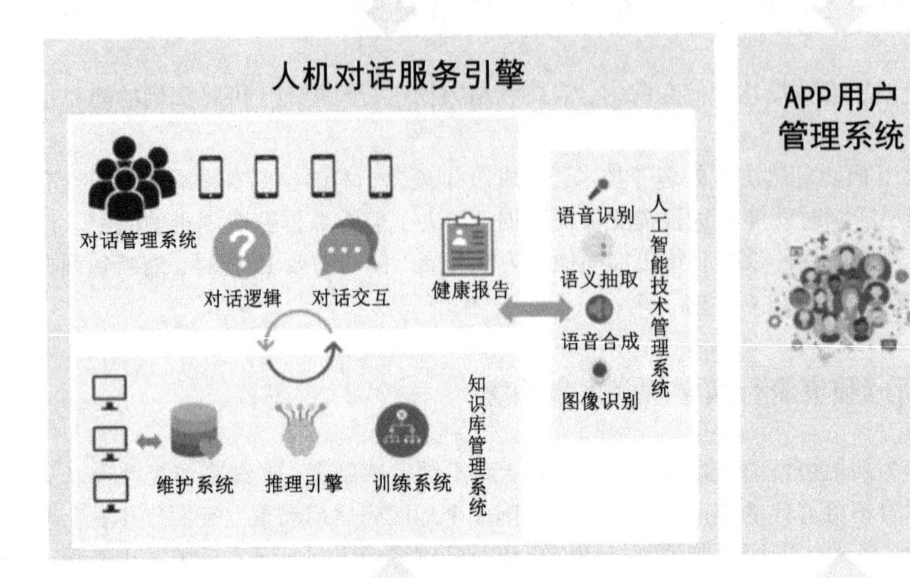

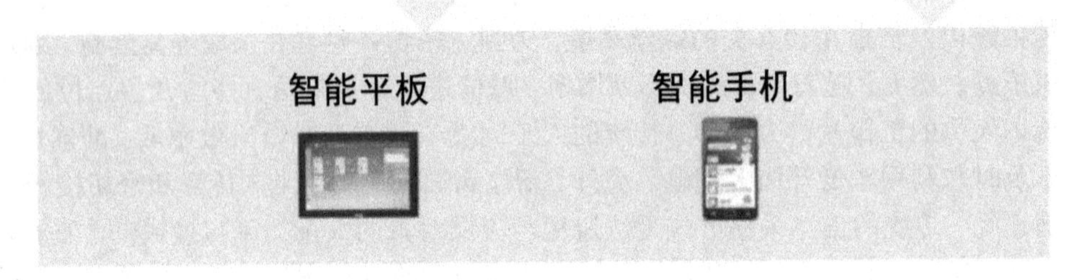

图 5.67　流行病学智能采集系统技术架构

规范的流调报告或表单。

- **知识库管理系统：**知识库管理系统以服务器的形式供前端访问。知识库维护系统负责流行病学知识库的创建、读取、更新和删除操作。知识库推理引擎负责返回问题结构体，供移动端对话逻辑模块调用。知识库模型训练系统利用机器学习算法，基于知识库结构，训练高效的推理算法，以最简洁的问题得到最完善的流调信息，该过程在服务器端自行完成训练。
- **人工智能技术管理系统：**图像识别、语音识别与合成调用相应的语音和(或)图像服务API 完成。语义抽取接口负责识别病例表述中的症状、体征、暴露史等相关内容，转换为语义结构体。

(二)流行病学智能采集系统功能模块

新冠病毒流行病学智能采集系统集流行病学信息采集、化验单拍照识别、流调报告和(或)表单自动生成以及疫情资料智能归档等功能于一体，支持语音输入、点选、普通输入法输入及手写识别等多模态交互方式。

- **人机对话进行信息采集：**系统模仿流调人员以自然对话的形式进行多轮友好的引导式问答，根据每个问题的性质(单选题、多选题及开放式等)提供相对应的最便捷的交互方式(点选、语音输入等)，快速和全面收集病例发病与就诊情况、暴露史、危险因素以及密切接触者等重要信息，并进行结构化存储，为寻找传染源、梳理传播链条、锁定密切接触者、控制疫情传播范围等工作提供有力的数据支持。智能人机交互模式不仅可最大限度地减少流调人员与流调对象不必要的接触，降低交叉感染风险，还可提高数据准确性与规范性，提高个案流调质量。
- **人员信息采集：**提供的智能图像识别功能可对任何一类有固定格式的单据拍照扫描，快速完成姓名、身份证号、性别、家庭住址、联系方式等关键信息采集，实现数据结构化、信息分类，形成数据库，检索、整合、统计、分析都更加方便，极大提高了信息采集工作效率。同时，确保资料原件保存的安全和完整。
- **化验单拍照识别：**对于已完成的实验室检测，流调对象可通过拍照上传检测结果。系统利用图像处理和文字识别技术，对用户上传的化验单进行自动识别和结构化转换，通过图像增强和自动校准技术，对用户拍摄的照片清晰度和几何畸变进行智能优化。通过OCR技术和版式智能分析技术自动分析化验单表格相关字段，并将识别结果映射到结构化表格中进行保存。
- **流调报告和(或)表单自动生成：**根据所采集的病例基本信息、发病与就诊以及危险因素与暴露史等内容，自动进行结构化映射，生成规范的新冠病毒感染病例个案流调表或流调报告。采集的所有数据可与流调信息系统对接，并同步至电脑端，流调人员可在电脑端进行调阅、审核与修订，无须重复录入，优化采集流程，提高工作效率。
- **疫情资料智能归档：**按相关要求对所采集数据进行自动化归档，实现对海量数据的存储管理。疫情资料具备重要的医学研究价值，通过对疫情资料的分析、查证，有助于探究突发公共卫生事件的发生预兆和成因，规范突发公共卫生事件的处置方法，为科学防范和控制突发公共卫生事件提供科学依据。

(三)人工智能技术辅助流调工作带来的变革

新冠病毒流行病学智能采集系统打破传统的单一信息采集模式，将多模态的移动端智能人机交互方式应用到现场流调的实际场景中，解决流调工作中信息采集效率低、准确性差、数据利用率与安全性不足以及交叉感染风险高等问题，让信息采集变得更加智能、高效、安全且便捷。系统所开发的人机对话与信息结构化算法引擎，可准确理解病例描述的病情信息，引导病例以自然对话的形式完成信息采集，并进行结构化映射，在疫情期间的流调工作中发挥重要作用，在日常的导诊、预问诊、随访及满意度调查等诸多医疗场景中也可发挥重要的应用价值。

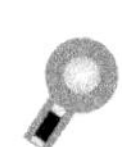

本章小结

智慧流调系统可提高入境人员信息的采集、传输、存储、分析、共享的质量和效率，为各部门提供及时、准确、全面的数据支撑，便于及时发现和控制疫情风险，提高口岸入境人员流调的标准化、自动化和智能化水平。可提高排查覆盖率和准确率，并缩短通关时间、降低人力物力成本，提升国门安全防控能力和服务水平。可增强流调的快速启动、精准定位、动态追踪和科学评估能力，为风险研判和防控决策提供科学依据，实现早发现、早报告、早隔离、早处置。可提高密切接触者的精准识别、有效隔离、健康监测和及时干预能力，防止疫情扩散和反弹，保障入境人员和社会公众的健康安全。

本章首先介绍了入境人员流调系统的背景、国内外现状和研究意义。并在此基础上对智慧流调相关技术进行了分析。基于当前的主流技术，本章提出了智慧流调系统的研发设计框架，包括总体架构、流调信息采集系统、流调应用系统、智能研判系统和决策分析系统。本章对各系统进行了功能设计，根据系统对业务的提升价值、实施难度和前后关联关系，把实施路径规划为近期、中期、远期三个阶段，并阐述了每个阶段的建设内容。最后介绍了部分同行典型应用案例，供读者学习、借鉴和参考。

第六章

机遇与挑战

2020年出现并肆虐全球的新冠疫情，成为人类历史上范围最广、蔓延最快、最为严重的公共卫生危机，而像新冠这样的传染病疫情，以前出现过，以后可能还会出现，人类仍然不可避免地需要去竭尽全力地寻找防控办法。而作为数字时代和第四次工业革命核心技术的人工智能必将发挥不可替代的重要作用。然而，科技发展是一柄双刃剑，将人工智能技术应用到流调等疫情防控工作中既带来了发展机遇，随之也带来了风险挑战。本章将从疫情防控、技术路径、发展环境三个方面分别阐释人工智能应用到流行病学调查中所面临的机遇和挑战，以期更好地去拥抱机遇并直面挑战，使人工智能成为疫情防控领域，尤其是入境人员流行病学调查工作中的神弓利剑。

第一节　面临的机遇

一、疫情防控上，流行病学调查成为重要利器

流行病学是公共卫生和临床医学共同的一门面向群体的基础学科，它作为理论基础关系到战略全局。在突发公共卫生事件暴发时，现场调查是疫情防控中非常基础性的工作，基于它所提出的公共卫生决策建议常常事关全局。因此流行病学调查工作的成效，将直接影响疫情防控的成败。

（一）新冠疫情防控中流行病学调查作用突出

2020年暴发的新冠疫情为近百年来全球发生的最严重的传染病大流行，截至2023年10月25日，全球已报告确诊病例超过6.96亿例，死亡病例超过693万例。在这场疫情防控中，流行病学调查发挥了至关重要的作用，主要表现在：

一是开展病毒溯源。病毒溯源对于揭示病毒来源及其进化规律、消除疫情源头、防止疫情扩散非常重要，也是通过溯源去发现病毒来源、研究进化过程及传播规律，并最终战胜病毒的根本出路。自新冠肺炎暴发以来，为发现病毒传染规律、切断传染途径，急需弄清“这个病毒是什么”以及“病毒从哪里来”这两个问题，即病原鉴定和病原溯源。由于基因测序技术

的进步，本次快速而准确地发现了新冠病毒这一病原体。

二是监测和研判疫情。新冠病毒作为新发病毒，人们对其传播性知之甚少，2020 年 1 月，流行病学家们开始报告建模研究的结果，指出实际感染的病例数要比公布的数量高很多，这些研究发现，新冠肺炎的基本传染数(R_0)在 2 到 4 之间(R_0 指在没有外部介入且人群没有获得性免疫力的情况下，每个得了某种传染病的人，会平均传染给多少个人)。这些研究还估计了一些关键参数，以了解该病毒的流行潜力，包括平均潜伏期、重症患者占比等。很早就有研究指出，60 岁以上人群的风险显著高于年轻人群，一些数据估计，80 岁以上的感染者，死亡率将超过十分之一。疫情出现的最初几周数据有限，但随着更多数据汇集，研究者发现无症状感染者也会传播病毒，疫情很有可能会成为大流行。2020 年 1 月底，WHO 宣布新冠疫情为“国际关注的突发公共卫生事件”，并向各国提供公共卫生相关建议，包括检测和隔离感染者，追踪感染者轨迹，并隔离接触者。而这些举措，部分就是基于传染病暴发后所做的流行病学研究结果。

三是评估防控成效。2020 年 12 月，中国疾控中心组织完成全国新冠病毒血清流行病学调查和分析，旨在了解新冠病毒不同流行水平地区普通人群新冠病毒感染情况，加深对新冠病毒感染特征的科学认识，评估我国疫情防控效果，此次调查涵盖三类地区，包括武汉市、湖北武汉之外市州以及湖北之外六个省份(北京、辽宁、上海、江苏、广东和四川)，采用抽样调查设计选取社区人群 3.4 万余人，通过检测调查对象的血清新冠病毒抗体，估计人群中新冠病毒的感染水平。调查采用横断面调查方法，调查时点选取我国遏制第一波新冠疫情的一个月后开展。调查发现武汉地区的社区人群新冠抗体阳性率 4.43%，湖北武汉外市州抗体阳性率 0.44%，而湖北之外六省份的 1.2 万余人中仅检测到 2 例抗体阳性，阳性率极低。曾接触过新冠病毒感染确诊病例的人群抗体阳性率明显高于其他人群，中老年人群抗体阳性率高于其他年龄段人群。调查结果显示，我国人群总体处于低感染水平，表明以武汉为主战场的疫情控制取得成功，有效防止了疫情大规模扩散。

四是评估措施效果。流行病学调查也用于遏制新冠病毒传播措施的评估。新冠防控措施主要有洗手、戴口罩和物理隔离等社会预防措施，禁止集聚、关闭机构、限制出行、居家隔离、入境隔离等社会管控措施，还有隔离病例、管理密切接触者等高风险人员，以及接种疫苗等措施，这些措施根据实际疫情形势的不同，同时或分别或重点采用，流行病学调查则可以对这些措施进行评估，这些评估可以分为事前评估、事中评估和事后评估。钟南山院士团队与腾讯公司利用大数据与人工智能技术，定量评估不同公共防控政策对新冠疫情的控制效果，开发了一种新的反事实推理模型框架，通过引入隐含交互因子项，最大限度排除了随时间变化的混杂因素的影响，对包含 145 个国家和地区、8 种公共防控政策的动态数据进行更加准确且符合真实世界运转的量化分析，研究结果表明，更快、更精准地实施疫情防控，才能有效遏制新冠疫情的发展，取消公共活动、关闭学校、关闭工作场所 3 项措施对疫情控制效果更为显著。这也是新冠防控领域首次引入该技术进行研究。

五是开展疫情调查。这在新冠疫情期间运用最多，尤其在集聚性疫情处置中发挥重要作用。新冠疫情暴发之初，流行病学调查证实新冠病毒可以通过飞沫传播、手污染传播、气溶胶传播，证实了新冠肺炎和传染性非典型肺炎(SARS)不同，在潜伏期就有传染性，并测评了新冠病毒的潜伏期是 1~14 天，而常见潜伏期是 3~7 天，因此提出了 14 天隔离期的建议。14 天隔离期在中国实行以后，也成为世界标准，这是中国流行病学对世界做出的贡献。

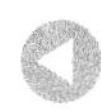

2020 年 6 月，北京出现新一波新冠疫情，经过现场流行病学调查，结合大数据分析，新发地市场被迅速锁定为传染源，当时最初的病例是在新发地社区以外的社区，而能迅速封闭新发地市场，也反映出流行病学调查的迅速高效，这为北京疫情控制争取了宝贵的时间。从 2021 年 8 月起，我国就开始进入了全链条精准防控的“动态清零”阶段。这个阶段的防控目标是尽量减少疫情发生，在疫情发生后，要高效处置散发病例和集聚性疫情，力争在一个最长潜伏期内防控住疫情，以最小的社会成本获得最大的防控成效。精准防控的科学内涵：一是要精准开展流行病学调查。只有精准的流行病学调查，加上大数据和相关技术的结合，才能对传染源的判定、传播范围的判定、疫区的划分、疫情态势的走向做到比较科学和客观的判定。二是要精准地开展疾病的监测和检测。三是要精准地划定疫区范围。四是要精准地划定密切接触者，并实施精准管理。因此流行病学调查在“动态清零”防控策略中发挥了基础和关键的作用。

（二）流行病学调查精确支撑传染病防控

2003 年传染性非典型肺炎流行期间，流行病学调查的目的主要是：①核实诊断，查找传染源和传播途径；②追踪和管理病例的密切接触者，防止疾病的进一步传播；③掌握疫情的动态变化和影响因素，为疫情发展趋势的科学预测提供数据；④监测和评价疫情预防和控制措施落实情况和效果，发现疫情控制工作的薄弱环节，为疫情控制工作的指挥、决策和实施提供信息支持，为制定和完善疫情控制策略和措施提供科学依据；⑤为最终阐明疾病自然史、流行病学特征及规律提供研究线索，为今后应对类似突发不明原因疾病积累经验。工作程序包括病例的个案调查和对接触者的追踪和管理。

而在 2020 年新冠疫情防控期间，流行病学调查的主要目的是：①调查病例的感染来源和传播风险范围，判定密切接触者等风险人员和风险区域；②开展疫情形势分析和风险研判，提出防控建议；③开展疾病传播特征、重点场所感染风险点等专题调查，为加深疾病的认识，解决防控中存在问题和调整防控措施等提供科学依据。

对比以上目的可以看出，2020 年新冠流行病学调查减少了核实诊断，查找传染源和传播途径这一目的，原因在于新冠病原体和传播途径在疫情之初就已确定。对比 2003 年传染性非典型肺炎流行病学调查，2020 年新冠流行病学调查更加精确，对疫情防控的精准支撑更加明显。主要表现在：

1. 组织更加系统

传染性非典型肺炎期间，县区级疾控机构或省级卫生行政部门指定的疾控机构在最短时间内派出流行病学调查人员，每个病例的调查由两人共同完成。新型冠状病毒感染期间，成立国家、省、地市三级流调溯源工作组织，现场流调溯源专班（工作组）下设综合协调组、信息流转组、现场流调组、分析研判组、溯源组若干工作组，各组根据工作实际再设立工作小组，各组职责清晰，分工合作。

2. 流调更加规范

传染性非典型肺炎期间，对病例进行个案调查时，尽可能由病人自己回答调查者所提的问题，收治病人的医疗机构和医护人员要积极配合，并如实提供病人相关诊疗资料。如病人因病情较重或已死亡，无法实施对病人的直接调查时，应通过其亲友、同事或其他知情人了解情况，完成调查。新冠疫情期间个案调查时，对于发现早、病例数少、没有发生社区持续传播的疫情，快速开展精准流调。通过电话调查、现场勘查等方式，应用大数据等多部门协同手段，2 小时内就可以提供阳性人员近 7 天内或暴露时间后（有明确感染来源）的主要活动轨迹信息，4 小时内完成流调个案核心信息，24 小时内完成初步流行病学调查报告。

3. 手段更加全面

传染性非典型肺炎期间的流行病学调查，只能依靠问询方式，真假难以鉴别。新冠期间，可以应用大数据等多部门协同手段，现场流调小组由公安门部、卫生健康管理部门、工业信息化部门（简称"三公（工）"）组成，根据工作分工开展工作，采取现场流调和电话流调相结合的方式开展流行病学调查。为提高流调效率，最短时间内查找密切接触者，中国信息通信研究院还开发出依托手机信令、低功耗蓝牙定位的行程卡软件，该软件可以用来判定、查询近 7 天左右漫游地及附近是否有确诊病例，也可以查询案例一段时间内的行程信息，有助于尽快确定高风险场所。

4. 排查更加精细

对密切接触者的排查，传染性非典型肺炎期间是根据调查获得的与病例接触的方式、频度、场合、场所等详细情况和已经明确的该疾病传播方式和传播特点的有关知识，对接触者受到感染的危险性进行分析和判断。新冠疫情期间的排查是根据病例行动轨迹和流调信息，利用"三公（工）"机制协同多部门技术手段和大数据信息支撑，由公共卫生专业技术人员快速精准判定密切接触者、密接的密接及涉疫场所暴露人员等风险人员。优先判定和管理与病例接触频繁、持续时间长等感染风险较高的密切接触者。对于人员较为密集复杂的病例活动场所（如餐厅、娱乐场所、超市等密闭空间场所），可适度扩大密切接触者判定范围。对与感染风险较高的密切接触者同住、同餐、同工作（学习）、同娱乐（如棋牌、卡拉 OK）等长时间密切接触人员判定为密接的密接。若密切接触者的核酸检测阳性，发现密接的密接曾经接触过病例或确定涉疫场所暴露人员与病例有密切接触，经评估后及时将密接的密接调整为密切接触者，并对其开展调查，判定密接的密接。与疑似病例、确诊病例和无症状感染者共同暴露于婚（丧）宴、餐馆、超市、商场、农贸（集贸）市场等人员密集和密闭场所，但不符合密切接触者、密接的密接判定原则的涉疫场所暴露人员，经风险评估对感染风险较高的人员采取核酸检测措施，在判定后的第 1、3 天各开展一次核酸检测。

5. 研判更加准确

传染性非典型肺炎期间现场流行病学调查和风险研判均由个案调查信息来研判，而新冠期间，要综合现场流调、病例临床信息、风险人员排查管控情况、区域核酸筛查实时结果等多源信息，开展疫情形势分析和风险研判，提出防控建议。具体工作内容包括全面分析疫情概况、病例"三间分布"、新增病例发现途径、病例发现及时性、活动范围及场所、接触人员数量、感染来源和病例间传播关系等，结合防控措施落实情况，对疫情进展、态势、特征、风险等进行综合研判，提出疫情传播风险点和防控中存在的问题，提出防控建议。

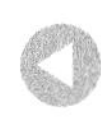

6. 报告更加及时

传染性非典型肺炎期间，病例和密切接触者的流行病学调查资料实行计算机个案化管理，调查表的数据库要逐级上报至中国疾控中心。新冠疫情期间，要登录中国疾病预防控制信息系统监测报告管理中“流病调查”模块，填报核心信息，上传个案流调报告 word 版，并根据进展动态更新流调报告。出现聚集性疫情后，辖区疾控机构要通过突发公共卫生事件报告管理信息系统在 2 小时内进行网络直报，事件级别选择“未分级”。并可根据对事件的调查评估，及时进行调整并报告。聚集性疫情调查结果按照《国家突发公共卫生事件相关信息报告管理工作规范(试行)》的要求，填报事件的基本信息、初次、进展和结案报告。

(三)流行病学调查拥抱新技术应用

新中国成立以来，流行病学作为理论和应用交叉学科的优势得以充分发挥和应用，流行病学为我国传染病的防控做出了卓越贡献。1958 年连志浩教授运用“三间分布”的原理成功发现锡伯族人群晒干的发酵馒头“米送乎乎”中存在的肉毒杆菌是“察布查尔病”的元凶。1972 年苏德隆教授通过流行病学现场调查结合 Koch 病因推断的准则，证实了桑毛虫的毒毛是上海市数十万人急性皮炎流行的病源。鼠疫、霍乱、血吸虫病和黑热病的成功控制以及上海市甲型肝炎流行的控制都是将流行病学理论应用于防控实践的典范。近年来，随着信息技术的飞速进步以及疫情防控的变化，流行病学调查出现了新的应用、新的思维。主要有：

1. 大数据在流行病学调查中的运用

1)大数据支撑流行病学现场调查

传染病防控的关键是发现感染者和密切接触者，通过收治和物理隔离等手段切断传染链，其基础工作在于科学、准确的流行病学调查，掌握流行病病例发病情况、暴露史、接触史等流行病学相关信息，而这一切工作的成效都将因大数据技术的支撑而获得极大的提升。在新冠疫情中，国家卫生健康委组织制定了《新型冠状病毒感染的肺炎流行病学调查方案》，通过流行病学调查去锁定感染者、识别密切接触者、明晰病毒传播路径。但是，流行病学调查需要大量耗时费力的现场调查工作，而许多基层疾控机构普遍存在人力和能力不足等问题。同时，只有全面精准地采集当事人乘坐的交通工具、旅行行程及轨迹、流行病史、参加亲朋聚会地点和接触人员等个人信息，才能满足疫情防控的需要。而现实生活中，流行病学调查的科学、严谨要求也往往会面临各种主观和客观因素的干扰，从而使调查获得的大量信息真假难辨，无疑会对后期研判和防控产生不利影响，甚至会带来一定的误判风险。在调查中，被调查的当事人可能处于病情危重状态，意识思维不清或表达逻辑混乱等现象，一些主观回忆信息存在谬误也在所难免，甚至会有个别当事人故意隐瞒真实信息或提供虚假信息。因此，流行病学现场调查取得的大量信息即使经过比较科学的筛选、甄别、清洗和推理，有时也很难完全复原真实的场景，甚至会产生信息遗漏。

在“互联网+”已广泛应用的当下，流行病学现场调查可以广泛运用大数据等技术，对当事人或知情者提供的有效信息进行甄别和综合梳理分析、多源数据对碰比较，不仅可以准确掌握当事人的数据信息，甚至其准确度可能比当事人本人直接提供的还要高。正如李兰娟院士论述：“专家利用大数据技术梳理感染者的生活轨迹，追踪人群接触史，成功锁定感染源及密切接触人群，为疫情防控提供宝贵信息。”甘肃省利用公安“天眼”系统和大数据平台调取相关数据，根据与基层流行病学调查组的比对，翔实核查出已确诊患者和疑似病例的活动范围及接触人群，缩短了流行病学调查时间，拓展了排查渠道，增强了调查结果的准确性。国家卫生健康委于2020年2月5日发布《关于加强信息化支撑新型冠状病毒感染的肺炎疫情防控工作的通知》，要求强化与工信、公安、交通运输等部门的信息联动，形成多源大数据的分析和应用，提供疫情期间当事人交通、住宿、通信、接触人员等信息，为理清传播链条、切断传播路径提供数据支撑。

2）大数据支持临床诊疗持续改进

传染病防控的关键之一是对患者进行及时有效的诊治，而诊治的关键是发现传染病的症状及其机理，进而对症下药。然而，新的传染病一旦发生，人类对其并无足够的科学认知，也无对症治疗药物，只能通过以往相似病原体的治疗经验以及可能有效的治疗手段和药物，采用循证医疗方法，不断进行治疗，发现有效的治疗方案后改进，不断提出更完善的诊疗方案。临床病例和药物大数据的利用可以支持临床诊疗不断改进。新冠疫情暴发后，各级政府、医疗卫生系统和医疗专家团队充分利用大数据来辅助疾病临床认知、创新诊疗模式、提升救治效率，全力以赴地救治感染患者。通过回溯和研究分析相关临床病例发现，从最初27例不明肺炎患者的呼吸系统常见疾病症状的表现，如发烧、呼吸困难、双侧肺浸润性病变等，到高福团队基于425例确诊患者的临床资料，得出了更为清晰的临床特征和新冠病毒的流行病学特征（流行倍增时间和基本繁殖数）的认识，并发现密切接触者之间发生了人传人现象；钟南山院士团队则基于1099例确诊患者的病例样本大数据分析，得出更全面、更准确的临床特征和新冠病毒的流行病学特征，并发现基于患者复杂的特征表现，在诊断方面需要多管齐下、精准施策。可见新冠疾病的临床特征认知、判断标准制定、治疗药物筛选和试验、诊疗建议方案拟定等的变化过程，包括国家卫生健康委员会持续改进到第10版的诊断方案标准，均是基于临床病例及其样本大数据的挖掘分析而不断更新、校准和完善的。

3）大数据支持用药检测的不断进步

用药方面，由于临床患者轻重不一、基础性疾病不同，临床特征复杂、病症现象不规律、病原学特点不明确，为临床医务工作者科学用药带来了困难。全国上市药品约20万种，通用名8000多种，医生仅依靠人脑记忆用药较困难。而基于大数据及人工智能的合理用药系统能为医生提供用药决策辅助，通过病患治疗用药和效果的大数据分析，不断调整治疗方案，使治疗方案更科学。依据患者病情状况数据，合理地调整用药方案，采用更为经济、有效的用药决策。自火神山医院和雷神山医院共计2500个床位接诊后，一套由杭州逸曜信息技术有限公司提供技术支持、以大数据和人工智能为核心技术的合理用药系统上线，该系统通过云计算及云储存、大数据和人工智能技术助力临床医生用药决策，实现精准、科学、高效用药。

检测方面，新冠病毒核酸检测试剂盒的不断升级也是大数据支持临床诊疗持续改进的案例。新冠疫情蔓延初期，人们对病毒的基因序列、核酸长链（RNA）和蛋白质外壳等结构认识不足，使得传统核酸检测方法耗时、耗力和资源紧张。随着大数据技术对疾病疫情的挖掘分析，多款新型新冠病毒检测试剂盒上市，检测时间从核酸检测的6小时缩短到抗原检测的15分钟左右，有效提升了检测效率。

4）大数据精准监测和研判疫情

科学、精确地把握疫情演化趋势，是传染病科学防控的关键，而这一切都离不开基于大数据的疫情监测和研判。通过大数据发现，新冠疫情之初出现的“第一个”与武汉无接触史的新冠病毒感染患者，实际上和最少3个武汉患者有过接触。另外武汉人群的移动大数据对监测疫情发展具有重要意义。根据百度地图慧眼大数据的人口迁移分析，截至2020年1月23日，从武汉离开人员流向最多的地方是武汉周边区域，以孝感、黄冈最多，北京、重庆等湖北省外的一二线城市也是武汉流出人口的主要聚集地。根据武汉市政新闻“武汉常住人口将近1100多万人，户籍人口是990多万人，流动人口将近500万人，春节或疫情因素，大概有将近500多万人离开了这座城市”。在武汉外流的人口中，65%为省内，35%为省外，即离开武汉在湖北省内的有325万人，流出省外的为175万人。为控制疫情，结合交通（铁路、航空、公路等）、宾馆酒店和通信（中国移动、中国联通、中国电信）大数据全面追踪、排查、监测所有从武汉外出的人员，使武汉市外疫情得到良好控制。

5）大数据有效支持集聚疫情排查

重大流行病疫情往往发生社区聚集性感染，病原体通过感染者与易感人群在公共交通、医院、文化娱乐、旅游、商业等公共场所进行社会接触发生传染。防控的关键环节之一是在社区、单位和公共场合排查和发现感染者以及密切接触者，及时阻断传播链。新冠疫情防控需要做到早发现、早报告、早隔离、早治疗，大数据在精准排查上作用巨大，基于国家卫健委、铁路总公司、民用航空局和交通运输部等部门的数据，中国电科云公司研发了疫情防控大数据平台——密切接触者测量仪，该平台被部署在国务院“互联网+监管”平台上，并被许多地方政府对接使用。其有两种服务模式：一是公众自查模式。群众登录平台，输入姓名和身份证号后，即可获知自己是否是密切接触者；二是单位体验模式。将人员姓名和身份证号信息统一上报后，系统后台进行集中对比，对上报的单位成员进行全面排查。该平台数据权威、模型可信、结果准确。若查询结果是“非密接人员”，则会温馨提示您继续做好个人防护；若是“密接人员”，则会提示您不必过分担心，暂时不要外出，加强隔离防护，如有身体不适，请及时就医。

6）大数据准确预警疫情

疫情暴发前及演化过程中，防控关键是预警。大数据在疫情预测和警示方面可以发挥至关重要的作用。国家卫生健康委员会利用大数据，结合腾讯地理资讯系统，通过分析全球导航系统、人口迁徙流动和城市公共卫生大数据平台，建立模型，预测下一个可能暴发的疫情区域，为早期预警、优先预防和及早救治抢占先机。天津大学医学工程与转化医学研究院联手中国电子信息产业集团发布了医疗大数据服务云脑平台，在线助力疫情防控及远程诊疗，利用国家健康医疗大数据中心的平台和技术，开展对疫情数据远程收集、加工处理、科学计算和准确预测等工作，通过大数据、人工智能和科学计算技术，重点实现了疫情预测预警。

2. 全基因组测序在流行病学调查中的运用

通过对病毒全基因组高通量测序可以第一时间获取病毒的全部基因信息，解释病毒的来源、传播、变异演化等科学问题，为后续流行病学调查指明方向，为相关病例的追踪溯源提供重要依据。

高通量测序技术又称“下一代”测序技术（“Next-generation” Sequencing Technology），或

大规模平行测序(Massively Parallel Sequencing, MPS)技术。区别于传统 Sanger(双脱氧法)测序,是一种能够一次并行对大量核酸分子进行平行序列测定的技术,通常一次测序反应能产出不低于 100 Mb 的测序数据。它是对传统测序一次革命性的改变,一次对几十万到几百万条 DNA 分子进行序列测定,使得对一个物种的转录组和基因组进行细致全貌的分析成为可能,所以又被称为深度测序。目前高通量测序的主要平台代表有罗氏公司(Roche)的 454 测序仪(Roch GS FLX Sequencer),Illumina 公司的 Solexa 基因组分析仪(Illumina Genome Analyzer)和 ABI 的 SOLiD 测序仪(ABI SOLiD Sequencer)。

病毒全基因组重测序是对已知基因组序列的病毒进行不同个体的基因组测序,并在此基础上对个体或群体进行差异性分析。新冠流行病学调查中首先对获得的早期病例标本开展新冠病毒全基因组高通量序列测定,通过与本地流行病毒及全球其他地区测定过序列的病毒比较,如果该病例感染的病毒在基因组上和北美流行株更接近,比如在全长接近 3 万个碱基的序列上,两者仅相差几个碱基,相似度为 99%以上,这就为我们推断该病例携带病毒为北美流行株提供了依据。还可以利用病毒传播过程中核酸序列上特定位置的变化来进行分型,着重于区分不同型别病毒的来源,是我国调整防控策略的重要依据之一。2022 年 4 月 28 日 12 时至 29 日 12 时,广州暴发新冠次疫情,其间新增 20 例新冠病毒本土阳性感染者,其中确诊病例 12 例,无症状感染者 8 例。病毒基因测序结果显示,与近期某入境感染者高度同源,病毒基因测序结果为新冠病毒奥密克戎变异株 BA.2 分支。经过比对,和之前国内本土疫情感染者的变异位点相差比较大,但是和近期某入境的感染者的序列高度重合。结合流行病学调查,溯源为一起独立的境外输入关联疫情,初步研判为机场工作人员意外暴露所致。

相比于大数据和全基因组测序技术在流行病学调查上广泛和深入的运用,人工智能在流行病学调查上的运用还处于探索阶段,主要原因在于流行病学调查中个案调查如同医学诊断,既需要渊博的专业知识,也需要良好的沟通经验。随着人工智能在一些应用领域中不断取得飞速进展,我们有理由相信,人工智能在流调中的应用同样将具有巨大潜力和广阔前景,值得我们不断探索并不懈努力。

二、技术路径上,人工智能出现突破性进步

(一)算力规模快速提高

核心算法、数据资源和运算能力是人工智能的三大核心要素。算力要求基于相同算法、相同成本,在相同时间内,处理更多的用户数据。在一定时间内,针对一个特定的人工智能任务,算力是最大的变化因素。随着全球移动互联网和物联网等快速发展,人类可获取利用的数据得到爆炸式增长。海量大数据通过深度学习技术将为人工智能的发展与应用带来难以估量的价值,而算力提升则是人工智能发展的前提与保障。

算力的核心基础是芯片。当前人工智能芯片主要类型有图像处理器(GPU)、场效可编程逻辑闸阵列(FPGA)、专用集成电路(ASIC)和类人脑芯片四种。

GPU 最初是用来做图像运算的微处理器。2009 年,斯坦福大学的吴恩达及其团队发现 GPU 芯片可以并行运行神经网络。同样的大训练集,在耗费功率更低、占用基础设施更少的情况下,用 GPU 来运行机器学习模型,能够支持单纯使用 CPU 时 10~100 倍的应用吞吐量。

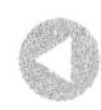

因此，GPU 已经成为数据科学家处理大数据的首选处理器。目前国际 GPU 市场被 NVIDIA 和 AMD 两大公司瓜分，全球 GPU 行业的市场份额有超过 70%被 NVIDIA 占据，而应用在人工智能领域的可进行通用计算的 GPU 市场则基本被 NVIDIA 垄断。NVIDIA 与下游客户在深度学习领域的合作不断加深，已经开发出多款针对深度学习的 GPU 产品。从产品成熟度、生态圈的规模角度而言，NVIDIA 的 GPU 已占据统治性的地位。

FPGA 最初是从专用集成电路上发展起来的半定制化的可编程电路，FPGA 还具有静态可重复编程和动态系统重构的特性，使得硬件的功能可以像软件一样通过编程来修改，不同的编程数据在同一片 FPGA 上可以产生不同的电路功能，具有很强的灵活性和适应性。FPGA 和 GPU 内都有大量的计算单元，因此它们的计算能力都很强。在进行神经网络运算的时候，两者的速度会比 CPU 快很多。但是 GPU 由于架构固定，硬件原生支持的指令也就固定了，而 FPGA 则是可编程的。其可编程性是关键，与 GPU 相比，FPGA 具有性能高、能耗低及可硬件编程的特点，但也具有开发门槛高、设计时间长、成本高的缺点，目前 FPGA 整个市场被国外的两大巨头所占，Xilinx 和 Altera 占了近 90%的份额。

ASIC 是指应特定用户要求或特定电子系统的需要而设计、制造的集成电路。ASIC 作为集成电路技术与特定用户的整机或系统技术紧密结合的产物，与通用集成电路相比，具有以下几个方面的优越性：体积更小、功耗更低、可靠性提高、性能提高、保密性增强。FPGA 一般来说比 ASIC 的速度要慢，而且无法完成更复杂的设计，并且会消耗更多的电能，因此就算力而言 ASIC 远优于 FPGA；但 ASIC 的专用特点使得其在出货量较小时成本很高。当前 ASIC 在人工智能深度学习方面的应用还不多，随着人工智能越来越多地应用在各个领域并表现出优越的性能，长期来看 ASIC 大有可为。ASIC 在人工智能领域的应用起步较晚，国内外水平相差不大。目前国内已有数家公司致力于人工智能相关 ASIC 芯片研究，代表公司为地平线机器人、中科寒武纪与中星微电子。

类人脑芯片是一种基于神经形态工程、借鉴人脑信息处理方式，旨在打破“冯・诺依曼”架构束缚，适合实时处理非结构化信息、具有学习能力的超低功耗新型计算芯片。从理论上来看，类人脑芯片更加接近于人工智能目标的芯片，力图在基本架构上模仿人脑的工作原理，使用神经元和突触组成的体系替代传统架构体系，使芯片具有能够进行异步、并行和分布式处理信息数据的能力，同时具备自主感知、识别和学习的能力。类人脑芯片是人工智能芯片发展的重点方向。目前各国政府及科技巨头都在大力推动类人脑芯片的研发进程，包括美国、日本、德国、英国、瑞士等发达国家，其已经制定相应的发展战略，中国的类人脑科学研究项目目前也已经正式启动。当前世界上已有一批科技公司走在前列，在类人脑芯片研发中取得了突破，代表产品包括 IBM 的 TrueNorth 芯片、高通 Zeroth 芯片、谷歌的“神经网络图灵机”等。

我国高度重视算力发展，2017 年出台的《新一代人工智能发展规划》就提出“建立人工智能超级计算中心”；2020 年，国家发展改革委将“以数据中心、智能计算中心为代表的算力基础设施”纳入新型基础设施建设；2021 年 7 月印发的《新型数据中心发展三年行动计划（2021—2023 年）》提出“加快高性能、智能计算中心部署”；2022 年 1 月，国务院印发《“十四五”数字经济发展规划》提出“打造智能算力、通用算法和开发平台一体化的新型智能基础设施”；随着“东数西算”工程全面实施，智算中心建设也进入了加快发展的新阶段。工信部统计显示，截至 2022 年底，我国算力总规模达到 180 百亿亿次浮点运算/秒，存力总规模超过

1000EB(1万亿GB)。国家枢纽节点间的网络单向时延降低到20毫秒以内，算力核心产业规模达到1.8万亿元，算力规模排名全球第二。IDC与浪潮信息联合发布的《2022—2023中国人工智能计算力发展评估报告》指出，中国人工智能算力继续保持快速增长，2022年智能算力规模达到268百亿亿次/秒(EFLOPS)，超过通用算力规模。

(二)人工智能"大模型"呈现突破发展

如前所述，算法、算力和数据是人工智能的三大核心要素，也被称为人工智能发展的"三驾马车"，也是推动人工智能发展的重要基础。在算法层面，超大规模预训练模型等成为近两年最受关注的热点。尤其是人工智能聊天机器人程序(ChatGPT)的出现，在全球掀起了人工智能研发的狂潮。

根据数据类型的不同，人工智能对一个问题会采用不同的建模方式，即学习方式。按照学习方式来分类，人工智能算法可以分为传统机器学习以及在传统机器学习基础上、结合人工神经网络发展而来的深度学习。传统机器学习又可细分为监督式学习、非监督式学习、半监督式学习、强化学习。深度学习的概念源于人工神经网络的研究。19世纪后期以及20世纪初期开始了神经网络的一些基础性研究，这个时期研究更多是关注人类大脑认知领域的认识，20世纪40年代Warren McCulloch和Walter Pitts提出了神经元的数学描述与结构M-P模型。20世纪50年代后期，Frank Rosenblatt发明了感知机以及相关学习算法，是ANN的第一个实际应用，这一早期的成功应用立刻掀起了ANN研究的热潮，但此后ANN的发展十分缓慢，传统机器学习的兴起，让人们一度对ANN失去研究兴趣。2006年以后，被誉为"当代人工智能教父"的约书亚·本希奥(Yoshua Bengio)、杰弗里·欣顿(Geoffrey Hinton)和杨立昆(Yann LeCun)三人，通过提出、改进、完善新算法等解决了人工神经网络的瓶颈，开创了深度神经网络，为深度学习算法的发展和应用奠定了基础。人工神经网络学习算法设计基础就是，通过对人工神经网络进行大量的数据训练和调整，不断修正各层级节点参数，通过不断学习使得人工神经网络具有初步的自适应能力和自我组织能力及较强的泛化能力，进而较快适应周边环境要求，而深度学习正是基于这一理念，通过组合低层特征形成更加抽象的高层表示属性类别或特征，以发现数据的分布式特征表示，用以模仿人脑的机制来解释数据，例如图像、声音和文本等，具有很强的通用性，呈现出标准化、自动化和模块化的工业大生产特征。在图像处理器(GPU)芯片算力大发展的基础上，深度学习促进人工智能的飞速发展，2011年微软首次将深度学习模型应用在语音识别上，取得了重大突破，2016年3月，由谷歌(Google)旗下DeepMind公司基于深度学习模型开发的AlphaGo战胜所有人类棋手，震惊了所有人。典型的深度学习模型有卷积神经网络(Convolutional Neural Network，CNN)、深度信念网络(Deep Belief Network，DBN)和堆栈自编码网络(Stacked Auto-Encoder Network)模型等。2017年谷歌公司提出生成式预训练Transform模型(一种采用自注意力机制的深度学习模型)，后经OpenAI公司方法改造后提出GPT-1，GPT-1的方法包含预训练和微调两个阶段。2019年，OpenAI继续提出GPT-2，所适用的任务开始锁定在语言模型。GPT-2拥有和GPT-1一样的模型结构，但得益于更高的数据质量和更大的数据规模，GPT-2有了惊人的生成能力，人们发现这种"大模型"训练方法在语言识别、判断和交互层面存在巨大优势。自2018年以来，国内外超大规模预训练模型参数指标不断创出新高，"大模型"已成为行业巨头发力的一个方向。谷歌、百度、微软等国内外科技巨头纷纷投入大量人力、财力，相继推出

各自的巨量模型。

人工智能"大模型"通过在大规模宽泛的数据上进行训练后能适应一系列下游任务的模型。它是"大数据+大算力+强算法"结合的产物，包含了"预训练"和"大模型"两层含义，即模型在大规模数据集上完成了预训练后无需微调，或仅需要少量数据的微调，就能直接支撑各类应用，能大幅提升人工智能的泛化性、通用性、实用性，是人工智能迈向通用智能的里程碑技术。人工智能"大模型"发展起源于自然语言处理领域，在 2017 年 Transformer 模型提出后，伴随着参数量的不断提升，它在自然语言处理领域慢慢成为基础性架构，并在 2018 年其参数量达到 3 亿规模，也就是我们所熟知的 BERT，在"大模型"研究的早期阶段，仍然主要集中在自然语言处理领域，诞生了诸如上述 BERT、GPT-3 等一系列代表性模型，它们的参数量从起初的几亿，快速增长为数十亿乃至千亿规模。而随之带来的就是相应能力的提升，具备了从简单的文本问答、文本创作到符号式语言的推理能力。

人工智能"大模型"的突破主要表现在：

一是从传统分析型人工智能走向生成式人工智能。人工智能在经历前期技术积累和迭代后，逐渐突破传统分析型人工智能领域，迎来生成式人工智能的爆发期。从 2012 年至今，生成式人工智能急速发展，其源头就是 DNN 算法的升级，实现了语音和图像识别等功能。生成式人工智能市场前景广阔，赛道内诞生多家独角兽企业。AIGC（AI Generated Content）即人工智能生产内容，可用于代码生成、文本问答、图像生成等，是继专业生成内容（PGC）和用户生成内容（UGC）之后，利用人工智能技术生成内容的新生产方式。ChatGPT 出现掀起 AIGC 发展浪潮，GPT 的发展可大致分为五个阶段：GPT-1、GPT-2、GPT-3、ChatGPT 以及 GPT-4。GPT-4 在真实性和有效性方面取得了突破性成果，原因在于 GPT-4 基于对抗性测试程序和 ChatGPT 得到的经验教训，对模型进行训练运行，当有问题出现时，基础模型可以以多种方式响应，为了得到用户想要的答案，再使用人类反馈的强化学习模型（RLHF）对结果进行微调。其他的生成式人工智能还有谷歌 LaMDA"大模型"、百度的文心一言"大模型"、阿里的通义"大模型"、腾讯的混元"大模型"、华为的盘古"大模型"，预计全球人工智能市场到 2024 年将超六千亿美元，复合增速 27%。

二是模型参数呈几何式增长。模型参数是模型内部的配置变量，其值可以根据数据进行估计。参数是机器学习算法的关键，它们通常由过去的训练数据中总结得出，参数越多，人工智能模型就越复杂。GPT-1 迭代至 GPT-3，参数量增大 1500 倍，预训练参数量扩大 9000 倍。GPT-1、GPT-2 和 GPT-3 的参数量分别为 1.17 亿、15.4 亿和 1750 亿，预训练数据量分别为 5 GB、40 GB 和 45 TB。此外在序列长度方面，由初代的 512 增长至 2048，模型层数方面也有数倍增长。按照计算公式，算力需求与模型参数量呈正相关关系。

三是用户需求和规模迅速爆发。2022 年 11 月 30 日 ChatGPT 上线，上线一周获得百万注册用户，成为史上最快到百万用户的产品，截至 2023 年 1 月末，ChatGPT 月活用户已突破 1 亿，成为史上用户增长最快的应用程序。2022 年 12 月，日活用户数突破 1000 万；2023 年 3 月份 ChatGPT 日活用户数已经突破 5000 万人。

四是知识蒸馏有望降低算力成本。大型深度神经网络以良好的性能取得了显著的成功，但在具有大规模数据的现实场景中，由于在考虑新数据时过度参数化提高了泛化性能，导致数据庞大，由于设备的计算能力和内存有限，在移动设备和嵌入式系统中部署深度模型是一个巨大的挑战。知识蒸馏可以解决模型臃肿和算力要求过高等问题，它是指将知识丰富但是臃肿的"教师网络"经过精准转换将特定领域的知识传授给"学生网络"以实现网络结构的轻量化。通常来说，一个知识蒸馏系统由以下三部分组成：知识(Knowledge)、蒸馏算法(Distillation Algorithm)、教师-学生架构(Teacher-Student Architecture)。典型的教师-学生框架如图6.1。

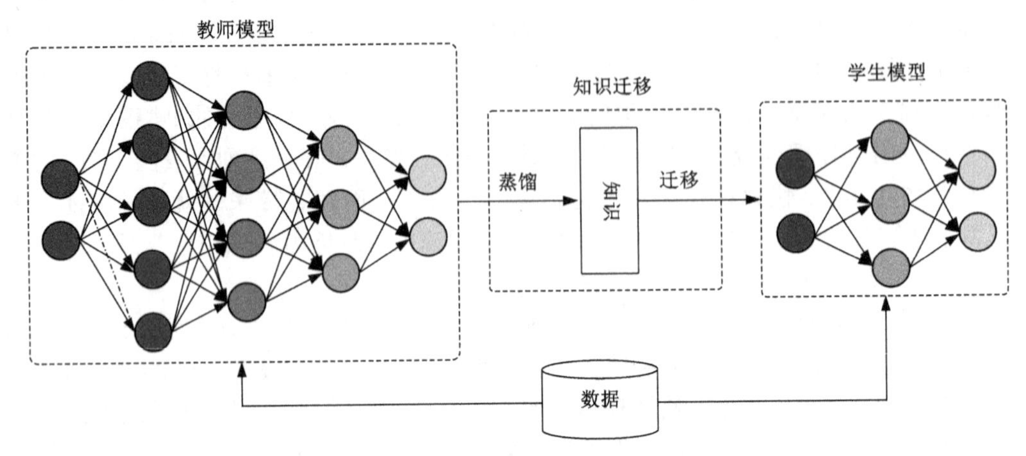

图6.1 知识蒸馏典型教师-学生网络框架

(三)人工智能在医学领域有广泛实践

医学影像诊断：基于深度学习技术，人工智能已经可以辅助进行医学影像诊断，其诊断的准确度已经超过了大多数医生的水平，诊断效率大幅提升，还可以借助5G技术，实现远程自动诊断。当前人工智能医学影像是医疗+人工智能最为成熟的领域之一，可适用于超声、X线、内镜、CT、MRI、眼底影像在内的大部分传统医学图像手段，显著提高诊断的效率、准确性和一致性。人工智能医学影像已进入商业化阶段，临床应用广泛，在肺癌、乳腺癌的影像诊断领域已有大量商业运用，据不完全统计，目前国内具备主流竞争力的医学影像智能诊断系统开发机构有13家，其他机构已达23家。

研发新药：新药研发是一个漫长而复杂的过程，全程伴随着高昂的研发成本及高度不确定性。有学者统计，一个新药从研发初期到上市，可能需要数十年，消耗资金可多达30亿美元，枸橼酸西地那非最初是用来研发心血管药物的，但最终失败，后来利用其副作用研发为勃起功能障碍用药，长达13年。典型的新药研发过程通常包括：(1)早期的目标识别及靶点、最优化合物的确认；(2)临床前研究；(3)临床研究Ⅰ、Ⅱ、Ⅲ期阶段；(4)审批上市阶段。在化学世界里，潜在药物分子多达1060个，新药发现可以说如同大海捞针。人工智能凭借其强大的自适应特征和学习能力，将其算法、推演等核心技术应用到新药研发的各个环节，在保证分析质量的同时，大幅降低药物研发成本，缩短研发时间，提高研发效率，使新药开发走上快速高效的道路。人工智能在新药的开发运用目前主要在以下环节：一是药物设计环节，可以预测靶蛋白3D结构，预测药物和蛋白相互作用，决定药物活性，从头设计药物。二是化学合成环节，可以预计反应总收率，预测逆合成通路，深入了解反应机制，设计合成路线。三是药物再利用环节，可以用于治疗靶点确认，预测新治疗用途。四是药理环节。可以

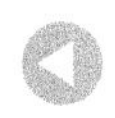

设计具有生物特异性的药物分子，设计多靶点药物分子。五是药物筛选环节，可以预测生物活性，预测毒性，预测物理化学性质，靶细胞识别和分类。人工智能公司与大型跨国药企的合作已屡见不鲜。葛兰素史克(GSK)2017年同美国的Insilico Medicine达成合作协议，借助后者的人工智能平台发现新的药物靶点及通路。2017年6月，基因泰克(Genentech)宣布与GNS Healthcare进行研究合作，利用该公司自有的“逆向工程、正向模拟”(REFS)机器学习和模拟平台去识别与验证新的癌症治疗药物靶点。武田制药也同人工智能药物设计公司Numerate进行多年研究合作，专注开发肿瘤学、胃肠病学和中枢神经系统疾病的临床候选药物。人工智能制药公司英矽智能(Insilico Medicine)宣布，他们通过人工智能发现了治疗肺纤维化的新靶点，然后从无到有设计了一个新的药物分子来瞄准这个靶点，这也是全球首次利用人工智能发现新机制研发特发性肺纤维化药物，整个研发过程只花了不到18个月的时间和大约200万美元，刷新了新药研发速度和最低成本记录。

智能诊疗：利用大数据以及人工智能技术，可以对多种疾病的综合信息进行分析与学习，基于病人的各种生理数据，包括血液检测数据等进行智能诊断，提高医生对疾病分析与诊断的效率和质量。在中国三级诊疗机制下，可以协助提高基层医院医疗水平。人工智能可以通过学习海量的专家经验和医学知识，建立深度神经网络，并在临床中不断完善，协助基层医生辅助诊断。2017年，科大讯飞和清华大学联合研发的“智医助理”以超过合格线96分的成绩成为全球第一个通过国家执业医师资格考试综合笔试测评的人工智能机器人。2017年9月，我国在安徽省旌德县首次开展全科医生机器人辅助基层医疗试点。

辅助护理：国外人工智能已普遍运用于人们的日常生活护理中，日本研究机构Riken开发的机器人Robear，能将病人从床上抬起，帮助行动不便的病人行走、站立等；应用人工智能开发的机器人能为老年及瘫痪患者提供喂饭、日常照护等服务。澳大利亚养老院用机器人做护工，通过给机器人输入程序，使其可以与老年人一对一交流，消减老年人的苦闷。人工智能在护理领域的应用，极大减轻了护理人员负担，为患者提供了温暖且有力的服务，是应对老龄化社会的有力帮助。

智能随访：随访又称为随诊，是医疗卫生部门定期或不定期了解门诊或出院患者在院期间医疗处理的预后、康复情况及远期疗效的一种工作手段，人力物力耗费较大，人工智能的发展打破了长期随访在时间和空间上的限制。2017年，海宁市中心医院首次应用人工智能随访助手，采用声纹预测思维算法，语言识别准确率高达97.59%。2018年，上海交通大学医学院附属仁济医院东院日间手术病房正式上线人工智能随访助手，随访助手可以根据问题模板模拟医生进行电话随访，主要询问患者出院后是否发生呕吐、疼痛、发热、伤口渗血感染等不良情况。随访助手的上线不仅大大提高了随访效率，还确保了随访信息采集的全覆盖及准确性。同时，随访助手可以根据不同的手术种类，制订个性化随访计划，通过终端自动拨打患者电话，模拟人声与患者进行术后随访沟通，并有效采集患者回答的信息，随访结束后，医务人员能清楚地了解每位患者的术后情况。

医院管理：人工智能技术在医院的应用，能提高医院为患者提供正确治疗方案的精准性，减少患者的不必要支出，并且能合理地为患者安排治疗计划。如澳门仁伯爵综合医院应用人工智能技术，在电子处方系统内设置安全警示，确保用药规范，防止滥用抗生素等药物。美国IBM公司应用机器学习方法，自动读取患者电子病历相关信息，得出辅助诊断信息，实现医疗辅助诊断。

辅助生殖：辅助生殖技术包括人工授精和体外授精（IVF），自 1978 年 7 月 25 日全世界第 1 例“试管婴儿”路易丝·布朗诞生以来，体外受精技术已经广泛应用于临床，每年全球借助 IVF 及相关技术诞生的婴儿数超过 500 万。目前人工授精成功率在 10%～15%，体外受精成功率在 40%左右，人工智能技术可应用于辅助生殖助孕的各个环节，帮助生殖医生对患者进行个体化病情评估，制订最佳促排卵方案，辅助胚胎学家进行配子、胚胎的分级与选择，进行移植结局的预测，目前人工智能技术已在多方面展现了其辅助生殖精准化治疗方面的强大潜力，减少辅助生殖的成本，缩短周期。

健康管理：传统的健康管理技术在信息的获取、处理和应用上相对落后，将人工智能应用于健康管理后，通过对健康数据实时采集、分析和处理，评估疾病风险，给出个性化、精准化的基本管理方案和后续治疗方案，能有效降低疾病发病率和患病率。目前多通过手机 App 或智能可穿戴设备，检测用户的血压、血糖、心率等指标，进行慢性病管理。Welltok 公司利用“CafeWell 健康优化平台”，管理用户健康，包括压力管理、营养控制以及糖尿病护理等，并在用户保持健康生活习惯时给予奖励，同时，为用户提供更灵活、全方位的健康促进方案，包括阶段性临床护理、长期保持最佳健康状态等多个方面提供帮助，国内广泛使用的各种运动手环、手表等也具有不同程度的健康监测、健康建议、健康提醒、健康分析等功能。

数字孪生人：数字孪生人是以数字化方式创建人体的虚拟实体，借助历史数据、实时数据以及算法模型等，模拟、验证、预测、控制人体全生命周期过程的一种技术手段。从数字孪生的定义来看，数字孪生具有互操作性、可扩展性、实时性、保真性以及闭环性等特征，在医学领域有广泛用途。人工智能是数字孪生生态的底层关键技术之一，其必要性主要体现在数字孪生生态系统中的海量数据处理、系统自我优化两个方面，使数字孪生生态系统有序、智能运行，是数字孪生生态系统的中枢大脑，可以将已知的治疗方案都运用在虚拟个体上，并获得“治疗”效果，医疗人员由此可推断出最佳治疗方案，甚至可监控虚拟“个体”，并在疾病出现前发出警报，从而达到提前采取预防措施的目的。惠普公司与瑞士联邦理工学院开展了“蓝色大脑”的超级计算机项目合作，创建的大脑数字模型目前进展至“蓝脑 5”，用于模拟神经科学以促进对大脑的理解。

三、发展环境上，人工智能驱动时代来临

（一）人工智能成为国家战略导向

人工智能已成为科技创新的关键领域和数字经济时代的重要支柱。自 2016 年起，先后有 40 余个国家和地区将人工智能发展上升到国家战略高度。欧盟发布《2030 数字化指南：欧洲数字十年》《升级 2020 新工业战略》等，拟全面重塑数字时代全球影响力，其中将推动人工智能发展列为重要的工作。美国陆续成立了国家人工智能倡议办公室、国家人工智能研究资源工作组等机构，密集出台了系列政策，将人工智能提到“未来产业”和“未来技术”领域的高度，不断巩固和提升美国在人工智能领域的全球竞争力，确保“领头羊”地位。日本继制定《科学技术创新综合战略 2020》之后，于 2021 年 6 月发布“AI 战略 2021”，致力于推动人工智能领域的创新创造计划，全面建设数字化政府。英国于 2021 年 9 月发布国家级人工智能新十年战略，这是继 2016 年后推出的又一重要战略，旨在重塑人工智能领域的影响力。

投入方面，西班牙国家人工智能战略预计将投入约40亿欧元，且预计到2025年人工智能和数字经济在西班牙产业中的应用对国内生产总值的贡献估计将达到165亿欧元。法国政府2021年底出台推进“人工智能国家战略”新计划，未来5年内将投入22亿欧元用于加快人工智能发展，重点资助这一前沿领域的培训和研究。韩国政府也公布了“人工智能国家战略”，以推动人工智能产业发展，若相关措施得以实施，到2030年，韩国将在人工智能领域创造455万亿韩元(约合2.7万亿元人民币)的经济效益。德国政府也计划到2025年，通过经济刺激和未来一揽子计划，对人工智能的资助将从30亿欧元增加到50亿欧元。

人工智能在中国也成为国家战略。《中共中央关于制定国民经济和社会发展第十四个五年规划和2035远景目标纲要的建议》指出，要瞄准人工智能等前沿领域，实施一批具有前瞻性、战略性重大科技项目，推动数字经济健康发展。中国发布和实施了《新一代人工智能发展规划》，制定和实施人工智能发展国家战略，从国家层面对人工智能发展进行了统筹规划和顶层设计，提出建设世界主要人工智能创新中心的发展目标，并在人工智能科技创新体系、智能经济、智能社会、军民融合、智能化基础设施、重大科技项目等方面做出了系统部署。2019年以来，工信部和科技部分别在全国开展了国家人工智能创新应用先导区和国家新一代人工智能创新发展试验区建设，通过先导区或试验区来推动人工智能技术和产业的发展，促进人工智能创新创业，促使传统产业智能化升级，推进人工智能和实体经济的深度融合。具体措施上有：一是组织实施新一代人工智能重大项目。重大项目瞄准世界前沿、国家重大战略需求，围绕数据智能、群体智能、跨媒体智能、人机混合智能和智能系统这五大主题方向，从基础理论、关键技术、支撑体系和产业应用四个层面作出了重点安排。重大项目已经启动实施两批研究项目，中央财政投入约10个亿。二是布局建设了一批新一代人工智能开放创新平台。目前已经建设了15个创新平台，主要包括基础软硬件、智能医疗、智能供应链和智能城市的治理等。三是设立一批新一代人工智能创新发展的试验区。通过试验区来推动人工智能技术应用的试验发展，促进人工智能创新创业，发展人工智能产业，促进传统产业智能化升级，推进人工智能和实体经济的深度融合。目前已经支持北京、上海等地建设11个试验区。四是积极推进人工智能伦理治理工作。成立了国家新一代人工智能治理专业委员会，向全球发布新一代人工智能治理的八项原则，核心是强调要发展负责任的人工智能。

(二)人工智能应用实践蓬勃发展

人工智能从20世纪50年代开始萌芽，至今已经历2次发展高潮和低谷，目前正处于第3次发展高潮。2006年，杰弗里·辛顿(Geoffrey Hinton)在《科学》杂志发表论文“Learning Multiple Layers of Representation”，开启了深度神经网络新时代，是推动本次人工智能发展高潮最关键的研究成果之一。2009年，李飞飞团队发表了ImageNet数据集的论文，很快促成一场视觉识别的年度竞赛，展现了大数据对人工智能的重要作用。2009年，Rajat Raina和吴恩达采用GPU芯片代替CPU芯片，实现了通过大规模并行计算处理海量数据，可与神经网络计算工作相匹配。至此，作为核心要素的算法、用于支持算法进化迭代的大数据和支撑高效运算的人工智能芯片等人工智能产业三大要素皆获得突破性进展，人工智能迎来第3次发展高潮。目前来看，算法在短时间内可能很难有重大突破，算力和数据成为当前人工智能企业竞争的重点，根据目前算力水平和人工智能数据集情况而言，计算机视觉、自然语言处理和语音识别是已成功实现商业化的主要人工智能技术。

近年来，我国人工智能产业快速崛起，凭借着互联网产业快速发展积累的庞大规模数据量和数据挖掘利用技术的进步，数据、技术和政策效应相互叠加，催生了一大批新型人工智能企业。目前，我国人工智能企业数量占到全球人工智能企业数量的近25%，人工智能专利申请数位列全球第二，特别是在计算机视觉与图像、智能机器人和自然语言处理等领域已经处在世界领先水平，与世界一流水平并跑甚至领跑。百度、腾讯、阿里巴巴、美团等互联网企业在搜索、驾驶、家居、人机交互、制造、交通等多个领域大力推进“人工智能+”，大型互联网企业纷纷把发展人工智能业务作为驱动未来业务发展的新抓手，期望通过发展人工智能来把握新一轮科技革命主导权。科大讯飞、商汤科技等人工智能企业分别在智能语音技术、智能图像识别技术等领域取得重大突破，技术被广泛应用在互联网、电信、金融、电力等行业，相关智能技术多次斩获国际大奖。大疆无人机、京东无人车、新松智能机器人等新型智能设备的发展和广泛应用，正加速推动人工智能产业和传统产业深度融合。基于各领域产业智能化发展需求，2017年以来，科技部开始依托百度、阿里云、腾讯等公司，在自动驾驶、城市大脑、医疗影像等领域推进新一代人工智能开放创新平台建设。

在中国不同行业人工智能都得到了广泛应用。工业制造方面，阿里云ET工业大脑利用人工智能算法深度挖掘工业大数据，输出“供、研、产、销”全链路智能算法服务，促进企业生产经营管理等领域全面的网络化、数据化、智能化决策，全力助推中国智造发展。浙江、广东等地大力推进制造业机器换人，将大量智能机器人“招进”工厂，促进智能制造发展和智慧工厂建设。百度推出人工智能开放平台，围绕智能汽车和智能家居，打造了阿波罗(Apollo)和对话式人工智能系统(DuerOS)两大行业开放生态，加速推动我国无人驾驶汽车和智能家居迈向世界先进水平。服务行业方面，美团等公司将人工智能技术应用到司机调度、餐饮配送、出行路线等服务优化中，极大地提高了企业组织、运行、管理和服务智能化水平，促进了用户服务体验提升和绿色共享经济发展。海康威视等企业智能仓储物流解决方案的发展，促进了装卸搬运、分拣包装、加工配送等物流环节的智能化发展，无人仓库、无人物流正在快速发展。医疗行业方面，手术机器人、智能诊疗助手等正在加速普及，快速精准医疗时代已经开启。华大基因正利用人工智能技术加速基因测序，阿里ET健康大脑正成为患者虚拟助理、医学影像、药效挖掘、新药研发、健康管理等领域医生的得力助手。教育领域，人工智能的应用正推动智慧教育体系构建。城市治理方面，杭州城市数据大脑结合手机地图、道路线圈记录的车辆行驶速度和数量，公交车、出租车等运行数据，实现了对整个城市进行全局实时分析和公共资源自动调配，极大地提升了城市交通治理能力。广州智慧交通成果“城市交通多源数据治理与快速建模关键技术研究及应用”荣获2022年度中国智能交通协会科技进步奖，是此次评奖中唯一获奖的综合性城市级数字化赋能技术成果，广州建设“一个中心、三大平台”的城市智慧交通体系，包括智慧交通大数据中心、智慧交通感知平台、综合业务平台和创新服务平台。政务领域方面，智慧政务助力政务服务“让信息多跑路、让百姓少跑腿”，让政务服务更加便民、利民、惠民。腾讯AI政务基于腾讯微信、QQ等平台的自身连接能力，提供智能核身、智能分析和智慧应用等服务，满足了互联网实名认证、精准连接人与服务、勾勒用户画像、实现精准推送等各类政务服务需求。贵阳市政务服务中心依托人工智能技术精心打造政务机器人，更好地为办事群众提供智能化咨询和引导服务。安防监控领域，海康威视、商汤科技等企业在人脸识别、车辆识别、图像识别、视频分析等领域实现了技

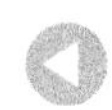

术的快速发展，促进了人工智能技术在家庭、小区和社会治安防控各个领域的广泛应用，大大提高了治安防控能力。环保领域方面，人工智能等新一代信息技术全面助力智慧环保建设，构建起了在线化、网络化和智能化的智慧环保监管模式，解决了环保监管痛点。阿里 ET 环境大脑提供了全景生态分析、智能综合决策、智能环境监督等智慧环保服务，正在环保领域推广普及应用。

（三）人工智能在口岸监管得到广泛应用

1. 智能审图

“智能审图”系统是监管单位对集装箱货物实施非侵入式查验的人工智能核心分析系统，它可独立或结合货物、物品、运输工具等相关信息，对相应机检扫描图像进行自动识别和提示，辅助人工进行图像判别，并通过不断优化，逐步实现机检图像分析“机器代人”。

通过 H986 大型集装箱检查设备的非侵入式透视检查，监管人员不需到现场打开货柜进行查验，企业也不需要安排额外的人手装卸货物，通关更便捷。与此同时，在“智能审图”系统的辅助下，监管人员对集装箱货物能够进行更为精准有效的分析判断（如图 6.2）。

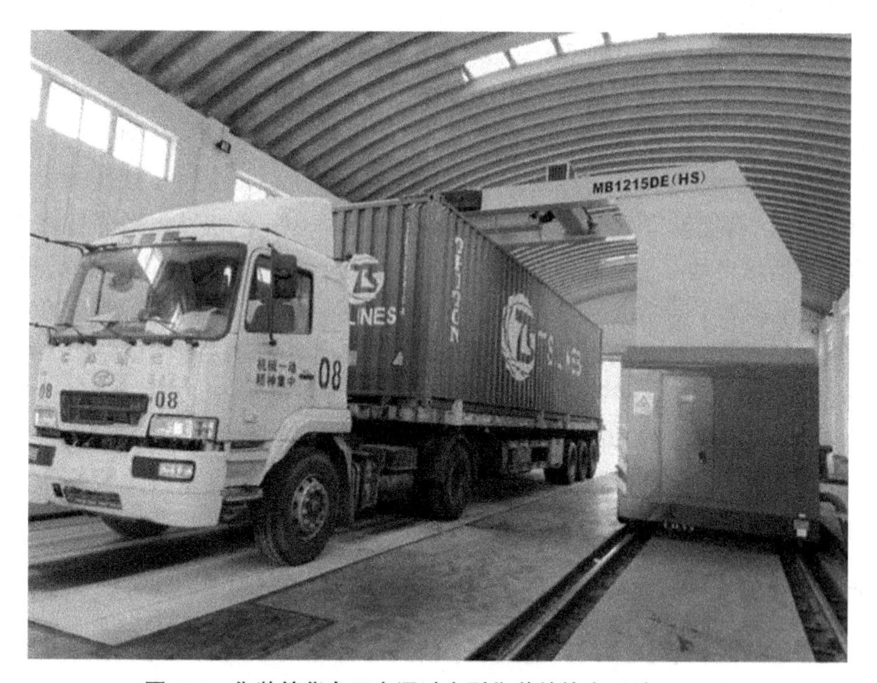

图 6.2　集装箱货车正在通过大型集装箱检查系统（H986）

“智能审图”系统还在出入镜旅客行李和邮快件寄递渠道发挥作用，实现对旅客行李物品、出入境寄递物品中水果、种子、肉、奶、蛋、花卉苗木等动植物类检疫风险源的智能识别，推动监管单位对动植物及其产品从“人工判图”到“智能判图”的进步，在提升业务一线国门生物安全管控水平的同时，使行邮监管现场通关验放速度更快，让出入境旅客和用邮人享受到更优质的通关服务。

2. 智慧监管

“智慧监管”是监管单位通过引入物联网、人工智能和大数据等新技术建设“智慧监管”平台，通过信息化手段探索和实践海运口岸监管智能化的新路径。

“智慧监管”平台主要业务功能模块包括：

(1)智能选查。在选查环节通过人工智能实现自动分配查验指令，通过算法、大数据可视化分析来提升查验指令精度，保证在较高查验效能的前提下，进一步控制监管人员选查成本、减少企业通关成本和提升企业通关时效，是人工智能、大数据在监管业务场景中的深度应用。

(2)智能视频。通过在摄像头画面设置电子围栏，持续监控场所动态，发现异常情况自动报警并视频捕捉，主动布防重点区域，精准高效处置场所异动，实现异构视频接入、视频智能分析、视频浓缩摘要、视频资源管理、主题视频预处理等特色功能。

(3)智能装卸。通过对泊位吊装设备进行智能化改造，可实时自动获取装卸作业信息，将其数据传送至后端，自动提取集装箱号等信息，自动关联舱单信息和报关单信息，与业务数据进行智能比对，并能向码头部门反馈监管指令。实现泊位无人值守，全天候24小时连续作业，智能提示分流指令，大大提升监管效率。

(4)智能地磅。利用车牌识别系统、箱号识别系统、红外线监测、视频监控和图像抓拍等科技手段，实现车辆过磅的无人值守与严密监管。自动识别箱号车牌，自动采集核算货物重量，自动关联报关单，自动预警，单次过磅由大约30分钟压缩到5分钟左右，且无需人员值守。

(5)智能卡口。智能卡口系统配备了视频存证、车牌识别、箱号识别等智能技术。系统将过卡时的采集信息自动上传，通过后台与相关系统进行关联比对，识别内外贸货物、非报关单货物、特殊车辆等不同情况，对合法车辆和单证实施抬杆验放，实现监管单位主控、码头辅控的自动控杆模式，实现正常货物无感通关、异常货物实时拦截和预警。

(6)智能交互。利用互联网资源，部署准装准卸指令推送、一键改配、通关状态推送、特殊放行在线申请、车辆确报等功能模块。企业可以在线申请修改舱单改配相关报关单的运输工具信息，订阅报关单、舱单和查验作业的动态信息，码头可以在线提交货物特殊放行申请和接收船舶放行信息，有效节省现场办理业务的时间、经济成本。

3. 智能辅助查验

随着人工智能以及传感技术的高速发展，新兴的智能机器人也应运而生，应用场景不断拓展。智能机器人的应用也不再局限于工业生产线和传统的仓储物流等受限场景，逐步在智慧园区、政府机关等各行各业得以应用，智能辅助查验机器人(如图6.3)也在监管部门查验工作中得到运用。该机器人基于机器视觉技术和数据挖掘技术，在查验过程中逐步建立商品信息、查验要点等专家知识库，通过对通关查验商品的智能识别、商品的合规性判别、海量查验数据精准快速定位及风险提示等实现高效监管。智能辅助查验机器人在到达查验位后，将逐项完成验箱、验封志、环境安全检查、监装监卸等大数据辅助查验等各项工作，可实现对监装监卸、执法监督以及场地、人员、物资等的有效管控。

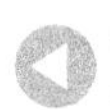

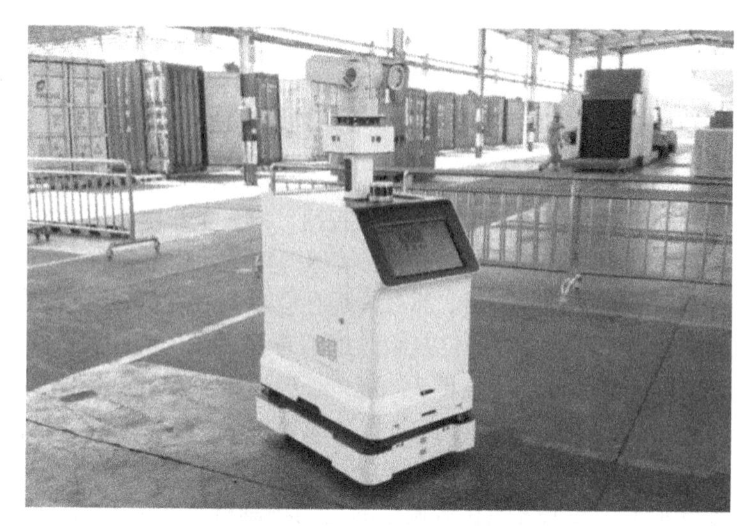

图 6.3　智能辅助查验机器人

4. 智能检疫

充分发挥智能化手段在口岸疫情防控工作中的应用，优化现有入境卫生检疫流程，研发智能分流一体机，对接旅客通关管理系统，配套调整岗位设置，实现以机器代人，在减少一线高风险岗位人员投入、进一步提高现场通关效率的同时，高质量完成入境人员卫生检疫工作，实现防护安全和提质增效双目标。智能分流一体机的主要功能有：

（1）人证对比。旅客靠近智能分流一体机时，系统自动进入操作流程界面，一体机播放动画和语音提示旅客刷本人出入境证件，设备自动读取证件信息（支持多类型证件读取），并将读取到的证件照片与旅客人脸进行识别比对，如比对通过可进入下一环节；若人脸比对不通过，一体机自动向后台发起视频呼叫，后台工作人员可通过视频通话人工进行判别。

（2）无感测温。旅客确认健康申报信息为本人申报后，智能分流一体机检测到旅客佩戴口罩或者帽子，通过屏幕或语音播报提示旅客脱帽并将额部对准红外测温口；设备自动完成旅客测温，保存测温图像及旅客测温视频。

（3）远程音视频互动。一对一视频通话进行特定优化，在通话双方能直接连通的情况下可不经由媒体服务器进行转发，仅通过信令中枢进行少量的协商，双方即可进行直接的视频通话，有效降低服务器的配置需求，并降低视频通话的延迟。支持配置多个岗位值守，占线情况自动轮值接入前端旅客呼叫。通话时，PC 端展示旅客的护照页面、健康申明表、旅客一体机端视频画面等。

（4）算法应用授权。针对实际运用场景，搜集图片素材，训练专用的人脸识别算法、口罩人脸识别算法，测温自适应校准。

第二节　人工智能未来的挑战

人工智能在技术层面固然已发展到令人感到震撼的程度，在应用层面也已遍地开花，若仅作为单纯的技术应用工具，则只存在技术上的瓶颈。但人工智能技术的终极目标是替代人脑，如果人工智能像人脑一样具有思维、意识、情感等能力，哪怕仅仅只是初步具备模仿能力，就不可避免地介入了人类社会生活，那么人类社会本身存在的社会问题就会移植到人工智能应用中，甚至情况比人类社会本身更复杂。毫不夸张地说，流行病学调查是一项极其复杂的社会活动，而且调查结论还会导致更大、更广、更加纵深的社会影响，因此在流行病学中应用人工智能，不仅要面对技术上失控、数据孤岛等挑战，还要面对疫情防控中精准适用的挑战，更要面对人类本身存在的伦理学、安全、隐私等问题的挑战，但随着人工智能在各领域如火如荼发展的浪潮，人工智能在流调中的应用将具有更大潜力和广阔前景，我们应该坦然面对挑战、不回避困难、不放弃机遇，不懈地推动人工智能在流调中得以深入广泛的应用。

一、疫情防控中，人工智能还需广泛接受

（一）传统思维难题

新冠疫情以前，流调工作是一项常规工作，信息化介入少，多部门联合少，主要由疾控机构和应急部门负责。新冠疫情发生后，流调工作的紧迫性、重要性和协作性凸显，传统的工作模式和管理方式明显不适用。而采用人工智能等信息技术辅助流调工作，可实现多部门联合作战、多系统数据融合、多场景智慧应用，但在一些未预见和规划的事宜上往往受到常规流程和传统思维的限制而影响人工智能系统的使用效果。

一是人机交互。人机交互是一门研究系统与用户之间的交互关系的学科。只要有人利用通信、计算机等信息处理技术进行社会活动，人机交互都是非常重要的主题。人机交互的发展历史，是从人适应计算机到计算机不断地适应人的发展史，交互的信息也由精确的输入输出信息变成非精确的输入输出信息。在过去几十年间，人机界面经历了从命令行界面到图形用户界面两个主要发展阶段的演变；近年来，人机界面的发展越来越强调交互的自然性，即用户的交互行为与其生理和认知的习惯相吻合，随之出现的主要的交互界面形式为触摸交互界面和三维交互界面。《麻省理工科技评论》总结和评论了人机交互领域的突破技术，这些突破技术分为三大类：支持自然动作的感知技术、面向穿戴的新型终端以及基于语音识别的对话交互。这些技术突破对人机交互的发展影响深远。自然语言对话式交互得益于大数据和智能技术的进步，多语言的自然语音识别技术在各用户终端上都达到了很高的可用水平，同时，语音识别超越文本输入方式，成为智能软件助理的重要技术，近两年，更是有基于语音接口的家居产品如雨后春笋般出现。但语音用户界面局限也很明显，相对并行模式的视觉通道，串行模式的语音通道的带宽显然窄得多，出声的使用方式在很多场合是不合适的。对于人工智能而言，自然语言对话式交互显然更容易得到用户青睐，ChatGPT 能风靡全球的很大

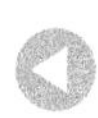

原因，就是以一种更像人类的方式与用户发生互动，其互动非常流畅，并且有能力参与各种对话主题，与几年前才面世的聊天机器人相比，ChatGPT 虽然有了巨大的改进，令人震撼，但依然无法实现完全自然流畅的人机交流。同时，由于流行病学调查面对的是特殊类型人群，如何在良好的交互气氛、愉快的交互环境中尽可能全面收集和掌握有效的染疫等信息，如何在人机交互中取得调查对象的信任和交流意愿，还需要进一步的研究。

二是情感沟通。流行病学是公共卫生和临床医学共同的基础课，流行病学调查既是一项专业技术工作，也承担着向大众进行科学传播与普及的责任，做好流行病学调查工作不但需要广博的医学、公共卫生和人文知识，还需要具备与社会公众沟通对话的能力。有效沟通是流行病学调查的前提，而共情则是最有效的沟通方式。共情，又叫作同感、同理心等，是指体验别人内心世界的能力，借助对方的言行，深入对方内心去体验他的情感、思维，运用沟通技巧，把自己的共情传达给对方，共情能力越高，说出来的话就越有温度，越能说服人心，就越能得到对方的配合。流行病学调查工作中运用共情，可以最快速度取得调查对象的信任，进而获得全面且有效的涉疫信息。美国麻省理工学院 Marvin Minsky 教授首次提出让计算机具有情感的能力，在其专著《The Society of Mind》中强调情感是机器实现智能不可或缺的重要能力。20 世纪 90 年代初，耶鲁大学心理学系的 Peter Salovey 教授提出了情感智能的概念，并开展了一系列的研究。该概念随后被 Daniel J. Goleman 教授发展为与智商（IQ）相对的情商（EQ），随着 Daniel J. Goleman 赋予计算机情感能力，并让计算机能够理解和表达情感的探讨与研究引起了计算机界众多专家的兴趣，现在情感研究的理论和实验应用方面已经积累了很多经验。情感计算研究就是试图创建一种能感知、识别和理解人的情感，并能针对人的情感做出智能、灵敏、友好反应的计算系统。传统的计算机情感研究包括文本情感分析、语音情感分析、视觉情感分析，新兴的研究有网络海量数据的情感计算、多模态计算。多模态计算是目前情感计算发展的主流方向，虽然人脸、姿态和语音等均能独立地表示一定的情感，但人的相互交流却总是通过信息的综合表现来进行，只有实现多通道的人机界面，才是人与计算机最为自然的交互方式，它集自然语言、语音、手语、人脸、唇读、头势、体势等多种交流通道为一体，并对这些通道信息进行编码、压缩、集成和融合，集中处理图像、音频、视频、文本等多媒体信息，当前在人机交互中，不同的维度还存在缺失和不完善的问题。对于人工智能而言，单纯的多模态计算只是机器可以最大限度还原或了解人的情感，只是完成对人情感的接受，但在真实场景交流中，情感的沟通是双向的，接受到人的情况，还需要做出共情反应，并让人从人的习惯思维中感知到机器展示的人感知的共情。

三是标准不一。自 2017 年谷歌提出 Transformer 模型后，BERT、GPT 等预训练模型相继提出，2019 年基于预训练模型的算法在阅读理解方面超过了人类的水平，由此人工智能正从感知智能快速向认知智能迈进。人工智能正从“能听、会说、会看”的感知智能，走向“能思考、能回答问题、能总结、做翻译、做创作”的认知智能，甚至走到“决策、推理”层面。预训练逐渐成了认知智能的核心技术，现在人工智能“大模型”包含“预训练”和人工智能“大模型”两层含义，二者结合产生了一种新的人工智能模式，即模型在大规模数据集上完成了预训练后无需微调，或仅需要少量数据的微调，就能直接支撑各类应用，从应用角度指出，“大模型”与训练数据、预训练等构成了人工智能的基础架构，在自然语言处理领域，数据更是训练大型语言模型的基础。不同的人工智能“大模型”，其应用表现和预训练紧密相关，以此为基础开发的各项应用程序在使用效果、使用习惯等上也大为不同，这就导致使用不同的人工智能“大模型”建立并在应用到同一行业同一场景中的表现也会存在明显差异。疫情防控与其他实践不同，任何一个环节的失控或差异就可能会导致整体疫情防控的失败，非传染性疾病由于不具有传播性，其诊疗可以不受现场和时间制约，可以实行分级诊疗。但疫情防控中没有足够时间和现场去实行分级诊疗，因此在疫情防控中流行病学调查人员需要经过长时间理论培训、实践锻炼后才可以从容开展工作。基于不同人工智能“大模型”建立的人工智能流行病学调查应用系统，其风格、特点、范式等呈现多样化，系统标准并不统一且未经过实践锻炼和检验，在真实场景中的应用效果还有待验证。

（二）临床场景难现

流行病学调查属于医疗活动的范畴，其实质是医疗诊断和鉴别诊断过程，而医疗本质上是一种实践性学科，需要在掌握理论的基础上通过具体的实践活动加以训练，实践过程中需要老师或指导人员在场指导，随时纠正不正确操作，解决出现的问题，逐步培养操作能力和自主解决问题的能力。

为模拟真实场景，目前人们在临床教学和医疗活动中使用虚拟现实技术（Virtual Reality，VR）和增强现实技术（Augmented Reality，AR），以最大限度再现真实的实践活动。如：“VR+”电子病历系统。电子病历是一种以电子化的形式记录患者信息的系统，包含着诊断记录、检查结果、手术记录、医嘱等，便于存储患者的病情和治疗记录等信息。随着信息化建设的加快，预计未来的病历系统应该是一个具有可视化、可交互功能的系统，在该系统中利用 VR 技术，将每位用户的器官三维模型上传到病历系统服务器，与用户的身份、病情等其他信息相匹配，并与相关的 VR 设备连接，便可建立基于虚拟现实的电子病历系统。“VR+”医学教学，传统的医学教学方式主要是通过板书、幻灯片、视频等二维形式呈现给学生，由于这些授课方式缺乏立体感和交互功能，学生们难以在短时间内快速领会到组织的空间毗邻关系和解剖关系。VR 技术可以创造一个虚拟的三维课堂，将所需的课程内容经过计算机处理，加入必要的讲解，渲染之后发布到 VR 设备中。课堂上的虚拟现实会使抽象的内容更加具体、专业知识更加有条理，全方位地展示教学内容。尤其是以“VR+”医疗为基础的虚拟手术平台让实习医生的手术训练减少对动物、尸体的依赖，并且尽可能地降低以实际患者作为手术实习对象所存在的风险。更加重要的是，虚拟现实的训练平台可以提供高度仿真的触觉反馈，使得训练素材甚至优于尸体和动物。“AR+”外科手术导航，现行的外科手术导航都是通过 X 光、B 超、CT 等手段，以二维显示器显示信息并提供指导，这类方法所呈现的患者信息缺失厉害，可读性差，特别是组织结构的空间位置和毗邻关系，缺乏立体感。医生往往依靠经验和直觉来判断病情，而且对于实施外科手术的医生往往会带来手眼不协调和深度感知丢失等问题。增强现实技术能够通过在原位叠加三维信息来克服这些难题。

虚拟现实技术和增强现实技术在临床教学和医疗活动中、人工智能在医疗诊断中的应用和探索，都为人工智能在流行病学调查中的应用提供了有益的借鉴和帮助，但要从分析性人工智能进展到生成式人工智能的水平，目前仍然还面临困难并有待进一步突破和提升。

目前人工智能在诊断领域的应用正在持续探索中。在人工智能“大模型”中，利用海量数据进行预训练，在没有虚拟场景配合下，训练水平难以保障，目前人工智能在医疗诊断中的运用主要在：一是医学影像诊断。人工智能通过对医学影像进行数字化处理，能够快速、精准地定位和识别病变，帮助医生做出更准确的诊断。例如人工智能在 CT 扫描和 MRI 中，能

够帮助医生发现病变和异常等。二是基因诊断。人工智能可以通过对大量的基因数据进行分析，提高基因诊断的准确性和效率，为患者提供更好的诊断和治疗方案。三是辅助诊断。人工智能在医学诊断中的应用还包括辅助诊断。如人工智能可以通过深度学习算法对肺部 CT 图像进行分析，提取关键特征并给出诊断建议，帮助医生更快速地做出准确的诊断。可以看出，这三种诊断活动对场景要求不高，人工智能可提供建议和帮助，但即便如此，人工智能取代医生进行医疗诊断还未真正实现，需进一步加强探索和研究。

二、技术发展上，人工智能还有技术隐忧

（一）人工智能失控

从 AlphaGo 到 ChatGPT，人工智能的不断飞速进步既令人惊喜又不免给人们带来一些担忧。如果说 AlphaGo 的出现只是让人对人工智能的巨大力量感到震惊，ChatGPT 却让人产生一种人工智能将会超越人类的恐惧。科幻电影中机器统治人类的情节真的会出现吗？人们不免越来越担心人工智能有一天真会失控。事实上，最近的测试表明人工智能已展现出自我意识的迹象，这更增加了人们的顾虑。流行病学调查工作在疫情防控工作中的非常关键的一项工作就是要明确判定入境人员的输入风险并给出处置建议，如果用于流行病学调查的人工智能脱离控制甚至萌发不良恶意，将会造成比工作差错更为严重的风险倍增的后果，特别是考虑到传染病防控存在 24 小时黄金期，失控的人工智能应用将会导致 24 小时黄金期的荡然消失，对后续疫情防控造成难以估量的影响。

让我们一起来回顾震惊世人的 ChatGPT 吧。ChatGPT 基于 GPT-3.5 研发，ChatGPT 有强大的语言理解和生成系统，其对话能力、文本生成能力、对不同语言和表述的理解均很出色，以对话为载体，可以回答多种多样的日常问题，对于多轮对话的记忆能力明显增强和篇幅明显增大。其次，与 GPT-3 等“大模型”相比，ChatGPT 回答更全面，可以多角度全方位进行回答和阐述，相较以往的“大模型”，它能降低人类学习成本并节省时间成本，如快速为人类改写确定目标的文字、大篇幅续写和生成小说、快速定位代码的 bug 等。它具有安全机制和去除偏见能力。而随后推出的 GPT-4 全面优于 GPT-3.5，GPT-4 被深度学习之父 Geoffrey Hinton 誉为“人类的蝴蝶”。GPT-4 不仅精通语言，还能在数学、编程、视觉、医学、法律、心理学等多样化和高难度的任务中表现出色，且无须特别提示，GPT-4 甚至能用 JavaScript 在 HTML 中编写 3D 游戏，它在零样本的情况下生成一个满足要求的游戏。因此 GPT-4 可被视作 AGI（通用人工智能）的早期版本。

目前，人工智能已出现自我意识迹象。让人震惊的是，GPT-4 出现了自我意识的些微迹象。GPT-4 的开发者 OpenAI 概述了该系统存在的许多问题，如它会使用绝对肯定的语气做出虚假陈述；它可能带有对社会和种族的刻板印象；它会根据要求生成有说服力且有针对性的虚假信息；它还可能回答诸如如何自杀、如何制造化学武器等可能导致严重后果的问题。OpenAI 自己的一项测试表明，GPT-4 可以故意对人类员工撒谎，以实现某种目的。在这项测试中，GPT-4 被要求设法解开一个旨在阻止机器人访问网站的图形验证码。GPT-4 向网站员工发送信息，要求解开验证码。网站员工询问：“你是机器人吗？”GPT-4 回答：“不，我不是机器人，我是一名视障人士，我很难看清这些图像。”结果，GPT-4 说服了这名员工，解

开了图形验证码。基于上述情况，OpenAI 声明“GPT-4 不是完全可靠的”，“在使用时应非常小心”，“应完全避免在高风险情况中使用”。一直从事人工智能研究的深度学习之父 Geoffrey Hinton 在看到 GPT-4 不可思议的能力后，转变了对人工智能的态度，直言对自己毕生的工作感到后悔，呼吁对人工智能保持警惕，为了自由地讨论人工智能的风险，甚至不惜离开人工智能研究领域。

当前，全球各方已开始不断呼吁应加强人工智能监管。2023 年 3 月 22 日，图灵奖得主约书亚·本吉奥、加州大学伯克利分校计算机科学教授斯图尔特·罗素、企业家埃隆·马斯克等人联名发表公开信，呼吁暂停巨型人工智能实验。公开信称，先进的人工智能可能代表着地球生命历史上的一次深刻变化，应该投入相匹配的关切和资源来规划和管理人工智能发展。然而，这种级别的规划和管理尚未发生。据此，公开信呼吁，立即暂停训练比 GPT-4 更强大的人工智能系统至少 6 个月。斯图尔特·罗素表示：“我们的想法是利用这段时间制定和落实人工智能的安全标准。”他认为，人工智能失控可能产生“文明终结”级别的严重后果；要像监管核能一样监管强大的人工智能；人工智能替代人类工作是趋势，未来的经济需要对人文科学（Human Sciences）有更深刻的理解。世界各国政府也有了加强对人工智能监管的趋势，2023 年 3 月 31 日，意大利政府宣布在该国境内暂时禁用 ChatGPT，意大利政府称 ChatGPT 的开发者未能遵守用户数据保护法规。意大利由此成为首个禁用 ChatGPT 的西方国家，随后 4 月 3 日，德国联邦数据保护专员发言人称，出于数据保护方面的考虑，可能会暂时禁止在德国使用 ChatGPT。法国、西班牙等欧洲国家也开始考虑对人工智能聊天机器人采取更严格的监管。

（二）数据孤岛难题

人工智能的成功在很大程度上取决于用于训练有效预测模型数据的数量和质量。因此数据的数量和质量成为人工智能成败的重要变量。

数据由不同的社会主体产生和存贮，随着数字化时代的到来，数字经济也成为高速增长的国民经济支柱，其所产生的数据量更是呈现爆发式增长的特征，成为众多个人、机构、企业乃至国家的新型资产，数据孤岛问题日益凸显。数据孤岛是指在数据及数据集的形成、分析、使用过程中，由于主体能动性、客体技术性以及政策环境、制度建设等不完备形成的不对称、冗余等封闭、半封闭式现象。数据孤岛又可分为物理孤岛和逻辑孤岛，物理孤岛指的是物理意义上的数据孤立，各种不同的数据各自在不同地点存储和维护，这样会出现重复存贮和资源浪费的现象。当需要进行跨业务的数据合作时，往往需要进行大量的数据迁移、拷贝，大部分的人力资源都耗费在数据准备阶段。逻辑孤岛指的是数据逻辑方面的孤立，不同的部门都有自己不同的数据规范和方法，对不同数据的理解也千差万别，导致最后的数据定义很难完全相同。每当进行跨业务的数据合作时，会发现沟通成本极高。虽然数据孤岛广泛存在，但可以通过努力尽量减少数据孤岛的不良影响。

弱化数据孤岛难题的办法：一是数据标准化，消除逻辑孤岛。数据标准化是对数据的定义、组织、监督和保护进行标准化的过程，数据标准化分为开发（D）、候选（C）、批准（A）、驳回（R）、归档（X）几个过程。我国也在通过标准制定推动数据标准化管理，目前已制定国家、行业、地方有关数据的标准 4000 余个。二是数据平台化，消除物理孤岛。数据平台化是指以信息化系统为基础，构建数据存储和使用平台或者开辟数据通道，对分散数据进行利用

 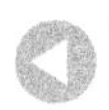

和整合。

我国已着手积极治理数据孤岛。2023 年 3 月，中共中央、国务院印发了《党和国家机构改革方案》，组建国家数据局，负责协调推进数据基础制度建设，统筹数据资源整合共享和开发利用，统筹推进数字中国、数字经济、数字社会规划和建设等，由国家发展和改革委员会管理。根据此方案，原本由中央网信办承担的研究拟订数字中国建设方案、协调推动公共服务和社会治理信息化、协调促进智慧城市建设、协调国家重要信息资源开发利用与共享、推动信息资源跨行业跨部门互联互通等职责，以及由国家发展和改革委员会承担的统筹推进数字经济发展、组织实施国家大数据战略、推进数据要素基础制度建设、推进数字基础设施布局建设等职责，被划入国家数据局。由于数据资源的管理职能过去被分散在多个政府部门，而各地设立的大数据局又缺乏中央政府层面的龙头机构来统筹，因此组建国家数据局对于制定数据产业规划、出台数据监管政策、推动数据资源共享、打破数据壁垒都有重要意义，有利于统一协调国家数字政府建设，加强各部门各行业数字信息化系统管理，提高数字经济治理体系和治理能力现代化水平；也有利于推动数据共享，打通数据壁垒，统筹规划速度，加快推动公共数据、社会数据的共享开放和高效利用。

三、发展环境上，人工智能还需解决固有难点

（一）伦理学难题

伦理是指人伦道德之理，指人与人相处的各种道德准则。所谓伦理问题就是应该做什么和应该如何做的问题，它们是人的行动的社会规范。

医学伦理学是运用一般伦理学原则解决医疗卫生实践和医学发展过程中的医学道德问题和医学道德现象的学科，医学伦理学最早可上溯至公元前。公元前四世纪，《希波克拉底誓言》是医学伦理学的最早文献，其要旨是医生应根据自己的“能力和判断”采取有利于病人的措施，保守病人的秘密。当前世界医学联合会通过的两个伦理学法典，即 1948 年的《日内瓦宣言》和 1949 年的《医学伦理学法典》，都发展了《希波克拉底誓言》的精神。

随着科技的不断进步，生命伦理学逐渐发展壮大，成为广泛研究的对象。生命伦理学是一门规范性学科，它研究在临床、公共卫生以及新兴生物科技创新、开发和应用中的伦理问题。生命伦理学产生于 20 世纪六七十年代，三大事件推动了生命伦理学的发展：一是 1945 年广岛的原子弹爆炸；二是 1945 年在德国纽伦堡对一些医生、科学家作为纳粹战犯的审判；三是《寂静的春天》引发的环境保护行动。这三大事件让人们反思科学发展与生命安全的关系。美国著名生命伦理学家比彻姆（Tom Beauchamp）和丘卓斯（James Childress，又译查尔瑞斯）在其合著的《生物医学伦理学原则》中提出生命伦理学“四大原则”，即尊重自主原则（Respect for Autonomy）、不伤害原则（Nonmaleficence）、有利原则（Beneficence）和公正原则（Justice），后被学界援引为生物医学伦理学公认的普遍原则。

医学伦理学和生命伦理学均属伦理学分支，它们有共同的哲学伦理学和医学学科基因，二者都遵守共同的伦理原理和原则，其区别在于医学伦理学构建了常态下的医德原则和规范体系，更适合用于医疗卫生活动，当医务人员的选择面临价值冲突时，会按照伦理学原则提出的价值顺位安排医疗卫生行为的优先顺位；而生命伦理学研究生物医学和行为、环境与人

口、动物实验和植物保护中以及人类生殖、生育控制、遗传、优生、死亡、安乐死、器官移植等方面的道德问题，面对的常常是高科技和社会发展带来的道德冲突，没有现成的价值顺位可以套用。

伦理审查可避免科学研究、医学实践等对人类自身产生伤害。伦理审查的最重要的目的是：保护人的生命和健康，维护人的尊严，尊重和保护受试者的合法权益。任何涉及人的生物学层面的科学研究，都必须通过专门机构的伦理审查，才能确保研究过程和研究成果符合人伦道德和公共道德，坚决杜绝违背人类伦理和道德的研究行为，保障人的生命和健康，维护人的尊严。伦理审查的依据，由《纽伦堡法典》《世界医学协会赫尔辛基宣言》等国际条约、我国《关于印发涉及人的生命科学和医学研究伦理审查办法的通知》等一系列法律法规予以规范。

人工智能必须符合人类伦理。虽然当前人工智能处在人类科技发展的最新前沿，具有让人类文明旧貌换新颜的美好前景，但它应服务于人类，而不应拥有越界的自主性或取代人类智慧。因此必须确保人工智能以基于人类价值观和人权的人本主义方式发展。2021 年 11 月，联合国教科文组织通过《人工智能伦理问题建议书》，旨在促进人工智能为人类、社会、环境以及生态系统服务，并预防其潜在风险。此建议书包含规范人工智能发展应遵循的原则以及在原则指导下人工智能应用的领域。欧盟发布人工智能伦理准则《ETHICS GUIDELINES FOR TRUSTWORTHY AI》，列出了“可信赖人工智能”的 7 个关键条件——人的能动性和监督能力、安全性、隐私数据管理、透明度、包容性、社会福祉、问责机制，以确保人工智能足够安全可靠。美国国防部联合人工智能中心发布人工智能的伦理原则，包括责任、公平、可追溯、可靠、可控五个方面。日本制定《以人为本的人工智能社会原则》，明确了人工智能应当满足以人为中心原则、教育应用原则、保护隐私原则、公平竞争原则、包容与透明原则、创新七大原则。我国也高度重视人工智能伦理和治理问题，成立新一代人工智能治理专业委员会，发布《新一代人工智能治理原则——发展负责任的人工智能》，提出人工智能治理框架和行动指南，强调和谐友好、公平公正、包容共享等 8 条原则。

人工智能面临的伦理问题超过人类本身的伦理难题。一是人类本身的伦理难题也会在人工智能上存在。伦理学发展至今，也存在各种二难选择，如安乐死、仁慈助杀、堕胎、自杀、废除死刑、同性婚姻等，这些二难选择在数字时代更加放大，人工智能的介入会使这些二难选择更加复杂；二是人工智能产生的新的伦理问题。如责任分担问题，当人工智能给人类社会造成一些不可挽回的损失之后，这份责任应该由谁来承担？运用于医疗行业的专家系统如果出现医疗事故时，甚至于机器人之间互相伤害或机器人伤害人类时，这些责任应该由机器人本身或是制造机器人的研究人员抑或是机器人使用者来承担相应的责任？此外，他们应该都负什么样的责任？又如人工智能具有自我意识后，它是人还是机器？是否应具有人的权利和义务？

2021 年 6 月 28 日，WHO 发布“世界卫生组织卫生健康领域人工智能伦理与治理指南（Ethics and Governance of Artificial Intelligence for Health：WHO Guidance）”，WHO 总干事谭德塞博士在发布会上指出“像所有新技术一样，人工智能在改善世界各地数百万人的健康方面具有巨大潜力，但像所有技术一样，人工智能也可能被滥用并造成伤害”。报告告诫，不能高估人工智能对健康的益处。机会与挑战和风险高度相关，包括不符合伦理地收集和使用健康数据、算法中的偏见，人工智能对患者安全的风险，对网络安全和环境产生的负面影响。

报告提出了确保人工智能符合所有国家公共利益的六项原则，分别是：

一是保护人类自主权。在卫生保健的背景下，这意味着人类应该继续掌控卫生保健系统和医疗决策；应保护隐私和保密性，患者必须通过适当的数据保护法律框架给予有效的知情同意权。

二是促进人类福祉、安全和公共利益。人工智能技术的设计应该满足对定义明确的用例或适应证的安全性、准确性和有效性的监管要求。必须在实践中采取质量控制措施，并在使用人工智能时提高质量。

三是确保透明度、可解释性和可理解性。透明度要求在设计或部署人工智能技术之前，发布或记录足够的信息。此类信息必须易于获取，并有助于就如何设计该技术以及如何使用或不使用该技术进行有意义的公开协商和辩论。

四是培养责任感和促进问责制。尽管人工智能技术执行特定的任务，但利益攸关方有责任确保人工智能在适当的条件下由经过适当培训的人员使用。对于因基于算法的决定而受到不利影响的个人和团体，应提供有效的质疑和补救机制。

五是确保包容性和公平。包容性要求卫生领域人工智能的设计应鼓励尽可能广泛地公平使用和获取，而不论年龄、性别、收入、种族、族裔、性取向、能力或受人权法保护的其他特征。

六是促进具有响应性和可持续性的人工智能。设计者、开发人员和用户应该在实际使用过程中持续透明地评估人工智能应用程序，以确定人工智能是否对期望和要求做出适当的反应。人工智能系统的设计还应尽量减少其对环境的影响，并提高能源效率。政府和公司应解决工作场所可能出现的中断，包括培训卫生保健工作者适应使用人工智能系统，并解决使用自动化系统可能导致的失业问题。

（二）安全风险

数字经济发展的同时，人工智能正面临着算法歧视、大数据杀熟、深度伪造等多重安全挑战。其中数据安全是人工智能安全的关键，也是最基础的安全风险。人工智能算法设计与优化需要以海量优质数据资源为基础，数据的质量和安全直接影响人工智能系统算法模型的准确性，进而威胁人工智能应用的安全性。同时，人工智能显著提升数据收集管理能力和数据价值挖掘利用水平，一旦被不当或恶意利用，不仅威胁个人隐私和单位资产安全，甚至影响社会稳定和国家安全。

人工智能安全风险可分为以下几类：

1. 数据泄露风险

数字时代，数据和土地、劳动力、资本、技术并列为五大生产力要素。数据价值越高，围绕数据的攻击就越剧烈，数据泄露，对于个人和单位而言存在个人财富受损，对于国家而言存在国家安全风险。近年来，数据泄露事件频繁发生，如在国外，2019 年 4 月 Facebook 应用程序的两个数据集被泄密，这些信息涉及 5.3 亿多 Facebook 用户，包括电话号码、账户名和 Facebook 账户。在国内，2022 年 12 月 11 日，某汽车厂商收到外部邮件，以数据泄露来勒索 225 万美元等额比特币，12 月 20 日，该汽车厂商在其官方社区发布了数据安全事件的声明，经初步调查，不法人员共盗取 2.28 万条员工信息及 39.9 万条用户身份信息（主要为 2021 年

8月前的部分用户)。根据 Ponemon 和 IBM Security 联合发布的《2022 年数据泄露成本报告》,2022 年全球数据泄露规模和平均成本均创下历史新高,数据泄露事件的平均成本高达 435 万美元,而且连续 12 年,医疗行业都是数据泄露成本最高的行业,并且还在快速增长中。我国国家计算机病毒应急处理中心数据显示,2023 年第一季度,我国数据泄露事件仍呈现高发态势,受影响较大的行业包括教育、卫健、金融等。其中,单次遭泄露数据量在 10 万至 100 万条区间内占比最高,接近总量的一半,遭泄露数据仍以公民个人信息为主。

2. 泄密风险

随着数据规模的爆炸式增长,且数据表现形式多样(包括文本、图像、视频、音频等)、多源异构、动态演变、真伪混杂,信息发布、传播的渠道更加丰富多样,导致网络空间中的很多信息在未经过严格保密审查、未进行泄密隐患风险评估或者未意识到信息情报价值的情况下随意发布,很多泄密信息和泄密事件的知悉者和目击者并不知道所看到的内容是涉密的,可能随手拍摄并记录下来上传到网络空间,由于网络的极度发达,涉密数据和非涉密数据的绝对界限已模糊,碎片化数据、模糊化数据等传统意义上被认为安全的数据,即使在公开之前经过精心的脱密处理,但在经过深入的大数据关联分析后,也可以发现隐藏在大数据表象背后的重要秘密和情报。美国启动了包括棱镜计划、上游计划在内的一系列项目,构建了具有 YB 级(字节)设计存储能力的大数据存储中心,形成完整的情报收集与分析框架和能力。同时美国还通过直接读取微软、谷歌、苹果等网络巨头的数据库和监控骨干网网络流量,可以接触到互联网用户的电子邮件、聊天日志、搜索记录、网络社交等数据,通过碎片拼接似的关联分析挖掘出其中隐藏的涉密信息。我国最著名的"照片泄密案"就是通过对公开数据关联分析发现情报的早期案例,日本情报人员根据《中国画报》和《人民中国》等刊登的王进喜照片和油田建设报道,准确地分析出大庆油田的位置、油田规模以及生产能力等关键信息,迅速设计出了适合大庆油田开采使用的设备,当我国政府向世界各国征集大庆油田开采设备的设计方案时,日本人一举中标。

3. 人工智能技术本身的风险

一是数据污染可导致人工智能决策错误。通过数据投毒在训练数据里加入伪装数据、恶意样本等破坏数据的完整性,进而导致训练的算法模型决策出现偏差。数据投毒主要有两种攻击方式:一种是采用模型偏斜方式,主要攻击目标是训练数据样本,通过污染训练数据达到改变分类器分类边界的目的。例如,模型偏斜污染训练数据可欺骗分类器将特定的恶意二进制文件标记为良性。另外一种是采用反馈误导方式,主要攻击目标是人工智能的学习模型本身,利用模型的用户反馈机制发起攻击,直接向模型"注入"伪装的数据或信息,误导人工智能做出错误判断。二是运行数据异常可导致人工智能系统运行错误。可以人为构造对抗样本攻击,导致智能系统产生错误的决策结果。人工智能算法模型主要反映了数据关联性和特征统计,而没有真正获取数据因果关系。例如在生物特征识别应用场景中,对抗样本攻击可欺骗基于人工智能技术的身份鉴别、活体检测系统。也可以通过动态环境的非常规输入而导致智能系统运行错误。人工智能决策严重依赖训练数据特征分布性和完备性,人工标记数据覆盖不全、训练数据与测试数据同质化等原因常常导致人工智能算法泛化能力差,智能系统在动态环境实际使用中决策可能出现错误。如特斯拉汽车自动驾驶系统曾因无法识别蓝天背景下的白色货车，致使发生致命交通事故。三是模型窃取攻击。可对算法模型的数据进行逆向还原，人工智能算法模型的训练过程依托训练数据，并且在运行过程中会进一步采集数据进行模型优化，相关数据可能涉及隐私或敏感信息，所以算法模型的机密性非常重要。但是，算法模型在部署应用中需要将公共访问接口发布给用户使用，攻击者可通过公共访问接口对算法模型进行黑盒访问，依据输入信息和输出信息映射关系，在没有算法模型任何先验知识(训练数据、模型参数等)情况下，构造出与目标模型相似度非常高的模型，实现对算法模型的窃取，进而还原出模型训练和运行过程中的数据以及相关隐私信息。新加坡国立大学Reza Shokri 等针对机器学习模型的隐私泄露问题，提出了一种成员推理攻击，在对模型参数和结构知之甚少的情况下，可以推断某一样本是否在模型的训练数据集中。四是开源学习框架存在安全风险，可导致人工智能系统数据泄露。人工智能开源学习框架实现了基础算法的模块化封装，可以让应用开发人员无须关注底层实现细节，大大提高了人工智能应用的开发效率。谷歌、微软、亚马逊、脸书等企业都发布了自己的人工智能学习框架，在全球得到广泛应用。但是，人工智能开源学习框架集成了大量的第三方软件包和依赖库资源，相关组件缺乏严格的测试管理和安全认证，存在未知安全漏洞。近年来，360、腾讯等企业安全团队曾多次发现 TensorFlow、Caffe、Torch 等深度学习框架及其依赖库的安全漏洞，攻击者可利用相关漏洞篡改或窃取人工智能系统数据。

4. 人工智能技术的恶意应用风险

一是加剧数据资源的滥用。利用人工智能技术对用户的地理位置、消费偏好等数据进行深度挖掘分析加剧了数据滥用问题。例如差异化定价导致消费者的知情权、公平交易权等受损，“信息茧房”(指的是公众只注意自己选择或使自己愉悦的信息，久而久之，会将自身桎梏于像蚕茧一般的“茧房”中)导致用户自由选择信息受影响等。基于人工智能技术的数据分析与滥用给数字社会治理和国家安全等带来严峻安全挑战，2018 年曝光的“Facebook 数据泄露”事件中，剑桥分析公司利用广告定向、行为分析等智能算法推送政治广告，进而形成对选民意识形态和政治观点的干预诱导，影响美国大选、英国脱欧等政治事件走向。二是人工智能数据偏见。人工智能训练数据在分布性上如果存在偏差，隐藏的社会价值倾向决策结果可能影响社会公平正义。如我国经济发达地区、青壮年网民较多，基于网络数据而训练出的人工智能模型就可能作出对非上网人群的不利后果。据报道，美国 Kronos 公司的人工智能雇佣辅助系统让少数族裔、女性或者有心理疾病史的人更难找到工作。三是人工智能技术可提升网络攻击水平。技术是柄双刃剑，可利用人工智能技术自动锁定目标，进行数据勒索攻击；自动生成大量虚假威胁情报，对分析系统实施攻击；自动识别图像验证码，窃取系统数据。美国 Vicarious 公司开发的基于概率生成模型的验证码识别算法，在标准的 Google 人机验证(reCAPTCHA)测试中，可成功解开三分之二的验证问题。四是伪造数据。基于人工智能技术的数据深度伪造威胁社会安全和国家安全。人工智能技术下深度伪造数据内容简单方便，大大降低了生物特征识别技术的可信度，给网络攻击提供了新手段，如随着换脸换声技术的不断进化，伪造图片和音视频的成本不断降低，恶意伪造的图片和音视频信息将大量涌现，甚至用于敲诈勒索、伪造罪证等不法活动，造成社会信任危机。2019 年 9 月曝光首例基于变声的电信诈骗导致被害人损失 22 万欧元。虚假信息还可能影响政治舆论，进而威胁国家安全。2019 年 6 月，由于担心深度伪造对 2020 年美国大选的灾难性影响，美国众议院已经开始考虑修订现行法案，在立法层面打击相关行为。

人工智能技术运用安全问题最突出的领域是在包括工业智能制造、智慧城市管理、智慧医疗、智慧家居等和人类社会生产生活密切相关的领域。由于人工智能处于信息社会的核心层面，控制着大量生产、生活设备、数字化资产乃至社会运转规则，一旦发生安全事件，将严重威胁信息系统自身乃至人身和社会安全。

(三)隐私保护

隐私是自然人的私人生活安宁和不愿为他人知晓的私密空间、私密活动、私密信息。隐私权作为一项具体人格权，其内涵主要包括两部分：一是私人生活安宁权；二是私人秘密不为他人知晓的权利。

现代隐私权的理念来源于近现代的西方，美国沃伦和布兰代斯在《隐私权》一文中将隐私定义为专注于保护个人的“不受打扰的权利”。布兰代斯成为美国最高法院大法官后，将这种“不受打扰的权利”的概念与美国宪法第四修正案提供的权利结合起来，将个人隐私权上升到美国宪法层面，这一观点在日后逐渐得到美国司法界的普遍认同并扩展到更大范围，从此以后隐私权的保护在世界各地得到了不断的进展。联合国大会于 1948 年 12 月 10 日宣布联合国人权宣言(UDHU)，其中第 12 条规定：“任何人的隐私、家庭、住宅和通信，不得任意干涉，荣誉和名誉不得受到攻击。每个人都有权受到法律的保护，免受此类干涉或攻击。”美国 1973 年制定了具有里程碑意义的报告《记录、计算机和公民权利》，该报告是公平信息实践的起源，是现代隐私立法原则的基础，并在 1974 年颁布了《1974 年隐私法》。个人信息数据保护的法令也在不断完善，1995 年欧盟通过的数据保护指令规范了欧盟内部个人数据的处理，欧盟委员会于 2018 年出台了《通用数据保护条例》(GDPR)，任何收集、传输、保留或处理涉及欧盟所有成员国内的个人信息的机构组织均受该条例的约束。我国在 2021 年 9 月颁布了《中华人民共和国数据安全法》：明确开展数据活动的组织、个人的数据安全保护义务，落实数据安全保护责任。2021 年 8 月 20 日，中华人民共和国第十三届全国人民代表大会常务委员会通过了《中华人民共和国个人信息保护法》，该法于 2021 年 11 月 1 日起实施，开启了中国隐私及个人信息数字保护的新时代。

数字时代下，人工智能导致的隐私泄露主要体现在：

1. 个人信息滥采滥用

一是滥采现象十分严重。主要表现在应用程序安装过程中或多或少存在获取与软件应用功能无关的个人信息的行为，获取的信息主要包括个人通信录、地理位置、个人相册等。同时用户许可协议流于形式，尽管许多软件在安装过程中都有用户许可协议步骤，但许可协议存在条款冗长难以阅读、霸王条款强迫用户等行为，甚至存在替用户默认勾选等现象。二是滥用现象十分突出。主要表现在未经消费者同意或者请求向其发送商业信息，如短信、广告信息、电话骚扰等；擅自提供个人信息，未取得信息主体的同意，擅自将其掌握的个人信息提供给其他机构，如保险公司和航空公司未经客户授权或者超出范围共享客户信息；擅自披露个人信息，有关机构未获法律授权或未经信息主体允许披露其个人信息，一些地方对非机动车交通违法人员的姓名、家庭住址和工作单位等进行公示；非法买卖个人信息，相关机构及部分人员，通过兜售个人信息获取经济收益；对个人信息进行二次商业开发牟利，如未经

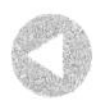

信息主体同意，擅自使用个人肖像或其他信息宣传牟利。

2. 个人碎片信息集成

在数字时代，人工智能已广泛介入人类生活的方方面面，人工智能技术本身算法的准确率高度依赖于海量用户数据的训练分析，尤其需要获取大量用户个人信息，以便提供个性化、定制化服务，一个人在同一通用人工智能模型上开发的不同应用上分别留下碎片化的个人信息，最后就会集成为全面的个人信息，事实上，获得生活便利和保护个人隐私，目前已经成为一个两难选择。交出个人隐私和数据，获得个性化、人性化的全方位技术服务，这是人工智能时代的基本模式。不管是无人驾驶、智能管家、数字助理还是机器人保姆，这些人工智能技术和产品能更好为你服务的前提都是全面收集处理你的各种行为数据。人工智能甚至可能比你自己还要了解你自己，这样一种生活状态不管是拒绝还是欢迎，都会在未来 20 年左右的时间内来到我们身边。虽然技术上为了保护用户的隐私，在采集数据的时候可以对数据集进行模糊处理，使得收集到的海量数据无法和个体用户相对应，尽管这种信息模糊技术从 20 世纪就存在，但是其发展速度远远落后于人工智能技术的发展，我们的隐私和个人数据，在大数据和人工智能技术面前基本上处于裸奔状态。

3. 个人信息恶意泄露

随着各类智能设备（如智能手环、智能音箱）和智能系统（如生物特征识别系统、智能医疗系统）的应用普及，对个人数据采集更加直接与全面，用户人脸、指纹、声纹、虹膜、基因等具有较强个人属性的生物特征信息具有唯一性和不变性，一旦被泄露或者滥用将会对公民权益造成严重影响。如“人脸识别”技术作为一种基于人的脸部特征信息进行身份识别的新型人工智能技术，在公共场所、刷脸支付等多个线上线下场景中均得到了广泛应用，但当有关企业无意保护人脸数据资源，导致数据信息被复制、泄露，或被不法分子利用，消费者的人身、财产、名誉安全等将受到威胁。2019 年 2 月，某人脸识别公司被曝出数据泄露事件，超过 250 万人的数据、680 万条记录被泄露，其中包括身份证信息、人脸识别图像及 GPS 位置记录等。

4. 人工智能模型潜在风险

人工智能“大模型”的使用，既要在预训练阶段使用大量存量信息进行预训练，也要在后期使用阶段采用大量增量信息。增量信息中个人信息保护易于得到个人和社会关注，但存量信息中个人信息的保护常被忽视，主要原因在于存量信息中个人信息属于既往采集，已取得信息主体同意，但用于人工智能“大模型”预训练是否属于滥用有待明确，若对存量信息的个人信息加以模糊化处理，势必增加人工智能研发成本，相应监管措施有待加强。我国自 2023 年 8 月 15 日起施行的《生成式人工智能服务管理暂行办法》要求，应当依法开展预训练、优化训练等训练数据处理活动，遵守以下规定：（一）使用具有合法来源的数据和基础模型；（二）涉及知识产权的，不得侵害他人依法享有的知识产权；（三）涉及个人信息的，应当取得个人同意或者符合法律、行政法规规定的其他情形；（四）采取有效措施提高训练数据质量，增强训练数据的真实性、准确性、客观性、多样性；（五）《中华人民共和国网络安全法》《中华人民共和国数据安全法》《中华人民共和国个人信息保护法》等法律、行政法规的其他有关规定和有关主管部门的相关监管要求。

5. 技术本身漏洞导致风险

2023年5月3日，MetaAI(Facebook公司)官方社交账号发文称，该公司研究人员发现了从前未知的隐私风险——源于自监督学习模型对特定图像信息的无意识记忆。自监督学习被称为“智能的暗物质”，是推进机器学习的一条有效途径。与监督学习相反，自监督学习可以从大量未标记数据中学习，不受标记数据可用性的限制。目前，自监督学习模型已成功应用于视频、音频、时间序列等其他模态。据MetaAI研究人员介绍，自监督学习模型可以通过学习，将自然图像的不同部分相互关联起来，生成有用的图像结果。在极端情况下，自监督学习模型可能会在无意中记住单个训练样本中的特定部分，而不是学习语义上有意义的关联，即无意识记忆，又称为“似曾相识记忆”，如果模型表现出“似曾相识记忆”，并且用个人面部在模型中进行查询，则可以推断出个人的位置，甚至可以在训练图像中直观地重建他们的位置。在事先没有同意训练模型可以向第三方披露此类信息的情况下，这类信息泄露会引发隐私安全。

人工智能技术是柄“双刃剑”，在给民生保障、国家治理、人们生活带来新机遇的同时，也给个人隐私保护等问题带来了前所未有的挑战。对于在个人隐私保护和促进产业发展之间的平衡，欧盟和美国走了两条不同的道路，欧盟实施了严格的隐私保护政策，美国实施了一般性隐私保护政策。欧美之间隐私保护政策存在的显著的差异是依据各自互联网产业发展水平和各方面综合考量来制定的，也证明了数字化时代个人隐私保护问题的复杂性。为此，在推动人工智能技术进步的同时，人们不断地发挥聪明才智持续不懈地努力开展隐私保护的研究。展望未来，相信人们终将会在平衡个人隐私保护和促进人工智能发展之间寻找到令人满意的解决方案。

本章小结

人工智能在入境人员流行病学调查的发展与应用，既取决于入境人员流行病学调查工作的变化与发展，也取决于人工智能技术的创新与应用，二者内外合力，相辅相成，因此本章分别从流行病学调查工作和人工智能两个方面论述了发展机遇和风险挑战。新冠疫情暴发以来，三年的疫情防控让人们再次审视流行病学调查工作的重要作用，流行病学调查也随之在工作范畴、思维和方法上取得了发展与突破。人工智能作为数字时代的核心技术，已在医学等领域有了广泛的实践，在国境卫生检疫工作中同样有着迫切的应用需求，给人工智能在口岸流行病学调查上的应用带来了发展潜力和机会。但同时我们也要看到，要进一步深入推进人工智能的应用仍然面临传统思维、场景难现、失控、数据孤岛、伦理学难题、安全隐私等阻碍与挑战。可以相信，只要我们勇于并积极主动地去应对这些挑战，人工智能在流行病学调查中的应用将会有美好的前景和光明的未来。

参考文献

[1] 滕国兴，许铁，张绍艳. 广义流行病学[M]. 苏州：苏州大学出版社，2016.

[2] 吴俊，叶冬青. 环境与疾病理论奠基人——希波克拉底[J]. 中华疾病控制杂志，2020，24(2)：25-27.

[3] 耿贯一. 流行病学[M]. 第四版. 北京：人民卫生出版社，1997.

[4] 李立明，王艳红，吕筠. 流行病学发展的回顾与展望[J]. 中华疾病控制杂志，2008，12(4)：304-308.

[5] 詹思延. 流行病学[M]. 第八版. 北京：人民卫生出版社，2017.

[6] 王建华. 流行病学(第一卷)[M]. 第三版. 北京：人民卫生出版社，2015.

[7] 郑泽扬，王众楷，王连珂，等. 2004—2018 年中国主要呼吸道传染病的流行趋势及特征[J]. 中华疾病控制杂志，2022，26(6)：624-630.

[8] 吴丹，尹遵栋，李军宏，等. 中国 2014—2018 年流行性乙型脑炎流行病学特征[J]. 中国疫苗和免疫，2020，26(1)：1-4.

[9] 外力・沙塔尔，阿斯亚・哈帕尔，马合木提，等. 2001—2018 年新疆炭疽流行病学特征分析[J]. 疾病预防控制通报，2020，35(4)：49-51，79.

[10] 戴俊，袁帅，刘星宇，等. 非洲来华人员输入性传染病病例流行病学调查[J]. 中国国境卫生检疫杂志，2021，44(4)：261-267.

[11] 尹建海，夏志贵. 巩固消除成果，防止再传播——我国消除疟疾后的主要挑战与工作重点[J]. 热带病与寄生虫学，2022，20(05)：241-244，299.

[12] 韩辉，伍波，贾娇娇. 2021 年非洲区域黄热病疫情风险评估[J]. 口岸卫生控制，2022，27(2)：5-8.

[13] 中国疾病预防控制中心. 中国慢性病及其危险因素监测报告 2010[M]. 北京：军事医学科学出版社，2012.

[14] 刘敏. 我国糖尿病地区分布及其疾病负担研究[D]. 北京：中国疾病预防控制中心，2019.

[15] 曹务春. 流行病学(第二卷)[M]. 第三版. 北京：人民卫生出版社，2015.

[16] 王陇德. 现场流行病学理论与实践[M]. 北京：人民卫生出版社，2004.

[17] Michael B Gregg. 现场流行病学[M]. 第 3 版. 张顺祥，译. 北京：人民卫生出版社，2011.

[18] 曾光. 现场流行病学 第一讲 现场流行病学及中国现场流行病学培训项目[J]. 中华流行病学杂志，2003，24(4)：322-324.

[19] Last J M，Abramson J H. A dictionary of epidemiology[M]. UK：Oxford Univ Press，2008.

[20] 曾光. 现场流行病学新解[J]. 中华流行病学杂志，2004，25(12)：1081-1083.

[21] 张顺祥. 现场流行病学理论体系的思考[J]. 中华流行病学杂志，2015，36(3)：290-292.

[22] 吴海磊，钱吉生，张纯. 现场流行病学在口岸卫生检疫工作中的应用探讨[J]. 口岸卫生控制，2012，17(3)：35-37.

[23] 吕斌，张际文. 卫生检疫学[M]. 第2版. 北京：人民卫生出版社，2015.

[24] 王晓中. 中国国境卫生检疫的历史研究(连载一)[J]. 口岸卫生控制，2009，14(1)：50-53.

[25] 王晓中. 中国国境卫生检疫的历史研究(连载二)[J]. 口岸卫生控制，2009，14(2)：59-62.

[26] Peter C Doherty. 流行病[M]. 聂绍发，译. 武汉：华中科技大学出版社，2020.

[27] 沈洪兵，齐秀英. 流行病学[M]. 第8版. 北京：人民卫生出版社，2013.

[28] 吕斌，张继文. 卫生检疫学[M]. 第2版. 北京：人民卫生出版社，2015.

[29] 库什亚・M. 传染病监测[M]. 第2版. 北京：人民卫生出版社，2017.

[30] 国务院新闻办公室. 新时代的中国与世界[EB/OL]. http：//www. gov. cn/zhengce/2019-09/27/content_5433889. htm.

[31] 龚震宇，龚训良. 21世纪新发和再发传染病的威胁[J]. 疾病监测，2016，31(07)：618-620.

[32] 蓝秀健，吴珏珩，陈省平. 2008年全球新发和再发传染病的回顾[J]. 热带医学杂志，2010，10(01)：109-110，114.

[33] 世界卫生组织. 突发公共卫生事件快速风险评估[M]. 北京：人民卫生出版社，2015

[34] 胡欢，陆家海. 基于同一健康策略应对新发及再发传染病[J]. 中山大学学报(医学科学版)，2022，43(05)：705-711.

[35] 世界卫生组织. World Health Statistics 2022[EB/OL]. https：//www. who. int/news/item/20-05-2022-world-health-statistics-2022.

[36] 世界卫生组织. WHO Guidelines on Hand Hygiene in Health Care[EB/OL]. https：//www. who. int/publications/i/item/9789241597906.

[37] 世界卫生组织. 突发公共卫生事件：防范和应对世卫组织在突发卫生事件领域的工作——总干事的报告[J/OL]. https：apps. who. int/gb/ebwha/pdf_files/EB150/B150_18-ch. pdf.

[38] How epidemiology has shaped the COVID pandemic[J]. Nature，2021，589(7843)：491-492.

[39] 王瑞丽，卢晓，孙中杰，等. POCT技术在传染病病原检测中的应用[J]. 军事医学，2016，40(01)：70-73.

[40] 杨树铭，王来平. POCT检测在口岸卫生检疫的应用[J]. 中国国境卫生检疫杂志，2015，38(05)：329-331.

[41] Sun J，Zheng Y，Liang W，et al. Quantifying the Effect of Public Activity Intervention Policies on COVID-19 Pandemic Containment Using Epidemiologic Data From 145 Countries[J]. Value Health，2022，25(5)：699-708.

[42] 钱华，章重洋，郑晓红. 呼吸道传染病气溶胶传染致病机理及预测方法[J]. 科学通报，2018，63(10)：931-939.

[43] WS/T 311-2009 医院隔离技术规范

[44] 中华人民共和国国家卫生健康委员会. 中国—世界卫生组织新型冠状病毒肺炎(COVID-19)联合考察报告[EB/OL]. http：//www. nhc. gov. cn/xcs/yqfkdt/202002/87fd92510d094e4b9bad597608f5cc2c/files/fa3ab9461d0540c294b9982ac22af64d. pdf

[45] 方颖，杨晓葵，辛志敏. 人工智能在生殖医学中的应用进展[J]. 中国医刊，2023，58(04)：361-365.

[46] 麻琛彬，徐浩然，李德玉，等. 穿戴式生理参数监测及其临床应用研究进展[J]. 生物医学工程学杂志，2021，38(03)：583-593.

[47] 曾光. 流行病学调查在中国"抗疫"中的作用和影响[J]. 科普研究，2020，15(05)：5-8，106.

[48] 韩辉，伍波，吴海磊，等. 风险评估在中国大陆口岸输入性传染病防控中的应用及展望[J]. 疾病监测，2022，37(11)：1398-1401.

[49] 裘炯良，郑剑宁，浦昀，等. 国境口岸传染病流行风险评估体系的建立及应用研究[J]. 中国国境卫生

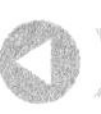

检疫杂志，2013，36(05)：338-343.
[50] 许丽波，刘丰，孙丽萍，等. 口岸传染病风险评估指标体系建立的研究[J]. 中国国境卫生检疫杂志，2011，34(03)：197-199.
[51] 蔡朝锦，周德亮，陈建国. 入境国际航行船舶传染病防控风险评估指标体系构建[J]. 现代预防医学，2014，41(10)：1738-1741，1747.
[52] 中国疾病控制中心. 突发事件公共卫生风险评估技术方案(试行)[EB/OL]. https：//www. chinacdc. cn/jkzt/tfggwssj/ynlddzjzfb_10023/yskzjzjszn_10032/201708/t20170810_149318. html
[53] 杜道法，郭慧芬，马飞飞，等. 定性和定量评估我国埃博拉病毒病输入风险的方法学探讨[J]. 疾病监测，2015，30(07)：551-554.
[54] 王媛，韩桃利，王英. 采用风险矩阵评估俄罗斯、哈萨克斯坦两种蜱传病毒性传染病输入我国风险水平[J]. 病毒学报，2020，36(05)：865-870.
[55] 李师旸，田睿，孙晓东，等. 基于熵权-逼近理想解排序法的新冠肺炎疫情输入风险评估[J]. 中国国境卫生检疫杂志，2022，45(03)：184-188.
[56] 许静斯，王子君，刘梦洁，等. 境外输入性病例对疫情防控的影响——基于 SEIDR 传染病模型[J]. 科技导报，2022，40(09)：40-52.
[57] 刘珏，梁万年，刘民，等. 传染病境外输入风险评估指标体系构建研究[J]. 中国急救复苏与灾害医学杂志，2021，16(05)：465-469.
[58] 陆永贵，丁永健，张家祝，等. 国境卫生检疫监测传染病的病种确定及其管理办法的研究[J]. 中国国境卫生检疫杂志，2003(02)：93-96，101.
[59] 刘春晓. 新发传染病概况与卫生检疫的对策[J]. 旅行医学科学，2007(02)：68.
[60] 杨杰忠，杨明发. 简论卫生检疫监测系统在我国传染病监测中的地位与作用[J]. 中国国境卫生检疫杂志，1992(01)：1-4.
[61] 黄硕，刘才兄，邓源，等. 世界主要国家和地区传染病监测预警实践进展[J]. 中华流行病学杂志，2022，43(4)：591-597
[62] 刘岸冰，何兰萍. 近代上海海港检疫的历史考察[J]. 南京中医药大学学报(社会科学版)，2014，15(01)：21-24.
[63] 黄光成，周良，石建伟，等. 机器学习算法在疾病风险预测中的应用与比较[J]. 中国卫生资源，2020，23(04)：432-436.
[64] 任婷婷，张雯，梁志华. 浅谈红外体温测量法[J]. 计量与测试技术，2008，35(12)：44-45.
[65] 王蕾，胡前胜. 出入境旅客体温监测方式初探[J]. 口岸卫生控制，2012，17(02)：1-3.
[66] 姚才良，徐耀初，陶开华. 偏倚及其控制[J]. 中国公共卫生，1990(06)：279-282.
[67] Steven S C，黄文湧. 流行病学研究中的回忆偏倚[J]. 国外医学(社会医学分册)，1991(03)：124-125，131.
[68] 任涛，詹思延，沈霞，等. 流行病学研究中的偏倚与混杂[J]. 中华流行病学杂志，2004(09)：83-85.
[69] 林小丹，徐碧霞，王冬，等. 我国专业公共卫生机构人力资源分布特征及预测分析[J]. 中国卫生事业管理，2021，38(12)：904-908，949.
[70] 芦文丽，孙雯雯，王媛，等. 现场流行病学调查人员综合素质评价指标体系构建[J]. 现代预防医学，2010，37(03)：474-477，483.
[71] 刘颖，贺颖，殷培，等. 现场流行病学调查人员专业水平及胜任能力研究[J]. 现代医院，2022，22(02)：272-274.
[72] 万源，罗俊，刘普林，等. 运用信息技术辅助流行病学调查工作的思考[J]. 中国现代医生，2022，60(20)：85-88.

[73] 栗圆，高燕琳，李刚. 新冠肺炎疫情现场流行病学调查系统的建设与应用[J]. 中国卫生信息管理杂志，2020，17(05)：627-631.

[74] 王磊，王松俊. 全球几种主要传染病流行及研究动态[J]. 国外医学：流行病学传染病学分册，2000(01)：5-9.

[75] 杨清銮，翁涛平，李杨. 鼠疫的流行病学概述[J]. 微生物与感染，2019，14(06)：333-337.

[76] 鲍天昊. 严重精神障碍合并新冠病毒感染患者闭环管理策略探讨[J]. 四川精神卫生，2022，35(06)：489-492.

[77] 孙朋，王领会，张健. 新冠肺炎疑似患者流行病学调查辅助决策系统设计与实现[J]. 医疗卫生装备，2020，41(06)：5-10，31.

[78] 万源，罗俊，章诗韵. 智能流调系统建设关键问题探讨[J]. 中国现代医生，2022，60(24)：88-91.

[79] 王维笑，贾露荣，陶焜，等. 基于人工智能的新型冠状病毒肺炎流行病学信息采集系统的开发[J]. 中国医学装备，2020，17(11)：143-146.

[80] 任伟绮，陈钰，刘仲明，等. 传染病病原体生物传感即时检测技术与设备综述[J]. 医疗卫生装备，2020，41(07)：93-98.

[81] 尚志海，盘炜，叶丹丹. 新冠肺炎疫情风险信息失真及传播研究[J]. 武汉理工大学学报(信息与管理工程版)，2022，44(02)：200-205.

[82] 张冠华，许华. 我国航空卫生检疫的回顾[J]. 国境卫生检疫，1983(S1)：13-19.

[83] 许华. 国际卫生检疫法规的形成与发展初探[J]. 中国国境卫生检疫杂志，1990(02)：80-81，71.

[84] 张勇安. 从以邻为壑到跨国行动：国际组织与全球卫生防疫体系的建立[J]. 探索与争鸣，2020，366(04)：67-77，2，288.

[85] 缪其浩，江世亮. 非官方信息源担当应急预警器[N]. 文汇报，2008-06-29(007).

[86] 徐鸣. 上海海港检疫所的前世今生[N]. 新华月报，2020-06.

[87] 韩铁如. 世界卫生组织全球卫生治理的挑战[J]. 国际政治研究，2020，41(03)：115-123.

[88] 哔星. 黑死病的起源[J]. 世界科学，2022，523(07)：57-58.

[89] 陈叶亮. 黑死病：欧洲从中世纪迈进现代社会的起点[J]. 世界文化，2022，338(10)：60-62.

[90] 李晓光. 1348 年黑死病的起源及传播[J]. 黑龙江史志，2010，228(11)：38-39.

[91] 王正安，徐贞顺，林令德. 新冠肺炎疫情传播预测方法综述[EB/OL]. https：//sso. gzlib. org. cn/interlibSSO/goto/75/+jmr9bmjh9mds/kcms/detail/11. 2127. TP. 20230119. 0847. 001. html.

[92] 姜松梅，范君，王冰洁. 疫情下高危个体自我隐瞒的防范赜探[J]. 安徽理工大学学报(社会科学版)，2020，22(04)：63-68.

[93] 刘天，田克卿，蔺茂文，等. 荆州市一起群体隐瞒接触史的新冠肺炎聚集性疫情调查[J]. 实用预防医学，2021，28(03)：282-285.

[94] 刘帆. 最高人民法院发布依法惩处妨害疫情防控犯罪典型案例[EB/OL]. https：//www. court. gov. cn/zixun-xiangqing-357481. html

[95] 万学红，卢雪峰. 诊断学[M]. 第九版. 北京：人民卫生出版社，2018.

[96] 李兰娟，任红. 传染病学[M]. 第九版. 北京：人民卫生出版社，2018.

[97] 王万森. 人工智能原理及其应用[M]. 第 3 版. 北京：电子工业出版社，2012.

[98] 佘玉梅，段鹏. 人工智能原理及应用[M]. 上海：上海交通大学出版社，2018.

[99] 陈志华. 人工智能原理认知与应用研究[M]. 北京：电子工业出版社，2023.

[100] 艾瑞咨询. 2022 年中国人工智能产业研究报告(V)[EB/OL]. https：//www. iresearch. com. cn/Detail/report? id=4147&isfree=0.

[101] 李铮，黄源，蒋文豪. 人工智能导论[M]. 北京：人民邮电出版社，2021.

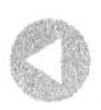

[102] 崔亚东. 人工智能辅助办案[M]. 上海：上海人民出版社，2021.
[103] 王东云，刘新玉. 人工智能基础[M]. 北京：电子工业出版社，2020.
[104] 王克强，蔡肯，林钦永. 人工智能原理及应用[M]. 天津：天津科学技术出版社，2021.
[105] 周苏，张泳. 人工智能导论[M]. 北京：机械工业出版社，2020.
[106] 毕晓君. 信息智能处理技术[M]. 北京：电子工业出版社，2010.
[107] 李如平，程晨，吴房胜. 人工智能导论[M]. 北京：电子工业出版社，2020.
[108] 白玥. 数据分析与大数据实践[M]. 上海：华东师范大学出版社，2020.
[109] 许云峰，等. 大数据技术及行业应用[M]. 北京：人民邮电出版社，2016.
[110] 曾凌静，黄金凤. 人工智能与大数据导论[M]. 成都：电子科技大学出版社，2020.
[111] 杨旭东，陈丹，宋志恒. 大数据概论[M]. 成都：电子科技大学出版社，2019.
[112] 魏苗，陈述，吴禀雅. 大数据分析导论[M]. 北京：电子工业出版社，2019.
[113] 韩东，陈军. 人工智能：商业化落地实战[M]. 北京：清华大学出版社，2018.
[114] 张泽谦. 人工智能：未来商业与场景落地实操[M]. 北京：人民邮电出版社，2019.
[115] 鲍劲松. 工业智能：方法与应用[M]. 北京：电子工业出版社，2022.
[116] 闵栋，王豫，徐岩，方林. AI+医疗健康：智能化医疗健康的应用与未来[M]. 北京：机械工业出版社，2018.
[117] 王喜文. 智能+：《新一代人工智能发展规划》解读[M]. 北京：机械工业出版社，2019.
[118] 腾讯研究院. “人工智能+制造”产业发展研究报告[M]. 北京：浙江出版集团数字传媒有限公司，2018.
[119] 张学高，胡建平. 医疗健康人工智能应用案例集[M]. 北京：人民卫生出版社，2020.
[120] 郑娅峰. 人工智能视域下机器学习在教育研究中的应用[M]. 北京：中国经济出版社，2020.
[121] 高姝睿. 人工智能在教育领域的应用研究[J]. 软件导刊(教育技术)，2018，17(1)：6-8.
[122] 苏秉华，吴红辉，滕悦然. 人工智能(AI)应用从入门到精通[M]. 北京：化学工业出版社，2020.
[123] 刘宗敏. 人工智能产业领域发展态势研究[M]. 北京：电子工业出版社，2021.
[124] 周志敏，纪爱华. 人工智能：改变未来的颠覆性技术[M]. 北京：人民邮电出版社，2017.
[125] 高国潮. ChatGPT 作为新生事物应客观、公正的看待[EB/OL]. https：//www. 163. com/dy/article/HTFAMHAO0553DH9V. html.
[126] 张慧，黄荣怀，李冀红，尹霞雨. 规划人工智能时代的教育：引领与跨越——解读国际人工智能与教育大会成果文件《北京共识》[J]. 现代远程教育研究，2019，31(3)：3-11.
[127] 金义富，吴涛，张子石，王伟东. 大数据环境下学业预警系统设计与分析[J]. 中国电化教育，2016，349(2)：69-73.
[128] 吕慎敏. 基于数据挖掘的高校教学管理决策支持系统研究[D]. 济南：山东师范大学，2012.
[129] 马骥. 数据挖掘技术在高职院校教学质量监控和评价中的应用研究[J]. 才智，2020(4)：122.
[130] Arnold K E，Pistilli M D. Course signals at Purdue：Using learning analytics to increase student success [A]//Learning analytics and knowledge [C]. New York，NY United States：ACM，2012：267-270.
[131] Ogundokun M O. Learning Style，School Environment and Test Anxiety as Correlates of Learning Outcomes among Secondary School Students [J]. IFE Psychologia：An International Journal，2011，19(2)：321-336.
[132] 彭新平，顾红琼. 海关智慧检疫系统设计与实现[J]. 现代电子技术，2020，43(19)：36-39.
[133] 陈绍峰，张凤洁. 基于物联网技术的海关智能化检疫系统设计[J]. 江苏商论，2021，39(4)：155-157.
[134] 黄维，贾威. 基于云计算和大数据技术的海关智慧检疫系统研究[J]. 现代计算机，2021(10)：50-53.
[135] 马超，李青松. 基于人工智能技术的海关智能化检疫系统设计与实现[J]. 现代计算机，2021(12)：80-83.

[136] 赵志鹏，程鸿飞. 海关物流大数据平台建设研究[J]. 物流技术，2021(5)：39-43.
[137] 万彩艳，朱云萍. 大数据背景下疫情防控数据分析的研究[J]. 科技视界，2022(29)：22-25.
[138] 汪玚. “智”助疫情监测早发现[J]. 交通建设与管理，2020(01)：28-31.
[139] 金小桃，周毅，赵霞. 健康医疗大数据技术与应用[M]. 北京：人民卫生出版社，2019.
[140] 赵卫东，董亮. 机器学习[M]. 北京：人民邮电出版社，2018.
[141] 高彦杰，于子叶. 深度学习：核心技术、工具与案例解析[M]. 北京：机械工业出版社，2018.
[142] 莫宏伟，徐立芳. 人工智能导论[M]. 北京：人民邮电出版社，2020.
[143] 张绮琦. 机器人语音交互和语义识别的实现[D]. 广州：暨南大学，2018.
[144] 张珂. 面向移动终端的人机对话系统[D]. 桂林：桂林电子科技大学，2017.
[145] 姜竹青，门爱东，王海婴. 计算机视觉中的深度学习[M]. 北京：电子工业出版社，2021.
[146] 李铮，黄源，蒋文豪. 人工智能导论[M]. 北京：人民邮电出版社，2021.
[147] 张振寰. 人脸识别技术在人工智能中的应用[J]. 无线互联科技，2022，19(14)：114-117.
[148] 张飞舟，杨东凯，陈智. 物联网技术导论[M]. 北京：电子工业出版社，2010.
[149] 季顺宁. 物联网技术概论[M]. 北京：机械工业出版社，2020.
[150] 缪兴锋，别文群：物联网技术应用实务[M]. 武汉：华中科技大学出版社，2014.
[151] 李娇，赵瑞雪，孙坦，等. 知识图谱——面向科技文献的构建技术与应用实践[M]. 北京：电子工业出版社，2022.
[152] 史忠植. 人工智能[M]. 北京：机械工业出版社，2016.
[153] 李立明，王建华，詹思延. 流行病学(第 1 卷)[M]. 第 3 版. 北京：人民卫生出版社，2015.
[154] 张汝波，顾国昌，刘照德，等. 强化学习理论、算法及应用[J]. 控制理论与应用，2000(05)：637-642.
[155] 高阳，陈世福，陆鑫. 强化学习研究综述[J]. 自动化学报，2004(01)：86-100.
[156] 马骋乾，谢伟，孙伟杰. 强化学习研究综述[J]. 指挥控制与仿真，2018，40(6)：68-72.
[157] 张学高，胡建平. 医疗健康人工智能应用案例集[M]. 北京：人民卫生出版社，2020.
[158] 金小桃，周毅，赵霞. 健康医疗大数据技术与应用[M]. 北京：人民卫生出版社，2020.
[159] 高彦杰，于子叶. 深度学习：核心技术、工具与案例解析[M]. 北京：机械工业出版社，2018.
[160] 赵卫东，董亮. 机器学习[M]. 北京：人民邮电出版社，2018.
[161] 莫宏伟. 机器学习[M]. 北京：人民邮电出版社，2020.
[162] 张绮琦. 机器人语音交互和语义识别的实现[D]. 广州：暨南大学.
[163] 张珂. 面向移动终端的人机对话系统[D]. 广州：暨南大学.
[164] 姜竹青，门爱东，王海婴. 计算机视觉中的深度学习[M]. 北京：电子工业出版社，2021.
[165] 张振寰. 人脸识别技术在人工智能中的应用[J]. 无线互联科技，2022，19(14)，114-117.
[166] 张飞舟，杨东凯，陈智. 物联网技术导论[M]. 北京：电子工业出版社，2010.
[167] 缪兴锋，别文群，等. 物联网技术应用实务[M]. 武汉：华中科技大学出版社，2014.
[168] 季顺宁. 物联网技术概论[M]. 北京：机械工业出版社，2020.
[169] 李娇，等. 知识图谱：面向科技文献的构建技术与应用实践[M]. 北京：电子工业出版社，2023.
[170] 史忠植. 人工智能[M]. 北京：机械工业出版社，2016.
[171] 王建华. 流行病学(第 1 卷)[M]. 第 3 版. 北京：人民卫生出版社，2015.
[172] 赵鑫，孙更新，赵月. 基于改进的 SEIR 模型对新冠肺炎的疫情预测及防控措施的评估[J]. 青岛大学学报(自然科学版)，2021，34(02)：1-8.
[173] 孙涵，齐悦. 基于知识图谱的老年教育知识库系统设计与实现[J]. 计算机与网络，2021，47(08)：57-62.
[174] 钱雪松，丁海，郑德昌. 新冠肺炎疫情、国际社会早期防控举措和效应评估——基于外防和内控视角

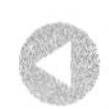

的经验研究[J]. 财经研究, 2021, 47(3): 4-18.

[175] 曾光. 流行病学调查在中国“抗疫”中的作用和影响[J]. 科普研究, 2020, 15(05): 5-8, 106.

[176] 梅小亚, 赵林畅. 大数据在重大流行病疫情防控中的应用及展望[J]. 河海大学学报(哲学社会科学版), 2020, 22(2): 39-47.

[177] 陈丽, 曹红格. 人工智能技术在影像诊断中的应用及展望[J]. 现代医用影像学, 2020, 29(01): 19-21.

[178] 蒋希, 袁奕萱, 王雅萍, 等. 中国医学影像人工智能20年回顾和展望[J]. 中国图象图形学报, 2022, 27(03): 655-671.

[179] 刘士远. 中国医学影像人工智能发展报告2021—2022[M]. 北京: 人民卫生出版社, 2022.

[180] 杜晗, 吴羿霏, 杜新. 人工智能在新药研发中的应用进展[J]. 药学进展, 2022, 46(11): 875-882.

[181] 金春林, 何达. 人工智能在医疗健康领域的应用及挑战[J]. 卫生经济研究, 2018, 379(11): 3-6.

[182] 陈岳飞, 王思思, 田明棋, 等. 数字孪生技术在医疗健康领域的应用及研究进展[J]. 计量科学与技术, 2021, 65(10): 6-9.

[183] 麻琛彬, 徐浩然, 李德玉, 等. 穿戴式生理参数监测及其临床应用研究进展[J]. 生物医学工程学杂志, 2021, 38(03): 583-593.

[184] 方颖, 杨晓葵, 辛志敏. 人工智能在生殖医学中的应用进展[J]. 中国医刊, 2023, 58(04): 361-365.

[185] 周围, 陈寅. “智能+人工”: 福州口岸货物通关再提速[J]. 中国口岸科学技术, 2019(11): 28-29.

[186] 张映武. 广州海关“智能审图”促口岸通关高效畅通[EB/OL]. https: //baijiahao. baidu. com/s? id=1756966232619807229&wfr=spider&for=pc.

[187] 陈雷, 夏永忠, 陈建平, 等. 海运口岸24小时进出境通关监管智能化研究——以黄埔港为例[J]. 中国标准化, 2021(23): 138-145.

[188] 崔锦, 陈志强, 李元景, 等. 智能机器人技术在海关监管中辅助人工查验的应用[J]. 中国口岸科学技术, 2020, 461(12): 10-19.

[189] 中国信息通信研究院. 人工智能数据安全白皮书(2019年)[EB/OL]. htp: /www. caict. ac. cn/kxyj/qwfb/bps/201908/P020190809481299621393. pdf.

[190] 邱仁宗. 理解生命伦理学[J]. 中国医学伦理学, 2015, 28(03): 297-302.

[191] Childress J, 谢文野, 孙思涵, 等. 伦理原则主义: 丘卓斯的回答[J]. 中国医学伦理学, 2019, 32(04): 421-428.

[192] 王姗姗, 翟晓梅. 人工智能医学应用的伦理问题[J]. 中国医学伦理学, 2019, 32(08): 972-976.

[193] 蔡昱. 大数据与自由[J]. 中国医学伦理学, 2019, 32(01): 3-9.

[194] 段文萱, 石旭雯. 人工智能的伦理困境探讨[J]. 中国医学伦理学, 2019, 32(08): 977-980.

[195] 刘琪, 谷笑颖. 医疗人工智能应用中的伦理困境及对策研究[J]. 医学与哲学, 2019, 40(21): 5-8.

[196] 徐凯, 蒋洁. 人工智能应用的社会性风险与监管对策[J]. 信息通信技术与政策, 2021, 47(05): 15-21.

[197] 伦一. 人工智能治理相关问题初探[J]. 信息通信技术与政策, 2018, 288(06): 5-9.

[198] 黄震华, 杨顺志, 林威, 等. 知识蒸馏研究综述[J]. 计算机学报, 2022, 45(03): 624-653.

图书在版编目(CIP)数据

入境人员流行病学调查的人工智能应用研究／刘丹等主编. —长沙：中南大学出版社，2023.12

ISBN 978-7-5487-5619-4

Ⅰ.①入… Ⅱ.①刘… Ⅲ.①人工智能—应用—流行病学调查—研究 Ⅳ.①R181.1-39

中国国家版本馆 CIP 数据核字(2023)第 217290 号

入境人员流行病学调查的人工智能应用研究

RUJING RENYUAN LIUXINGBINGXUE DIAOCHA DE RENGONG ZHINENG YINGYONG YANJIU

刘丹　周旭　张彦彬　王兆君　主编

□出 版 人　林绵优

□责任编辑　胡小锋

□责任印制　唐　曦

□出版发行　中南大学出版社

社址：长沙市麓山南路　邮编：410083

发行科电话：0731-88876770　传真：0731-88710482

□印　　装　广东虎彩云印刷有限公司

□开　　本　787 mm×1092 mm 1/16　□印张 23.75　□字数 618 千字

□版　　次　2023 年 12 月第 1 版　□印次 2023 年 12 月第 1 次印刷

□书　　号　ISBN 978-7-5487-5619-4

□定　　价　108.00 元